JN246020

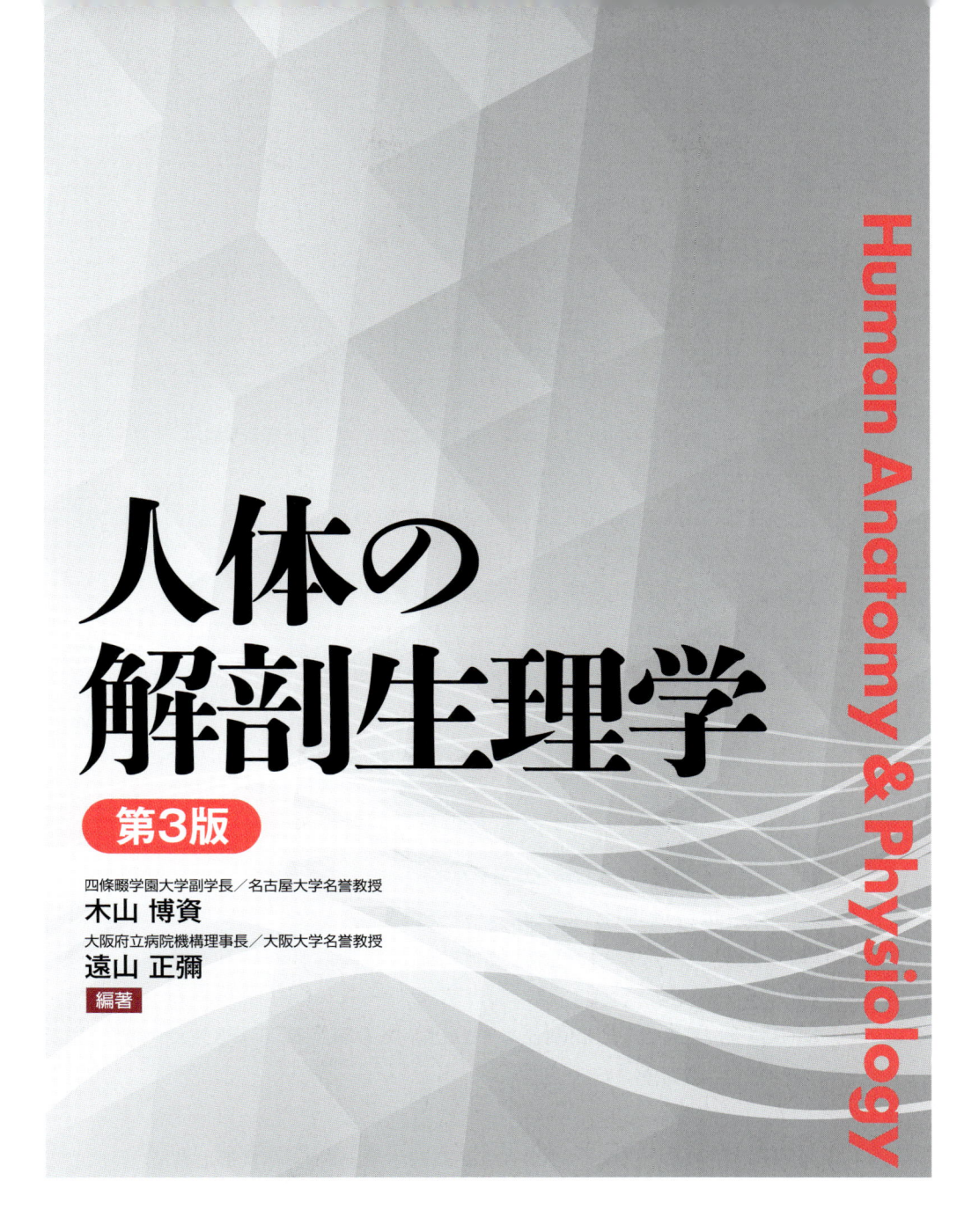

人体の
解剖生理学

第3版

四條畷学園大学副学長／名古屋大学名誉教授
木山 博資

大阪府立病院機構理事長／大阪大学名誉教授
遠山 正彌

編著

Human Anatomy & Physiology

Kinpodo

執筆者一覧

(執筆順)

澤井　元（大阪公立大学 名誉教授）

板東良雄（秋田大学大学院医学系研究科形態解析学・器官構造学講座 教授）

河合良訓（Adati Institute for Brain Study［AIBS］）

岩田幸一（日本大学歯学部生理学講座 特任教授）

遠山正彌（地方独立行政法人大阪府立病院機構 理事長／大阪大学 名誉教授）

木山博資（四條畷学園大学 副学長／名古屋大学 名誉教授／大阪市立大学 名誉教授）

戴　毅　（兵庫医科大学医学部解剖学神経科学部門 主任教授）

李佐知子（名古屋大学大学院医学系研究科総合保健学 准教授）

福田敦夫（医療法人社団木野記念会福田西病院 学術顧問／浜松医科大学 特命研究教授・名誉教授）

松本-宮井和政（大阪公立大学大学院リハビリテーション学研究科 教授）

河谷正仁（秋田大学 名誉教授）

大島千佳（福井県立大学大学院健康生活科学研究科 教授）

（2025 年 3 月現在）

第3版序文

　この度,「人体の解剖生理学」第3版を出版することができました. 第3版まで版を重ねることができたのは, ひとえに本書を使って講義をされている先生方のご支援の賜物であります. 私は37年にわたり4つの大学の医学部医学科で解剖学を担当し講義実習をやってまいりましたが, 本年よりリハビリと看護の医療系大学で教育にあたっております. 焦点を学問のより本質にあてること, さらにその本質の背景を少しでも説明することの大切さを感じております. 膨大な基礎医学や臨床医学の知識を勉強し看護師や理学療法士などの国家資格を有して実際に患者さんに接していくには, 今までに積み上げられたあまりにも多くの知識の集大成を学ばなければなりません. 一方で, 医学の世界では日々新たな発見が報告されており, その知識は現在も急速に膨張し続けています.

　現在, 華やかながん免疫療法や遺伝子治療など医学は日々高速で進化しています. しかし, 精神疾患あるいは機能性身体症候群などのように原因が不明の疾患はまだまだたくさんあります. それらの疾患の治療を目指す最先端医学の根底には, 正常形態を明らかにする解剖学と, 正常構造に裏打ちされた機能を明らかにする生理学があります. とはいうものの, 基盤となる解剖学や生理学は未だ完成したものではなく, 今も日々進化しています. 例えば脳脊髄液がどのようにクモ膜下から頭蓋腔外に流出するかなどは最近になってその構造が明らかになり, あるいは脳内の免疫細胞であるミクログリアの起源やその性質がはっきりし始めたのもここ10年以内の出来事です. このように学問は日々進化し続けていることを踏まえてこの教科書を利用していただけると幸甚です. また, 解剖学・生理学は生化学や薬理学など様々な基礎医学領域と互いに関連しあっており, 決して独立して存在するわけではありません. 解剖生理を学ばれるにあたっては, どうぞ周辺分野の科目との関連を常に意識して勉強してください. 例えば最近話題のGLP-1作動薬のような糖尿病や肥満の新しいお薬が出た時に, GLP-1はどこから分泌され, どこに受容体が存在するのか, どのように働くのか. ここで学んだ基本的な解剖学と生理学の知識に, 自ら新しい知識を追加していかなければなりません. 皆さんは医療従事者として常に新たな知識をアップグレードし続けていくことになります.

　このような状況を踏まえて, 執筆者の先生方には, 基本的な知識がしっかりと身につくようにわかりやすく書いていただくとともに, なるべく最新の知見も組み込んで加筆していただき第3版が完成しました.

　最後に本書の発刊にあたり, 多大なご尽力をいただいた執筆者諸氏, 発刊のためにひとかたならぬ労をお取りいただいた金芳堂編集部の一堂芳恵さんに深甚の感謝の意を表します.

令和6年12月

四條畷学園大学副学長・名古屋大学名誉教授・大阪市立大学名誉教授

木山博資

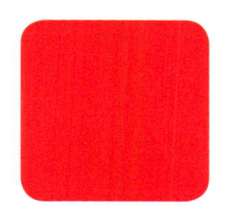

人体の解剖生理学（第3版）
目次

4章　神経性調節（神経系）　95

5章　液性調節（内分泌系）　155

6章　運動器系（筋骨系）　181

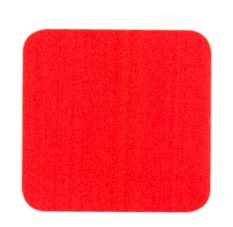

人体の解剖生理学
図表目次

7章　呼吸の機構

8章　栄養摂取の機構

9章　排泄の機構（泌尿器系）

10章　性と生殖に関する機構

1章 人体の構成

1 概要

　人体は階層的に構成される．水素，炭素，酸素などの原子が結合し，糖，蛋白質，脂質，水などの分子を形成する．各分子は特有の配置と機能を担うことで生命の最小単位である細胞（cell）が成立する．多細胞生物としての人体では，多様な形態と機能を持った細胞が存在している．これらは雑然と存在するのではなく，同種の形態や機能を持った細胞同士が集合し，組織（tissue）を形成する．

　組織には，上皮組織・支持組織・筋組織・神経組織の4種類がある．人体には，これらの組織が組み合わされ，栄養の摂取・老廃物の排泄・エネルギー代謝・運動・感覚など生物特有の機能を担う固有の構造体がある．これを器官（organ）という．例えば，小腸は栄養の摂取を担当する器官であり，眼球は光情報を受け取る器官である．同じ目的を持った器官は集合し，より高次で複雑な機能を果たすための器官系（organ system）が形成される．食物を噛み砕き，飲み込み，分解して栄養素を選択的に吸収し，残余を排出するため，小腸の他に口腔・食道・大腸などの器官によって消化器系が構成される．

　このような器官系が合わさって個体としての人体が成立する．さらには，個体が秩序を保った集団として生物学的には種を，人文社会科学的には社会や国家を構成すると理解できる．人体を理解するためには，原子から器官系までの各階層において，構造と機能の成り立ちを理解するとともに，各階層間の連関を意識することが重要である．

2 人体を構成する主な分子

　人体を構成する分子は無機化合物と有機化合物に大別される．体内の無機化合物は水および電解質（塩，酸，塩基など）で，炭素を含まない低分子である．一方，有機化合物は炭素を含む高分子化合物で，主に炭水化物，脂質，蛋白質，核酸である．

❶ 無機化合物

1）水

　水は人体の約2/3を占める．水は比熱が大きく安定な物質であり，非常に多様な物質を

溶かすことのできる溶媒である．この特徴は，細胞が生命現象，つまり生化学反応を安定して効率よく進めるために特に重要である．水は化学反応の場としてだけでなく，物質・熱の輸送媒体や外力に対する緩衝材としての役割も果たす．

2）電解質

　電解質は水溶液中で陽イオンと陰イオンに電離する物質である．電離しない物質を<u>非電解質</u>という．生理学上で重要な電解質は，ナトリウムイオン（Na^+），カリウムイオン（K^+），クロール（塩素）イオン（Cl^-），カルシウムイオン（Ca^{2+}），マグネシウムイオン（Mg^{2+}），重炭酸イオン（HCO_3^-），リン酸イオン（PO_4^{2-}）および解離した蛋白質である．

❷ 有機化合物

1）炭水化物（糖質）

　炭水化物とは，炭素と水との化合物を意味し，その多くは水素と酸素の構成比が水 H_2O と同じく2：1となっている．分子の大きさにより，単糖類，二糖類，多糖類に分けられる．体内の主な単糖類には，グルコース（ブドウ糖）・フルクトース（果糖）・リボースなどがある．二糖類は単糖類2分子が脱水縮合により結合したもので，スクロース（ショ糖）・マルトース（麦芽糖）・ラクトース（乳糖）などがある．多糖類は，多数の単糖類の化合物で，デ

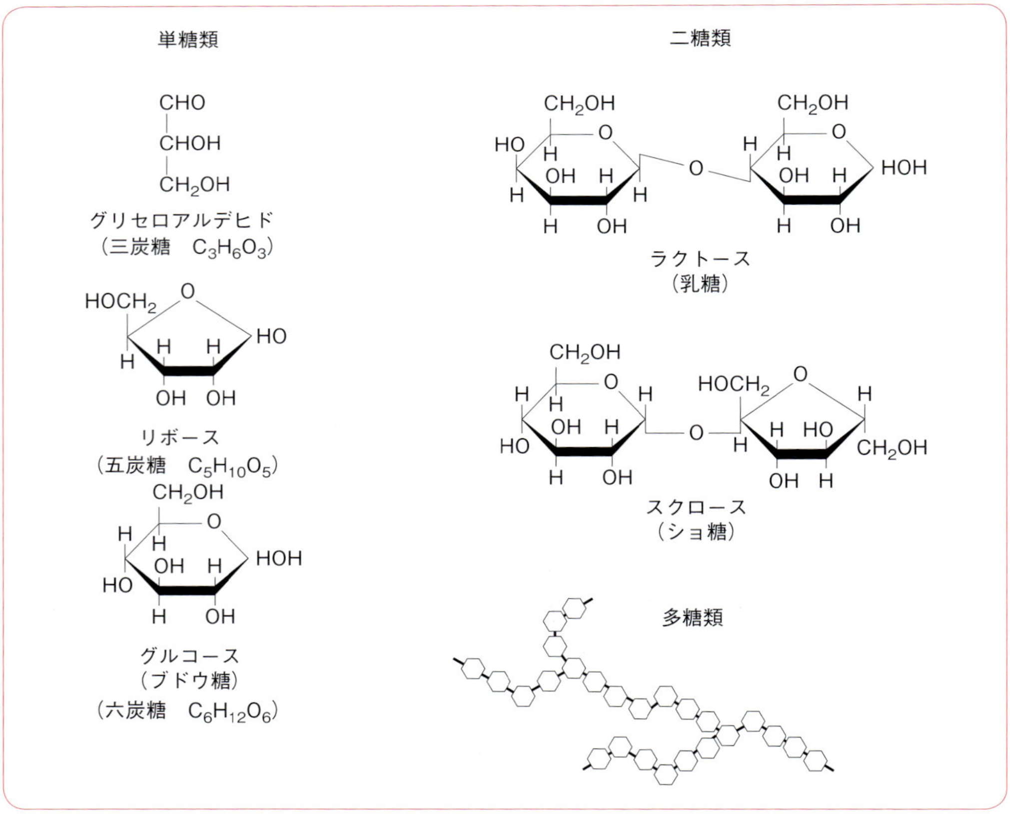

■ 図1-1　炭水化物

ンプン・グリコーゲン・デキストリンなどがある．細胞は生命活動のエネルギーを主にグルコースから取り出しているため，多糖類はエネルギー供給源として食物から摂取され体内に貯蔵される．また，細胞の構造や核酸を構成する成分でもある（**図 1-1**）．

2）脂質

炭素・水素・酸素の化合物で，多種多様である．体内の主な脂質は中性脂肪（トリグリセリド，トリアシルグリセロール），リン脂質，ステロイドである．水に不溶（疎水性）であり，アルコールなどの有機溶媒や脂質同士には良く溶ける性質（脂溶性）を持つ（**図 1-2**）．

中性脂肪はグリセロール（$C_3H_8O_3$）に 3 個の脂肪酸がエステル結合したものである．脂肪酸はカルボキシル基を有する有機酸に炭化水素が直鎖状に結合したものである．脂肪酸は生体内でエネルギー源として好気的に代謝（β 酸化）される．ステアリン酸やパルミチン酸などの炭素鎖が単結合だけで構成されている脂肪酸を飽和脂肪酸という．オレイン酸，リノール酸，リノレン酸，アラキドン酸，パルミトレイン酸など炭素鎖に炭素の二重結合が含まれるものを不飽和脂肪酸という（**図 1-2**）．リノール酸，リノレン酸，アラキドン酸はヒトでは体内で生合成されず，食物により摂取する必要があるため，必須脂肪酸と呼ばれる．

植物油や魚介油に含まれる不飽和脂肪酸は，飽和脂肪酸に比べて融点が低い．一方，バターや牛脂などの動物性脂肪由来の飽和脂肪酸は室温で固化する．飽和脂肪酸の過剰摂取は心臓病発症のリスクをあげることが指摘されている．中性脂肪は最も凝縮されたエネルギー源で，皮下や内臓周辺に脂肪組織として貯蔵されるほか，外からの衝撃に対して深部の組織

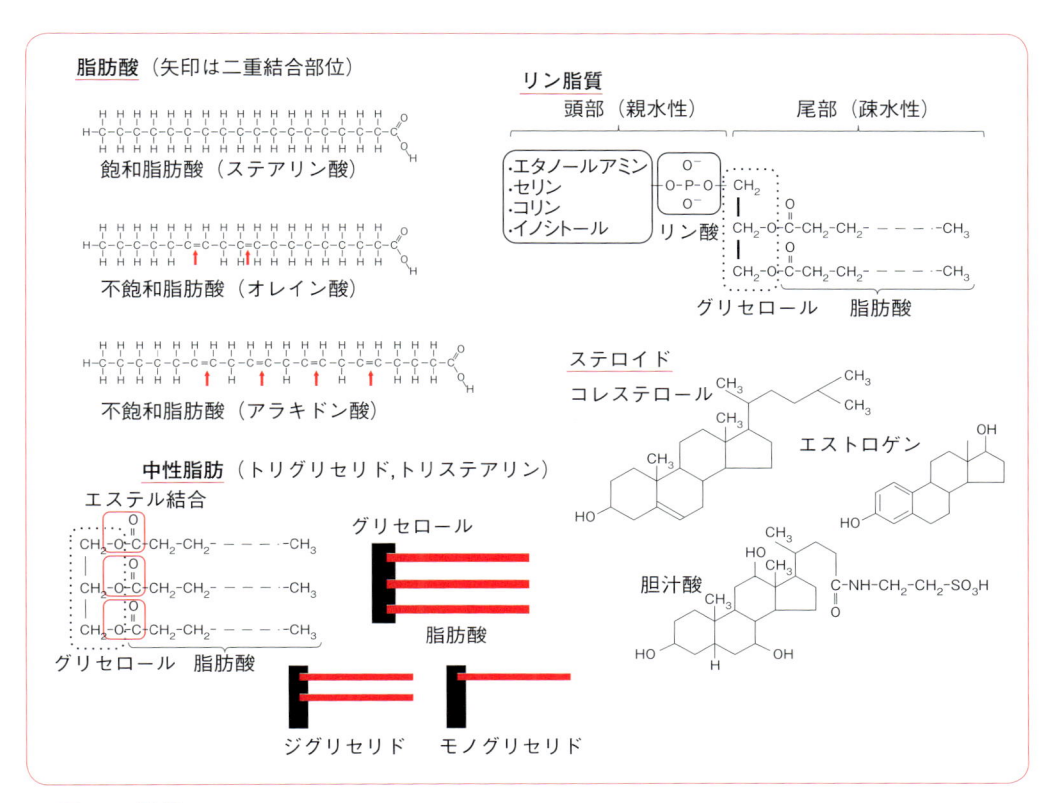

■ **図 1-2　脂質**

や臓器を保護する役割や熱放散を抑制し耐寒能力を高める役割を果たしている.

　リン脂質はグリセロールやスフィンゴシンに脂肪酸とリン酸が結合したものである（**図1-2**）. リン酸にはコリン, イノシトール, エタノールアミン, セリンなどのアルコールがエステル結合しており, 親水性を示す. この部分を頭部という. 一方, グリセロールやスフィンゴシンと脂肪酸との結合部分を尾部といい, 疎水性を示す. リン脂質は細胞膜の主構成成分である. また, 細胞内のさまざまな小胞もリン脂質からなる. 細胞膜のリン脂質を構成する脂肪酸のうち, アラキドン酸からはプロスタグランジンやトロンボキサンなどの生理活性物質が生成される.

　ステロイドは, 3つの六員環と1つの五員環が連結した化合物を骨格に持った脂質で, 代表的なものとして**コレステロール**があげられる. ステロイドは, ほとんどの生物の生体内にて生合成され, 細胞膜の重要な構成成分となっているほか, 脂質の消化吸収を促進する胆汁酸, 副腎皮質や性腺から分泌されるステロイドホルモンとして, 幅広く利用される.

　脂溶性ビタミンを含む脂質の多くは, 蛋白質と複合体を形成して血漿中に溶解し輸送される. この複合体はリポ蛋白と総称される. リポ蛋白は, 親水性のアポ蛋白とリン脂質からなる膜により中性脂肪やコレステロールを包み込んだ粒子で, 粒子の直径と密度／比重（脂質とリポ蛋白との比）によって, カイロミクロン, 超低密度リポ蛋白（VLDL: very low density lipoprotein）, 低密度リポ蛋白（LDL: low density lipoprotein）, 高密度リポ蛋白（HDL: high density lipoprotein）などに分類される. カイロミクロンは, 小腸によって吸収された食物由来の脂質を肝臓に運ぶ. 粒子径は最も大きく中性脂肪を多く含みアポ蛋白の割合が少ない（密度／比重が低い）. VLDLは肝臓で産生され, 中性脂肪やコレステロールを組織に供給する役割を担う. VLDLの中性脂肪はリパーゼの作用を受けて分解されて脂肪酸が遊離する結果, 粒子は小さくなりコレステロールとアポ蛋白の割合が増大しLDLとなる. LDLは組織にコレステロールを供給する. HDLは逆に末梢組織の過剰なコレステロールを肝臓に回収する働きがあり, 最も小さくアポ蛋白の割合の低い粒子である.

3）蛋白質

　蛋白質は, 炭素・水素・酸素と窒素を含む化合物で, 人体を構成する有機化合物の半数以上を占める. 蛋白質は20種類の**アミノ酸**が鎖状に結合したものである. どのアミノ酸も**アミノ基**（$^-NH_2$）と**カルボキシル基**（^-COOH）を持ち, 両者は脱水縮合によって鎖状に結合することができる. この結合を**ペプチド結合**といい, 2個のアミノ酸のペプチド結合による生成物を**ジペプチド**という. 多数のアミノ酸が結合したものが蛋白質であるが, **ポリペプチド**ともいう（**図1-3**）.

　蛋白質は, 構成アミノ酸の配列に応じて特有の立体構造を築き, 特有の機能を発揮する. 蛋白質は, コラーゲン, ケラチン, アクチン, ミオシンなどのように線維状の構造をとり, 生体の形態形成に関わるものがある. 一方で, 球状構造の蛋白質は多様な生命活動に決定的な役割を果たす. これらは機能性蛋白質と呼ばれる. そのあるものは酵素として生化学反応の

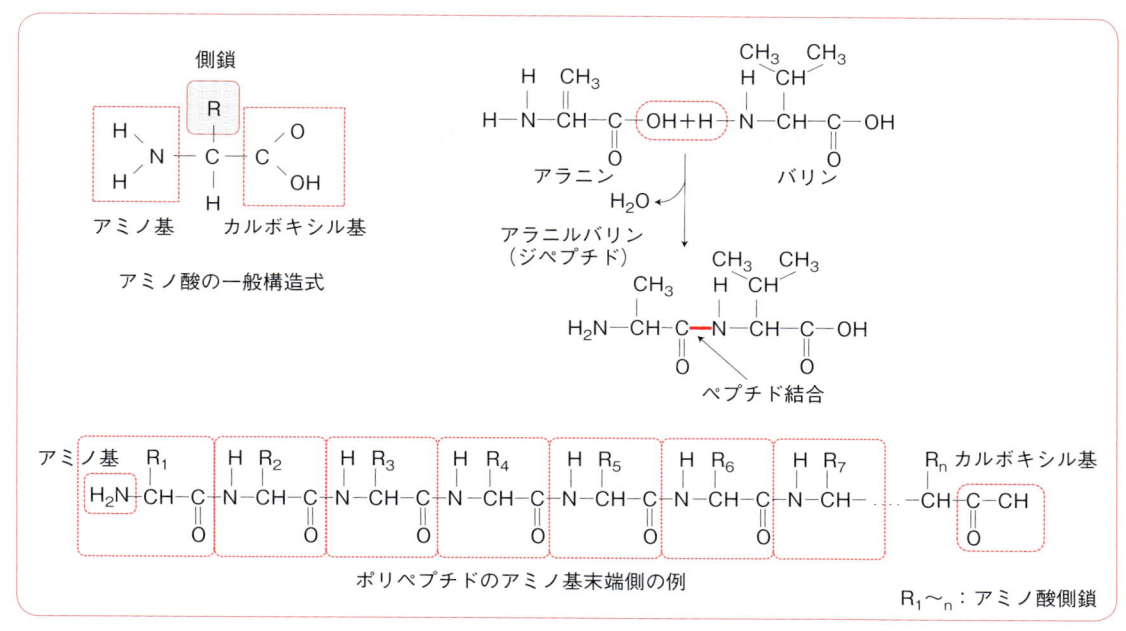

■ **図 1-3　蛋白質**

触媒作用を担当する. また, あるものは特定の物質に結合し輸送や貯蔵を行う.

　例えば, 赤血球内のヘモグロビンは肺毛細血管内で酸素を結合し, 全身の組織に酸素を運搬している. 骨や筋の成長を促進させる成長ホルモンも蛋白質であり, 成長ホルモンを受け取る受容体もまた蛋白質である. 細菌を攻撃する抗体も蛋白質で, リンパ球によって産生される.

　このように蛋白質は人体の構造と機能に決定的な役割を果たす. したがって, 蛋白質の生成を制御することは, 生命活動を営むことに直結する. この制御を担うのは, 後述するように, 蛋白質を構成するアミノ酸の配列をコードしている核酸（DNA, RNA）である.

4) 核酸

　核酸は人体の中で最も大きな分子であり，デオキシリボ核酸（deoxyribonucleic acid, DNA）とリボ核酸（ribonucleic acid, RNA）に大別される．核酸はヌクレオチドと呼ばれる分子を基本単位とする．ヌクレオチドは，窒素を含む塩基と五炭糖（リボース）の化合物であるヌクレオシドにリン酸基が結合したものである．塩基には，アデニン（A），グアニン（G），シトシン（C），チミン（T），ウラシル（U）の5種類がある．AとGはプリン塩基，CとTとUはピリミジン塩基と呼ばれる（**図1-4**）．DNA/RNAの塩基配列は蛋白合成の設計図や命令書に例えられる．そして，この配列は，細胞分裂を通じて保持され，生殖によって新たな個体に受け渡される点において，遺伝情報と呼ばれる．

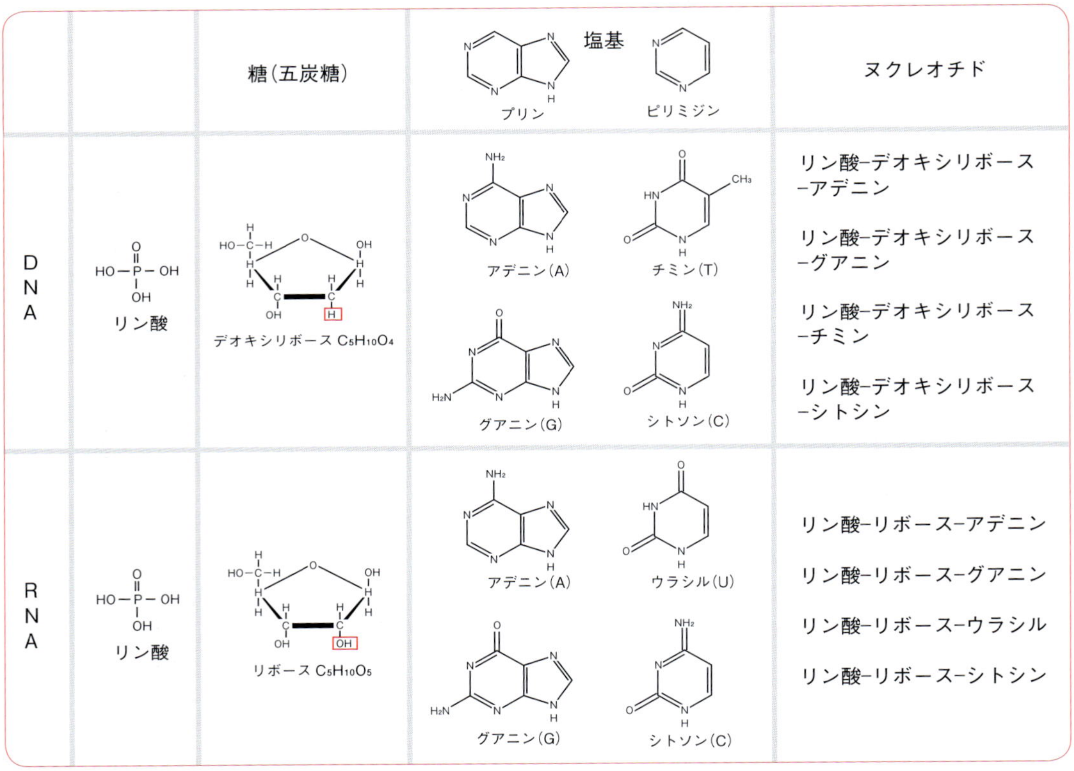

		糖（五炭糖）	塩基		ヌクレオチド
			プリン	ピリミジン	
D N A	リン酸	デオキシリボース $C_5H_{10}O_4$	アデニン（A）　グアニン（G）	チミン（T）　シトソン（C）	リン酸-デオキシリボース-アデニン リン酸-デオキシリボース-グアニン リン酸-デオキシリボース-チミン リン酸-デオキシリボース-シトシン
R N A	リン酸	リボース $C_5H_{10}O_5$	アデニン（A）　グアニン（G）	ウラシル（U）　シトソン（C）	リン酸-リボース-アデニン リン酸-リボース-グアニン リン酸-リボース-ウラシル リン酸-リボース-シトシン

■ **図1-4　DNAとRNAのヌクレオチド**

❶　デオキシリボ核酸（DNA）

　DNA は，細胞の核に存在するヌクレオチド化合物であり，遺伝情報を保存する役割を担う．DNA に保存された全情報をゲノムという．DNA を構成するヌクレオチドは，デオキシリボースと呼ばれる（**図 1-4**）．また，塩基は，A，G，C，T の４種類である．A と T および G と C がそれぞれ水素結合することにより，２本のヌクレオチド鎖が二重らせん構造をとっている（**図 1-5a，b**）．

　DNA は長さ約２m，直径約２nm で，もつれるのを防ぐために，ヒストンという糸巻き状の蛋白質に巻き付き，数珠状のヌクレオソームという構造を作る．ヌクレオソームはさらに凝集して折り畳まれ，染色質という線維状の構造となる．染色質は，細胞分裂の時期に太い棒状に凝縮して染色体となる（**図 1-5b，c**）．したがって，DNA は次のような階層構造となる．

DNA →ヌクレオソーム→染色質→染色体

❷　リボ核酸 RNA

　RNA はデオキシリボースに酸素原子が１つ結合したリボースからなり，塩基はチミン

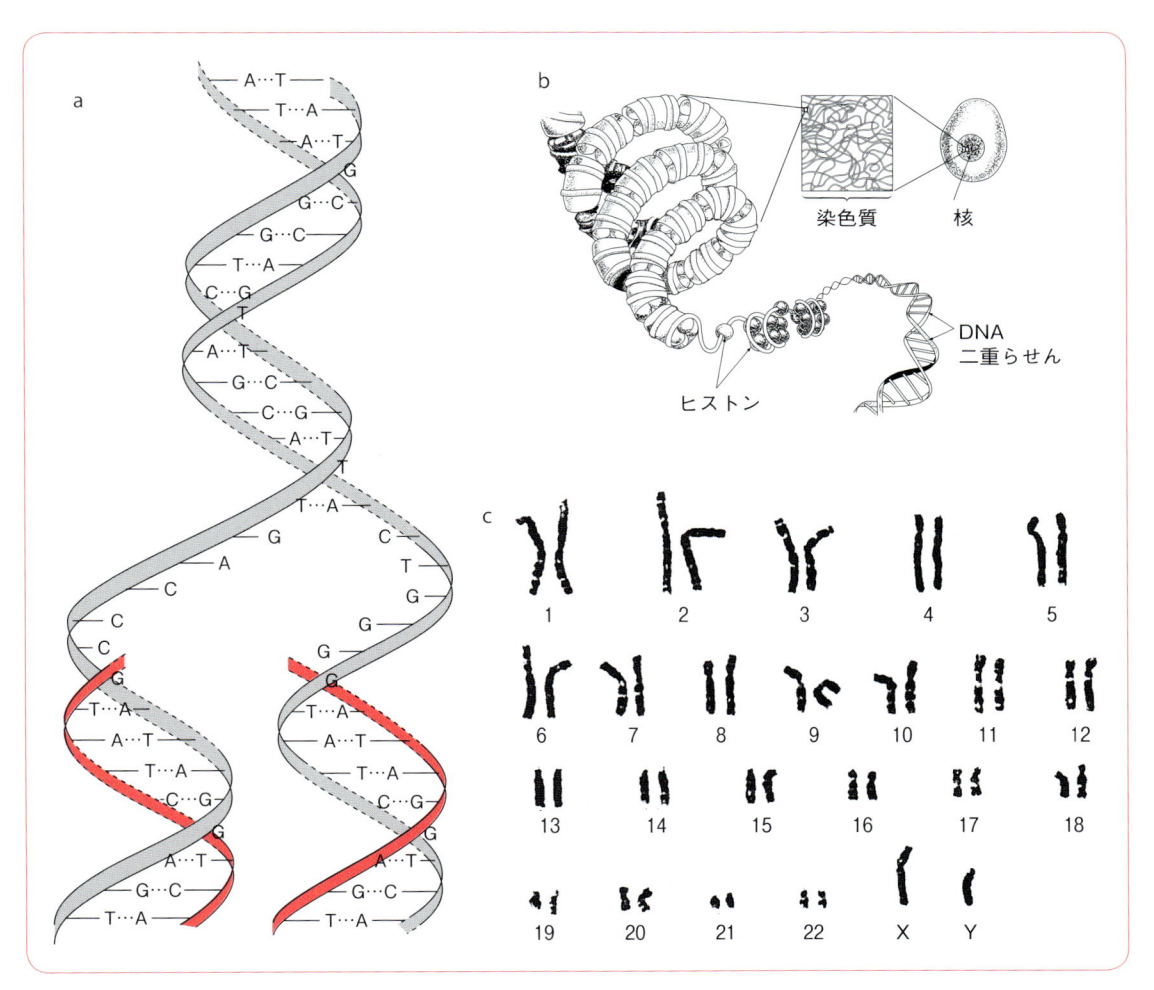

■　**図 1-5　遺伝子の構造**（a：DNA の二重らせん構造と相補的に結合した RNA（赤），b：核・染色質・遺伝子，c：ヒトの染色体）

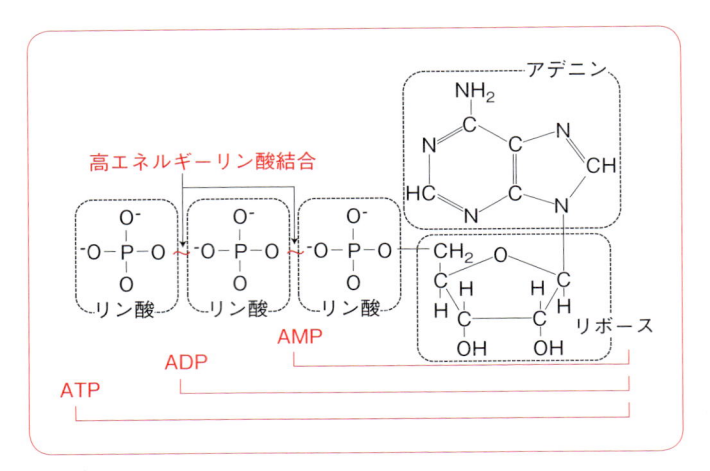

■ 図 1-6　ATP

（T）に代わり<u>ウラシル</u>（U）が使われ，２本鎖でなく<u>一本鎖</u>であることが，DNA と異なる（**図 1-5a**）．RNA は核小体と細胞質にある．RNA には，DNA から遺伝情報を写し取る<u>メッセンジャー RNA</u>（messenger RNA, mRNA ／伝令 RNA），mRNA に写し取られた情報をもとにそれに対応するアミノ酸を運ぶ<u>トランスファー RNA</u>（transfer RNA, tRNA ／運搬RNA，転移 RNA ともいう），運ばれてきたアミノ酸をリボソーム上で並べてつなげる<u>リボソーム RNA</u>（ribosomal RNA, rRNA）の３種類がある（☞ p.12，**2** を参照）．

5）アデノシン三リン酸（ATP）

　ATP はヌクレオチドが変形したもので，アデニン，リボース，3 個のリン酸から構成される（**図 1-6**）．リン酸の結合部位は<u>高エネルギーリン酸結合</u>部位になっており，リン酸 1 個が外れて<u>アデノシン二リン酸</u>（adenosine diphosphate, ADP）になる際に，約 7 kcal/mol のエネルギーが放出される．ADP からもう 1 つのリン酸が切り放されてアデノシン一リン酸（adenosine monophosphate, AMP）になるときにも，エネルギーが放出される．

　ATP 分解によって発生するエネルギーは，あらゆる細胞の生命活動に利用されるため，ATP は「生体のエネルギー通貨」と称される．ATP は，細胞質での解糖系とミトコンドリア内で生成される（☞ p.13，**3** を参照）．

3　細胞

　細胞（cell）は生物の最小単位であり，自己と自身の種の存在を維持・保存するための機能的単位である．人体には約 37 兆個の細胞がある．細胞の大きさはその種類によって大きく異なる．血小板が最小で直径が約 3 μm（μm：マイクロメートル，μ：10^{-6}），赤血球の直径は 7 ～ 8 μm，卵細胞が最大で直径が約 200 μm である．しかし，多くの細胞の直径は 10 ～ 30 μm である．肉眼で識別できる長さは約 200 μm なので，細胞の構造は光学顕微鏡・電子顕微鏡を使わなければみることができない．ウイルスは細胞よりもさらに小さく，100 ～ 200 nm（nm：ナノメートル，n：10^{-9}）である．

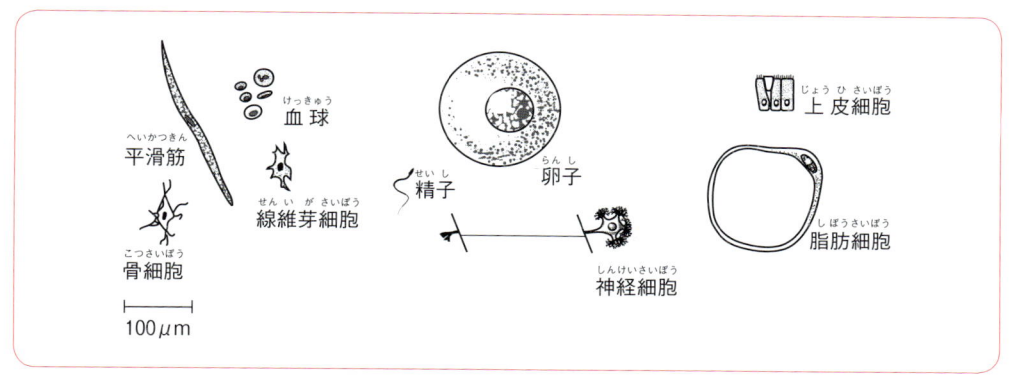

■ 図1-7 細胞の大きさと形

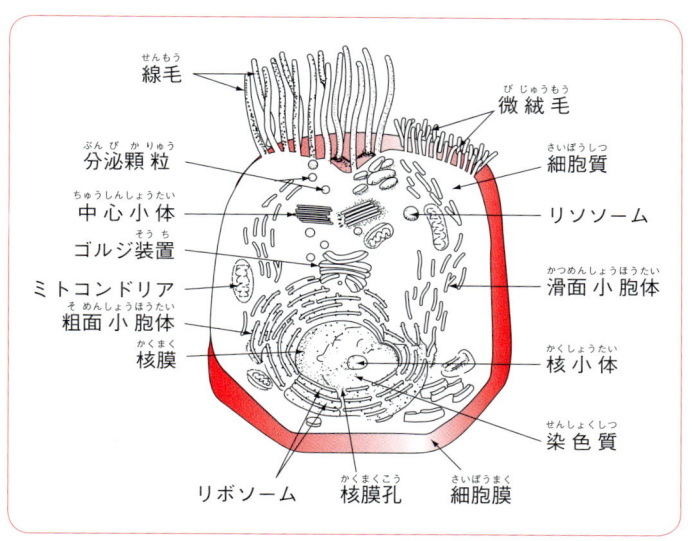

■ 図1-8 細胞内小器官の様式図

人体の構成

❶ 細胞の内部構造と機能

　細胞の大きさや形態は多種多様であるが，共通の内部構造を持つ．細胞は細胞膜と原形質からなり，原形質は細胞質と核からなる．細胞質には，ミトコンドリア，リボソーム，小胞体，ゴルジ装置（ゴルジ体），リソソーム（水解小体），中心体，細胞骨格があり，これらは細胞内小器官と呼ばれる（図1-8）．アミノ酸，ブドウ糖，蛋白質，電解質なども細胞質に含まれる．細胞の基本的な機能は，細胞外の物質を取り込み，化学反応により異化と同化を行い，不要物質や異物を分解し，細胞外に排泄し，構造と機能を維持し，遺伝情報を保持することにある．

1）核（nucleus）

　通常，細胞は1個の核を持つ．核の多くは球形で，核膜とそれに包まれた原形質（核質）からなる．核質には染色質と核小体がある．

❶ 核膜（nuclear membrane）

　核は核膜で覆われる．核膜は内膜と外膜からなる二重の脂質二重膜構造で，核質を細胞

質と隔てる．外膜は細胞質の小胞体とつながっている．核膜には，50 〜 100 nm の核膜孔(かくまくこう)（nuclear pore）がある．核膜孔を通じて核質と細胞質との間で物質輸送が行われる．

　例えば，DNA の遺伝情報を転写した mRNA は核膜孔から細胞質に移動する．DNA の転写を調節する蛋白質（転写因子(てんしゃいんし)）は細胞質内で合成されたのち，核膜孔から核内に入り，DNA に結合して転写を制御する．

❷　染色質（クロマチン）（chromatin）

　染色質(せんしょくしつ)は，核質内で糸状になった DNA の集合体である．細胞分裂の休止期には核質内に散在しているが（図 1-5b），細胞分裂時にはらせん状に凝縮して，太い棒状の染色体(せんしょくたい)（chromosome）に構造変換する（図 1-5c）．染色体は，細胞分裂後には，再びほぐれて染色質に戻る．

❸　核小体（仁）（nucleolus）

　核質内にあって，直径 1 〜 3 μm の分子密度の高い領域を核小体(かくしょうたい)（仁(じん)）という．核小体は ribosomal DNA（リボソーム DNA）が集積したもので，細胞質のリボソームをコードする ribosomal RNA（リボソーム RNA，rRNA）が転写されている．rRNA は核膜孔から細胞質に移動する．

2）ミトコンドリア（mitochondria）

　ミトコンドリアは ATP 産生装置であり，細胞にとっての発電所にあたる．直径 0.1 〜 1 μm，糸状や球状を呈し，細胞質に豊富に存在する．ミトコンドリアは外膜(がいまく)と内膜(ないまく)の 2 重の膜からなる（図 1-9b）．外膜と内膜の間は膜間腔(まくかんくう)という．内膜は内部に突出し，突出部はクリステという．内膜には電子伝達系(でんしでんたつけい)に必要な酵素と ATP 合成酵素(ごうせいこうそ)が並ぶ．内膜の内側の部分（内腔）をマトリックスという．マトリックスには TCA 回路(かいろ)（tricarboxylic acid cycle，クエン酸回路(さんかいろ)，クレブス回路(かいろ)）にかかわる酵素が含まれ，生命活動に必要なエネルギーである ATP が産生される（☞ p.12，❸ を参照）．

　ミトコンドリアには独自の環状(かんじょう) DNA（デオキシリボ核酸，deoxyribonucleic acid，ミトコンドリア DNA）がマトリックスに存在する．ミトコンドリア DNA は母方に由来し，母方の情報のみを有する．

3）リボソーム，小胞体（粗面小胞体と滑面小胞体），ゴルジ装置

❶　リボソーム（ribosome）

　リボソームは直径約 15 nm の顆粒(かりゅう)で細胞質にある．細胞質に散在するリボソームは遊離(ゆうり)リボソーム，小胞体に付着するリボソームは付着(ふちゃく)リボソームと呼ばれる．

❷　小胞体（endoplasmic reticulum）

　小胞体(しょうほうたい)は管状や板状の袋で細胞質に散在する．小胞体には，表面にリボソームが付着した粗面小胞体と付着していない滑面小胞体がある．蛋白質の合成は粗面小胞体(そめんしょうほうたい)に付着するリボソームで行われる．合成された蛋白質は粗面小胞体の内腔(ないくう)に蓄えられ，ゴルジ装置に送られる．

❸　ゴルジ装置（Golgi apparatus）

　ゴルジ装置は核の近傍(きんぼう)にある．ゴルジ装置は小胞体から送られた蛋白質を濃縮し，糖を付加し，分泌顆粒(ぶんぴつかりゅう)を細胞質に放出する．

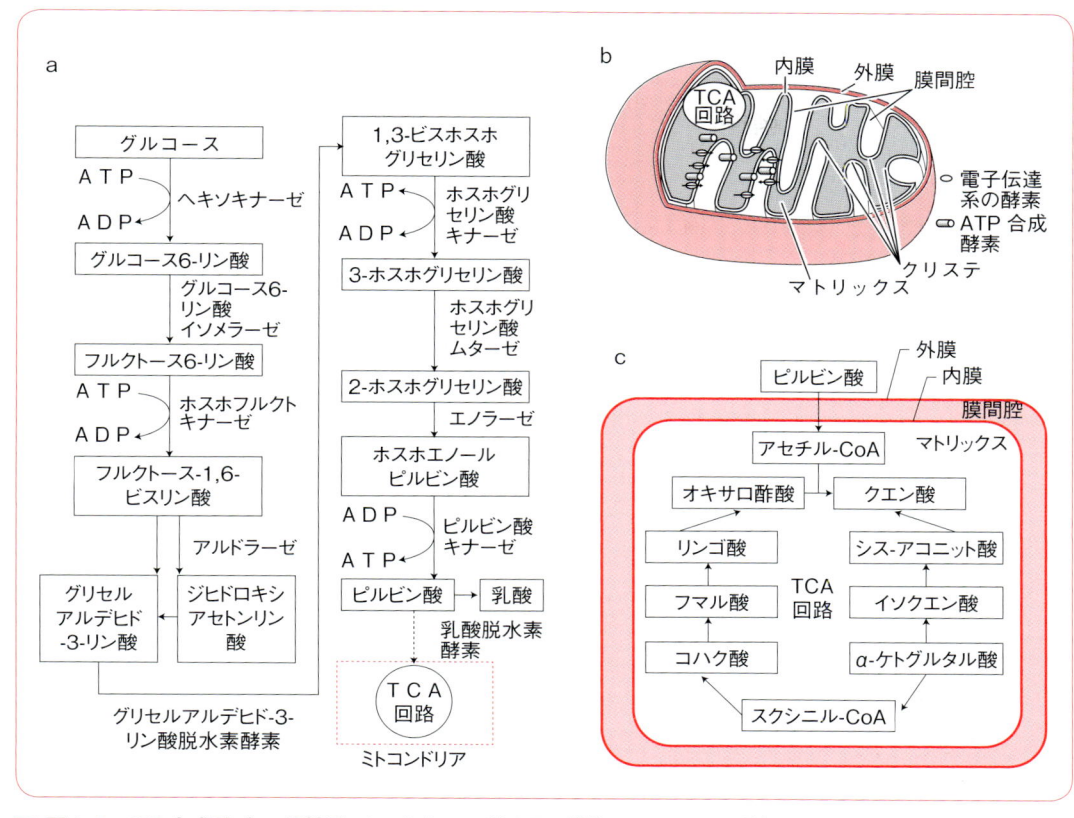

■ **図1-9　ATP合成系**（a：解糖系，b：ミトコンドリアの構造，c：TCA回路）

4）リソソーム（水解小体）（lysosome），ペルオキシソーム（peroxysome）

　リソソームは約0.2〜1μmの球状の顆粒で，加水分解酵素を含む．リソソームは細胞外から取り込んだ物質や細胞内の不要物質を分解する．細胞外の物質は，まず細胞膜の一部で包み込んで，小胞に封入した状態で細胞質に取り込まれる．これを**エンドサイトーシス**（endocytosis）という．

　次に，封入体とリソソームの融合によって，小胞内の物質とリソソーム内の分解酵素が混ざり，小胞内で分解反応が安全に進行する．これに対して，細胞質や細胞小器官の分解処理では，細胞質の一部が隔離膜によって取り囲まれる．この隔離膜によってできた封入体（オートファゴソーム）にリソソームが融合し，内部で細胞質や細胞内小器官が消化される．このように細胞質を自己消化する働きを**オートファジー**（autophagy）と呼ぶ．

　ペルオキシソームも球形の小胞であるが，内部にオキシダーゼやカタラーゼを含み，細胞内で産生される有害な過酸化物を酸化する．また，脂肪酸のβ酸化やアミノ酸代謝も行う．

5）細胞骨格（cytoskeleton）

　細胞骨格は線維状で，細胞の形態を維持し，物質の移動などを行う．細胞骨格には線維の太さの順に微小管，中間径フィラメント，マイクロフィラメント（アクチンフィラメント）がある．

❶ 微小管（microtubule）

　微小管は外径 25 nm，内径 15 nm の管で，長さは一定せず，長いものは約 10 μm である．微小管は小胞および分泌顆粒などを輸送する．中心小体は細胞分裂時に紡錘体の形成を促す．

❷ 中間径フィラメント

　直径 7 ～ 10 nm のフィラメントは中間径フィラメント（intermediate filament）と呼ばれ，細胞骨格として細胞の形態を保つ．サイトケラチン，ビメンチン，ニューロフィラメントなどが含まれる．直径 10 nm より太いフィラメントは主に筋細胞にあり，ミオシンフィラメント（myosin filament）と呼ばれる．ミオシンフィラメントはアクチンフィラメントと連結して筋収縮および細胞の移動を行う．

❸ マイクロフィラメント（アクチンフィラメント）

　細胞質には直径 5 ～ 10 nm の線維性蛋白質（フィラメント）がある．直径 5 nm のフィラメントは細いフィラメントまたはアクチンフィラメント（actin filament）と呼ばれる．

6)　線毛（cilia）と微絨毛（microvilli）

　細胞の表面から直径 0.1 ～ 0.3 μm の突起は線毛または微絨毛と呼ばれる．線毛は気管の上皮細胞などにあり運動性を有する線毛運動は粘液，異物を移動させる．微絨毛は小腸の上皮細胞にあり，細胞の表面積を広げ，グルコース，アミノ酸，脂肪酸の吸収効率を高める．

❷ DNA にもとづく蛋白質の合成

　前述のように，細胞には多種多様な蛋白質が存在し，細胞の構造と機能に決定的な役割を果たしている．この蛋白質は，核内の DNA が持つ遺伝情報にもとづいて，細胞質で合成される．この過程は転写とそれに続く翻訳からなる．

1)　転写（transcription）

　DNA の A-T，G-C 間の結合が切れ，ファスナーを開くように二重らせん構造が部分的にほどかれる．ほどかれた 2 本のヌクレオチド鎖のうち，鋳型となる一方の鎖の塩基配列にそって，A，U，G，C の塩基を持つヌクレオチドが結合して，新たなヌクレオチド鎖が作られる．このヌクレオチド鎖は T でなく U を持つ RNA である．RNA の塩基配列は，T が U に置換していることを除けば，鋳型鎖（アンチセンス鎖）と結合していたヌクレオチド鎖（非鋳型鎖，コード鎖，センス鎖）の塩基配列を複現している．

　なお，DNA には直接，蛋白質のアミノ酸配列に関わらないイントロンと，アミノ酸をコードするエクソンがある．鋳型鎖から解離した RNA からはイントロン部分が取り除かれ，メッセンジャー RNA（messenger RNA，mRNA）が作られる．以上のように，DNA から mRNA を合成する過程を転写と呼ぶ．

2)　翻訳（translation）

　mRNA の持つ塩基配列をもとに，細胞質のリボソーム上で蛋白質が合成される．この過程を翻訳という．mRNA は核膜孔を通ってリボソームに送られる．mRNA の塩基配列は 3

■ 表1-1 mRNA のコドンに対するアミノ酸

一番目の文字	二番目の文字 U		二番目の文字 C		二番目の文字 A		二番目の文字 G		三番目の文字
U	UUU	フェニルアラニン (Phe)	UCU	セリン (Ser)	UAU	チロシン (Tyr)	UGU	システイン (Cys)	U
U	UUC	フェニルアラニン (Phe)	UCC	セリン (Ser)	UAC	チロシン (Tyr)	UGC	システイン (Cys)	C
U	UUA	ロイシン (Leu)	UCA	セリン (Ser)	UAA	終止	UGA	終止	A
U	UUG	ロイシン (Leu)	UCG	セリン (Ser)	UAG	終止	UGG	トリプトファン (Trp)	G
C	CUU	ロイシン (Leu)	CCU	プロリン (Pro)	CAU	ヒスチジン (His)	CGU	アルギニン (Arg)	U
C	CUC	ロイシン (Leu)	CCC	プロリン (Pro)	CAC	ヒスチジン (His)	CGC	アルギニン (Arg)	C
C	CUA	ロイシン (Leu)	CCA	プロリン (Pro)	CAA	グルタミン (Gln)	CGA	アルギニン (Arg)	A
C	CUG	ロイシン (Leu)	CCG	プロリン (Pro)	CAG	グルタミン (Gln)	CGG	アルギニン (Arg)	G
A	AUU	イソロイシン (Ile)	ACU	トレオニン (Thr)	AAU	アスパラギン (Asn)	AGU	セリン (Ser)	U
A	AUC	イソロイシン (Ile)	ACC	トレオニン (Thr)	AAC	アスパラギン (Asn)	AGC	セリン (Ser)	C
A	AUA	イソロイシン (Ile)	ACA	トレオニン (Thr)	AAA	リジン (Lys)	AGA	アルギニン (Arg)	A
A	AUG	メチオニン(Met)(開始)	ACG	トレオニン (Thr)	AAG	リジン (Lys)	AGG	アルギニン (Arg)	G
G	GUU	バリン (Val)	GCU	アラニン (Ala)	GAU	アスパラギン酸 (Asp)	GGU	グリシン (Gly)	U
G	GUC	バリン (Val)	GCC	アラニン (Ala)	GAC	アスパラギン酸 (Asp)	GGC	グリシン (Gly)	C
G	GUA	バリン (Val)	GCA	アラニン (Ala)	GAA	グルタミン酸 (Glu)	GGA	グリシン (Gly)	A
G	GUG	バリン (Val)	GCG	アラニン (Ala)	GAG	グルタミン酸 (Glu)	GGG	グリシン (Gly)	G

AGG の場合，① 第1文字 A の欄を右へ，② 第2文字 G の欄を下へ，③ ①と②が交わる欄の中で第3文字が G のアミノ酸をさがす．AGG はアルギニンを指定するトリプレット暗号である．終止とは，対応するアミノ酸がなく，翻訳が停止される配列を示す．

個の塩基配列（トリプレット）が1個のアミノ酸を指定している．アミノ酸は20種類あり，それぞれに対応するトリプレットを<u>コドン</u>という．コドンは全部で 4^3，64個（4^3）ある（**表1-1**）．1個のアミノ酸は数種類のコドンで指定される．また，AUG はメチオニンを指定するだけでなく，蛋白質合成の開始を指定する開始コドンにもなっている．UAA，UAG，UGA は合成終了を指示するコドン（終止コドン）で，対応するアミノ酸はない．

mRNA のコドンに対して<u>トランスファー RNA</u>（tRNA）が結合する．tRNA はコドンに対応するアミノ酸とコドンに相補的に結合する3塩基組（アンチコドン）の複合体である．mRNA の塩基配列に従って，tRNA が順番に並ぶと，アミノ酸同士がペプチド結合でつながり，DNA の塩基配列の情報に従ったアミノ酸配列のポリペプチド鎖ができあがる．

❸ エネルギー ATP の産生

前述のように，細胞の生命活動に必要なエネルギーは ATP の分解によって生み出される．したがって，細胞には活動に伴って消費された ATP を補うため，絶えず ATP を産生しなければならない．ATP は主にグルコースの分解によって産生される．まず，細胞は血液中のグルコースを糖輸送担体で細胞質に取り込む．取り込まれたグルコースは細胞質内の<u>解糖系</u>（<u>嫌気的解糖，嫌気呼吸</u>）とミトコンドリア内の<u>酸化的リン酸化</u>（TCA 回路，電子伝達系）

によって ATP に変換される.

1）解糖系（エムデン・マイヤーホフ経路）

　解糖系は後述する好気的解糖の前段階でも起こる共通の解糖の過程である. 細胞質でグルコースはグルコース 6- リン酸を経て**ピルビン酸**まで分解される（**図 1-10a**）. 解糖系で 4 個の ATP が産生されるが, 2 個の ATP がエネルギーとして消費されるので, 最終的には 2 個の ATP が産生される. 解糖系では酸素の供給を必要とせず, 後述の酸化的リン酸化に比べて反応は速いが, ATP の産生量は少ない. 解糖系が継続すると, ピルビン酸から乳酸脱水素酵素の働きにより**乳酸**が産生される.

$$C_6H_{12}O_6（グルコース）\rightarrow 2C_3H_4O_3（ピルビン酸）+ 2ATP$$
$$2C_3H_4O_3（ピルビン酸）+ H_4 \rightarrow 2C_3H_6O_3（乳酸）$$

　急激な運動で酸素の供給が不十分な場合, 筋肉はグルコースを分解して ATP を産生するが, **乳酸**も蓄積する. 乳酸が大量に産生されると, 血漿が酸性化する（**乳酸アシドーシス**）. 神経細胞は乳酸をエネルギー源として利用できるが, 他の細胞にはできない. 過剰な乳酸は血液で肝臓に運ばれ, 肝臓は乳酸から**グリコーゲン**を合成し貯蔵する. 血液中のグルコースが利用されると, 肝臓はグリコーゲンを分解して, グルコースを産生し, グルコースは血液で全身の細胞に供給される.

2）酸化的リン酸化（好気的解糖, 好気呼吸）

　ミトコンドリアのマトリックスに取り込まれたピルビン酸は, **アセチル CoA** になる. アセチル CoA は **TCA 回路**に入る（**図 1-10c**）. TCA 回路は複数の酵素反応で回路を形成する. TCA 回路と電子伝達系では, 酸素と水を用いて 30 分子の ATP と二酸化炭素と水を作る.

$$2C_3H_4O_3（ピルビン酸）+ 5O_2+6H_2O \rightarrow 6CO_2 + 10H_2O + 30ATP$$

3）脂質・蛋白質からの ATP 産生

　ATP の産生はグルコース分解だけでなく, 脂質や蛋白質の分解によっても起こる. **糖尿病**, **絶食**, **飢餓状態**では, グルコースのかわりに脂肪酸およびアミノ酸から ATP が産生される.

❶ 脂質・脂肪酸からの ATP 産生

　中性脂肪の 1 つであるトリグリセリドは脂肪酸とグリセロールに分解される. 脂肪酸はミトコンドリアの外膜で**アシル CoA** に変換され, アシル CoA はミトコンドリアの内膜で酵素の作用を受けて, カルニチンと結合してマトリックスに入る（**図 1-10**）. アシル CoA はマトリックスで**β 酸化**を受けて, アセチル CoA になる. アセチル CoA はグルコースと同様に TCA 回路に入り, ATP が産生される.

　エネルギー産生に必要でないアセチル CoA は β 酸化で**ケトン体**を産生する. ケトン体とは, **アセト酢酸**, **β－ヒドロキシ酪酸（3- ヒドロキシ酪酸）**, **アセトン**をいう. 糖尿病や絶食で, ケトン体の産生が亢進し, 血液中のケトン体濃度が高くなる状態を**ケトーシス（ケトン血症）**といい, 血液が酸性側に傾く（**ケトアシドーシス**）.

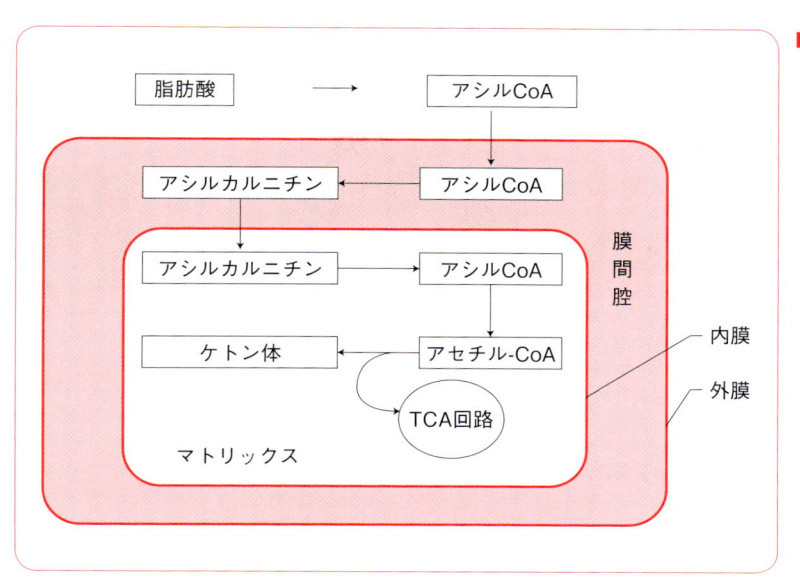

■ 図 1-10 脂肪酸の分解

❷ 蛋白質・アミノ酸からの ATP 産生

　蛋白質を構成する個々のアミノ酸が分解され，アミノ酸からピルビン酸，α－ケトグルタル酸，スクシニル CoA，フマル酸，オキサロ酢酸に転換され，ATP が産生される．ピルビン酸，α－ケトグルタル酸，スクシニル CoA，フマル酸，オキサロ酢酸を生じるアミノ酸は糖原性アミノ酸と呼ばれる．アミノ酸がエネルギー源として用いられると，アンモニアが産生される．アンモニアは肝臓の尿素回路で尿素となり，尿素は尿として排泄される．

❹ 細胞膜

1）細胞膜の構造

　細胞膜（plasma membrane）は厚さ 7 ～ 8 nm で，細胞の外側と内側を隔てる．細胞膜はリン脂質からなる脂質二重層で構成される．二重層の外層では，リン脂質の親水性部分（頭部）が細胞外側，疎水性部分（尾部）が細胞質側に向いて整列する．逆に内膜では，頭部が細胞質側，尾部が細胞外側に向いて整列するため，全体として二重の疎水性層が親水性の層に挟み込まれた構造になっている．細胞膜には多数の膜蛋白質が埋め込まれており，細胞

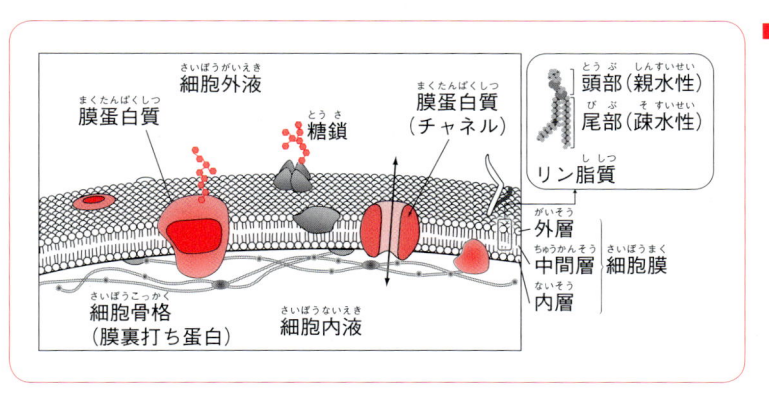

■ 図 1-11 　細胞膜の構成

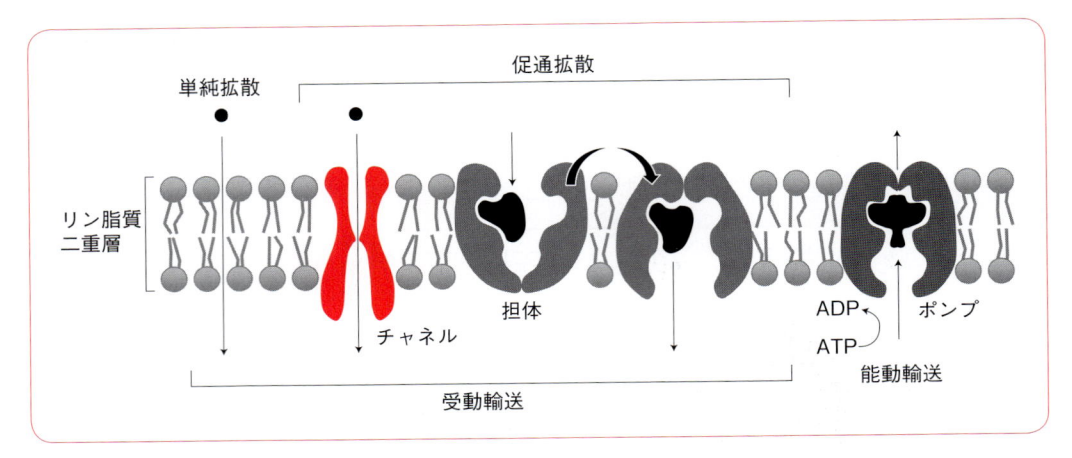

促通拡散

単純拡散

リン脂質
二重層

チャネル

担体

ADP
ATP

ポンプ

能動輸送

受動輸送

■　図 1-12　細胞膜を介した物質輸送の様式

膜を貫通するタイプもある．また，細胞外側にはしばしば糖鎖がついている（**図 1-11**）．膜蛋白質には，膜輸送体，受容体，酵素，細胞接着として役割がある．

2）膜輸送

　酸素，二酸化炭素，脂肪酸など非極性分子や低分子は膜内外の濃度差すなわち濃度勾配にしたがって細胞膜の脂質二重層を容易に透過する．このような物質移動を単純拡散と呼ぶ．一方，親水性の極性分子や高分子は脂質二重層を透過できない．膜蛋白は，細胞の生命活動にとって必須の物質を取込み，あるいは放出するための通路としての役割を果たす．このような膜蛋白質を膜輸送蛋白質と呼び，チャネルとトランスポーター（輸送体・担体）に大別される．両者は特定の物質を選択的に輸送する．このような輸送を促通拡散と呼ぶ．

　チャネルにはイオンや水が迅速に透過できる通路があり，立体構造が変化することにより，通路を開閉する．一方，糖やアミノ酸などはトランスポーターを介して輸送される（**図1-12**）．

　拡散の駆動力は濃度勾配と膜内外の電位差を合わせた電気化学的勾配から得られる．したがって，輸送は自然に起こり，エネルギー消費を伴わないので，受動輸送と呼ばれる．これに対して，電気化学的勾配に逆らって物質を膜輸送させる場合には，その駆動力を得るためにATPを消費する必要がある．このような輸送を能動輸送といい，能動輸送に使われる膜輸送蛋白質をポンプという（**図1-12**）．Na-Kポンプ（Na-K ATPase）はその代表である．

3）受容体・酵素・細胞接着

　細胞の生理機能のほとんどは細胞外に由来する特定の分子によって制御される．このような分子をシグナル分子という．アドレナリンやインスリンなどのホルモン，アセチルコリンやグルタミン酸などの神経伝達物質はその典型例である．これらのシグナル分子は特定の膜蛋白質に選択的に結合する．このような膜蛋白質を受容体と呼ぶ．受容体は細胞内のイオン濃度，分子の産生量や生理活性を変化させることによって，細胞の生理機能を変化させる．特定の受容体に特異的に結合する物質は，体内に存在するものだけでなく，薬剤のように体外で合成されたものも含めて，リガンドという（**図1-13**）．

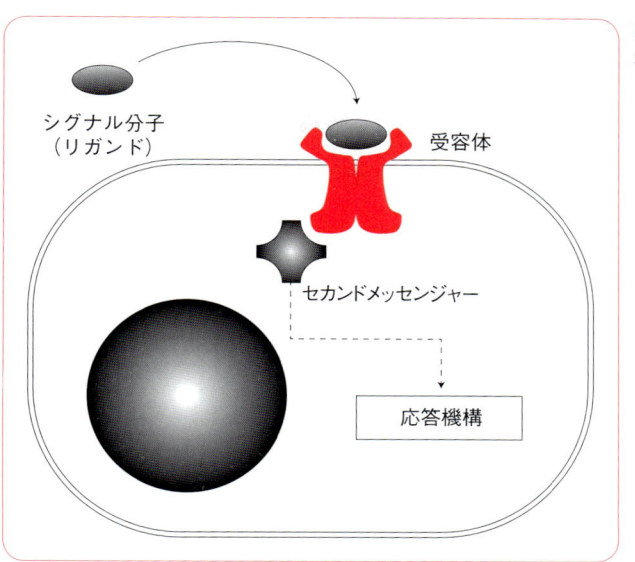

■ 図 1-13　細胞外からのシグナル伝達機構

　膜蛋白質には酵素としての機能を持ち，細胞外や細胞内の分子に接触すると，それを化学的に修飾するものがある．例えば，小腸上皮細胞の微絨毛には，二糖類やジペプチドの消化酵素が膜蛋白として存在しており，単糖類やアミノ酸への分解が膜表面上で生じる．

　さらに，細胞が隣接する細胞や基底膜などの細胞外マトリクスに接着ないし結合するための装置として機能する膜蛋白質もある．例えば，消化管粘膜の単層円柱上皮にみられる密着結合や接着斑：半接着斑，心筋細胞同士のギャップ結合（介在板）を構成する膜蛋白質があげられる（p.19 参照）．

5 細胞分裂・遺伝

　細胞は細胞分裂（cell division）で，細胞を複製する．細胞分裂には，1 個の母細胞が遺伝的に同一の 2 個の娘細胞を作る体細胞分裂と生殖細胞（卵子と精子）を作る減数分裂の 2 種類がある．

　皮膚の表皮の細胞，胃・腸の粘膜の上皮細胞は細胞分裂で新しい細胞を作り，終生，細胞分裂を行う．一方，神経細胞は，胎生数ヶ月で細胞分裂を終了し，生後には細胞分裂をほとんどしない．また，心臓の筋細胞（心筋細胞）も生後には細胞分裂をしないので，心筋細胞，神経細胞が病気で死滅すると，再生できない．

1）体細胞分裂

　細胞分裂から次の細胞分裂までを細胞周期と呼ぶ．細胞分裂は，核が複雑な過程をたどって分裂する有糸分裂と，細胞質が 2 つに分かれる細胞質分裂がある．細胞周期のうち，有糸分裂の時期を M 期という．ほとんどの細胞で細胞分裂は 1 〜 5 時間内で行われ，全細胞周期のほんの一部の時間に過ぎない．それ以外を間期と呼ぶ．間期は DNA の複製が行われる S 期とその前後の G1 期（合成前期），G2 期（合成後期）の 3 つに分けられる．一時的に分裂を停止した細胞は G0 期（静止期）にあるとされる（図 1-14）．

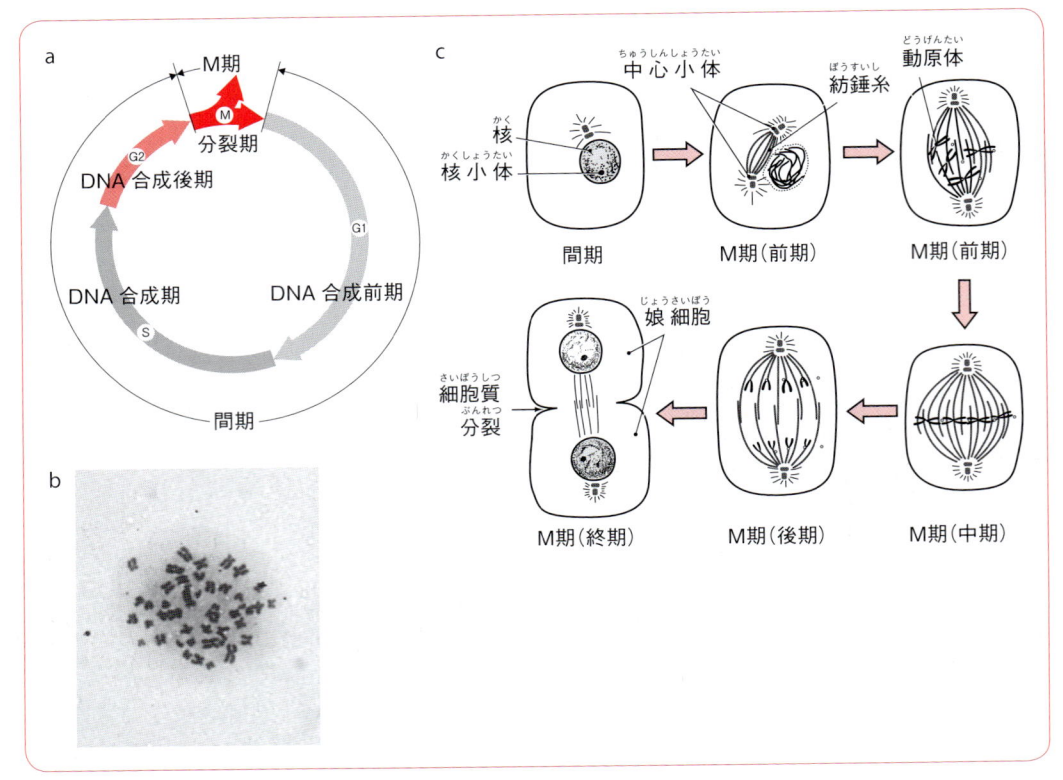

■ 図 1-14　細胞分裂（a：細胞周期，b：相同染色体の形成，c：有糸分裂の過程）

2)　染色体

　染色質は，細胞分裂時にはらせん状に凝縮して，太い棒状の染色体（chromosome）に構造変換する（図 1-5c，図 1-14b）．ヒトでは 46 本の染色体が形成される．46 本の染色体は類似の形および大きさで 2 本 1 対になる．これを相同染色体と呼び，各対は父親と母親の配偶子（精子と卵子）に由来する染色体である．23 対のうちの 22 対の染色体は常染色体と呼ばれ，長いものから順に 1 〜 22 の番号が付けられる．相同染色体の残り 1 対 2 本は男女で異なっているため，性染色体と呼ばれる．性染色体には X 染色体と Y 染色体がある．女では X 染色体が 2 本あって相同染色体となっているが，男では X 染色体と Y 染色体を 1 本ずつ持っている．この性染色体は，単に組合せが男女で異なっているというだけでなく，性を決定する遺伝子を含む（図 1-5c）．

　生殖細胞（卵子や精子）は，減数分裂により相同染色体の一方のみを有する．受精により父親由来と母親由来の 2 組の相同染色体が揃う．これにより，両親の遺伝子を 1 組ずつ有することになる．

3)　突然変異

　ダーウィンが考えた個体群にみられる変異の第一の要因は突然変異である．突然変異には，DNA に生じた遺伝子突然変異と，染色体に起こる染色体突然変異がある．突然変異はDNA の複製の過程でのエラーの場合と，外因性および内因性の有害物質による場合がある．DNA の塩基配列が紫外線や放射線，環境中の化学的変異因子（タバコのタール，ダイオキ

シンなど）で変化を受けると細胞が変異して，癌などの病気を引き起こすと考えられている．

❶　遺伝子突然変異

　遺伝子突然変異は，遺伝子である DNA の塩基が変化して，コドンがコードするアミノ酸が変化してしまったために起こる．その原因として，塩基の置換，塩基の欠失，塩基の挿入がある．

❷　染色体突然変異

　染色体突然変異は，染色体のレベルで起こる突然変異で，染色体異常とも呼ばれる．染色体の切断，染色体の一部の欠失，染色体のある部分が逆転する逆位，染色体の一部が別の場所に移る転座，染色体の一部の重複などがある．また染色体の数が変化することもある．ヒトの場合，21 番染色体が 3 本（トリソミー）になると，ダウン症候群を発症する．この他，13 番，18 番でもトリソミーが知られている．

4　組織

　身体において特定の形態と機能を持つ細胞が集合したものを組織（tissue）と呼ぶ．組織は上皮組織，支持組織，筋組織，神経組織に区別される．器官（臓器）は全てこれらの 4 種類の組織から成り立つ．心臓は筋組織が大部分を占め，脳は神経組織が大部分を占める．

1）上皮組織（epithelial tissue）

　上皮組織は 1 ～数層の上皮細胞からなり，体表や中空器官の内腔（管腔）の表面を被う．隣接する上皮細胞同士は，接着装置と呼ばれる特有の接着構造体を介して密着している．接着装置には接着斑（デスモゾーム），密着結合（タイト結合），ギャップ結合などがある（図1-15）．上皮組織の機能は，体内を体外から隔離し保護すること，体外や内腔の物質を吸収すること，体外や内腔に物質を排出することである（図1-16）．

❶　単層上皮

　単層上皮は 1 層の上皮細胞からなり，細胞の形態で単層扁平上皮，単層立方上皮，単層

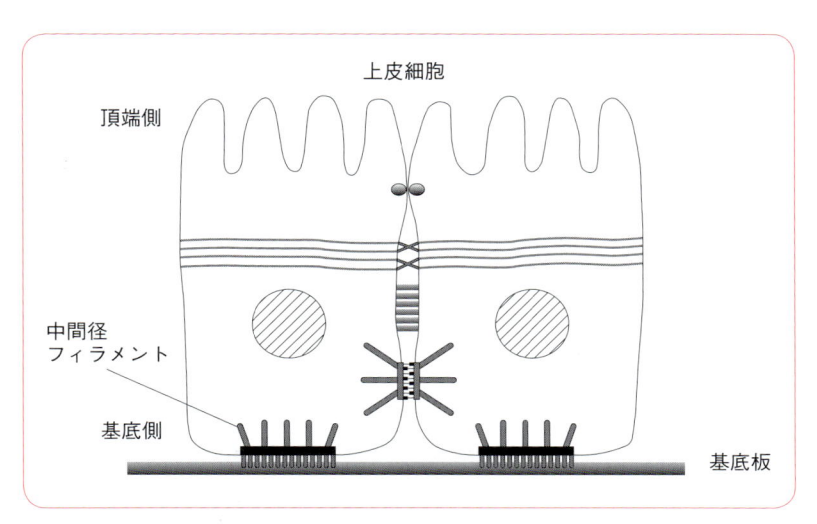

■ 図 1-15　細胞間の接着のしくみ

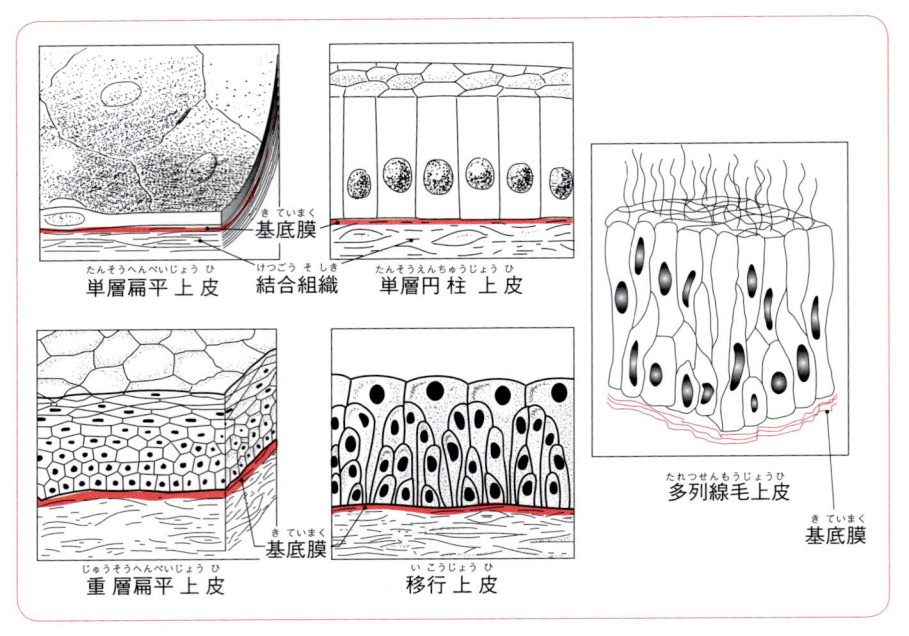

■ 図1-16　上皮組織

円柱上皮に分類される.

　ⅰ）単層扁平上皮
　単層扁平上皮では，細胞が薄いために物質の移動と吸収などに適する．毛細血管の細胞は単層扁平上皮で，内皮細胞と呼ばれる．肺にある肺胞は肺胞上皮細胞と呼ばれる.

　ⅱ）単層立方上皮
　単層立方上皮は腎臓の尿細管の上皮細胞，甲状腺の濾胞上皮細胞でみられる.

　ⅲ）単層円柱上皮
　単層円柱上皮は消化管の粘膜上皮細胞，腺の導管，気道と卵管の粘膜上皮細胞でみられる．気道と卵管の粘膜上皮細胞は管腔面に線毛を持つ．気道の線毛は粘液と異物を，卵管の線毛は粘液と卵子を移動する.

❷　多列上皮
　多列上皮（多列円柱上皮）は，高さの異なる上皮細胞が基底膜上にならんだ組織である．断面の顕微鏡像では，一見，細胞が積み重なった重層構造に見えることから，偽重層上皮とも呼ばれる．背の高い細胞は上皮の壁を構成し，上皮の機能を持ち，通常は円柱形である．低い細胞は基底膜側に偏在するため，しばしば，基底細胞と呼ばれる．気道粘膜などにある上皮では，細胞の管腔側に線毛を持っていることから，特に多列線毛上皮と呼ぶ．この線毛は，一定方向に波打つことにより，管腔表面をおおう粘液に流れを作る.

❸　重層上皮
　重層上皮は数層の細胞からなり，機械的な刺激と摩擦から内部を保護する．重層扁平上皮では，表層の細胞は扁平な細胞であるが，基底膜に近づくと細胞は立方形になる．重層扁平上皮は皮膚の表皮，舌・食道・腟の粘膜，角膜，結膜にある．基底膜（基底板）は，上皮組織と下層の結合組織との間に存在する膜である．基底膜はコラーゲン，糖と蛋白質の複合

体からなる層状の構造物で，生体膜とは異なる．

❹　移行上皮

移行上皮は伸展して，上皮細胞の形態が変化する．尿が膀胱に充満すると膀胱の上皮細胞が張力を受け，上皮細胞が扁平形になる．尿が排泄されると上皮細胞は立方形になる．

❺　腺（腺組織）（gland）

上皮細胞のなかには，その表面から下層の結合組織に陥入して腺（腺組織）を作るものがある．腺を構成する上皮細胞は，腺細胞と呼ばれ，腺細胞は粘液，消化酵素，汗，乳汁，ホルモンなどを産生し，細胞外に排出する．この排出を分泌と呼ぶ．腺は，分泌物を運ぶ導管の有無によって外分泌腺と内分泌腺に区別され，前者は産生物を体表や管腔に，後者は血管や体液に分泌する．腺細胞の中には上皮組織表面に散在し，単独で外分泌を行う細胞がある．このような細胞は，上部（排出側）が巨大な分泌顆粒を含んで膨らみ，下部（基底膜側）は細くなっており，ワイングラス状の形態をしているので，杯細胞と呼ばれている．杯細胞は気管や消化管の粘膜上皮にみられる．

2）支持組織（supporting tissue）

支持組織は結合組織，軟骨組織，骨組織，血液とリンパに分類される．支持組織では，細胞が上皮組織のように密集しない．細胞と細胞の間の細胞間隙には膠原線維，弾性線維，電解質，蛋白質，多糖類が含まれる．これらの物質は細胞外基質（細胞外マトリックス）と呼ばれる．

❶　結合組織（connective tissue）

結合組織の細胞には，線維芽細胞，脂肪細胞，肥満細胞，大食細胞，リンパ球，形質細胞がある．細胞外基質には，膠原線維と弾性線維が多くある（図1-17）．結合組織は器官の固定，保護，脂肪の貯蔵，異物の除去，抗体産生，傷ついた組織の修復などを行う．

ⅰ）細胞

線維芽細胞は膠原線維と弾性線維を産生する．皮膚などが傷つくと線維芽細胞は，増殖して損傷組織の間隙を埋めて，組織を修復する．肥満細胞は細胞質にヒスタミン，ヘパリン，蛋白質融解酵素を含む．大食細胞はマクロファージとも呼ばれ，遊走性と活発な食作用を持つ．

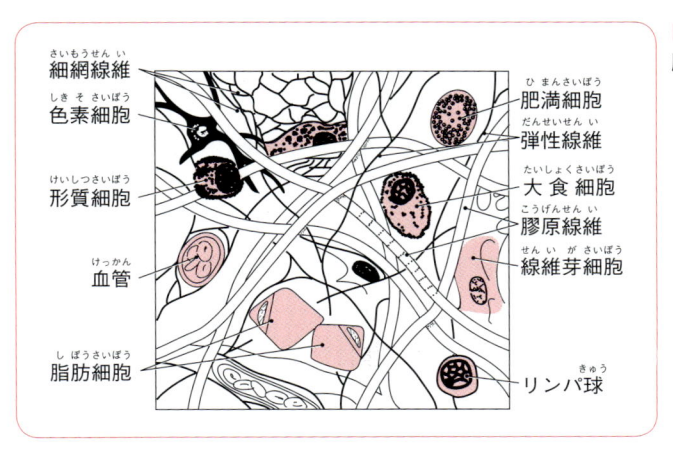

■ 図1-17　結合組織の細胞成分と膠原線維

ⅱ）細胞外基質（extracellular matrix）

　線維芽細胞が産生する膠原線維と弾性線維が細胞外基質の主成分になる．結合組織の膠原線維と弾性線維の間には，ヒアルロン酸，コンドロイチン硫酸などの蛋白質とムコ多糖類などの物質も含まれている．

　膠原線維を作る物質は，コラーゲンと呼ばれる．腱，靭帯では膠原線維が緻密に配列し，張力に強い抵抗性を示す．弾性線維は，エラスチンからできる線維状の蛋白質で，太い動脈の血管壁をはじめ，皮膚，弾性軟骨，血管，靭帯にある．

ⅲ）結合組織の種類

　膠原線維と弾性線維の量と密度で，結合組織は疎性結合組織と密性結合組織に分けられる．皮膚の表皮と真皮の下層にある皮下組織は疎性結合組織である．疎性結合組織は身体を包み，衝撃から内部の組織・臓器を保護する．疎性結合組織では，組織液（間質液）が多く，細胞成分と膠原線維，弾性線維が少ない．密性結合組織は真皮，腱，靭帯，髄膜，強膜にみられる．密性結合組織では線維芽細胞，膠原線維が密集し，組織液は少ない．

❷　軟骨組織（cartilage）

　軟骨組織は軟骨細胞と細胞外基質からなる．軟骨細胞は 2 ～ 3 個ずつ軟骨小腔に納まっている．細胞外基質には，膠原線維，弾性線維，硫酸ムコ多糖類（コンドロイチン硫酸など）が含まれる．軟骨組織は細胞外基質の成分で硝子軟骨，線維軟骨，弾性軟骨に分類される．

ⅰ）硝子軟骨

　硝子軟骨は半透明，乳白色，均質な軟骨で，軟骨細胞と微細な膠原線維からなる．硝子軟骨は胎児の頭蓋骨を作るが，出生時には，胎児の頭蓋骨は硝子軟骨から骨組織に置き換わる．成人では硝子軟骨は肋軟骨，関節軟骨，気道（喉頭・気管・気管支）にある．

ⅱ）線維軟骨

　線維軟骨は軟骨細胞と多くの膠原線維，少量のコンドロイチン硫酸からなる．線維軟骨は軟骨の中で最も柔らかく，恥骨結合，椎間円板，顎関節の関節円板，膝関節の関節半月にある．

ⅲ）弾性軟骨

　弾性軟骨は黄色，不透明で，軟骨細胞と弾性線維からなり，弾性力がある．弾性軟骨は耳介と喉頭蓋にある．

❸　骨組織（bone tissue）

　骨は骨組織からなる．骨組織は骨細胞と細胞外基質（骨基質）からなる．骨細胞は骨小腔に納められている．骨小腔は細い骨細管で，別の骨小腔と繋がる．骨細胞は卵円形で，その長径は 20 ～ 40 μm で，その網目状の細長い突起は互いの骨細胞を連結する．骨基質は膠原線維・ムコ多糖類にリン酸カルシウムが沈着したものである．

　骨芽細胞は骨の新生，再生する部位に多くあり，骨形成に関わる．直径 20 ～ 30 μm で，膠原線維とムコ多糖類を分泌する．骨芽細胞は自らが作る骨基質に埋もれて骨細胞に分化する．

　破骨細胞は数個から時に数 10 個の核を持ち，長径が約 50 μm の大型の多核細胞である．破骨細胞は，骨基質を分解・吸収することによって，骨芽細胞と協調して骨組織におけるカルシウム・リンの貯蔵量を調節する役割を果たす．

❹　血液とリンパ

　血液とリンパは細胞成分と細胞外基質からなる．血液では，細胞成分が 40 〜 45%を占め，細胞成分には<u>赤血球</u>，<u>白血球</u>，<u>血小板</u>がある．血液の 55 〜 60%を占める液体成分（血漿）は細胞外基質にあたる．リンパはリンパ管内を流れる間質液由来の液体で，細胞成分として，<u>リンパ球</u>，単球由来の<u>マクロファージ</u>がある．

3）筋組織（muscle tissue）

　筋組織（筋，筋肉）は収縮を目的として分化した組織で，<u>筋細胞</u>または<u>筋線維</u>の集合体である．筋細胞は太さ 5 〜 100 μm，長さ 20 μm 〜 5 cm で，細胞質に含まれる<u>アクチンフィラメント</u>と<u>ミオシンフィラメント</u>で収縮機能を持つ．

　筋は<u>平滑筋</u>と<u>横紋筋</u>に分けられ，横紋筋は<u>骨格筋</u>と<u>心筋</u>に分けられる（**図 1-18，表 1-2**）．骨格筋は運動性神経の支配を受け，自分の意志で筋を動かすことができるので，<u>随意筋</u>と呼ばれる．心筋と消化管などにある平滑筋は，自律神経の支配を受け，自分の意志で動かすこ

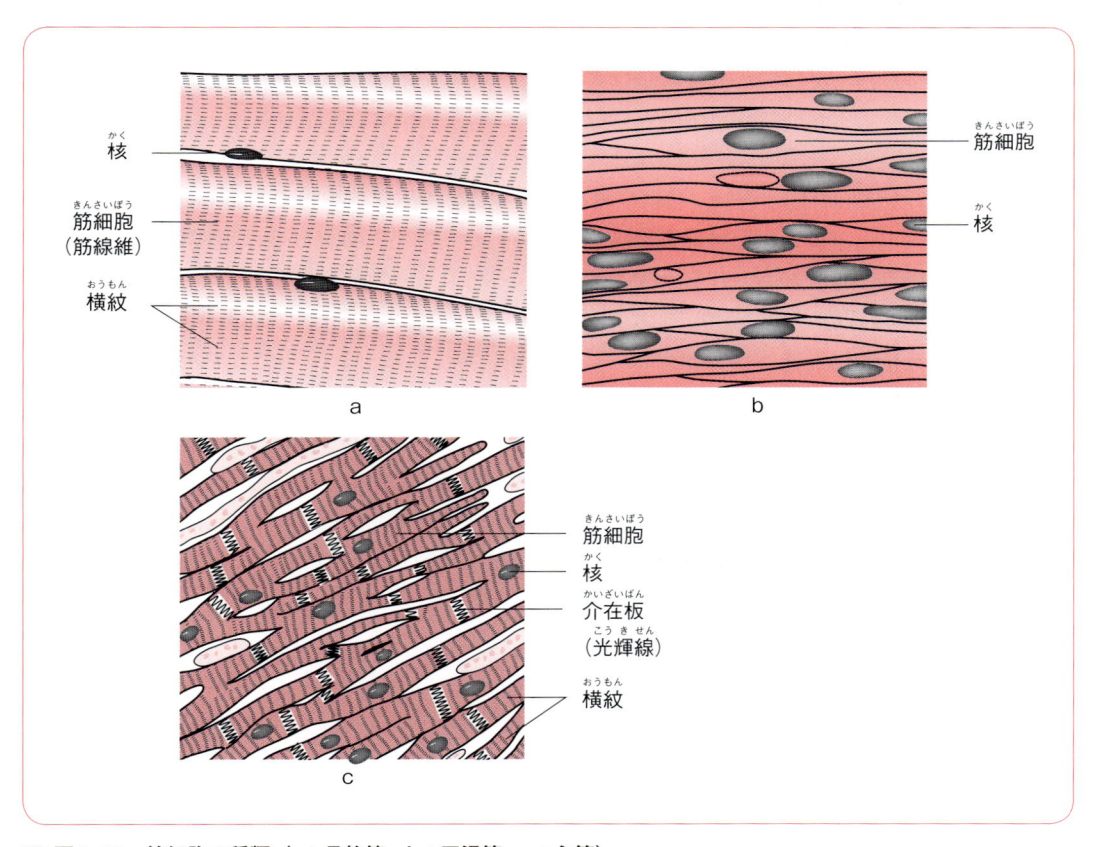

核
筋細胞
（筋線維）
横紋
a

筋細胞
核
b

筋細胞
核
介在板
（光輝線）
横紋
c

■　図 1-18　筋細胞の種類（a：骨格筋，b：平滑筋，c：心筋）

■　表 1-2　筋の分類

横紋筋	骨格筋	随意筋…体性遠心性神経支配
	心筋	不随意筋…自律神経支配
平滑筋		不随意筋…自律神経支配

とができないので，不随意筋（ふずいいきん）と呼ばれる．

❶　骨格筋（skeletal muscle）

　骨格筋は体重の約40％を占め，顔面，体幹，上肢，下肢にある．骨格筋は，長さ1〜5 cm の線維状の筋細胞が束状に集合したもので，その周囲は結合組織の筋膜（きんまく）で包まれる．この筋細胞は筋線維（きんせんい）と呼ばれ，幹細胞である筋芽細胞が融合したものである．多数の核が細胞膜直下に偏在し，細胞質内には収縮性蛋白であるアクチンフィラメントとミオシンフィラメントが規則正しく配列している．

❷　平滑筋（smooth muscle）

　平滑筋細胞（へいかつきんさいぼう）は長さ20〜200 μm で，中心に1個の核を持つ．妊娠した子宮ではその長さが約500 μm まで成長する．平滑筋は消化管（食道，胃腸），呼吸器（気管，気管支），泌尿器（尿管，膀胱），生殖器（子宮，卵管，精管，精嚢）の中空性の器官と血管壁にあり，自律神経の支配を受ける．ギャップ結合で隣接する細胞とつながる．

❸　心筋（cardiac muscle）

　心筋（しんきん）は心臓壁を構成する筋組織であり，心筋細胞（しんきんさいぼう）からなる．心筋細胞は太さ約10 μm，長さ約100 μm で，1〜2個の核を持つ．心筋細胞は介在板（かいざいばん）（光輝線（こうきせん））と呼ばれる構造で網目状につながっている．介在板には多数のギャップ結合がある．

4）神経組織（nerve tissue）

　神経組織（しんけい）は，脳と脊髄，および脳と脊髄につながる末梢神経にある．神経組織は神経（元）（しんけい　げん）細胞（ニューロン）（さいぼう）と神経膠細胞（グリア）（しんけいこうさいぼう）からなる．神経細胞は情報を伝達，統合し，神経膠細胞は神経細胞の代謝，栄養補給を司るほか，神経伝達をサポートする．

❶　神経細胞（neuron）

　神経細胞（しんけいさいぼう）は直径5〜150 μm で，細胞体と神経突起（樹状突起（じゅじょうとっき）と軸索（じくさく））で構成される（**図1-19**）．

　細胞体は球形（きゅうけい），卵形（らんけい），錐体形（すいたいけい）など多様である．1個の核を有し，神経伝達物質・受容体などの蛋白質を合成する．細胞体から伸びる神経突起のうち，1〜数10本ある短い突起は樹状突起と呼ばれ，他のニューロンからの情報を受け取り，細胞体に伝える．他のニューロンとの情報受け渡し部位をシナプスという（4章参照）．

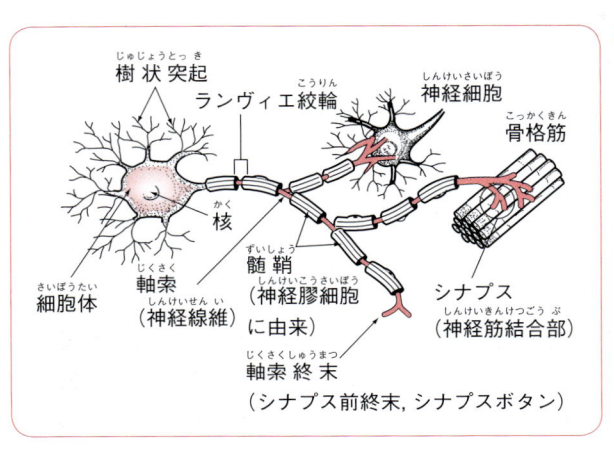

■ **図 1-19　神経細胞の一般的な形態**

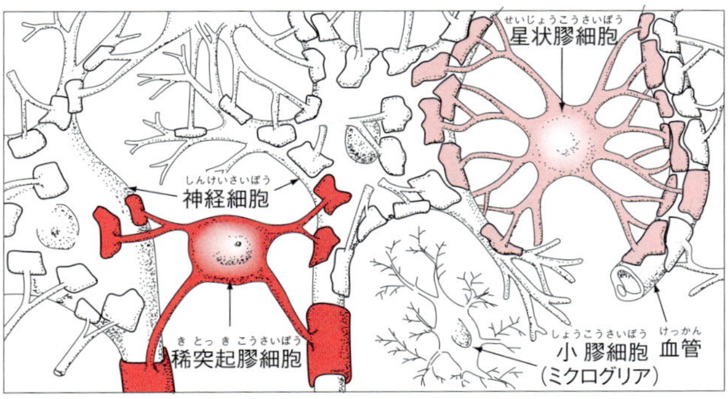

■ 図 1-20　神経膠細胞

❷　神経膠細胞（neuroglia）

　神経膠細胞は神経細胞に密着して，その支持，栄養，代謝に関与する細胞である．神経膠細胞には上衣細胞，星状膠細胞，稀突起膠細胞，小膠細胞，シュワン細胞がある（図 1-20）（4 章参照）．

5　器官と器官系

　胃，腸，肝臓などは臓器または器官（organ）と呼ばれる．同じ目的性を持つ器官が集まり，器官系（organ system）を形成する．身体の器官系は下記の系統に分類される：
外皮（皮膚），神経系，感覚器系，内分泌系，循環器系，消化器系，呼吸器系，泌尿器系，生殖器系，運動器系（骨格系と筋系）．

6　人体を被う皮膚

　皮膚（skin）は身体の外表面を被い，外部環境から身体の内部を保護する．

❶　皮膚の構造と機能

　皮膚は外皮とも呼ばれ，その表面積は約 1.6 m² になる．皮膚は機械的刺激，物理的刺激，化学的刺激，病原菌から身体を守り，水分，熱が身体の内部から外部環境に奪われるのを防ぐ．皮膚は表層から表皮，真皮，皮下組織に分けられる（図 1-21）．汗腺，脂腺，毛，爪は皮膚から変化して形成される．

1）表皮（epidermis）

　表皮は約 0.1 ～ 0.5 mm の厚さで，重層扁平上皮からなる．重層扁平上皮は角質層，淡明層，顆粒層，胚芽層（有棘層と基底層）に区別される．表皮には毛細血管が侵入しない．
・角質層：角質層は厚さ 10 ～ 300 μm で，死滅した細胞とケラチンからなる．ケラチンは線維蛋白質で，水分の蒸発を防ぐ．死滅した細胞・ケラチンは垢として剥離される．
・淡明層と顆粒層：淡明層と顆粒層の細胞は扁平で，核を持たない．これらの層の細胞は

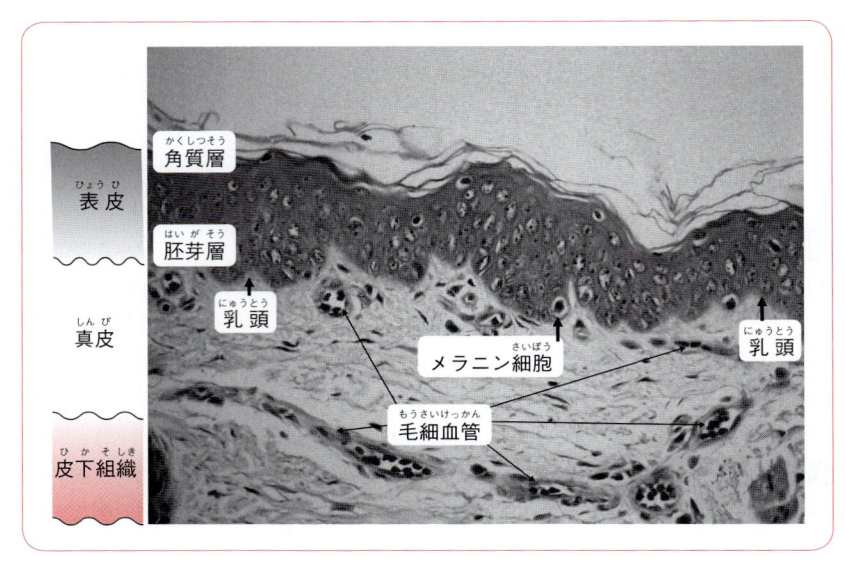

■ 図1-21　皮膚の構造

順次，角質層に移動する．淡明層と顆粒層の細胞も水分の蒸発を防ぐ．

- 胚芽層（有棘層と基底層）：胚芽層は数層からなる有棘層と，その下に位置する単層の基底層からなる．有棘層は表皮の中で最も厚い部分で，棘状の突起を持った細胞で形成される．抗原提示を行うランゲルハンス細胞を含む．基底層では，細胞分裂が盛んで，一日に数百万個の細胞が新しく作られる．基底層で作られた細胞は約1ヶ月かけて角質層に移動し，核が抜け落ち角化する．基底層にはメラニン細胞がある．メラニン細胞はメラニンと呼ばれる黒褐色や橙赤色の色素顆粒を産生するが，顆粒は蓄えない．メラニンは周囲の細胞に取り込まれ，皮膚を着色する．皮膚の色はメラニン細胞で産生されるメラニン顆粒の量と大きさによる．乳頭，乳輪，大陰唇，陰嚢の有棘層や基底層の細胞は黒いメラニン顆粒が多いので，それらの部位は黒くみえる．メラニンは有棘層での細胞分裂の際に，DNA が紫外線で傷害されることを防ぐ．海水浴などで紫外線を大量に浴びるとメラニン顆粒の産生が増大し，皮膚が黒くなる．

2）真皮（dermis）

真皮は膠原線維，弾性線維，ヒアルロン酸に富む．真皮にある線維芽細胞は膠原線維を産生し，傷の修復・再生を行う．また，膠原線維は皮膚に歪みをもたらし，皮膚が引き裂かれるのを防ぐ．真皮は乳頭層と網状層に区別される．

❶ 乳頭層

真皮の表層は，表皮に入り込み，凹凸（乳頭）を作る．凹凸は皮膚の表面に指紋および掌紋を作る．乳頭は体温調節に関与する血管乳頭と触覚受容器のマイスナー小体がある神経乳頭に区別される．

❷ 網状層

真皮の深層は網状層と呼ばれる．網状層には，血管，脂腺，汗腺，触覚受容器，骨，肥満細胞，リンパ球などがある．触覚受容器は知覚神経の終末が特殊化した構造で，皮膚への機械的刺激・化学的刺激・熱刺激に応答する．

3）皮下組織（hypodermal tissue, subcutaneous tissue）

皮下組織は真皮の下層で，筋膜の上にある．皮下組織は疎性結合組織からなり，細胞間隙が多い．皮下組織には脂肪組織が豊富にあり，一般的に皮下脂肪と呼ばれる．皮下脂肪は脂肪としてエネルギー源を保持し，体温の放散を防ぐ．パチニ小体などの圧受容器が存在する．

4）皮膚の付属器

皮下組織には，エクリン腺（小汗腺）とアポクリン腺（大汗腺）と呼ばれる汗腺がある．脂腺は手掌と足底を除く全身にある．脂腺からの分泌物は皮脂と呼ばれる．皮脂は皮膚の表面を潤して身体を乾燥から守り，病原菌を排除する．

毛は表皮が真皮と皮下組織に入り込む．毛は固有部の毛幹，毛根，毛球と，これらを包む毛包からなる．毛包の深部の毛球で上皮細胞が分裂して毛が成長する．毛根がある真皮には立毛筋と脂腺がある．立毛筋は平滑筋で交感神経が興奮すると，毛が立って鳥肌となる．

爪は表皮の角質層が硬化したもので，手と足の指の背面にある．爪は爪体，爪根，爪床，爪胚芽層に分けられる．

7　器官・組織を包む膜

粘膜・漿膜・滑膜は臓器の表面を被い，臓器を保護し，臓器の活動のための空間を作る．

1）漿膜（serosa）

漿膜には，心膜，胸膜，腹膜がある．漿膜は単層扁平上皮細胞とそれを裏打ちする疎性結合組織（毛細血管，毛細リンパ管を含む）から構成される．一枚の漿膜が反転して臓器を二重に被い，閉じた袋・腔を形成する．漿膜は臓器の表面を被う臓側漿膜（臓側板，臓側葉）と体腔面を被う壁側漿膜（壁側板，壁側葉）からなり，その間腔は漿膜腔と呼ばれる．漿膜腔は漿膜から分泌された漿液で満たされる．

❶　心膜（pericardium）

心臓に接する臓側漿膜は上大静脈・下大静脈・上行大動脈・肺動脈・肺静脈の部位で反転して壁側漿膜となり，二重の膜となる．それぞれの漿膜は心膜腔を形成し，漿液（心膜液）を分泌する．心膜腔と漿液は心臓の収縮と弛緩で生じる摩擦抵抗を低下させる．

❷　胸膜（pleura）

臓側胸膜（臓側漿膜，肺胸膜とも呼ばれる）は肺表面に緩く付着して肺門で反転し，壁側胸膜（壁側漿膜，肋骨胸膜とも呼ばれる）は肋骨などに付着する（図1-22）．臓側胸膜と壁側胸膜で閉ざされた胸膜腔を形成する．胸膜腔は陰圧で，その中に数 mL の漿液が含まれる．

❸　腹膜（peritoneum）

腹膜は人体最大の漿膜である．腹腔の消化管は後腹壁と前腹壁に固定される．腹膜は内臓を被う臓側腹膜と腹腔壁を被う壁側腹膜があり，両者の間は腹膜腔である．腹膜腔には約50 mL の腹膜液が含まれる．

腸間膜は2枚の腹膜からなり，後腹壁に始まり，扇状に広がり，小腸を根元で束ね，一定の運動性を与える．腸間膜の中に血管，リンパ管，神経が通る．空腸，回腸，虫垂，横行

■ 図 1-22　胸膜

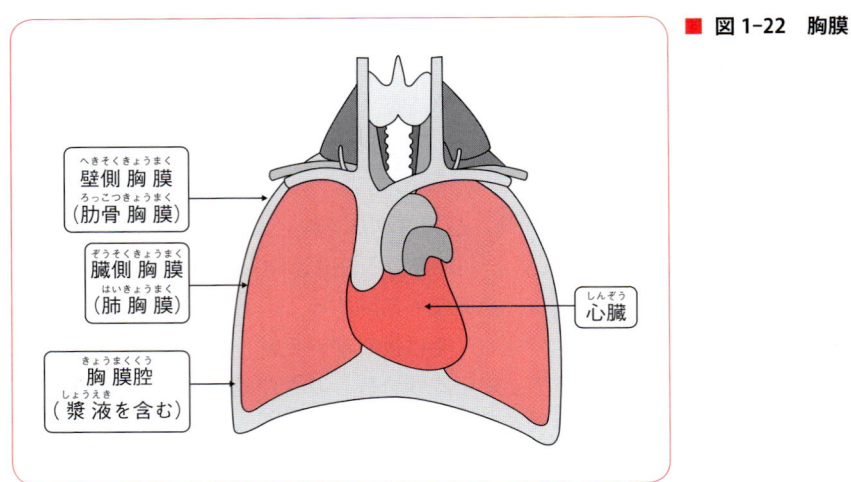

壁側胸膜
（肋骨胸膜）

臓側胸膜
（肺胸膜）

胸膜腔
（漿液を含む）

心臓

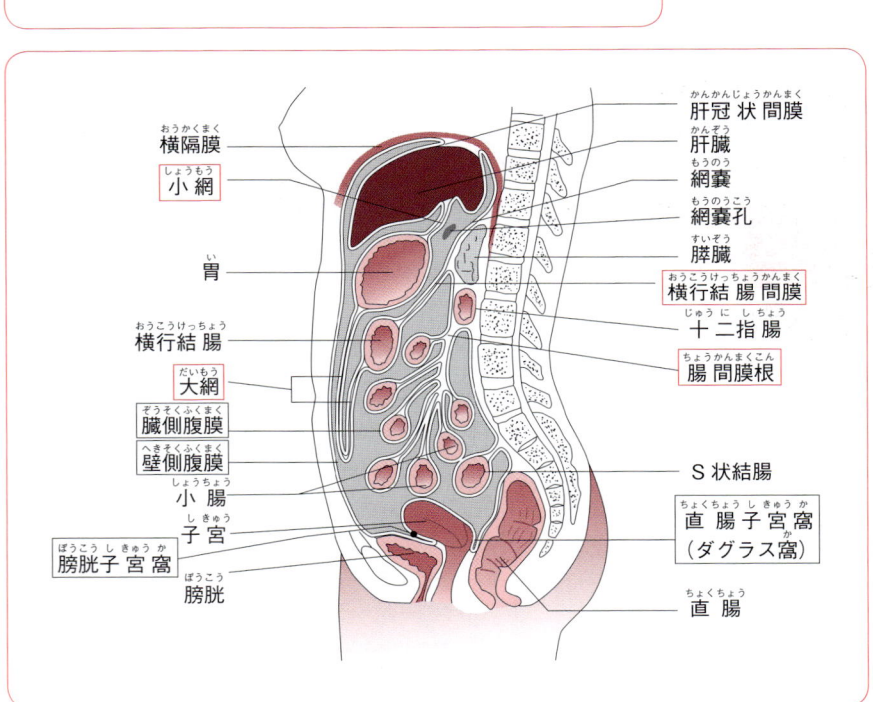

横隔膜

小網

胃

横行結腸

大網

臓側腹膜

壁側腹膜

小腸

子宮

膀胱子宮窩

膀胱

肝冠状間膜

肝臓

網嚢

網嚢孔

膵臓

横行結腸間膜

十二指腸

腸間膜根

S状結腸

直腸子宮窩
（ダグラス窩）

直腸

■ 図 1-23　腹膜（女性）

結腸，S状結腸は腸間膜を持つ（図 1-23）．十二指腸，脾臓，上行結腸，下行結腸は二次的に腸間膜の一部が体壁と癒合し，腹膜の後方に位置するので，これらの器官は**腹膜後器官**と呼ばれる．腹膜後器官には腎臓，副腎も含まれるが，腎臓と副腎は発生学的には腹膜の後方で発生する．

骨盤の腹膜腔で陥凹が形成される（図 1-23）．陥凹は女性では，膀胱と子宮との間にある**膀胱子宮窩**，直腸と子宮の間にある**直腸子宮窩（ダグラス窩）**である．男性では直腸と膀胱の間に**直腸膀胱窩**がある．これらの陥凹は立位，座位，仰臥位でも腹膜腔の最下位に位置するので，腹腔内の出血，膿などはこれらの陥凹に溜まりやすい．

2）粘膜（mucosa）

　粘膜は，外部と交通する中空性器官（消化器，呼吸器，泌尿器，生殖器）の内腔（管腔）を被う．粘膜は，内腔から粘膜上皮，粘膜固有層，粘膜筋板，粘膜下層で構成される．消化器では，粘膜上皮には外分泌腺があり，消化酵素・粘液を産生・分泌する．

3）滑膜（synovia）

　滑膜は関節腔の内面を被う膜である．滑膜の内面から滑液が分泌され，滑液は関節の運動を滑らかにする．

4）筋膜（fascia）

　筋膜とは筋肉だけでなく内臓器官や血管，神経を包む膜である．主に膠原線維からなる密性結合組織で，浅筋膜と深筋膜の二層構造でできている．筋膜は全身を網目状に張り巡らされており，骨，臓器，筋肉，神経，血管を結びつけて，身体を支持する．

5）髄膜（meninges）

　髄膜は脳・脊髄を包んで保護する膜である．結合組織からなり，外側から，硬膜，くも膜，軟膜の三層からなる．

8　人体の区分

　人体は体幹と体幹から伸びた体肢に区分される．体幹は頭・頸（頸）・胸部・腹部・背部に区分され，体肢は上肢・下肢からなる（図1–24）.

・頭：頭蓋骨で形成され，頭蓋腔に脳を入れ，外部は筋肉と皮膚で顔面となる．
・頸：頭と体幹をつなぐ．

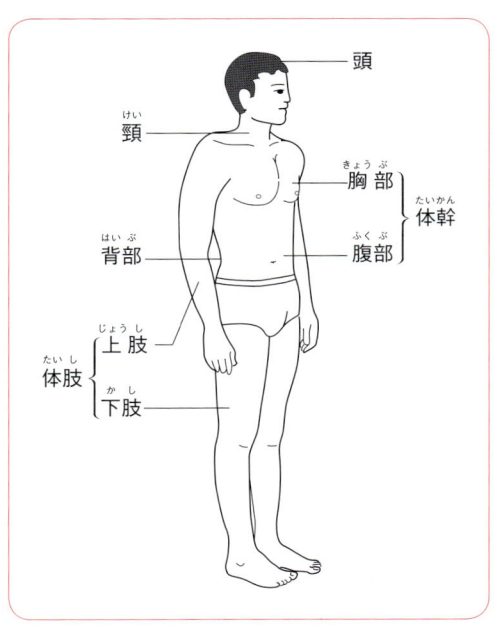

■ 図1–24　人体の区分

・胸部：胸郭（きょうかく）で形成され，胸腔に肺，心臓などを入れる.
・腹部：腹部の筋で形成され，腹腔に胃，小腸，大腸，肝臓，膵臓を入れる. 腹腔の下部は仙骨，寛骨で形成され，骨盤腔（こつばんくう）と呼ばれる. 骨盤腔には膀胱，直腸，女性では膣，子宮，男性では前立腺が収まる.
・背部：脊柱，肋骨と肩甲骨の後面がある.
・上肢：肩甲骨と鎖骨で体幹につながり，上腕，前腕，手に分かれる.
・下肢：寛骨で体幹につながり，大腿，下腿，足に分かれる.

❶ 体表の部位の名称

身体表面は多くの部位に区分される（図1-25）.

❶ 頭

頭は頭部と顔面部に分けられ，それぞれは次のようにさらに区分される.
・頭部：前頭部（ぜんとうぶ），頭頂部（とうちょうぶ），側頭部（そくとうぶ），後頭部（こうとうぶ）
・顔面部：眼窩部（がんかぶ），眼窩下部（がんかかぶ），鼻部（びぶ），口部（こうぶ），頬部（きょうぶ），オトガイ（頤）部

❷ 頸

頸は頸部（けいぶ）とも呼ばれ，前面の正中から外側にかけて前頸部（ぜんけいぶ），胸鎖乳突筋部（きょうさにゅうとつきんぶ），側頸部（そくけいぶ）に区分される. 前頸部は舌骨で舌骨上部（ぜっこつじょうぶ）と舌骨下部（ぜっこつかぶ）に分けられる. 後面は後頸部（こうけいぶ）（項部（こうぶ），うな

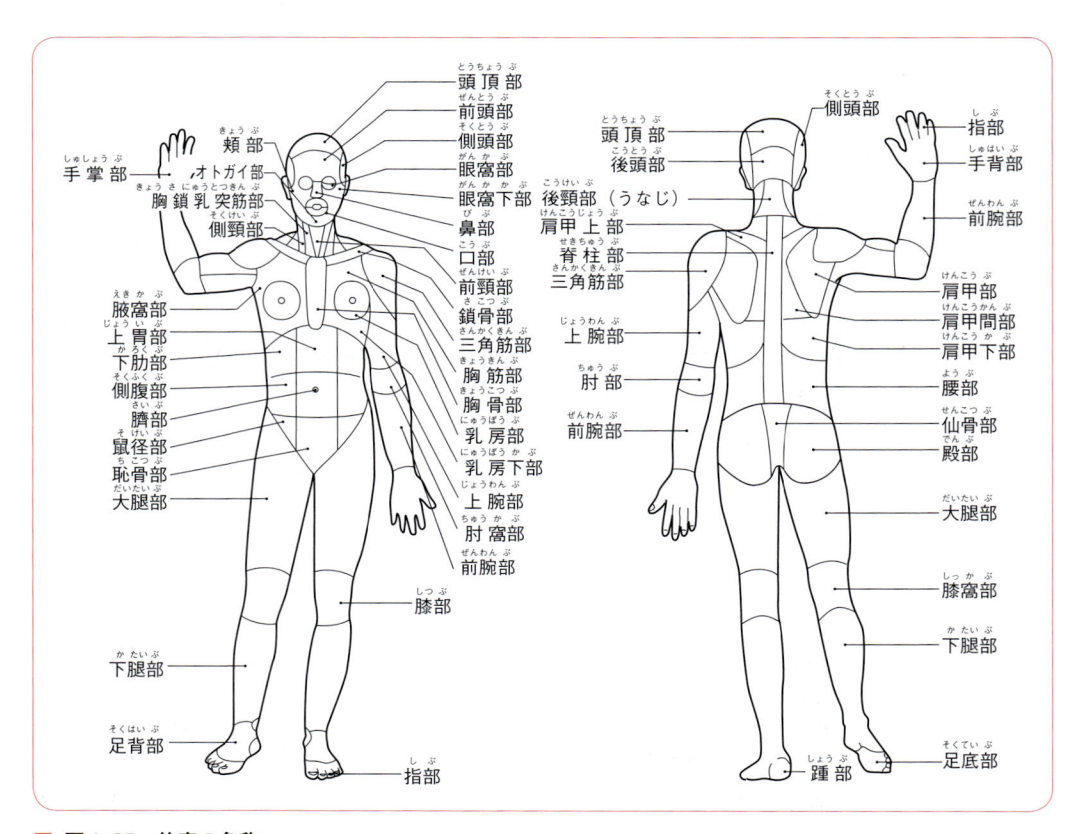

■ 図1-25　体表の名称

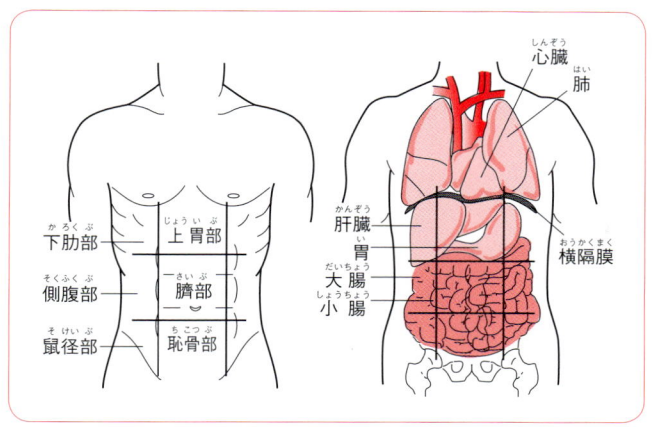

■ 図1-26　腹部の区分と臓器の位置関係

じ）と呼ばれる.

❸　体幹

体幹は胸部，腹部，背部からなる．腹部は上腹部，中腹部，下腹部に分けられる（**図1-26**）.

- 胸部：胸骨部，鎖骨部，胸筋部，乳房部，乳房下部，腋窩部
- 腹部：上腹部 – 右下肋部（右上腹部），上胃部（上腹部，心窩部），左下肋部（左上腹部）

中腹部 – 右側腹部，臍部，左側腹部
下腹部 – 右鼠径部，恥骨部，左鼠径部
- 背部：脊柱部，肩甲上部，肩甲部，肩甲間部，肩甲下部，腰部，仙骨部

❹　体肢

体肢は上肢・下肢からなる.

- 上肢：三角筋部，上腕部，肘窩部，肘部，前腕部，手掌部，手背部，指部
- 下肢：殿部，大腿部，膝部，膝窩部，下腿部，足背部，足底部，踵部，指部

❺　人体の腔所

　身体には骨格および筋肉で作られ，その中に臓器を入れて，保護する腔または腔所がある．頭蓋腔と脊柱管は頭蓋骨と脊柱で作られた腔所で，頭蓋骨の底面の大後頭孔でつながり，それぞれに脳と脊髄を入れる（**図1-27**）．体幹の腔所は横隔膜で胸腔と腹腔に分けられる．胸腔は胸椎，肋骨，胸骨で形成される胸郭で肺，心臓などを入れる．腹腔は前面と側面は筋肉で，後面は腰椎，仙骨で形成され，その中に胃，小腸，大腸，肝臓などを入れる．腹腔の下部は寛骨，仙骨で形成され，骨盤腔と呼ばれ，女性では膀胱，直腸，腟，子宮，男性では膀胱，直腸，前立腺などを入れる.

❷　線・面・方向を示す用語

　解剖学的正常位が基準となり，方向が決められる．解剖学的正常位は直立して手掌（手のひら）を前に向け，母指を外側に向けた姿勢である（**図1-28**）.

　身体の表面で観察される乳頭，臍，肩甲骨，鎖骨，腸骨，腋窩などを目印として線と面が作られる.

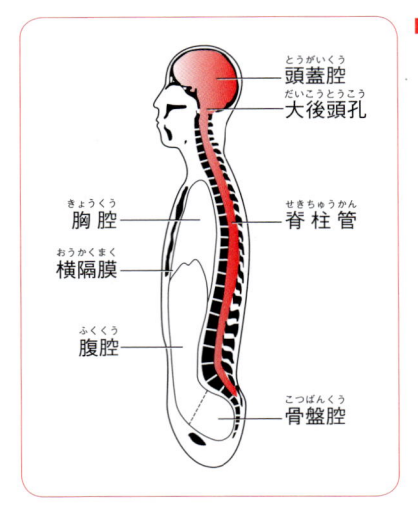

■ 図 1-27　人体の腔所

（頭蓋腔 とうがいくう）
（大後頭孔 だいこうとうこう）
（胸腔 きょうくう）
（脊柱管 せきちゅうかん）
（横隔膜 おうかくまく）
（腹腔 ふくくう）
（骨盤腔 こつばんくう）

1）基準線（図 1-28）

- 正中線（せいちゅうせん）：正中面を通る体表の垂直線である.
- 鎖骨中線（さ こつちゅうせん）（乳頭線 にゅうとうせん）：鎖骨の中間を通る線で，乳頭の上を通るので，乳頭線（にゅうとうせん）とも呼ばれる.
- 胸骨線（きょうこつせん）：胸骨の外側縁を通る垂直線

2）基準面

互いに垂直に交わる 3 方向の基準面で身体の内部の臓器が検査される（**図 1-29**）.

- 前額面（ぜんがくめん）（**冠状面**（かんじょうめん），**前頭面**（ぜんとうめん））：前頭，胸，腹の表面と平行で身体を前後に分ける面である.
- 水平面（すいへいめん）：地平面と平行で身体を上下に分ける面である.
- 矢状面（しじょうめん）：は水平面と垂直に交わり，身体を左右に分け，前後方向に走る面である. 矢状面

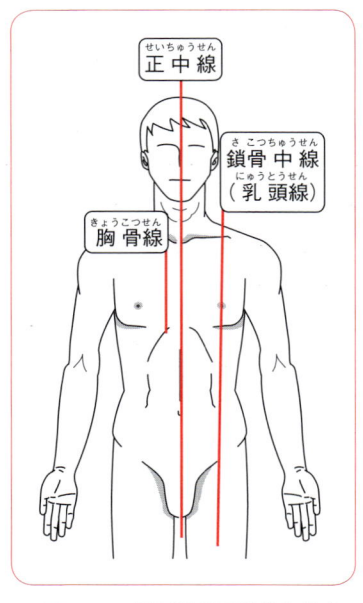

■ 図 1-28　解剖学的正常位と体表の線

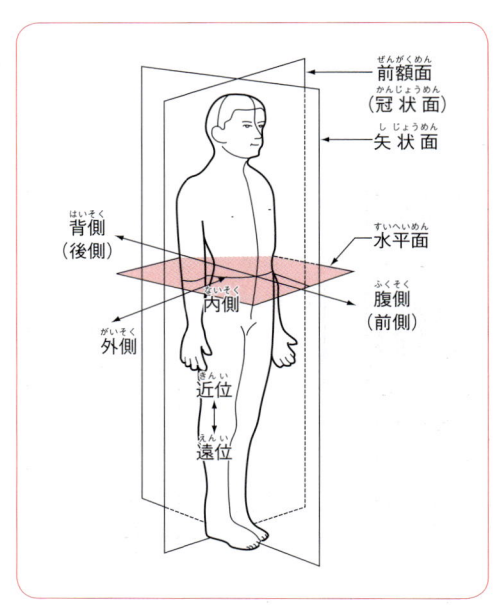

■ 図 1-29　人体の基準面と方向用語

のうち，身体の正中を通る断面を正中面と呼ぶ．

3）方向用語

方向用語には日常会話で用いられる上・下・左・右などがある（**図1-29**）．

・**上・下**：上とは頭に近い方，下とは足に近い方をいう．上と下に対して，頭側（頭方，前側，吻側，口側）と尾側（尾方，肛門側）という語が用いられる場合がある．

・**前・後**：直立した人体の前と後をいう．腹側と背側は体幹で用いられ，腹側は前側にあり，胸側と腹側を示し，背側は後側にあり，背中側を示す．

・**内側・外側**：内側は正中面に近い側を示す．外側は正中面より遠い側を示す．前腕では内側は尺骨側にあるので尺側，外側は橈骨側にあるので橈側，下腿では内側は脛骨側にあるので脛側，外側は腓骨側にあるので腓側という．

・**近位・遠位**：近位と遠位は上肢と下肢で用いられ，近位は体幹に近い部位，遠位は体幹より遠い部位を示す．

9　内部環境の恒常性

1　体液

　身体に含まれる液体成分は体液と呼ばれる．水は，成人男性では体重の約60%，成人女性では約50%を占める．女性では脂肪の量が多いので，水分が男性よりも少ない．新生児では水は体重の約75%，老人では水は体重の46～53%を占める．新生児，乳幼児では脂肪と筋肉が少ないので，水分の比率は増加する．一方，老人では筋肉などが減り，組織の水分も減るので，身体の水分の比率は低下する．

　体液は細胞膜の内側に分布する細胞内液と外側に分布する細胞外液に区分される（**図1-30**）．細胞外液は細胞と細胞の間にある間質液（組織液）と血管内にある血漿に大別される．リンパ液や脳脊髄液も細胞外液に含まれる．細胞内液は体重の約40%（体液の約2/3）

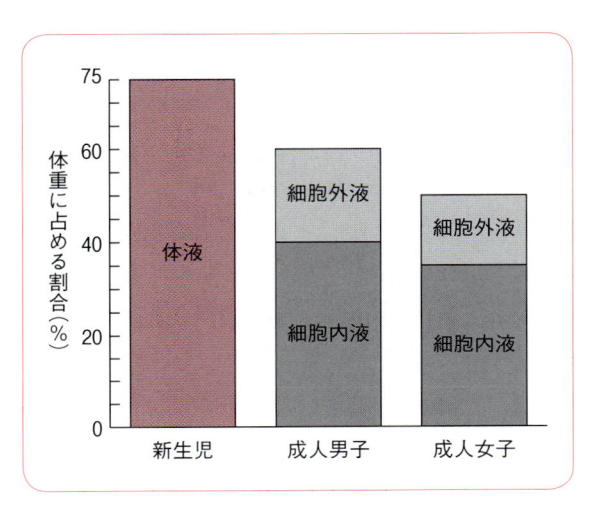

■ **図1-30　体液の区分**

■ **表1-3　1日の水分の摂取量と排泄量**

摂取水分量（mL/d）		排泄水分量（mL/d）	
飲料水	1,400	尿	1,500
食物中の水	800	不感蒸泄	900
代謝水	300	糞便	100
合計	2,500	合計	2,500

を占め，細胞内（細胞質・核）にある．細胞外液は体重の約20%（体液の約1/3）を占める．細胞外液は細胞間質にある間質液（組織液）で体重の約15%を，血漿は体重の約4%を占める．

1) 体液量の維持

　身体の水分量は，水分摂取量と水分排泄量で一定に維持される（**表1-3**）．一日の水分摂取量は約2.5Lで，飲料水（約1.4L），食物に含まれる水（約0.8L），代謝水（約0.3L）がある．排泄水分量では尿（約1.5L），呼気・皮膚・角膜から蒸発する水分（約0.9L），糞便に含まれる水分（約0.1L）がある．呼気・皮膚・角膜から自然に蒸発する水分は<ruby>不感蒸泄<rt>ふかんじょうせつ</rt></ruby>と呼ばれる．汗は不感蒸泄に含めない．

❶　水分の補給

　身体から水分が奪われると，血漿中の水分減少により血漿の電解質の浸透圧が上昇する．この上昇によって，視床下部の<ruby>渇中枢<rt>かつちゅうすう</rt></ruby>（<ruby>飲水中枢<rt>いんすいちゅうすう</rt></ruby>）にある<ruby>浸透圧受容器<rt>しんとうあつじゅようき</rt></ruby>が刺激され，<ruby>口渇<rt>こうかつ</rt></ruby><ruby>感<rt>かん</rt></ruby>が発生し，飲水行動（水分補給）が誘発される．

❷　脱水

　身体から水分が失われ，体液量（特に細胞外液量）が不足した状態を<ruby>脱水<rt>だっすい</rt></ruby>と呼ぶ．水分必要量は成人では約50mL/kgで，乳児では100〜150mL/kgである．幼児，小児では細胞外液量の割合が成人より大きく，kg体重あたりの水分必要量は成人より大きく，腎臓の濃縮力は成人より低いので，脱水になりやすい．一方，高齢者では若い人よりも体液量が少なく，視床下部の渇中枢の感受性の低下のため口渇感が乏しい．また，高齢者では腎臓での水・電解質の再吸収調節力が低下するとともに，頻尿を抑えるために飲水を控える傾向があるため，脱水になりやすい．

❷ 体液の電解質と非電解質

　体液中の溶質は，陽イオンと陰イオンに電離する物質（<ruby>電解質<rt>でんかいしつ</rt></ruby>）と，電離しない物質（<ruby>非電解質<rt>ひでんかいしつ</rt></ruby>）分けられる．生理学で重要な電解質は，ナトリウムイオン（Na^+），カリウムイオン（K^+），塩素イオン（Cl^-），カルシウムイオン（Ca^{2+}），マグネシウムイオン（Mg^{2+}），重炭酸イオン（HCO_3^-），リン酸イオン（PO_4^{2-}）および解離した蛋白質である．非電解質にはグルコース，中性脂肪，コレステロール，ビリルビン，尿素，クレアチニンなどがある．

　電解質の濃度・成分は細胞内液と細胞外液（間質液・血漿）で全く異なる（**表1-4**，**図1-31**）．細胞内液にはNa^+が少なく，K^+が多い．一方，細胞外液ではNa^+が多く，K^+が少ない．細胞内液と細胞外液の電解質に濃度差が生じるのは細胞膜のイオンチャネルとポンプの特性による．血漿の電解質濃度は，泌尿器系と内分泌系により調節され維持される．

　体液中の電解質・非電解質の濃度は，パーセント濃度の他にミリモル濃度（溶液1L中に溶けている溶質のモル数［mol］で表したものをモル濃度mol/L，その$1/10^3$の単位をミリモル濃度mmol/Lという）で表す．血漿のNa^+濃度は135〜150mmol/L，Cl^-濃度は100〜108mmol/Lである．<ruby>生理食塩水<rt>せいりしょくえんすい</rt></ruby>とは，体液（血漿）とほぼ同じ浸透圧（<ruby>等張<rt>とうちょう</rt></ruby>）の塩化ナトリウム液で，その濃度は約0.9%，約150mmol/Lになる．生理食塩水にK^+，Ca^{2+}を加えてヒトの血漿組成に近づけた液をリンゲル液と呼ぶ．

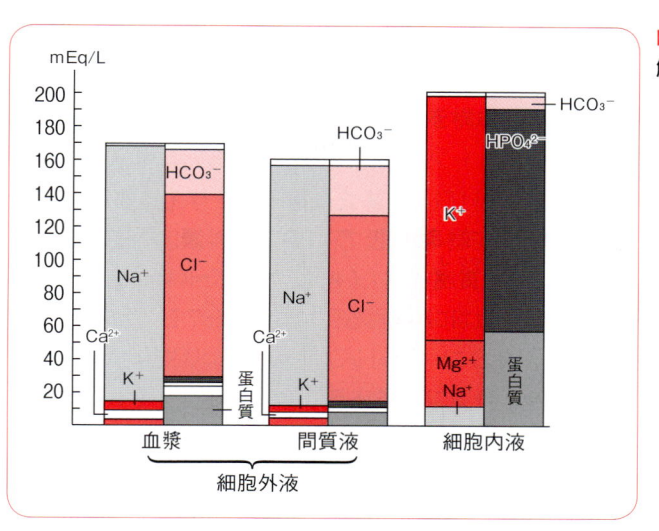

■ **図1-31　細胞外液と細胞内液の電解質組成**

■ **表1-4　細胞外液と細胞内液の電解質濃度**

イオン	細胞外液（血清）	細胞内液
Na^+	135〜150　(mmol/L, mEq/L)	15　(mmol/L, mEq/L)
K^+	3.3〜5　(mmol/L, mEq/L)	150　(mmol/L, mEq/L)
Cl^-	100〜108　(mmol/L, mEq/L)	9　(mmol/L, mEq/L)
Ca^{2+}	2.1〜2.6　(mmol/L) 4.2〜5.3　(mEq/L)	

　体液中の電解質濃度をその電荷量で示したものが **Eq**（Equivarent, イクイバレント, 当量）/L で，1 L 中の電解質のモル数×原子価（イオン価数）で表す．血漿の Na^+ 濃度は 135 〜 150 mEq/L．K^+ 濃度は 3.3 〜 5 mEq/L である．一方，2 価イオンの Ca^{2+} 濃度（2.1 〜 2.6 mmol/L）は 4.2 〜 5.2 mEq/L となる（**表1-4**）.

1)　体液の移動

　体液は毛細血管と細胞間質との間を双方向に絶えず移動している．毛細血管壁を構成する内皮細胞はそれぞれの内皮細胞の結合部に小孔を持つため，血圧によって小さな分子・イオンと水は小孔から細胞間質に押し出される．分子量の大きい蛋白質は血管内に留まり，間質液と血漿との間には蛋白質濃度差による浸透圧，すなわち血漿膠質浸透圧が生じる．この膠質浸透圧によって間質の水分は毛細血管に入る．間質にある一部の水分，蛋白質は毛細リンパ管にも入り，最終的には静脈に戻る．

　血漿蛋白質は主としてアルブミンとグロブリンであり，グロブリンよりもアルブミンが多いため，血漿膠質浸透圧はアルブミンの濃度で変化する．アルブミンは肝臓で産生されるため，肝機能障害になると低アルブミン血症により膠質浸透圧が低下し，水が間質に滞留して，全身性浮腫の原因となる．

❸ 体液の酸塩基平衡

1) 酸・塩基と pH

　酸とは，水溶液中で水素イオン（プロトン，H^+）を与える，または電子対を受け取る物質である．塩基とは，水溶液中で H^+ を受け取る，または電子対を与える物質である．pH（水素イオン濃度指数）とは，H^+ の濃度を表す物理量で，H^+ のモル濃度の逆数を常用対数で表したものである．H^+ 濃度が 10^{-14} mol/L を pH14 とし，10^{-1} mol/L を pH1 とする．pH は体液の酸性・アルカリ性を示す指標に用いられる．中性は pH7.0 で，数値が低いほど酸性が強い．

　血液の pH は

$$pH = pK + \log [HCO_3^-] / [H_2CO_3]$$

で示され，生体では，

$$H^+ + HCO_3^- \Leftrightarrow H_2CO_3 \Leftrightarrow CO_2 + H_2O$$

で平衡する．

　$[H_2CO_3]$ を $[CO_2]$ に置換すれば，

$$pH = 6.1 + \log [HCO_3^-] / [CO_2]$$

で示され，臨床的な実用形として

$$pH = 6.1 + \log [HCO_3^-] / [0.0301 \times P CO_2]$$

で示される．

　血液の pH は，7.40 ± 0.05 の狭い範囲に保たれる．細胞内液は代謝により，やや低く約7.2である．体液の pH が厳密に維持されるのは，体液の緩衝作用と肺（呼吸）・腎臓（尿）の排泄機能にもとづく．血液の pH が 7.35 以下になることをアシドーシス（acidosis），7.45 以上になることをアルカローシス（alkalosis）と呼ぶ．pH7.0 以下または pH7.7 以上の状態が 2 〜 3 時間続くと，全身に障害が起こる．

2) 体液の緩衝系

　体液の pH が維持されるのは，体液中に H^+ の増減を打ち消す反応，つまり緩衝作用を持つ物質があるからである．

　主な緩衝物質とその反応を以下にまとめる：

$$H_2CO_3 \Leftrightarrow H^+ + HCO_3^-$$
$$H \cdot protein\ (prot) \Leftrightarrow H^+ + prot^-$$
$$H \cdot ヘモグロビン\ (Hb) \Leftrightarrow H^+ + Hb^-$$
$$H_2PO_4^- \Leftrightarrow H^+ + HPO_4^{2-}$$

血漿では主として HCO_3^-，Hb，間質液では HCO_3^-，細胞内液では protein と HPO_4^{2-} により pH が維持される．

3) 肺性調節

　肺は呼吸で CO_2 を排出し pH を調節する．これは肺性調節と呼ばれる．

$$CO_2 + H_2O \Leftrightarrow H_2CO_3 \Leftrightarrow H^+ + HCO_3^-$$

CO_2 と H_2O の反応は炭酸脱水酵素の作用で触媒され，炭酸脱水酵素は赤血球，腎臓の尿細

管上皮細胞に存在する．CO_2 が増加すれば，反応は右側に移動する．肺性調節では，H^+ が増加すると，H^+ は HCO_3^- と結合して，H_2CO_3 が増加する．H_2CO_3 は CO_2 と H_2O に分解されて，CO_2 は肺から呼気で排出され，H^+ の増加が低下する（図1-32）．

❶ 呼吸性アシドーシス

慢性気管支炎，肺気腫，気管支喘息では，換気障害のために CO_2 が体内に蓄積する．血液中で CO_2 は赤血球に入り，$CO_2+H_2O \Rightarrow H_2CO_3 \Rightarrow H^+ + HCO_3^-$ になる．そのために，H^+ は増加し，血液がアシドーシスになる．これを呼吸性アシドーシスと呼ぶ．

❷ 呼吸性アルカローシス

過換気症候群，肺炎で換気が亢進すると，CO_2 が過剰に肺から排泄される．血液中では $H^+ + HCO_3^- \Rightarrow H_2CO_3 \Rightarrow CO_2 + H_2O$ に反応が進み，H^+ が減少し，血液がアルカローシスになる．これを呼吸性アルカローシスと呼ぶ．

4) 腎性調節

腎臓の尿細管上皮細胞では H^+ の分泌とその抑制，HCO_3^- の再吸収と分泌，Cl^- の分泌で体液 pH を調節する．CO_2 の量が血液中に増加すると，腎臓では CO_2 は間質液に入り，次

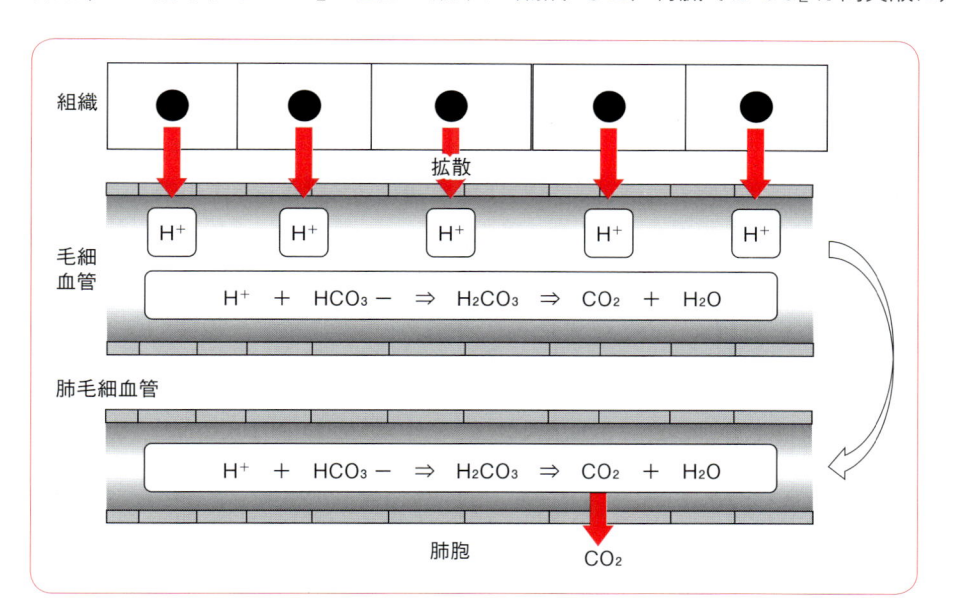

■ 図1-32　呼吸による pH の調節

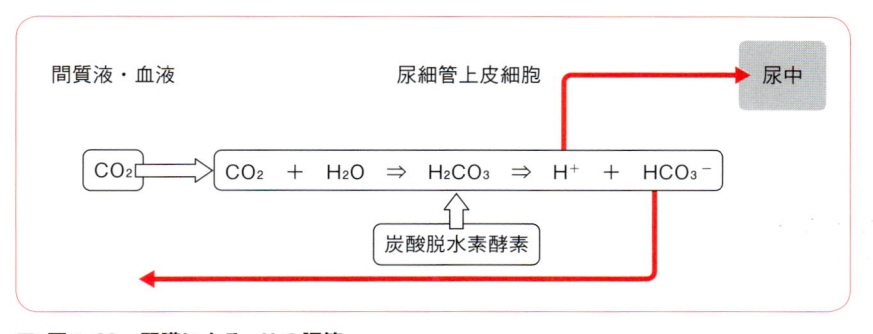

■ 図1-33　腎臓による pH の調節

に CO_2 は尿細管上皮細胞に拡散する（**図 1-33**）．尿細管上皮細胞内で CO_2 は炭酸脱水酵素の作用で H_2CO_3 を産生し，H_2CO_3 は $H^+ + HCO_3^-$ となり，H^+ は尿中に分泌され，HCO_3^- は間質液から血管内に入る．つまり，CO_2 が増加してアシドーシスになると，H^+ を尿中に排泄して pH を正常に維持する．

❶　代謝性アシドーシス

代謝性アシドーシスでは，下痢などで腸液から HCO_3^- が多量に消失して，血漿中の HCO_3^- が減少する．また，H^+ の排泄障害，酸性物質の過剰な産生で，H^+ の増加が起こり，血液の pH 値が低下する．

❷　代謝性アルカローシス

代謝性アルカローシスでは，アルカリ剤の大量投与による HCO_3^- の増加，反復性嘔吐による H^+ の減少で血液の pH 値が増加する．

❹ ホメオスタシス（生体の恒常性）

細胞の機能は，細胞を取り巻く環境の変動に大きな影響を受ける．19 世紀，フランスのクロード・ベルナール（Claude Bernard）は個々の細胞を取り囲む細胞外液（組織液）を内部環境と呼び，内部環境を一定に維持することが生命の維持と働きに重要であると考えた．この考えを発展させ，20 世紀，アメリカの生理学者ウォルター・キャノン（Walter B. Cannon）がホメオスタシス［同一の（homeo）状態（stasis）を意味するギリシャ語から造語］の概念を提唱した．ホメオスタシスとは，生体の各器官系の相互作用により，細胞外液だけでなく内部環境を安定した状態に保つこと，あるいはその状態を意味する．例えば，気温・湿度などの外部環境や身体の活動状態が大きく変動しても，体液の組成，血圧，体重，体温などは生命を脅かさない範囲に維持される．ホメオスタシスの制御は神経系，内分泌系，免疫系の役割である．

❺ フィードバック機構

フィードバックとは，ある操作を行う系があり，そこへの入力と出力があるとき，その出力が入力や操作に影響を与えるしくみをフィードバックという．出力信号の増加が入力信号や操作を促進する場合を正のフィードバック（positive feedback）といい，逆に，出力信号の増加が入力信号や操作を抑制することを負のフィードバック（negative feedback）という（**図 1-34**）．

1

人体の構成

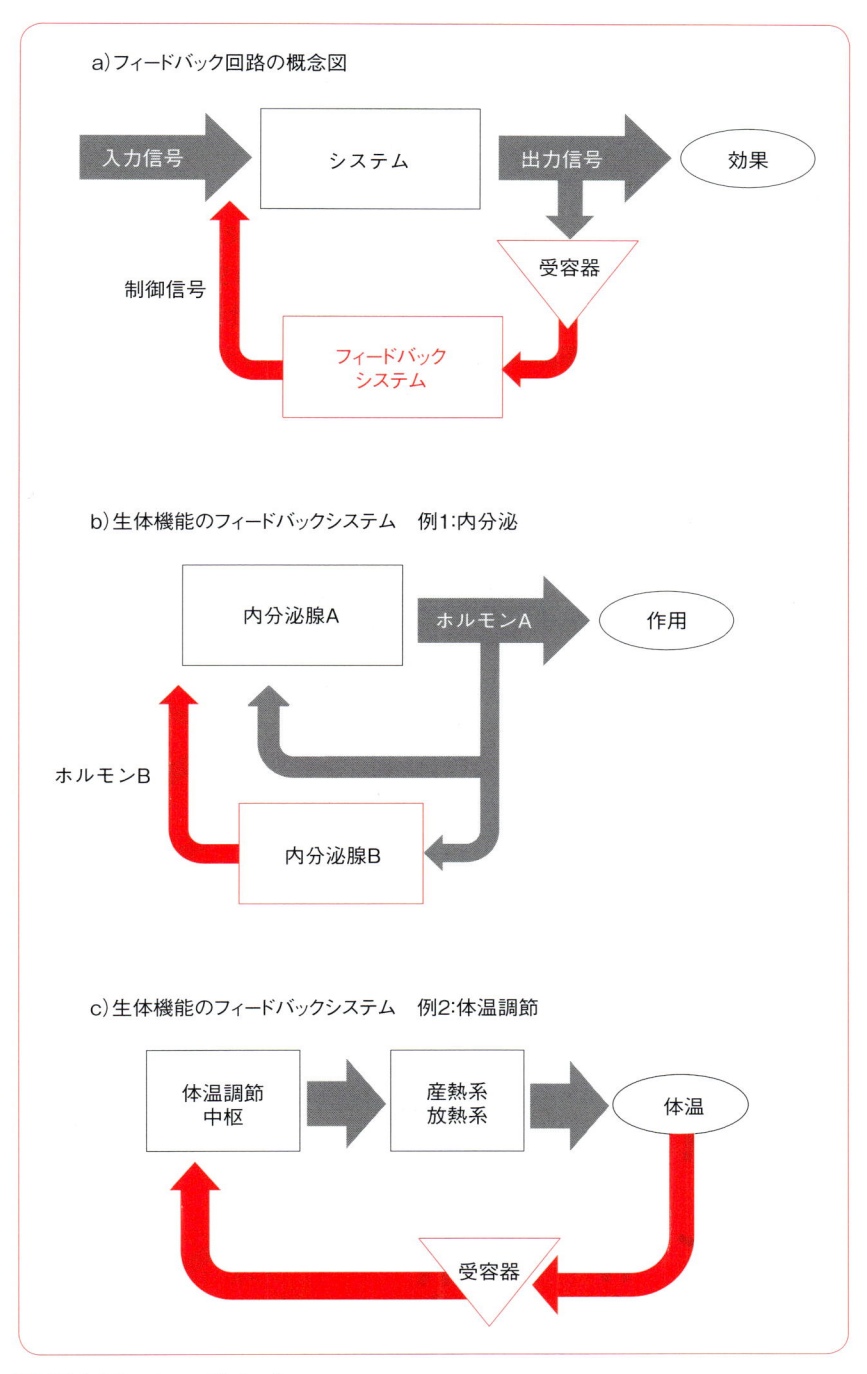

a) フィードバック回路の概念図

入力信号　システム　出力信号　効果

制御信号　受容器

フィードバックシステム

b) 生体機能のフィードバックシステム　例1:内分泌

内分泌腺A　ホルモンA　作用

ホルモンB

内分泌腺B

c) 生体機能のフィードバックシステム　例2:体温調節

体温調節中枢　産熱系放熱系　体温

受容器

■ 図1-34　フィードバック

2章 生体の防御機構（血液と免疫系）

　我々の身の回りには細菌，ウイルス，寄生虫などが存在し，これらの微生物は絶えず我々の体表面あるいは空気や食物などに紛れて生体内への侵入を試みようとしている．このような細菌やウイルスは生体にとって異物（非自己）であり，中には生体に有害なものも存在する．そのため，生体では異物に対して**防御機構**が存在する．例えば，我々の体の表面は皮膚で被われており，消化管，呼吸器，生殖器などの内臓器官の内面は粘膜で被われている．また，この障壁（バリア）を突破して侵入した異物（病原体）に対しては特異的な応答を起こし，異物を排除しようとする．この働きを**免疫系**（immune system）という．生体はこのように幾重にも防御機構を備えている．免疫系は**非特異的防御機構（自然免疫）**と**特異的防御機構（獲得免疫）**に分類される．自然免疫は生まれつき持っている免疫系であり，獲得免疫は様々な**抗原**に感染することによって獲得する免疫系である．

1 非特異的生体防御機構（自然免疫）

　非特異的防御系は侵入するものすべてに対応し，**食作用**と**炎症**によって行われる．皮膚や粘膜など外界と接する組織において，病原体の侵入後，数分から数時間単位で行われる．

❶ 生体表面のバリア

　皮膚や粘膜は第1の生体防御システムとして物理的な障壁（バリア）となって，細菌・ウイルスやその他の異物の侵入を防いでいる．

　皮膚の最外層にある表皮（角質層および重層扁平上皮）を通過できる微生物はほとんどなく，皮膚の表面に存在する皮脂腺から分泌される体液は pH3～5 であり，細菌などの増殖を防いでいる．

　眼，呼吸器，消化管，生殖器といった外界と接する内臓器官の表面には**粘膜**が存在し，粘液や唾液，涙などの体液が分泌されている．これら体液中には抗菌性のある酵素が含まれており，リゾチームやリソソームは細菌の細胞膜を破壊し，細胞の増殖を抑制している．また，ウイルス感染を防ぐラクトフェリンのような化学物質や**免疫グロブリン**も含まれている．胃では胃酸（pH1～1.5）の分泌によって細菌は破壊される．女性の膣の粘膜には乳酸菌の一種が存在しており，乳酸分泌して酸性にし，病原体の侵入を防いでいる．気管では痰，咳あるいはくしゃみによって侵入してきた微生物を排除している．

❷ 貧食による異物の排除

　皮膚や粘膜が傷つくと病原体（細菌，ウイルス，その他の異物）は体内に侵入する．このとき，血中の**好中球**（白血球の約2/3を占める）と**単球**が局所の組織に移動する．単球は組織内で**マクロファージ**（大食細胞）となる．好中球とマクロファージは病原体や空気中の炭塵などを取り込み消化（貧食）する．この作用を**食作用**という．この他にリンパ球の一種である**ナチュラルキラー細胞**（natural killer cell：NK細胞）は，補体と協力してウイルスに感染した細胞や癌細胞を破壊する．

❸ 炎症反応と修復機構

　生体に病原体が侵入し，細胞や組織が傷害されるとその部位に**炎症**（inflammation）が起こる（**図2-1**）．炎症の原因は，細菌やウイルスといった病原微生物や紫外線などの物理的刺激，薬物による化学的刺激，外傷，熱傷など様々であるが，炎症により発赤・腫脹・熱感・疼痛の4つの主症状が現れる．しかし，その目的は生体の防衛である．
　炎症反応は以下のように起こる．①病原微生物等が生体に侵入し，皮膚あるいは粘膜が傷害される②結合組織や血管周囲の肥満細胞（マスト細胞とも呼ばれる）から**プロスタグランジン**（prostaglandin），**ブラジキニン**（bradykinin），**セロトニン**（serotonin），**ヒスタミン**（histamine），**ヘパリン**（heparin）などの炎症物質が放出される③プロスタグランジ

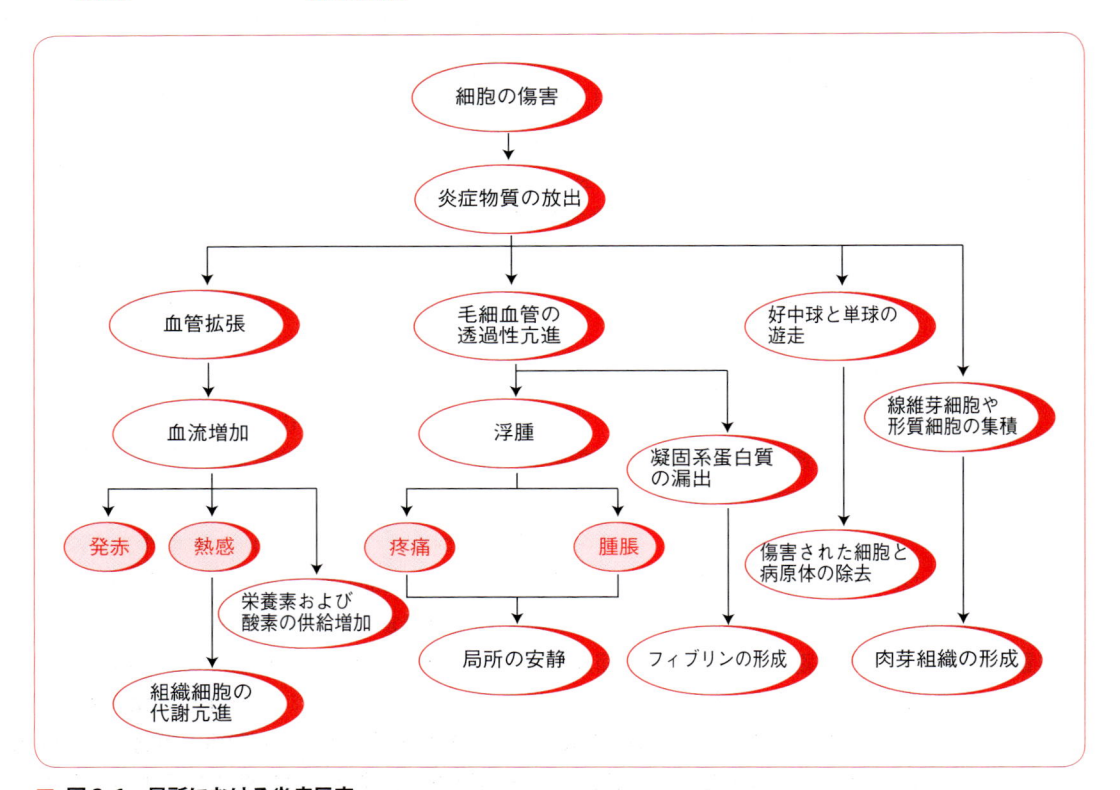

■ **図2-1　局所における炎症反応**
Marib FN：人体の構造と機能，（訳）林正健二他，医学書院，p.309，1997より

ン E2（prostaglandin E2：PGE2）やブラジキニンにより，毛細血管が拡張し局所血流は増加する（発赤と熱感を示す）④セロトニン，ヒスタミンやブラジキニンは毛細血管の透過性の亢進を起こし，血漿が血管から結合組織（血管外）へ移動し，炎症部位に集積する（局所の浮腫，腫脹および疼痛を示す）．疼痛は局所の浮腫などによって知覚神経終末が圧迫されることにより起こり，ブラジキニンやプロスタグランジンなどが関与する．⑤毛細血管から漏れ出た白血球，リンパ球，単球などの炎症細胞および線維芽細胞や形質細胞などが炎症部位に集積する．

❹ 化学物質

　炎症反応時には様々な化学物質が放出される．化学物質にはサイトカインや補体などが含まれる．化学物質によっては，生体防御に働くものや炎症を増悪させるものもある．
　サイトカイン（cytokine）は液性因子の総称であり，リンパ球やマクロファージなどから分泌され，細胞間コミュニケーションに関与し，免疫系や炎症反応に極めて重要な役割を示す．サイトカインには，インターロイキン（interleukin：IL），インターフェロン（interferon：IFN），腫瘍壊死因子（tumor necrosis factor：TNF），ケモカイン（chemokine）などがある．ケモカインはサイトカインのメンバーであり，白血球などの遊走性（chemotaxis）を誘導する．
　補体は約20種類の血漿蛋白複合体でマクロファージや肝細胞で産生され，血液や細胞間質を循環している．補体が活性化されると細胞膜が破壊され，細菌の細胞内に水を流入させることによって細菌を死滅させることができる．また補体には，白血球（好中球）やマクロファージの遊走性を高め，食作用の活性を高める作用がある（オプソニン効果）．

2　特異的生体防御機構（獲得免疫）

　特異的防御系は，特定の侵入物に対して特異的に免疫応答（immune response）が起こり，細胞性免疫および液性免疫によって特定の侵入物を破壊する．生体内には自己と非自己（抗原となるもの）が存在するが，免疫系は自己と非自己を認識して非自己を特異的に無毒化し排除する．数日間単位で応答する．

❶ 獲得免疫

　免疫系は異物と思われるものに対して，自己か非自己かをすばやく判断し，異物と判断した場合は免疫応答を短時間のうちに増強させ，異物を体内から排除する．もし免疫系が自己の組織を誤って非自己と認識してしまえば，自己の組織は傷害される．
　免疫系が異物を認識するための目印が抗原（antigen：Ag）である．抗原とはマクロファージなどが病原体を貪食し，分解したときにできる異物の一部（ペプチド：peptide）である．外来性抗原（細菌，ウイルス，移植組織，輸血，毒素など）や生体内抗原（腫瘍細胞，壊死組織，老廃組織など）に出会うと，免疫系はその抗原に対する抗体を産生するようになる．また，記憶細胞（メモリー細胞）を産生し，その抗原の情報を記憶する．これを獲得免疫とい

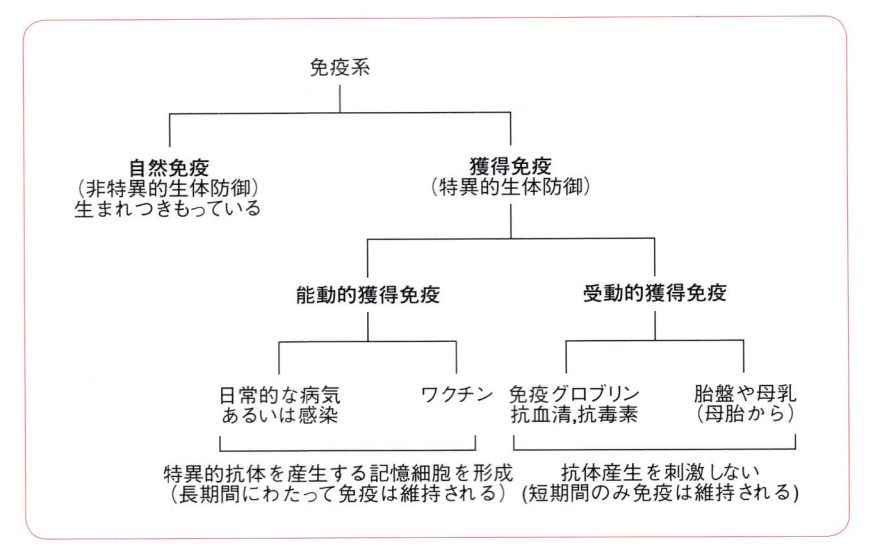

```
                           免疫系
              ┌──────────────┴──────────────┐
         自然免疫                        獲得免疫
      （非特異的生体防御）              （特異的生体防御）
      生まれつきもっている
                              ┌──────────────┴──────────────┐
                        能動的獲得免疫                    受動的獲得免疫
                     ┌────────┴────────┐          ┌────────┴────────┐
                 日常的な病気        ワクチン    免疫グロブリン        胎盤や母乳
                 あるいは感染                  抗血清,抗毒素          （母胎から）
              └──────────────┬──────────────┘  └──────────────┬──────────────┘
              特異的抗体を産生する記憶細胞を形成        抗体産生を刺激しない
            （長期間にわたって免疫は維持される）  （短期間のみ免疫は維持される）
```

■ 図 2-2　免疫系の分類

う．獲得免疫が形成されると，同じ抗原による感染が再び起こっても素早く対応できるため，顕著な症状が現れないまま病原菌は消滅する．このように獲得免疫は敵を特異的かつ効率よく攻撃できる優れたシステムであり，一度みたことのある病原体に対して直ちに対処できる．しかし，初めての病原体やエイズウイルスのように変異を繰り返すウイルスに対しては自己か非自己かの判断が遅れ，攻撃開始までに時間を要するため，その間に病原体は増殖する．

　免疫は自然あるいは人工的に獲得することができ，<ruby>能動的免疫<rt>のうどうてきめんえき</rt></ruby>と<ruby>受動的免疫<rt>じゅどうてきめんえき</rt></ruby>に分類される．能動的免疫は，自然あるいは<u>ワクチン</u>（vaccine）や無毒化した菌の投与によって獲得される．この場合，抗原に反応し，自分自身で特異的抗体を産生できる記憶細胞を形成する必要がある（**図 2-2**）．一方，受動的免疫は胎盤や母乳を介して母親からもらう，あるいは抗体投与（免疫グロブリン接種）によって獲得される．

　BCG，ポリオ，百日咳，ジフテリア，B 型肝炎ウイルス，風疹，インフルエンザなど，ワクチンによる予防接種は，少量の無毒化した菌（不活化ワクチンまたは生ワクチン）を人体に投与することによって行われる．つまり，人工的にあらかじめ感染させることによって，本当に感染した際の免疫応答を素早く起こせるようにしている．例えば，インフルエンザワクチンをあらかじめ接種しておくと，体内にそのインフルエンザ株に対する抗体ができる．そのため，インフルエンザに感染しても抗体がウイルスに結合し中和する，あるいは免疫応答が迅速に起こり，症状が現れないか軽度の症状ですむ．

　ジフテリアや百日咳あるいはおたふくかぜに対するワクチン接種は生涯にわたって免疫応答できるようになるが，肝炎ウイルスに対するワクチンのように数週間後や数年後に再びワクチン接種が必要なものもある．また，乳幼児や高齢者のように栄養が低下している場合や体調不良や疲労を伴っているなどの場合は免疫機能が低下しているため，容易に感染しやすくなる．

　受動的免疫では他人から抗体をもらうことによって免疫を成立させる．例えば，母体の抗体は出生前では胎盤を通して胎児に移行し，出生後では母乳を通して乳児に移行し，乳児の免疫機能の維持に役立っている．しかしながら，このタイプの免疫では乳児のリンパ球を刺

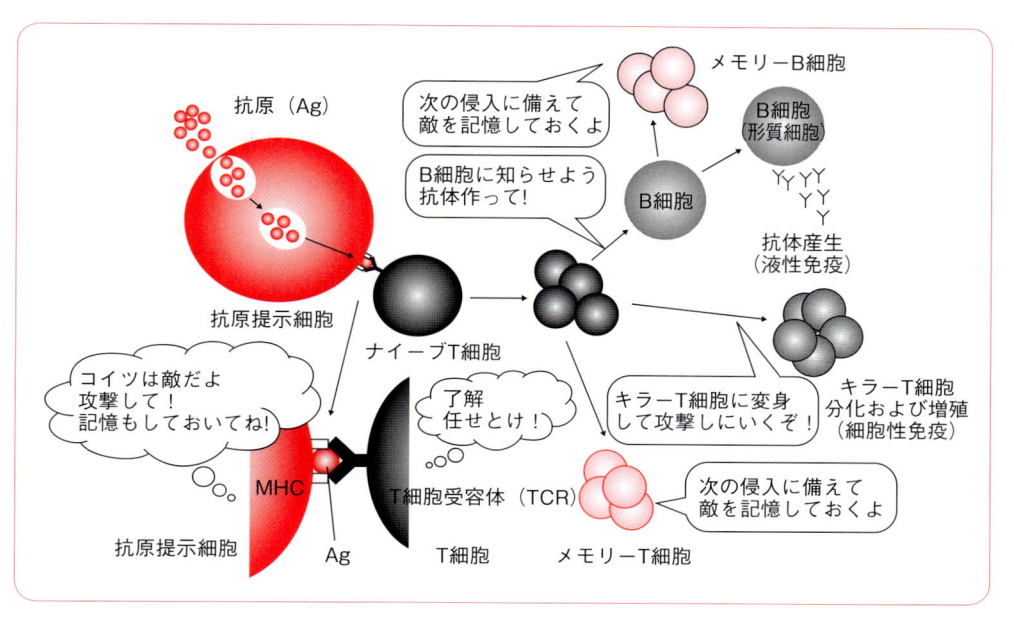

■ **図 2-3　細胞性免疫と液性免疫**

激しないので，乳児自身が様々な病原体に暴露されることによって，様々な免疫を自らの手で獲得していく必要がある．

2 自己と非自己の選別

　免疫系は通常，異物に対して攻撃するが自己組織に対しては免疫反応を起こさない．では，どのように自己と非自己を選別しているのであろうか．生体のほとんどの細胞表面にはHLA（human leukocyte antigen：ヒト白血球抗原）と呼ばれるマーカーが存在する．動物ではHLAをMHC（major histocompatibility complex：主要組織適合遺伝子複合体）と呼んでいる．HLA（MHC）は3つのクラスに大別され，クラスⅠはほとんどの細胞と血小板膜に存在し，クラスⅡはB細胞やマクロファージなどの抗原提示細胞（antigen presenting cell：APC）に限局して存在する．クラスⅢは補体に発現し，微生物を殺菌するのに関与する．

　HLAは極めて多種多様であり，他人同士でHLAが一致する確率は極めて低い．したがって，一般的に外来から入ってくるものは異なったHLAを持っているため，非自己と認識され，攻撃される（図2-3）．臓器移植においては，HLAが一致しないと拒絶反応によってドナーの細胞が傷害されるため，免疫抑制剤で拒絶反応を抑える必要がある．

3 免疫系の細胞

　白血球（leukocyte, white blood cell）は顆粒球（好中球，好酸球および好塩基球），単球（マクロファージ）およびリンパ球（T細胞，B細胞およびNK細胞）に分類できる（図2-4）．

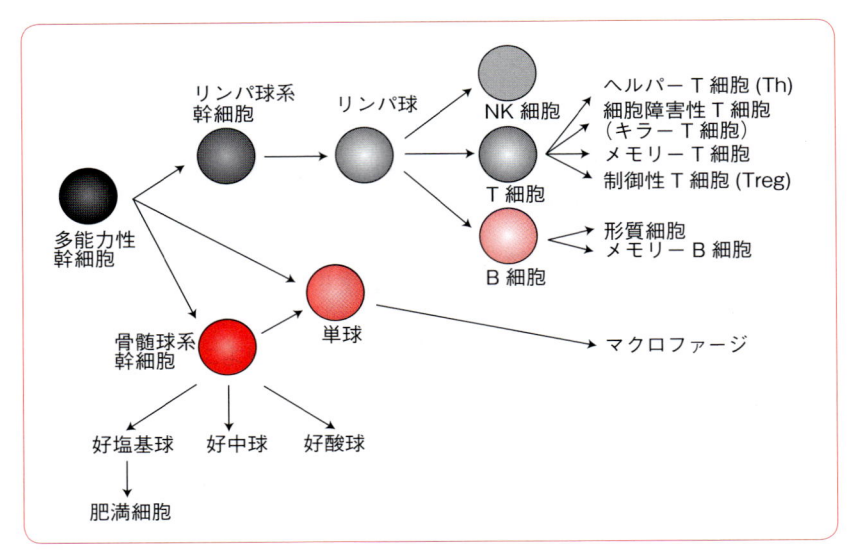

■ 図 2-4　リンパ球の分化

　顆粒球は血中の白血球の約 50 〜 70％を占め，寿命は 2 〜 14 日と短い．<ruby>好中球<rt>こうちゅうきゅう</rt></ruby>は細菌や異物が体内に侵入すると，いち早くそれらのもとに移動（遊走）し，細菌や異物を攻撃する．さらに細菌や異物を細胞内に取り込んで分解・消化する（食作用）．<ruby>好酸球<rt>こうさんきゅう</rt></ruby>や<ruby>好塩基球<rt>こうえんききゅう</rt></ruby>は抗体などの刺激を受けると細胞毒性のある物質や炎症を誘導する物質を放出する．その他に好塩基球と同様の作用を持つ<ruby>肥満細胞<rt>ひまんさいぼう</rt></ruby>（マスト細胞）が存在し，皮下や粘膜において異物の侵入を防いでいる．

　単球（monocyte）およびマクロファージ（macrophage）は，血中白血球の約 5％程度存在する．単球は血管から組織に出てきてマクロファージとなる．寿命は数ヶ月〜数年と長い．マクロファージは別名，大食細胞とも呼ばれており，優れた遊走能を持つとともに貪食能を持つ．また，取り込んだ抗原を細胞表面に提示することによって（抗原提示），T 細胞に抗原を認識および記憶させる（**図 2-3**）．マクロファージは抗原と出会いやすい臓器や組織に多く存在する．例えば，肺（<ruby>肺胞<rt>はいほう</rt></ruby>マクロファージ），肝臓（**クッパー細胞**），神経組織（**ミクログリア**），骨組織（<ruby>破骨細胞<rt>はこつさいぼう</rt></ruby>）あるいはリンパ節などに多く存在し，異物の体内への侵入を防いでいる．

　リンパ球（lymphocyte）は，血中の約 30％程度を占める．リンパ球は骨髄で作られ，その後 T 細胞（胸腺で分化），B 細胞（骨髄で分化）および NK 細胞などにそれぞれ分化する．リンパ球の寿命は数日のものもあるが，記憶細胞として分化したリンパ球の寿命は数年〜数十年に至るものもある．

　T 細胞にはヘルパー T 細胞（helper T cell：Th），キラー T 細胞（killer T cell），メモリー T 細胞（memory T cell），制御性 T 細胞（regulatory T cell：Treg）などが存在する．ヘルパー T 細胞はサイトカインを産生し，T 細胞の分化・増殖や B 細胞の増殖・抗体産生を助ける働きがある（**図 2-5**）．キラー T 細胞は抗原を持つ標的細胞を攻撃する．メモリー T 細胞は抗原を記憶し，同一の抗原が体内に侵入してきた際には迅速に免疫応答を誘導し，我々の身体を防御している．制御性 T 細胞は自己免疫寛容の維持に重要であり，自己免

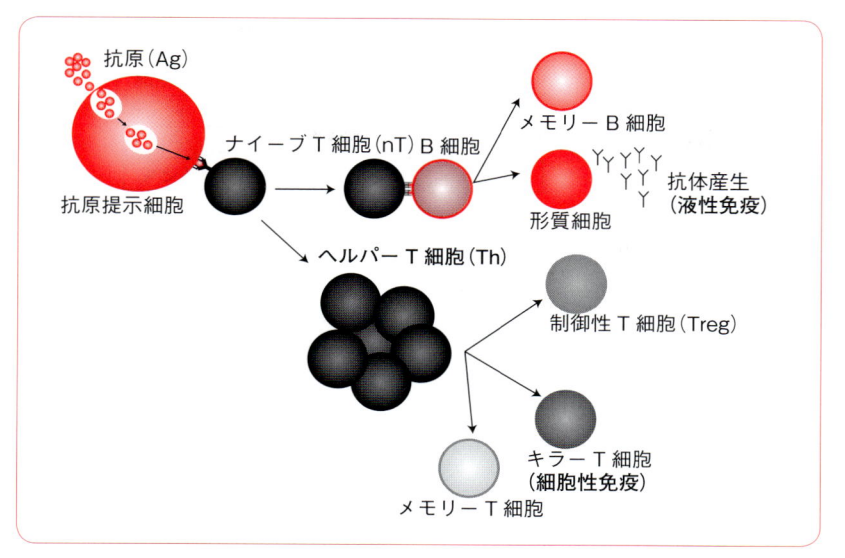

■ 図 2-5　抗原に対する免疫応答

疫疾患，腫瘍あるいは移植における拒絶反応においても重要な役割を担っている．NK 細胞は抗原感作を受けることなく，ウイルス感染細胞や腫瘍細胞といった標的細胞を攻撃する．

4）B 細胞（B cell）と形質細胞

　抗原を認識すると B 細胞は増殖し，形質細胞（plasma cell：PC）へと分化する（**図 2-5**）．形質細胞はその抗原に対して特異性を持つ抗体（antibody）を産生する．B 細胞の一部はメモリー B 細胞となり，次の感染に備える．

❹ 細胞性免疫と液性免疫

　ウイルス感染や腫瘍細胞に対する免疫反応では，免疫細胞である T 細胞やマクロファージが中心的な役割を担っており，細胞性免疫（cellular immunity）と呼んでいる．細胞性免疫ではまず，マクロファージといった抗原提示細胞が異物を貪食し，その細胞表面に抗原を提示することによって，T 細胞に異物の侵入を知らせることから始まる（**図 2-3** および**図 2-5**）．
　細菌に対する免疫反応では液性免疫が中心的な役割を担っており，B 細胞が関与する（**図 2-3** および**図 2-5**）．液性免疫には液性因子である抗体の働きが重要である．

❺ 抗体

　抗体は 4 本のポリペプチド鎖からなる（**図 2-6**）．抗体分子は抗原と相補性の特定のアミノ酸配列を持つ免疫グロブリン（Ig）である．Ig 分子の V 領域は多様なアミノ酸配列を持つことができる．このため，B 細胞は数億種類もの抗原特異性の異なる抗体を作ることが可能となる．このような多様性は獲得免疫にとって非常に重要である．
　抗体は血漿蛋白質である γ グロブリン（免疫グロブリン：Immunoglobulin, Ig）とも呼ばれ，特定の抗原と特異的に結合し，抗原の毒性や感染性を抑制（中和作用），白血球の抗原に

対する食作用の促進（オプソニン効果）などに関与する．5種類のIgが存在し，IgGの割合が最も多い（約75％）．IgGは血漿や体液中に存在し，主として二次免疫応答において産生される抗体で，補体と協力してウイルスや細菌を攻撃する．IgGはまた胎盤を通過することができる（新生児免疫）．したがって，母親から受け取ったIgGは生後数ヶ月まで新生児の免疫に働く．

　IgAは主に外分泌腺に存在し，唾液，胆汁，初乳や涙などに含まれ，粘膜表面からの病原体の侵入を防いでいる．IgMは一次免疫応答（感染早期：2〜3日より）において産生される抗体で，感染急性期のマーカーとして用いられる（IgGはこれに遅れて増えてくる）．IgDの役割はまだ明らかにされていない．IgEは好塩基球や肥満細胞に結合し，寄生虫などに対する免疫に関与している．また，アレルゲンが肥満細胞上のIgE抗体に結合すると，アレルギー反応が引き起こされる．

⑥ 免疫系の異常による病態

　抗原によって生体に有害な免疫反応が引き起こされる病態をアレルギー（allergy）と呼ぶ．アレルギー反応（allegic reaction）は同じ抗原に2回目に出会ったときに異常な免疫反応を示すことであり，一部の人に起こる．過敏症（hypersensitivity）とも呼ばれる．つまり，免疫反応が過敏に反応してアレルギー症状が引き起こされる．このとき，原因となった物質をアレルゲン（allergen）と呼ぶ．食物アレルギー，喘息，アトピー性皮膚炎，花粉症などが代表的なアレルギー性疾患である．この反応は活性化されたB細胞がアレルゲンに出会い，アレルゲンに対する抗体（主にIgE抗体）を産生することによって起こる．

　アレルギーは4種類に分類できる．Ⅰ型アレルギー（即時型アレルギー）は，気管支喘息，花粉症，蕁麻疹，アトピー，アナフィラキシーショック（anaphylactic shock）などが挙げられる．外来抗原に対して，IgEの抗体が産生される．IgE抗体は肥満細胞の細胞膜表面に付着し，肥満細胞は感作される（図2-7）．その後，同じアレルゲンに再び暴露されたとき，肥満細胞からヒスタミンなどのいくつかの化学物質が放出され，局所における血管拡張，腺からの過剰な分泌，あるいは粘膜の肥厚などのアレルギー反応の特徴的な症状を呈するようになる．一方，食物や薬剤など消化管を通して体内に入ってきた場合，急性蕁麻疹のように

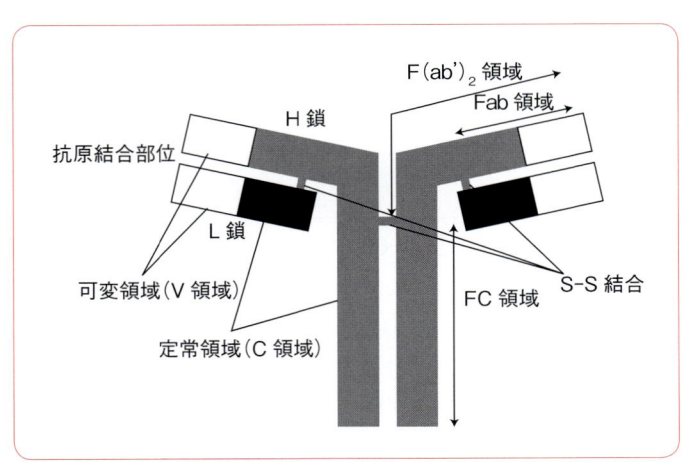

■ 図2-6　抗体

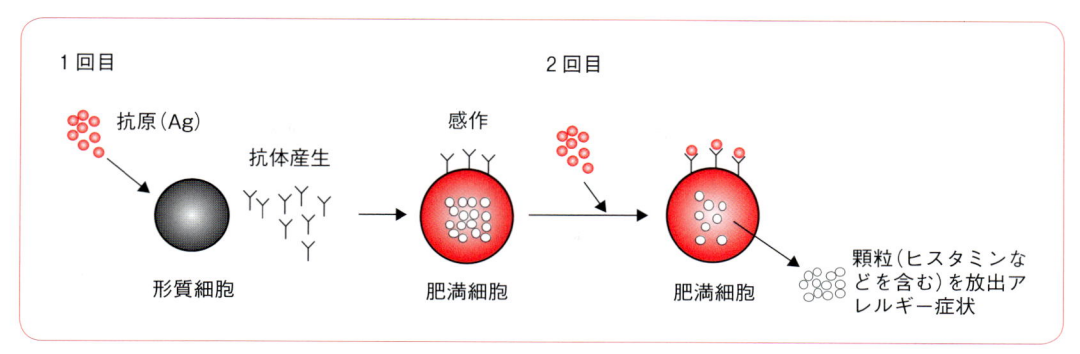

1回目

抗原（Ag）

抗体産生

感作

2回目

形質細胞

肥満細胞

肥満細胞

顆粒（ヒスタミンなどを含む）を放出アレルギー症状

■ **図2-7　アレルギー反応**

全身性に症状が現れることもあるので，アレルギー反応が必ずしもアレルゲンの侵入部位で起こるとは限らない．さらに，発症頻度は低いが生命にかかわるようなアレルギー反応（<u>アナフィラキシーショック</u>）もある．例えば，ヘビや昆虫の毒などのアレルゲンやペニシリン注射によって引き起こされ，血圧低下や気道の平滑筋収縮による呼吸困難などの重篤な症状を呈する場合もある．

　Ⅱ型アレルギー（**自己免疫疾患**）は，膠原病，慢性関節リウマチ，バセドウ病，橋本病，多発性硬化症および糖尿病の一部などが挙げられる．IgGやIgMの抗体を介した抗体依存性細胞傷害性アレルギーである．自己組織を認識するIgG抗体（**自己抗体**）と**自己反応性T細胞**を介した自己破壊により，炎症が起こる組織によって様々な症状が認められる．

　Ⅲ型アレルギーは**免疫複合体**（抗原と抗体が結合したもの）が特定臓器に沈着することにより，多核白血球を局所に引き寄せ，炎症を引き起こす．IgA腎症や全身性エリテマトーデスで認められる糸球体腎炎などが挙げられる．

　Ⅳ型アレルギー（遅延型アレルギー）は細胞障害性免疫の過剰反応によるものであり，細胞傷害性T細胞（キラーT細胞）が関与する．ツベルクリン反応，薬品などによる接触性皮膚炎や移植臓器拒絶反応などが挙げられる．抗原に感作されたT細胞の反応である．

3　生体防御系の発生・発達

　骨髄と胸腺はTリンパ球とBリンパ球が分化する場所であり，一次リンパ組織（中枢性リンパ組織）と呼ぶ．B細胞は骨髄（bone marrow）で分化するので，頭文字をとってBリンパ球という．Tリンパ球は同様に胸腺（thymus）の頭文字をとってTリンパ球という．回腸に存在するパイエル板，脾臓の白脾髄，リンパ節，扁桃などは二次リンパ組織（末梢性リンパ組織）という．ここでは，胸腺で分化したTリンパ球やBリンパ球が増殖する場所となる．

❶ 骨髄（bone marrow）

　骨髄の造血幹細胞から赤血球や白血球などが造られる．また，B細胞が成熟・分化する場として，さらには免疫記憶細胞の蓄積の場としても，骨髄は重要である．

❷ 胸腺（thymus）

　胸腺は胸骨の裏側で心臓の前上方にある器官で，生後間もない頃から思春期まで一次性リンパ器官としてT細胞の分化や増殖に重要な役割を果たすが，思春期を過ぎると脂肪化が起こり，徐々に退縮する．骨髄の造血幹細胞の一部は血中から胸腺に到達し，胸腺において胸腺上皮細胞やマクロファージなどの抗原提示細胞による自己と非自己の教育を受ける（図2-8）．

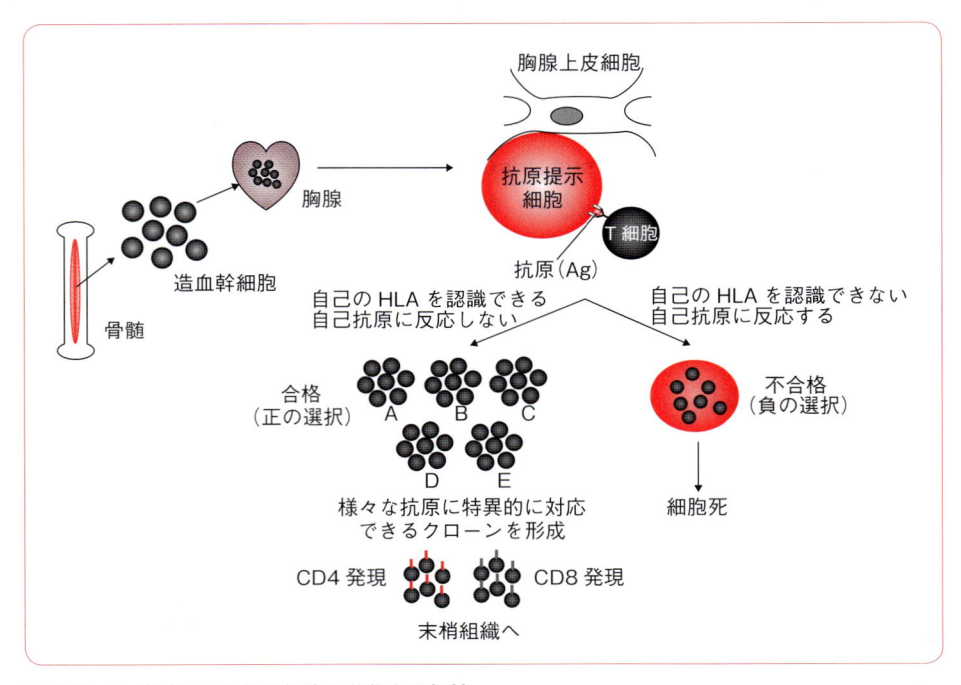

■ 図 2-8　胸腺におけるT細胞の分化と選択性

未熟なT細胞（ナイーブT細胞：naïve T cell）は胸腺で盛んに分裂・増殖し，様々な種類のT細胞（**クローン**）に分化するが，抗原提示細胞はHLAに対する反応性をテストする．テストの結果，役に立たないT細胞（HLAに全く反応しないT細胞）や自己を攻撃する可能性のあるT細胞（自己抗原に強く反応するT細胞）は死滅させられ，生体にとって有用なT細胞のみが選択的に残される．生き残ったT細胞の表面にはCD4やCD8といった分子が発現するようになる．このようにして成熟・分化したT細胞は血管やリンパ管を介して脾臓やリンパ節などに送り込まれ，細胞性免疫において重要な役割を担う．

❸ 脾臓（spleen）

脾臓は赤脾髄と白脾髄と呼ばれる組織から構成される．**赤脾髄**（red pulp）は静脈血を多く含み，そこに存在するマクロファージが血流中の抗原を貪食し，フィルターのような役割を担っている．また，老朽赤血球や血小板もここで貪食される．一方，**白脾髄**（white pulp）はT細胞が豊富に存在する領域とB細胞が豊富に存在する領域が存在する．

❹ T細胞とB細胞の活性化

T細胞やB細胞が活性化するためには抗原以外に他の細胞の協力を必要とする．B細胞の活性化にはヘルパーT細胞が必要であり，T細胞の活性化にはマクロファージのような抗原提示細胞からの情報を受けとる必要がある．このように様々な細胞が協力して初めて成立する．

❺ 免疫寛容（tolerance）

免疫系は自己に対して通常，免疫反応を起こさない（**自己寛容**：self tolerance）．これは免疫反応の主役であるT細胞やB細胞が胸腺や骨髄における発生の段階で選別され，自己に反応しそうな細胞があらかじめ除去されているためである（**図2-8**）．これを**中枢性自己寛容**（あるいは免疫寛容）と呼ぶ．しかし，中枢性自己寛容で除去されなかった自己反応性T細胞や自己反応性B細胞が存在すれば，自己抗体が産生され，自己免疫疾患は惹起されうる．

4　血液の成分と機能

血液は物質の運搬（酸素，二酸化炭素，栄養素，ホルモン，ビタミンなど）や体液の恒常性の維持から生体防御や血液凝固まで幅広く関与している．全身の血液量は体重の約1/13（8%）を占め，成人では4～5L程度となる．血液の比重は約1.056であり，pHは約7.4を示す．動脈血は鮮紅色，静脈血は暗赤色を呈すが，**ヘモグロビン**（hemoglobin：Hb）の酸素飽和度によって色調は変化する．

血液は細胞成分である**血球**と液体成分である**血漿**からなる（**図2-9**）．血液が凝固すると有形成分や凝固因子などが分離し，上澄みが残る．これを**血清**（serum）という．血球は赤

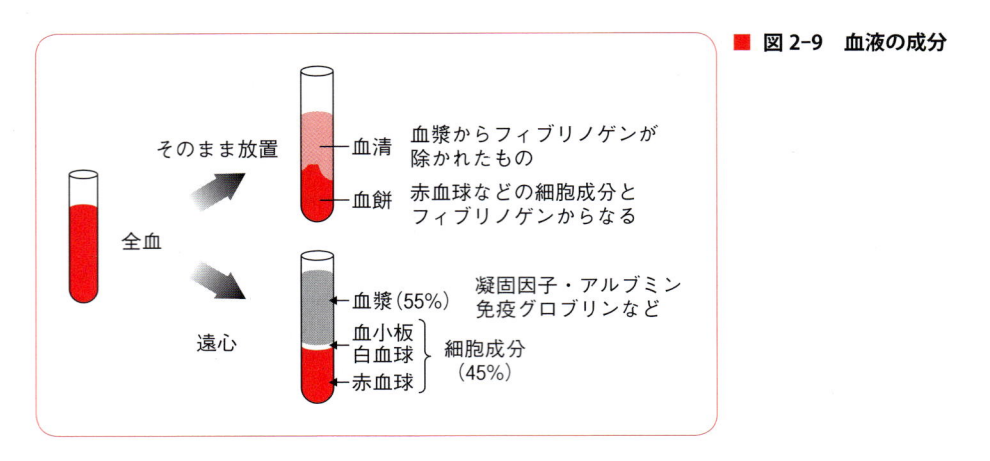

血球，白血球，血小板からなる．血漿の約90%は水であるが，電解質，血漿蛋白質，栄養物および老廃物を含んでいる．血液検査の項目により，血清と血漿は使い分ける．

1 血漿（plasma）

血漿は全血液容量の約55%を占め，淡黄色の液体で約90%を水が占める（図2-9）．その他に蛋白質，糖質，脂質，無機塩類（Ca や Na といった電解質など）および酵素など様々な物質を含んでいる．主な血漿蛋白質はアルブミン，グロブリン，フィブリノゲンである．フィブリノゲン以外の血漿蛋白質は肝臓で産生される．血漿蛋白質は膠質浸透圧の維持，脂質やホルモンの運搬，生体防御や止血などに関与する．

アルブミン（albumin）は血漿蛋白質のうち，約60%を占めており，血液の膠質浸透圧の維持に重要な役割を担っている．アルブミンは組織中の水分を血管内に引き込み，血管を流れる血液量を維持している．例えば，血中のアルブミン濃度が減少すると，水分は血管内から組織中へ流出し浮腫（edema）を来たす．また，栄養素・糖質・脂・ホルモン・ビタミンなどの物質に結合し，物質運搬にも関わる．

グロブリン（globulin）は血液に粘性を与えるが，免疫グロブリンは抗体として免疫機能において重要な役割を果たしている．

フィブリノゲン（fibrinogen）は血液の凝固因子であり，活性化されるとフィブリンとなって網状を呈し，赤血球をその網の目で包み込んで塊となり（血餅），血液を凝固する．

グルコース（glucose ブドウ糖）はグリコーゲンとして肝臓に蓄えられているが，必要に応じてグルコースに分解されて血中に放出され，エネルギー源として利用される．血液中のグルコースの量を血糖と呼ぶ．空腹時の血糖値は 70 ～ 110 mg/dL である（表2-1）．

脂質はコレステロール，中性脂肪，リン脂質または遊離脂肪酸からなる．エネルギー源や生体の構成成分として重要な役割を担っている．

無機塩類の大部分は食塩（NaCl）であるが，他にカリウム（K^+）やカルシウム（Ca^{2+}）といった電解質も含まれる．血漿浸透圧の維持や酸塩基平衡（pH）の調節に重要である．血液の pH は通常，7.35 ～ 7.45 を示し，pH が 7.34 以下の状態をアシドーシス（acidosis），7.46 以上の状態をアルカローシス（alkalosis）という．電解質の異常により様々な症状が引き起こされる．

■ **表 2-1　主な非電解質の濃度**

成分	正常値（mg/dL）	成分	正常値（mg/dL）
ブドウ糖	70 ～ 110（早朝空腹時）	尿素窒素	8 ～ 25
血清総脂質	450 ～ 1,000	尿酸	2.3 ～ 6.6（女性）
総コレステロール	120 ～ 220		3.6 ～ 8.5（男性）
中性脂肪	30 ～ 150	クレアチニン	0.6 ～ 1.5
リン脂質	160 ～ 220	クレアチン	0.3 ～ 1.0
総ビリルビン	0.1 ～ 1.2	アンモニア	12 ～ 55mol/L

❷　血球成分

　血球は赤血球，白血球および血小板からなる．白血球はさらに顆粒球と無顆粒球とに分類できる．

1）造血幹細胞

　血球および血小板の寿命は一部のリンパ球を除いてそれほど長くない．したがって，生体機能を維持するためには寿命を終えて死んでいった血球・血小板の分だけ補充する必要がある．血球を産生する器官・組織を造血器または造血組織と呼び，骨髄が主な造血器となる．血液は胎生初期から存在するが，骨髄はまだその時期に造血する能力を持っていない．したがって胎生期（胎生 2 ～ 8 ヶ月）では，血球は肝臓や脾臓で産生されている（骨髄外造血）．骨髄は胎生 4 ヶ月頃からようやく造血の場として使われ始め，胎生 8 ヶ月頃からは造血の大部分を骨髄が行うようになる．骨髄には造血機能を持つ赤色骨髄（red bone marrow）と脂肪組織に置き換わった黄色骨髄（yellow bone marrow）が存在する．

　したがって，不足した分だけを補充するように血液の産生をコントロールしている．もし，全身に存在する骨髄が造血すると，過剰な血液が産生されることになる．そのため，多くの骨は造血機能を失うが，椎骨・胸骨・肋骨は生涯にわたって赤色骨髄（70 歳位でも約 60％程度の造血機能を維持）が存在する．

　血球成分は赤血球，白血球および血小板であり，形態も機能もそれぞれ異なるが，もともとはすべて一つの親細胞である造血幹細胞（hematopoietic stem cell）が起源である（図2-4 および図 2-10B）．造血幹細胞は未分化な細胞でどのような細胞にでも分化できる能力を持つため，多能性幹細胞（multipotent stem cell）とも呼ばれる．造血幹細胞の多くはリンパ球系幹細胞（将来は T 細胞あるいは B 細胞になる）と骨髄系幹細胞（将来は赤血球，顆粒球，無顆粒球あるいは血小板のいずれかになる）に分かれた後，様々な細胞へと分化する．

　リンパ球系幹細胞は骨髄から出て胸腺に入る幹細胞とリンパ節や脾臓といったリンパ組織に入る幹細胞に分かれる．胸腺に入った幹細胞は胸腺で T 細胞へと分化し，抗原提示細胞から教育を受け，テストに合格したもののみが生き残る（☞ p.48, ❷ 胸腺を参照）．一方，リンパ組織に入った幹細胞は B 細胞となり，抗体を産生する形質細胞へと分化する．

　顆粒球は骨髄系幹細胞から好中球／好酸球／好塩基球へとそれぞれ分化する．成熟した好中球は脊髄に蓄えられ，感染が起こると末梢組織へ移行する．

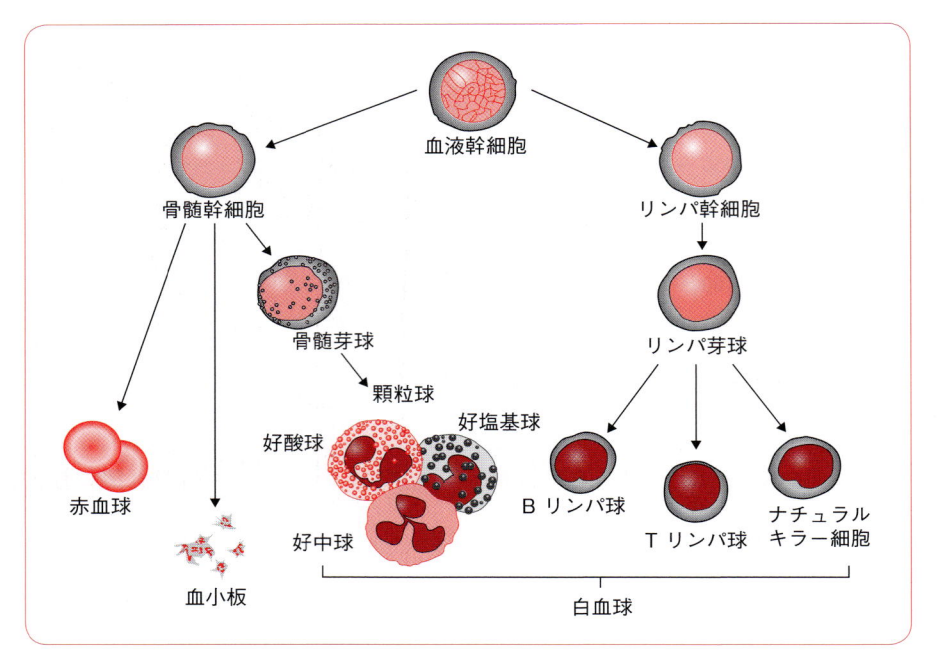

■ **図 2-10A 造血幹細胞の分化**

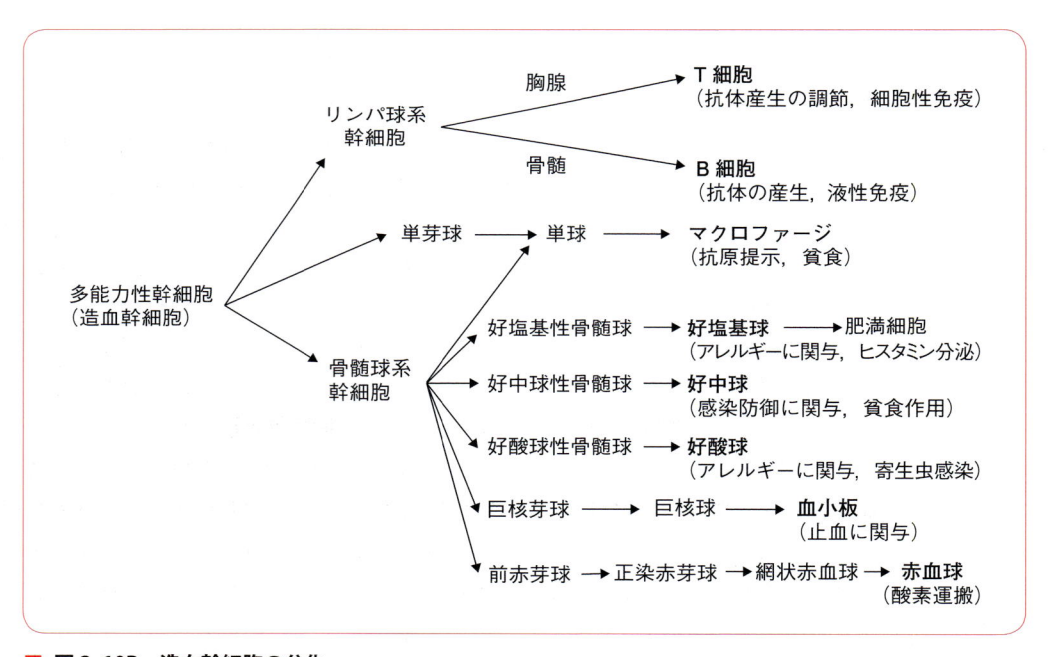

■ **図 2-10B 造血幹細胞の分化**

単球は，造血幹細胞から文化したものでマクロファージへと分化する．

血小板は，巨核芽球（きょかくがきゅう）から形成される巨核球の一部がちぎれて血管の中に放出されて血小板になる．

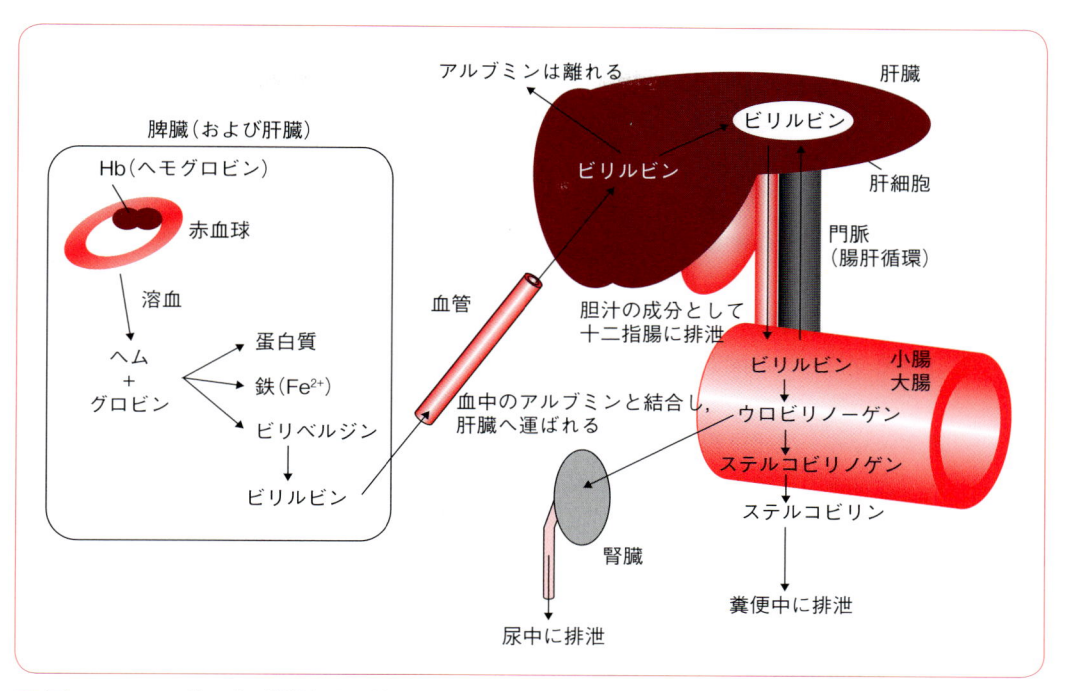

脾臓（および肝臓）

Hb（ヘモグロビン）

赤血球

溶血

ヘム
＋
グロビン

蛋白質

鉄（Fe²⁺）

ビリベルジン

ビリルビン

アルブミンは離れる

肝臓

ビリルビン

ビリルビン

肝細胞

門脈
（腸肝循環）

血管

胆汁の成分として
十二指腸に排泄

血中のアルブミンと結合し，
肝臓へ運ばれる

ビリルビン

小腸
大腸

ウロビリノーゲン

ステルコビリノゲン

ステルコビリン

腎臓

糞便中に排泄

尿中に排泄

■ 図2-11 ヘモグロビン代謝と腸肝循環

2）赤血球（erythrocyte, red blood cell：RBC）

❶ 赤血球の特徴

　赤血球は血液 1 mm³ あたり成人男性で約 500 万個，成人女性で約 450 万個存在する．寿命は約 120 日である．赤血球の数は新生児で最も多いが，成人から高齢になるにつれて，その数も減少する．赤血球は老化すると脾臓で処理されるが，赤血球に含まれる鉄は回収されて肝臓へ運ばれ貯留される．このように回収した鉄は骨髄で赤血球が造られる際に再利用される（図2-11）．

　全血液容積における赤血球容積の割合をヘマトクリットという．成人男性で約 45%，成人女性で約 40% を示す．ヘマトクリットの値は貧血時に低下し，脱水や出血時には増加する．ヘマトクリットが増加すると血液の粘性が増し，血液が血管内を流れにくくなる．

　赤血球沈降速度（赤沈）は赤血球と血漿の比重の差を利用した測定法で，赤血球の凝集度，血漿の粘性，血球数などによって赤血球が沈降する速度は変化する．具体的には，血液凝固阻止剤を加えた血液をガラス管に入れ放置すると，赤血球が少しずつ沈降していく．通常，1 時間に成人男性で 10mm 以下，成人女性で 15mm 以下沈降する．重症の貧血では速度が速まり，赤血球増加症や肝疾患の一部では遅くなる．

❷ 赤血球の形状と成分

　赤血球は直径約 7 〜 8 μm，厚さ約 1 〜 2 μm の円盤状でドーナツのような形をしている．中央部分は両面共に凹んでいる．赤血球の膜は弾力性に富むので，変形させることで細い毛細血管内を通過することができる．また，赤血球は核もミトコンドリアも持たず，細胞質内に大量のヘモグロビン（hemoglobin；Hb）を含んでいる．

❸ ヘモグロビン

　成人男性で約 16 g/dL（13.7 〜 17.4 g/dL），成人女性では約 14g/dL（11.3 〜

14.9 g/dL）の値を示す．ヘモグロビンはヘム（heme）という鉄を含む赤い色素と，グロビン（globin）という蛋白質からなり，酸素と結合することによって，酸素（O_2）を全身に運搬している．そのため，赤血球は淡赤色を呈し，血液も赤色を呈すようになる．ヘモグロビンは酸素と容易に結合し，酸化ヘモグロビンの状態で動脈血では鮮赤色を呈し，末梢の各組織に酸素を運ぶ．末梢の各組織では，赤血球は酸素を放ち，その代わりに還元ヘモグロビンとなり，静脈血として暗赤色を呈し，肺に戻る．この際，一部の二酸化炭素（CO_2）と結合して肺に戻り，肺におけるガス交換により酸素と二酸化炭素を入れ替える．しかしながら，大部分の CO_2 はヘモグロビンとは無関係に重炭酸イオン（HCO_3^-）として運ばれる．

　ヘモグロビンと酸素の結合は周囲の環境によって変化するが，pH が低い酸性条件，CO_2分圧の上昇，体温の上昇などによって酸素を離しやすい状態となる．ヘモグロビンはまた，酸素よりも一酸化炭素（CO）への親和性があるため，CO と好んで結合するようになる．この場合は末梢に酸素不足の状態が起こり，一酸化炭素中毒の症状が現れる．

❹　赤血球の生成

　赤血球の生成は骨髄において造血機能を持つ赤色骨髄で行われ，約7日かかる．その代わりに全赤血球のうち約1%が毎日破壊され，新しい赤血球に置き換わっている．赤血球の生成には，鉄，葉酸，ビタミン B_{12} などが関与する．生体には3〜4g程度の鉄しか存在せず，そのうち約70%はヘモグロビンに使われており，残りは肝臓で蓄積される．葉酸は緑黄色野菜に多く含まれるが，核酸の合成に必要であり，赤血球の生成を促進する．

　ビタミン B_{12} は補酵素と呼ばれ，グロビンを作る酵素の働きを助けている．小腸から吸収されるが，効率よく吸収されるためには胃液に含まれる内在因子（あるいは内因子）と結合する必要がある．そのため，手術などで胃を切除するとビタミン B_{12} の吸収がうまくできなくなり，貧血（anemia）になる（悪性貧血）．エリスロポエチンは腎臓から分泌されるホルモンであり，骨髄に作用して赤血球の増殖と成熟を促進する．

❺　赤血球の溶血

　老廃化し形態が歪んだ赤血球は肝臓および脾臓の食細胞によって貪食され，破壊される．このことを溶血（hemolysis）という．赤血球に老化あるいは異常があると容易に溶血が起きる．

　破壊された赤血球からはヘモグロビンが放出され，ヘモグロビンは食細胞内でヘムとグロビンに分解される（図2-11）．ヘムは鉄を含んでいるが，鉄は骨髄でのヘモグロビンの形成に再利用される．赤血球の蛋白部分からはビリベルジンが作られるが，最終的に黄色の色素ビリルビン（bilirubin）となる．ビリルビンはアルブミンと結合し，血液を介して肝臓へ運ばれ，胆汁の成分として十二指腸に排泄される．ビリルビンは腸管で細菌の作用を受けて還元され，ウロビリノゲン，ステルコビリノゲン，ステルコビリン，ウロビリンとなり，その大部分は糞便中や尿中に排泄される．そのため，糞便や尿はウロビリノゲンやウロビリンによって黄色を呈す．残りのビリルビンは腸で再吸収され，門脈を介して肝臓へ運ばれる．これをビリルビンの腸肝循環という．

　溶血が亢進してヘモグロビン放出量が増加あるいは肝機能の障害などによってビリルビンの代謝が遅れると，結果的に血中のビリルビン量は増加する．血中ビリルビン濃度が2 mg/dL を超えると（通常，0.2〜1.2 mg/dL），皮膚や眼球結膜などに黄色の色素沈着が認められる．これを黄疸（jaundice）という．

浸透圧が関与する溶血もある．例えば，高濃度の食塩水中（血液の浸透圧よりも高い高張液）に赤血球を入れると，ただちに赤血球内から水分が細胞外に流出し始め，細胞は萎縮してコンペイ糖状に変形する．一方，低張液に赤血球を入れると，赤血球内に水分が流入し，赤血球は膨張する．その後，細胞膜が破れ赤血球は破壊される（溶血）．しかし，0.9％の食塩水は血漿と等張であるため，ヒトの赤血球を生理食塩水に入れても何も変化を起こすことはない．0.9％の食塩水は生理食塩水（等張液）と呼ばれ，血液中と同様に生理食塩水中では赤血球は破壊されない．したがって，生理食塩水は補液に用いられる．これにカルシウムやカリウム等の塩類を加えて血漿のイオン組成に近づけたものをリンゲル液，リンゲル液にブドウ糖を加えて血液組成に近づけたものをリンゲル – ロック液という．

❻　赤血球の異常

貧血（anemia）は赤血球数の著しい減少やヘモグロビン量の低下（正常値の10％以下）によって引き起こされ，末梢組織に十分な酸素が行き渡らないことによって（酸素不足），皮膚，粘膜の蒼白など全身性に様々な症状が現れる．貧血の主な原因は赤血球の産生障害あるいは赤血球損失の増大による．最も一般的な貧血は鉄欠乏性貧血であり，ヘモグロビンの原材料である鉄の不足によって起こる．思春期や妊娠時の女性に起こりやすい．例えば，女性では月経による周期的な出血によって相対的に鉄が不足するため，貧血が起きやすい．また，鉄分の摂取不良や吸収不良あるいはビタミン B_{12} 欠乏によっても貧血は引き起こされる．

チアノーゼ（cyanosis）は還元ヘモグロビンの量が増加した状態（5 g/dL 以上）であり，唇が紫色になる．貧血の人はもともとヘモグロビンの量が減っているため，還元ヘモグロビンが5 g/dL 以上に増加することはない．そのため，貧血の人がチアノーゼになることはない．

3）白血球（leukocyte, white blood cell：WBC）

白血球は赤血球よりも大きく，核を持っている．血中の白血球数は5,000 ～ 8,000 個/mm^3 である．白血球数は感染などによって増加するが，放射線照射や薬物投与によって骨髄の造血機能が低下するとその数は減少する．また，白血球にはいろいろな種類があり，形態学的には細胞質内に特殊な顆粒を持つ顆粒球と顆粒を持たない無顆粒球とに分類される．

顆粒球は特殊顆粒の染色性の違いによって好酸球，好塩基球，好中球の3種類に区別される．無顆粒球はリンパ球と単球とに区別される．これらは異物などの外的の侵入に対して生体防御に働く．

❶　好中球（neutrophil）

白血球の約70％を占める．ほぼ球形で7 ～ 9μm である．好中球は食作用を持ち，体に侵入する外来物質（主に微生物）に対する生体防御と壊死細胞片の除去に関係する．病原体が感染すると，好中球はアメーバ様運動によって局所に集積し，顆粒の内容物を病原体に向けて放出して病原体を攻撃する．その後，病原体を分解・処理する．しかしながら，顆粒の内容物を全部使い果たしてしまった好中球は死んでしまう．病原菌と戦った後の好中球の死骸を含んだ滲出液（膿）はしばしば認められる．微生物感染症，炎症（心筋梗塞，やけどなどの組織損傷）などで好中球は増加する．

❷　好酸球（eosinophil）

　酸性色素で赤く染まり，多数の大型顆粒を持つ．大きさは約 10 〜 12μm で白血球の約 3％程度を占める．好酸球の多くは主に皮下の結合組織，呼吸器，消化器の粘膜あるいは膣や子宮の粘膜など外部環境と接する部位に移動する．好酸球はリソソームを細胞内に含んでおり，対外異物（特に寄生虫）の侵入を防いでいる．また，好塩基球が出すヒスタミン放出を阻害する物質の分泌やヒスタミンを分解する酵素を分泌することによって，アレルギー反応を抑制することができる．寄生虫疾患やアレルギー疾患（喘息，食物および薬物過敏，皮膚病）で増加する．

❸　好塩基球（basophil）

　白血球のうち，最も少なく 0.5％程度を占める．大きさは 7 〜 9μm である．ヘパリンやヒスタミンを含み，肥満細胞と類似した機能を持つ．ヒスタミンはアレルギー反応を起こす．

❹　リンパ球（lymphocyte）

　白血球の約 25％を占める．リンパ球は T リンパ球，B リンパ球あるいは NK 細胞に分類できる．細胞性免疫や液性免疫に関与する．リンパ球の寿命は約 100 〜 200 日といわれるが，一部のリンパ球は数日または数年という寿命のものもある．（☞ p.43，❸ 免疫系の細胞を参照）

❺　白血球の異常

　白血球数の異常によるもの，あるいは機能不全（免疫不全）によるものに分類できる．

　白血病（leukemia）は骨髄における白血球前駆細胞の悪性増殖であり，白血球の産生を調節することができない．この腫瘍化した白血病細胞の増殖によって，他の血液細胞は増殖しにくくなり，造血機能を損なうため貧血や血小板減少症などの症状が引き起こされる．

　免疫不全とは免疫機能が損なわれている状態をいう．このため，普段はヒトに対して病原性を持たない微生物による感染（日和見感染）が引き起こされることがある．遺伝的要因によって小児期に起こる一次免疫不全（先天性）と生活環境などによって出生後に獲得される二次免疫不全（後天性）に分類される．

　後天性免疫不全症候群（acquired immune deficiency syndrome：AIDS）はヒト免疫不全ウイルス（human immunodeficiency virus：HIV）による感染によって引き起こされる．このウイルスは RNA レトロウイルスと呼ばれ，感染した細胞（宿主）内でウイルスの RNA が DNA に逆転写された後，宿主の DNA 内に組み込まれてしまう．したがって，ウイルスは宿主細胞を利用してウイルスを増殖させ，組織液や血液中に流出される．HIV は精液，子宮頸管分泌物といった体液，血液および血液製剤が主な感染経路となる．HIV に感染しているかどうかは，HIV に対する抗体を持っているか否かで判断できるが，HIV 抗体を持つ人すべてが AIDS を発症するわけではなく，無症状の人（キャリア）もいる．

4）血小板（platelet）

　血小板は直径約 1 〜 3μm の楕円形の細胞で，血液 1 mm³ あたり 25 〜 40 万個存在する．血小板は止血作用を持つフィブリノゲンを含んでおり，血液凝固に関係する．寿命は 8-11 日で止血に使われなかった血小板は脾臓のマクロファージによって破壊される．

　血小板の異常によって出血性疾患が引き起こされる．血小板数の減少は血小板産生速度の低下や血小板破壊速度の上昇などによって起こり，血小板減少症（thrombocytopenia），紫

斑症（purpura）あるいは播種性血管内凝固（disseminated intravascular coagulation：DIC）を引き起こす．紫斑症は毛細血管が脆弱になったり，血小板数が減少することにより全身性に出血が起こる．そのため，皮膚や粘膜において点状斑点が認められる．播種性血管内凝固では，止血の調節機構が破壊されてしまうことでフィブリンを含んだ小さな血管内凝固塊が形成される．遺伝的異常を背景に持つ疾患としては，血友病が挙げられる．血友病には血友病Ａ（hemophilia A），血友病Ｂ（hemophilia Bあるいは Christmas disease）の他にフォン・ウィルブランド病（von Willebrand's disease）がある．

5　止血機構

　血管が切れたり，破れたりと傷害されたとき，血液の流出（出血）を止め，修復を試みる．この際，血小板が重要な役割を担っている．

❶ 凝固時間と出血時間

　出血時間は傷つけられた部位や程度によって様々であるが，軽く切った程度であれば，通常1〜4分程度である．血小板の数や血小板の機能あるいは血管の収縮力によっても出血時間は変化する．血液の凝固時間は一般的に5〜10分程度である．

❷ 凝固と線溶

1）血管収縮

　血管が傷つけられると傷つけられた部位に血小板が集積し，血管壁に付着する．また，血小板はセロトニン（serotonin）を放出し，血管を収縮させることによって局所血流量を減少させる．セロトニン以外にも血管収縮物質が血管壁から放出される．

2）血栓の形成

　血管壁に付着した血小板は血管壁から出る組織トロンボプラスチン（tissue-type thromboplastin）により活性化され，互いに凝集し，アデノシン二リン酸（ADP）などを放出し，より多くの血小板を引き寄せ（凝集），血栓を形成し止血する（図 2-12）．これらの因子以外にカルシウムイオンやトロンビンなどによっても凝集塊は大きくなる．

3）血液の凝固（血餅の形成）

　出血して数分以内には血液中にフィブリン（fibrin）と呼ばれる物質が析出してくる．フィブリンは糸状の物質で，網を張ることで赤血球や白血球および血小板を捕捉して，物理的な塊，すなわち血餅を形成する．血餅は血小板栓よりもより強固であり，血餅によって傷害された血管壁からの出血は止まる．これを凝血（coagulation）という．出血が止まると次に血管壁の修復が始まる．

　血餅の形成にはフィブリンとトロンビン（thrombin）と呼ばれる物質が関与するが，これらは血液凝固因子とも呼ばれる．これらの物質を含めて15種類の血液凝固因子が血液凝固

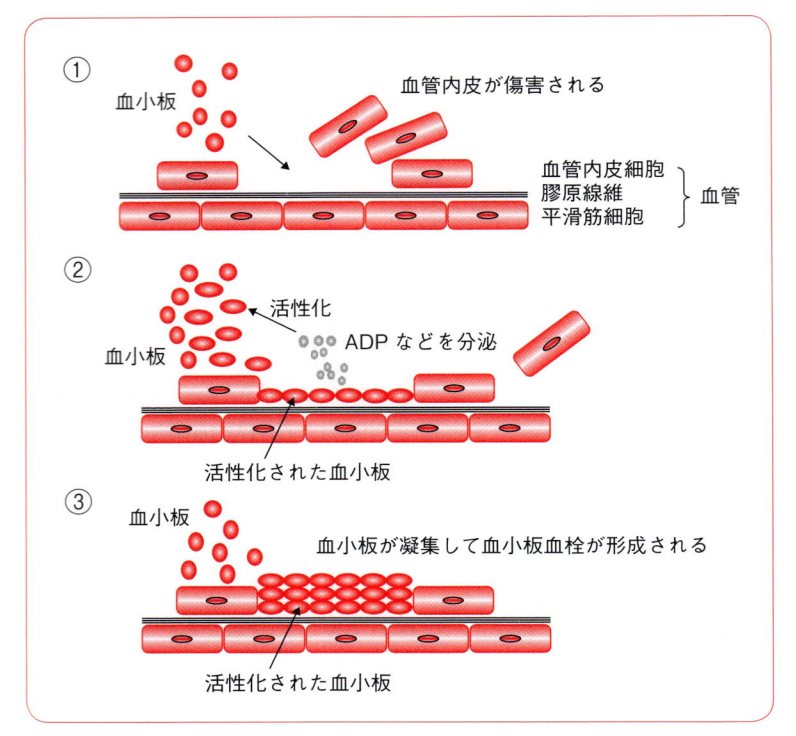

① 血管内皮が傷害される
血小板

血管内皮細胞
膠原線維　　}血管
平滑筋細胞

② 活性化
血小板
ADP などを分泌

活性化された血小板

③ 血小板
血小板が凝集して血小板血栓が形成される

活性化された血小板

■ 図2-12　血小板による止血機序

に関与する（**図2-13**）．プロトロンビン（prothrombin；第Ⅱ因子）はトロンビンの前駆体であり，プロトロンビンがトロンビン活性化因子であるトロンボプラスチンおよびカルシウムイオンによって活性化されるとトロンビンに変換される．トロンビンはフィブリンの前駆体であるフィブリノゲン（fibrinogen；第Ⅰ因子）に作用し，フィブリノゲンからフィブリンへと変換させることができる．フィブリンによって形成された血餅はその後，水分を失いながら退縮してゆき，次第に硬くなり，傷ついた血管壁をより強固に補強し，血管壁の修復を助ける．

　プロトロンビンがトロンビンに活性化するには外因系と内因系の2つの経路が関係する．外因系経路は外傷のような場合に傷害された組織から分泌される化学物質が血管系に入ることによって誘導される経路であり，内因系経路は血管内皮が傷ついたり，血小板が傷害された血管壁に付着することによって誘導される経路である．いずれの経路においても，最終共通経路であるプロトロンビンからトロンビンへの活性化へとつながる．

4）線維素溶解（fibrinolysis；血餅の溶解）

　血管壁の修復が終了すると，血餅は溶解によって除去される（**図2-13**）．このとき，フィブリンが分解されるので，線溶（線維素溶解）と呼ぶ．線溶には血中のプラスミン（plasmin）という因子が関与する．プラスミンの前駆体である**プラスミノーゲン**（plasminogen）は血餅内に存在するが，傷害された内皮細胞から放出される**組織型プラスミノーゲンアクチベーター**（tissue-type plasminogen activator：t-PA）のような活性化因子によって活性化され，プラスミンという酵素へと変換される．プラスミンに溶解され

2

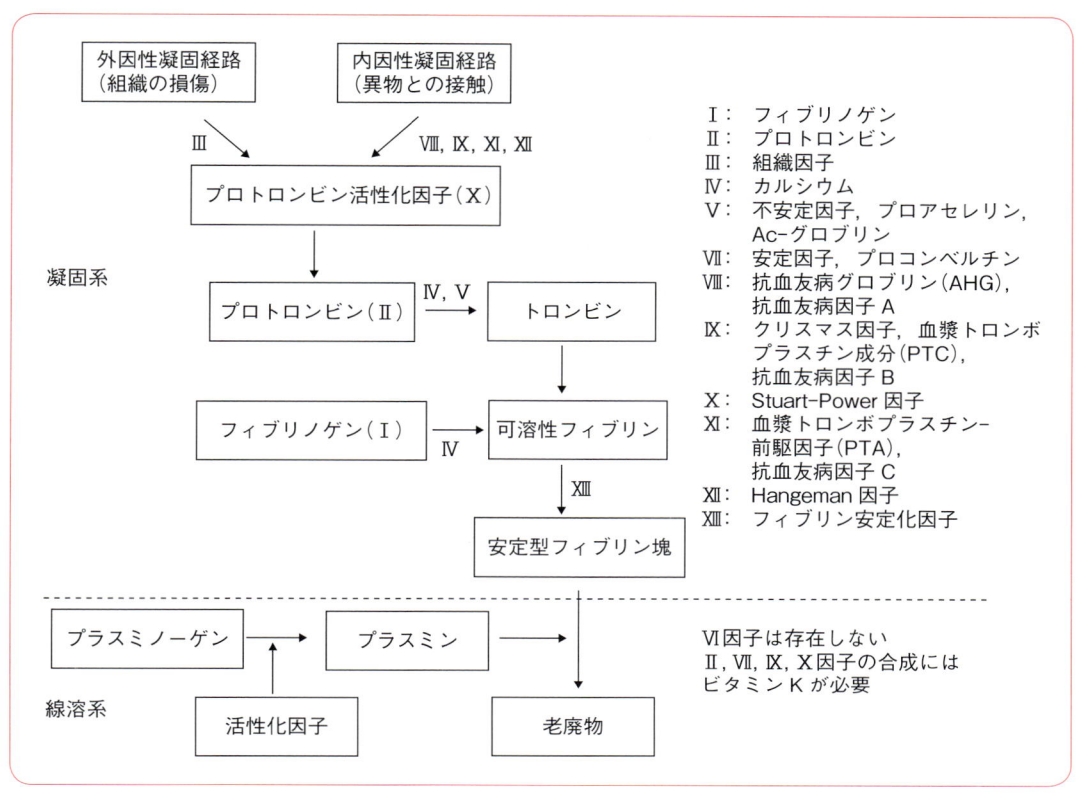

■ **図 2-13　血液凝固と線溶系**

たフィブリンは老廃物として処理される.

❸ 血管内凝固阻害

　血液凝固因子はカスケードを形成している（**図 2-13**）. したがって, このうちのどれが欠けても凝血は起きない. 例えば, 血友病患者（第Ⅷ因子欠損）では, 一旦出血が起きると凝血が困難であり, 目立った外傷がなくともひどい出血や長引く出血が繰り返し起こる.

　血管内では, 血液凝固系とともに血液凝固を阻害する系も存在する. アンチトロンビンⅢは代表的な血液凝固阻害因子で, 第Ⅸ因子・第Ⅹ因子・第Ⅺ因子および第Ⅻ因子の蛋白質分解酵素の活性を阻害する. アンチトロンビンⅢの抗凝固作用はヘパリンで強く促進される. トロンボモジュリンは血管内皮細胞に存在し, トロンビンと結合し, フィブリンの形成を阻害する.

❹ 血栓と塞栓

　血液凝固は血管外傷のみで生じるわけではない. 例えば, 動脈硬化症や感染症でも血液凝固は生じる. これは血液凝固を促進する因子の濃度が高い場合や血中コレステロールが多い場合あるいは血流が局所的に遅くなる場合に血管壁に血小板が付着しやすくなり, 凝血塊を作る. 動脈硬化症では粥状動脈硬化病変（粥腫）がしばしば認められる. このように血

管内にできた凝血塊を**血栓**（thrombus）という．血栓は比較的長い時間をかけて形成されることが多い．

　一方，血管内でできた血栓が血管壁からはずれて血流に乗って体の他の部位に流れ，別の場所で血栓が血管内で詰まってしまうことを**塞栓**（embolus）という．血栓とは異なり，形成されるまでの時間は比較的短い．寝たきりの人では，下肢の静脈にできた血栓が何かのきっかけで血管壁からはずれ，肺動脈に至り血管を詰まらせる（塞栓）と突然死することがある．また，脳の血管を詰まらせれば脳梗塞になることもある．凝固阻止薬には，クエン酸，ヘパリン，組織型プラスミノーゲンアクチベーター，ウロキナーゼ，ワルファリン，アスピリンなどが利用されている．

6　血液型

　ヒトの**血液型**の分類にはいくつかの方法があるが，臨床的に最も一般的な血液型の分類は **ABO 式**と **Rh 式**である．血液型の違いは赤血球の細胞膜上に存在する抗原と血清中に存在する抗体の遺伝的背景に関係している．血液型の異なる血液が体内に入ると，凝血が起き，腎臓の尿細管を塞ぎ，腎機能を低下させる．したがって，輸血する前には必ず交差試験（クロスマッチ）によって，適合するか否かを調べる必要がある．

❶ ABO 式

　ABO 式によって分類される血液型は A，B，O および AB 型の 4 種類である．赤血球膜上にはそれぞれ遺伝的背景のことなる抗原が存在しており，血清にはある抗原に対してもともと抗体（自然抗体）を有している場合があり，これが問題となる．例えば，A 型のヒトは抗原 A を赤血球膜上に有しているが，抗 B 抗体を自然抗体として持ち合わせている．したがって，A 型のヒトに B 型の血液を輸血すると，A 型のヒトの中に抗原 B が入ってくることになり，抗 B 抗体が反応して免疫反応が起きてしまう．しかし，O 型のヒトの赤血球膜上には抗原が存在しないので，A，B あるいは AB のいずれの血液型を持つヒトに輸血しても凝血・溶解は起きない．したがって，O 型のヒトを**万能供血者**という．AB 型のヒトは血清中に抗体を持っていないので，すべての型のヒトから血液をもらうことができる．したがって，AB 型のヒトを**万能受血者**という（**表 2-2**）．

　ABO 式血液型ではまた，遺伝子型による分類が存在する．ABO 式血液型では遺伝子 AA，AO，BB，BO，AB，OO のどれかを持つことになる．A および B は優性で O は劣性となるため，AA および AO は A 型となり，BB および BO は B 型，AB は AB 型，OO は O 型

■ 表 2-2　ABO 式血液型

血液型	抗原（赤血球）	抗体（血清）	与えることの出来る血液型	もらうことのできる血液型
AB	A と B	なし	AB	すべて
A	A	抗 B	A と AB	A と O
B	B	抗 A	B と AB	B と O
O	なし	抗 A と抗 B	すべて	O

となる.

2 Rh 式

　ABO式とは別にRh式による血液型の分類も存在する．**Rh**（rhesus）**因子**は赤血球上に存在する一種の抗原である．Rh抗原を持つヒトをRh⁺，持たないヒトをRh⁻と分類する．日本人ではほぼ99%のヒトがRh⁺である（全世界では約80%のヒトがRh⁺）．Rh⁻のヒトがRh⁺のヒトからの輸血を受けると，表面的には特に問題は生じないが，輸血されたヒトの体内においてRh抗原に対する抗体（抗Rh抗体）が産生される．そのため，もし2回目に再びRh⁺のヒトの血液が体内に入ってくると抗体—抗原反応による免疫応答が生じ，溶血性貧血が起こる．したがって，輸血を繰り返す場合や妊娠時に問題となるので注意が必要である．

　母親がRh⁻，父親がRh⁺の場合，第1子の出産は問題ないが，第2子を妊娠したときに問題が生じやすい（**図2-14**）．第1子のRh因子を持つ赤血球（胎児性赤血球）が胎盤関門を越えて母体側に入ってしまうと，母体内で抗Rh抗体の産生を誘発してしまう．抗体はその後，母親から胎児（第2子）へと移行し，出生前あるいは出生後に胎児の赤血球を溶血させてしまい（胎児赤芽球症），流産や死産を招く可能性が高くなる．

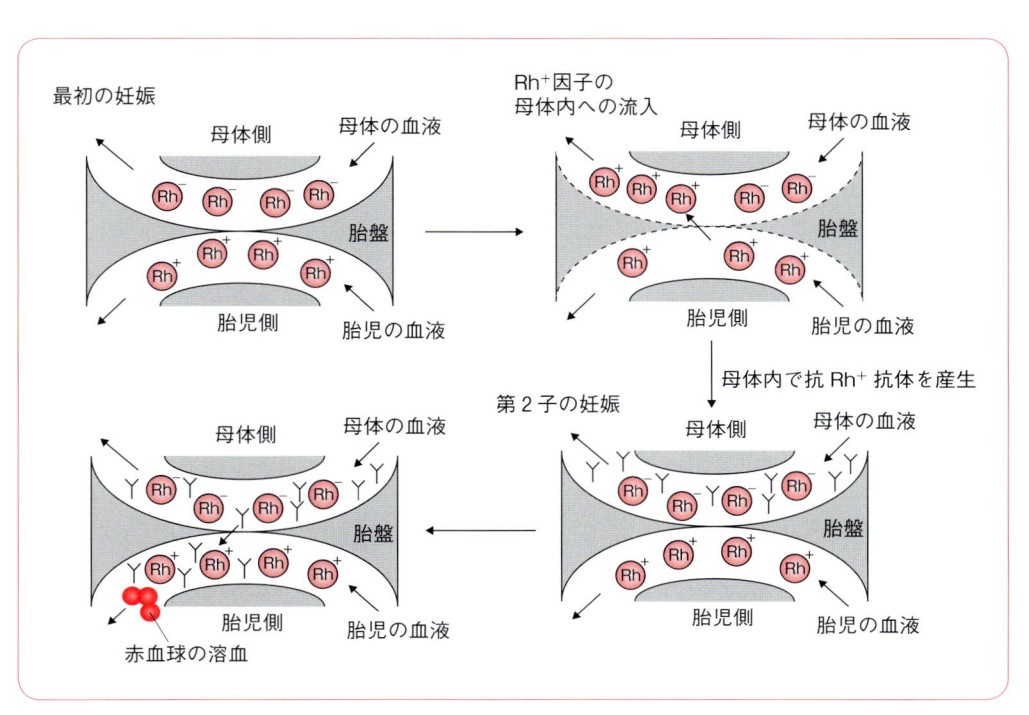

■ 図2-14　妊娠とRh因子
Martini F: Fundamentals of Anatomy and Physiology, Second Edition, Prenice Hall, p.621, 1992 より改変

3章 循環系

1 心臓血管系

　循環器系は脈管系とも呼ばれ血液の循環を行う心臓血管系とリンパ液の循環を行うリンパ系とに分けられる（図3-1）．心臓血管系は心臓と血管（動脈，静脈，毛細血管）からなる．血管は，生存と代謝活動に必要な栄養と酸素を全身のすべての細胞に供給し，その結果生じた老廃物や不要産物を運び去るための流通運搬システムである．心臓は，血管のなかに血液を力強く送り出すためのポンプの役割を果たしている．動脈は送り出された圧の高い血液を受け入れ，先送りするための血管である．動脈に続く毛細血管は，枝分かれと合流を繰り返す，直径の小さな壁の薄い血管で，ここで物質交換が行われている．毛細血管と心臓の間を連絡して，全身に分配された血液を心臓に送り返す血管を静脈という．それぞれの血管には，それぞれに割り当てられた仕事を遂行するための特殊な構造が備わっている．

🔳 心臓の構造

1）心臓の位置，かたち，大きさ

　心臓は，左右の肺にはさまれて，心囊（線維性心膜）と呼ばれる比較的硬い袋のなかに収納されている．ほぼ正中線から斜め左下方に傾いて存在する（図3-2）．心臓全体を倒立し斜めに傾いた円錐に例えると，円錐の底面に相当する部分を心底といい，ここに大きな動脈や静脈が出入りしている．また，円錐の頂点に相当する部分は心尖（部）と呼ばれる．心底中央部と心尖を結ぶ線を心軸といい，心軸は右後上方から左前下方の方向に傾いている．心尖部は体表にもっとも近くよく拍動する部分であり，体表からは第5肋間隙 左 乳 頭内側部付近にあたる．この部位を聴診すれば，心尖拍動として心臓全体の活動を把握することができる．心臓の大きさは，収縮時において握りこぶし大で，重量は成人で200〜300 gである．

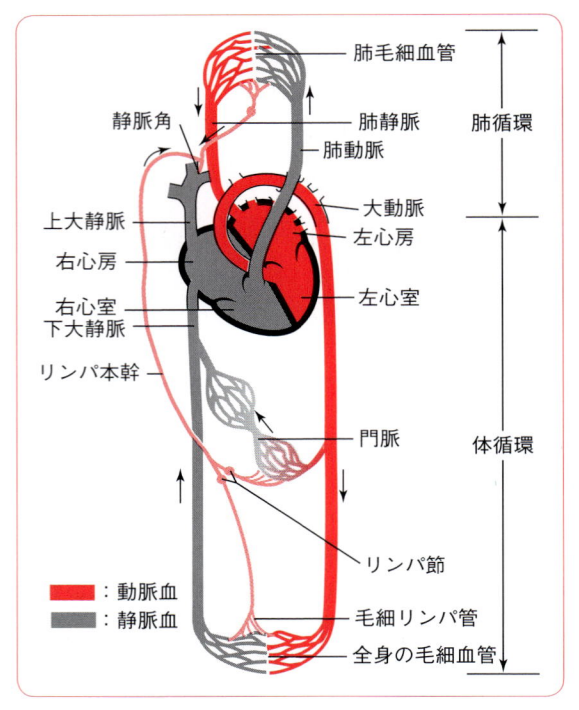

■ **図3-1　循環系（心血管系とリンパ系）の模式図**
心血管系には，全身をめぐる体循環と肺をめぐる肺循環の2経路がある．心臓の心室から出た血液は動脈を通して各器官に送られ，毛細血管を経て静脈になって心臓の心房にもどってくる．リンパ系は，毛細リンパ管から始まり，リンパ本幹となり静脈角から静脈に合流する開いた循環である．

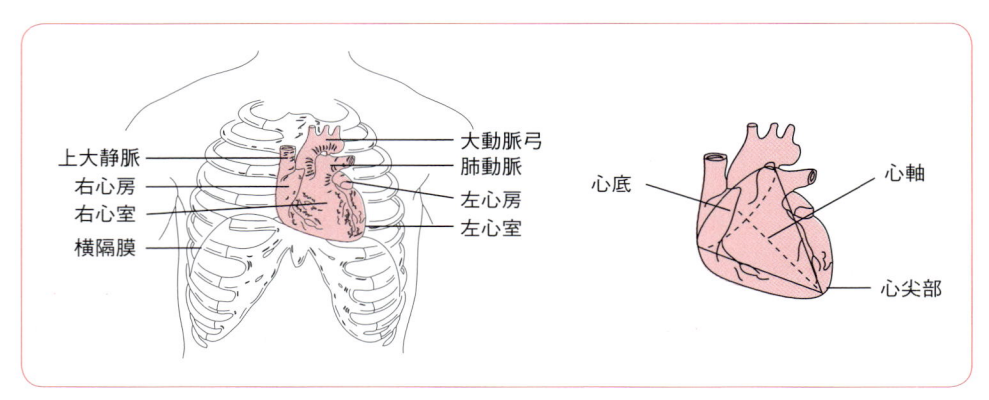

■ **図3-2　心臓の位置**
胸郭のなかでの心臓の位置（左図）．心臓は円錐に見立てると心尖部が体表に近くなる（右図）．心尖は第5肋間左乳頭内側に位置する．

2）循環器系の分類（肺循環と体循環）

　心血管系は，心臓を起点とする2つの循環器系，すなわち肺循環（はいじゅんかん）と体循環（たいじゅんかん）に分けられる．肺循環は肺と心臓の間の血液循環である．全身から戻った酸素の少ない血液（静脈血）が右心室から肺動脈を経て肺に送られる．肺において酸素が血液中の赤血球内のヘモグロビンタンパクに受け渡され，酸素に富んだ鮮紅色の動脈血が肺静脈を介して心臓の左心室に戻ってくる．肺循環においては，心臓から出ていく動脈（肺動脈）に静脈血が，心臓に入る静脈（肺静脈）に動脈血が流れていることになるので，体循環の場合と違っていることに注意する必要がある．

　また体循環は心臓と全身の組織との間に形成される．肺から心臓に戻ってきた動脈血は，

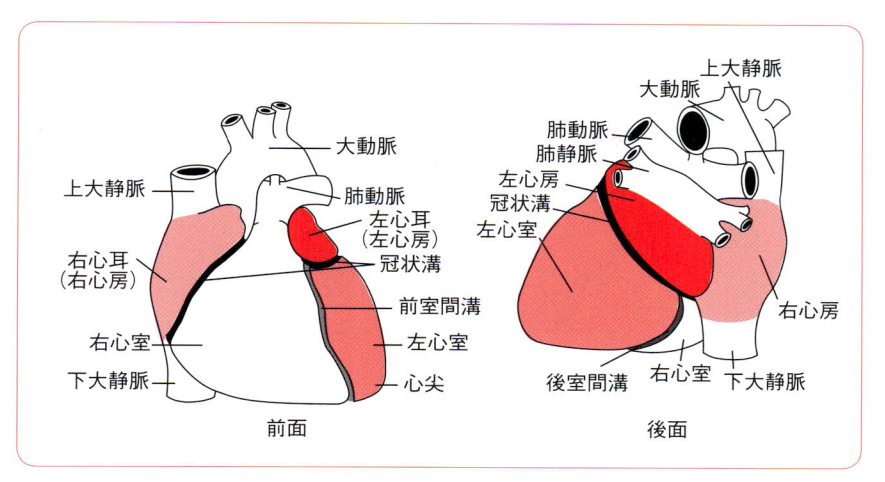

■ 図 3-3　心臓の外形と出入りする血管

左心室から全身の組織に送られ，酸素とともに栄養素を全身の細胞に供給し，細胞の成長や活動を支える.

　細胞の成長や活動で生じた老廃物や二酸化炭素を多く含んだ血液は，赤黒い静脈血となって上・下大静脈を経て心臓の右心房に戻ってくる.

3）心臓の内腔と出入りする血管

　心臓は血液を送り出すポンプの役割を果たすため，分厚い心筋組織が心臓の壁を作る. 心臓内部は中隔や弁装置によって上下左右の4つの内腔に分けられている. 左右上の内腔を心房，左右下の内腔を心室という. したがって，心臓は左心房，右心房，左心室，右心室の4つの内腔からできている（**図 3-3**）. 心臓は心軸に沿って回転しているため，右心室が前面に位置する. また左心室は左前面から後方に位置する.

　左右の内腔を仕切る壁を中隔といい，左右の心房を仕切る壁を心房中隔，左右の心室を仕切る壁を心室中隔という. 胎児期の心房中隔には卵円孔と呼ばれる小さな孔が存在し，左右の心房間が連絡しているが，出生とともに卵円孔は通常閉じて卵円窩というくぼんだ瘢痕組織に置きかわる. 終生開存する場合もある. また左右それぞれの心房と心室の間には，一方向（心房から心室への方向）にのみ血液の流れを許す逆流防止装置として機能する弁（房室弁）が存在する. 右房室弁は三尖弁と呼ばれ，左房室弁は僧帽弁とも呼ばれる（**図 3-4**）.

　それぞれの内腔には，大血管が出入りしている. 心房には静脈が入り，血液が心臓に戻ってくる. すなわち，右心房には上・下大静脈の2本の太い静脈が入り，それぞれ上半身および下半身から血液（静脈血）が返ってくる. 左心房には，左右2本ずつの肺静脈が，肺からの血液（動脈血）を心臓に運ぶ. 右心室からは肺動脈が肺へ向けて静脈血を送り，左心室からは大動脈が出て，動脈血を全身に送り出している.

　またそれぞれの心室と動脈の間には，動脈弁（肺動脈弁と大動脈弁）が存在し，逆流防止装置として機能している. 以上をまとめると，心臓の内腔とそれぞれの内腔に出入りする血管の構成は次のとおりである（**図 3-3**）.

　　上・下大静脈 ⇒ 右心房 ⇒ 右房室弁（三尖弁）⇒ 右心室 ⇒ 肺動脈弁 ⇒ 肺動脈

　　肺静脈 ⇒ 左心房 ⇒ 左房室弁（僧帽弁）⇒ 左心室 ⇒ 大動脈弁 ⇒ 大動脈

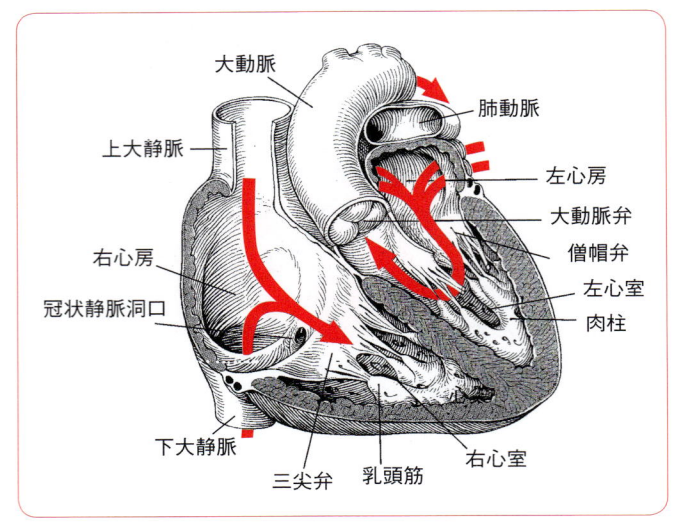

■ **図 3-4　心臓壁の構造**
最前面にある右心室の大部分と肺動脈起始部は取り除かれている．この切断面で4つの内腔がすべてみえている．太い矢印は血液の流れる方向を示している．

図中ラベル：大動脈／上大静脈／右心房／冠状静脈洞口／下大静脈／三尖弁／乳頭筋／右心室／肺動脈／左心房／大動脈弁／僧帽弁／左心室／肉柱

4）心臓壁の構造と刺激伝導系

❶ 心臓壁の構造（図 3-4）

　心臓の壁は基本的には血管と同じ3層構造（内膜・中膜・外膜）と同じである．すなわち心内膜，心筋層（中膜）と心外膜の3層から構成される．心内膜は血管の内膜に続き，単層の内皮細胞と少量の結合組織からなる薄い層である．

　房室弁や動脈弁は，心内膜が肥厚したもので，心筋組織を含まない．心筋層は，心筋組織からなり，心臓の収縮の原動力となる．また心房と心室の心筋層は不連続で，心房と心室の境界面にある4つの弁装置の周囲は特殊な結合組織（線維輪）が発達していて，心房と心室の間は組織的にも電気的にも遮断されている．心外膜は，心臓表面の漿膜で，後述の心膜の臓側板を構成する．心臓に分布する血管や神経は，心外膜の下の脂肪組織に埋まっている．

　この3層の中で心筋層が最も厚く，心臓壁の主体をなす．血液を送り出す心室の壁は心房より厚く，また全身に強く血液を送り出す左心室の壁は右心室よりも約3倍厚くなっている．心房の外観は心臓の耳のように見えるため，右心耳，左心耳と呼ばれ，それらの中にそれぞれの心房がある（図 3-3）．

　また，心房中隔には卵円窩というくぼんだ瘢痕組織がある．心室の内面は肉柱や乳頭筋と呼ばれる心筋組織からなる凹凸や突起がよく発達している．特にタケノコ状の乳頭筋からは腱索と呼ばれるヒモ状組織が房室弁を下側からつなぎ止めて，弁膜が心房側へ反転するのを防いでいる．しかし動脈弁にはそのような構造はない．右心室は心臓の前面に位置し，左心室はやや後ろ左側面に位置している．そのため右心室から出る肺動脈は，左心室から出る大動脈の前方に位置している．右心房には冠状静脈洞の開口部があり，心臓を養っている血液は概ね右心房に直接流れ込む（後述）．

❷ 刺激伝導系

　心臓は身体から切り離した状態でも，自律的に拍動している．その拍動は，全体でポンプとして機能し得る，心房と心室の収縮が交互に起こる調和のとれたものである．このように心臓には自律性と協調性を保つための収縮システムがあり，これを刺激伝導系または興奮伝導系という（図 3-5）．刺激伝導系は心筋組織のなかに存在し，電気的興奮を伝えるのは神経

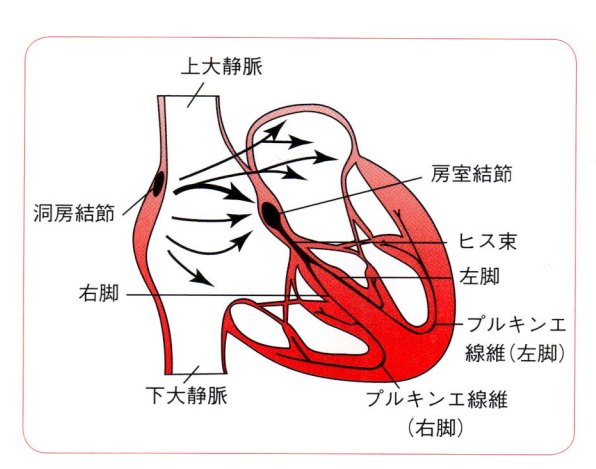

■ **図3-5　刺激伝導系**
矢印は洞房結節（ペースメーカー）から出た興奮の波を示す．心房と心室間の刺激の伝導はヒス束をとおしてのみ起こる．

ではなく**特殊心筋線維**（とくしゅしんきんせんい）と呼ばれる筋組織が変化したものである．

洞房結節（どうぼうけっせつ）（キース・フラック結節）は上大静脈口と右心耳の境界部の右心房壁中にあり，刺激伝導系全体の**歩調取り**（ペースメーカー）の役割を果たしている．**房室結節**（田原結節）は冠状静脈洞開口部近傍の右心房壁内にあり，**房室束**（ぼうしつそく）（ヒス束）に移行して線維輪を貫通して心室に至る．房室束は，心室中隔内で右と左の2脚に分かれて，それぞれが**プルキンエ（Purkinje）線維**の右脚と左脚となって心室壁全体に分散する．

❸　心臓の興奮

特殊心筋線維は一般の心筋線維よりも筋原線維（きんげんせんい）に乏しく，細胞質に富む筋線維からなり，収縮活動よりも電気活動としての興奮や伝導により適応した細胞である．心拍動のテンポはペースメーカーである洞房結節の興奮リズムによって決定される．この結節の筋線維は毎分70回くらいの自発収縮を行うが，さらにそれを調整するために，交感神経と副交感神経によって支配され，前者は興奮促進的に，後者は抑制的にリズムを調整する．

心房壁全体の収縮に伴って広がった興奮は，次の刺激伝導系である房室結節（田原結節）に集められ，ここから出発するヒス束に伝えられる．ヒス束は直径1mmほどの特殊心筋の束で，心房と心室をつなぐ唯一の筋組織になっている．それ以外の心房と心室の境界は電気を通さない硬い結合組織の板（線維輪）になっている．この絶縁版を貫いて，ヒス束は2脚に分かれ，心室中隔の左右の両面を分岐しながら下降する．ヒス束以外に心房から心室へ興奮が伝導されるルートが存在する場合，それらは不整脈の原因となりうる．

心室中隔の心尖部まで下降したヒス束は，網状のプルキンエ線維になって広がりながら，心室内面や乳頭筋に分布する．そして，一般の心筋線維に移行しながら心室全体に興奮が伝わり，大きな収縮力をつくりだす．プルキンエ線維は，他の心室筋細胞より直径も大きく，伝導速度も速い．これら一連の刺激伝導系の興奮伝導は，部位によって大きさや速度が異なる．その電気活動は体表面心電図として記録することが可能であり，さまざまな心疾患の診断に使われる．

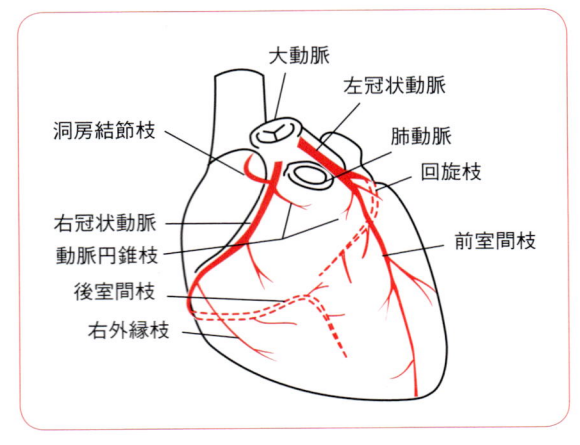

■ 図 3-6　冠状動脈

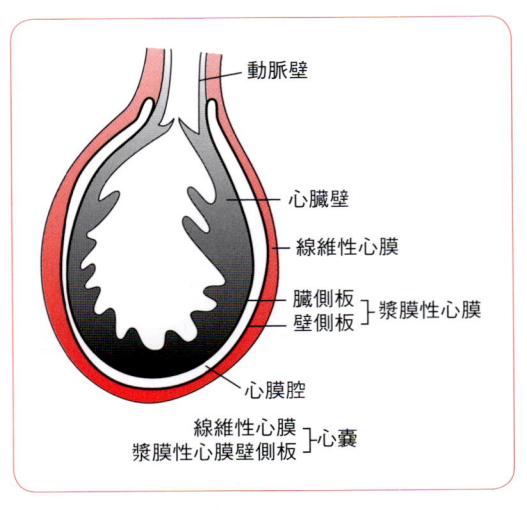

■ 図 3-7　心膜と心囊

5）心臓に分布する血管と神経

❶ 冠状動脈（心臓の栄養血管）

　心拍出量の 5 ～ 10%は心臓自身を栄養するために使われる．心臓自身を栄養する血管が冠状動脈（かんじょうどうみゃく）である（図 3-6）．右および左の冠状動脈は，大動脈弁の上面のバルサルバ洞から始まる．上行大動脈の最初の枝である．

　左冠状動脈の枝の左回旋枝（ひだりかいせんし）は後方にある左心室に，前室間枝（ぜんしつかんし）は前面の心室中隔前部に分布し，右冠状動脈は右心室と心室中隔後部に分布する．右冠状動脈の起始部近くには洞房結節へ血液を送る洞房結節枝という枝がある．冠状動脈は動脈間の吻合（ふんごう）が少なく，血行不全が狭心症や心筋梗塞を引き起こす．左右の大部分の静脈は，左房室溝にある冠状静脈洞に入り，冠状静脈洞は右心房に開口する．

❷ 心臓に分布する神経

　心臓には自律的収縮能があるが，拍動の速度を調節するため自律神経（じりつしんけい）が心臓を支配している．自律神経のうち交感神経（こうかんしんけい）は，心拍数増加などの心臓機能に対して促進的に，迷走神経（めいそうしんけい）（副交感神経（ふくこうかんしんけい））は抑制的に働く．交感神経は広く心臓に分布するが，副交感神経は洞房結節などのペースメーカー近傍を支配している．自律神経系は冠状動脈にも分布し，交感神経によって拡張，副交感神経によって縮小する．すなわち交感神経は心臓機能の興奮神経，副交感神経は抑制神経として機能している．

　また心臓には知覚神経も分布している．迷走神経や脊髄神経の知覚枝が支配している．狭心症（きょうしんしょう）のときの激しい痛みはこの知覚神経が働いている．

6）心膜

　心臓は心膜（しんまく）（心囊（しんのう））という大きな比較的硬い袋に包まれている（図 3-7）．心膜は厳密には硬い線維性心膜（せんいせいしんまく）と呼ばれる結合組織とその内側にある漿膜（漿膜性心膜壁側板（しょうまくせいしんまくへきそくばん））の 2 層からなる．この漿膜は心臓に出入りする大血管の基部で反転して心臓表面を覆う心外膜（漿膜性心膜臓側板（しょうまくせいしんまくぞうそくばん））に移行している．心臓と心膜の間には壁側と臓側（心外膜）によって覆われる腔所が形成され，心膜腔（しんまくくう）と呼ばれる．心膜腔には漿液（しょうえき）が分泌され，心臓収縮による摩擦（まさつ）を低

減する役割を果たしている．心膜腔に過剰に血液など体液が貯留し心臓が圧迫され，重篤な症状を呈することがある．これを心タンポナーデという．

2 心臓の機能

1）心筋線維の興奮

　心筋の活動電位は図 3-8 に示すように神経の活動電位や骨格筋の活動電位に比べ，持続時間が非常に長く，200 〜 400 ミリ秒に達する．静止膜電位は約−90 mV で，カリウムイオンの平衡電位とほぼ同じ値である．心筋に刺激が加えられ閾値を超えると，ナトリウムイオンに対する透過性が増し，急激に脱分極が起こり 30 mV ほどのオーバーシュートを有する活動電位が発生する．しかし，ナトリウムチャネルは速やかに不活性化する．心筋の場合，ナトリウムチャネルの不活性化後すぐにカルシウムイオンの透過性が増す．カルシウムイオンの筋線維内への流入は，図 3-8 に示したように長いプラトー相を誘導する．カルシウムイオンによって引き起こされるプラトー相は心筋細胞の興奮時間の延長に直接関与する重要な現象である．これは，心臓の興奮におけるカルシウムイオンの重要な働きの一つであるといえる．

　心筋における経過の長い活動電位が終わると，それに引き続く長い不応期が観察される．絶対不応期は約 200 ミリ秒，相対不応期はその約半分の 100 ミリ秒程である（図 3-9）．すなわち，心筋は一度興奮すると次の興奮が起こるまでに，少なくとも数百ミリ秒の時間が必要である．経過の長い活動電位のために興奮伝導系（刺激伝導系）以外の場所において興奮が起こっても，その興奮が心臓全体のリズムを乱すことがなく，不整脈が起こりにくい．この

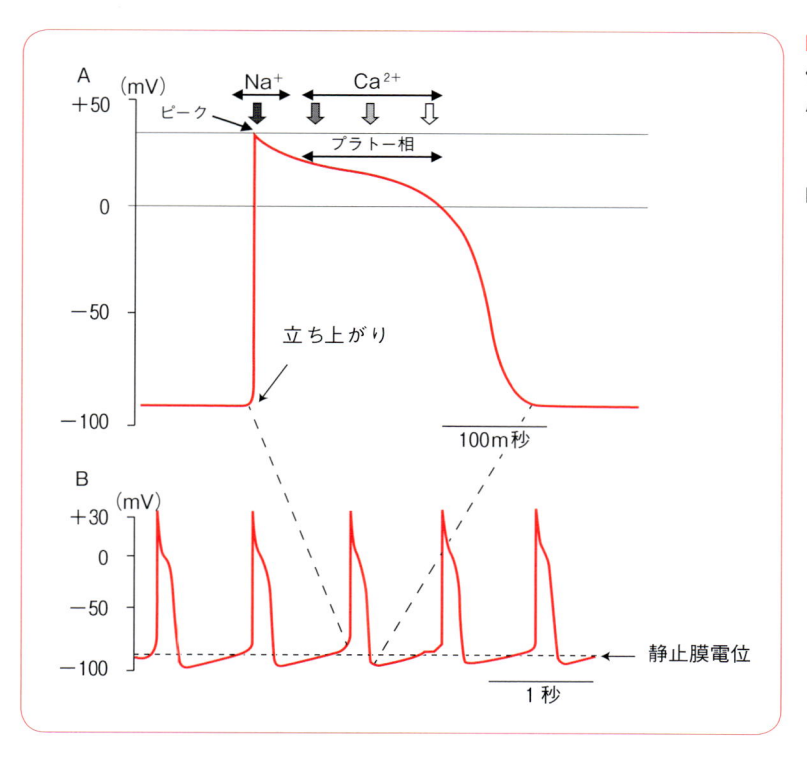

■ 図 3-8　心筋活動電位

A：横軸のキャリブレーションが 100m 秒の波形

B：横軸のキャリブレーションが 1 秒の波形

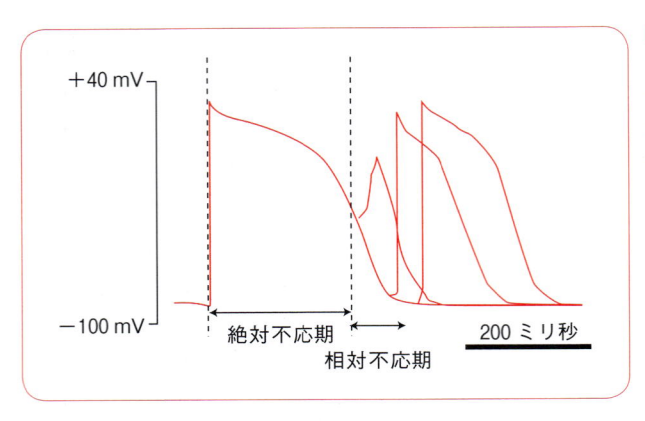

■ **図 3-9　心筋の活動電位と不応期の関係**
相対不応期の間には小さな活動電位が記録されるが，絶対不応期の時期には全く興奮が惹き起こされない．

ような長い時間経過は心筋の興奮が興奮伝導系のリズムに合った興奮を発生させるために，非常に重要な役割を担っているのである．心臓に発生した活動電位は洞房結節から心室筋の興奮に至るまでの経路において，それぞれの場所で活動電位の波形が異なる（**図 3-10**）．活動電位は洞房結節から遠ざかるに従って拡張期の再分極の傾きが緩やかになる．さらに，洞房結節と房室結節の活動電位の立ち上がり速度と振幅は他の部位で記録される活動電位よりも遅くて小さい．心房筋のプラトー相の方が心室筋のプラトー相よりも短い．また，不応期も心房筋で長く，心室筋で短い．興奮伝導系の最終部位であるプルキンエ線維は一般の心室筋線維よりも太く，活動電位の伝導速度は普通の心筋の約 6 倍であるため，心室内のインパルスは直ちに心室全体に伝えられる．また，プルキンエ線維の活動電位は極めて長い時間経過を有する．

2）心筋の収縮

心筋の収縮は基本的に骨格筋と同様，興奮収縮連関に基づいたメカニズムで引き起こされる．心筋では膜興奮と収縮の二つの過程が，時間的にかなりオーバーラップしている．その

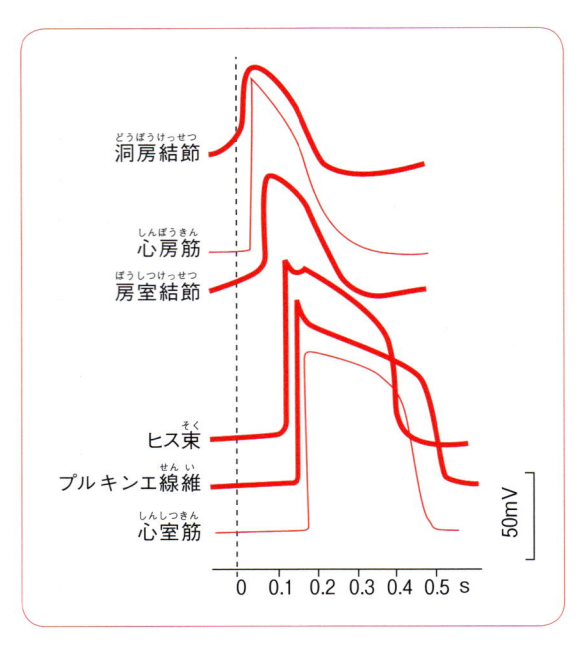

■ **図 3-10　興奮が進行していく過程において，心臓のそれぞれの部位で記録された心臓の活動電位**

ため，心筋の活動電位は弛緩期が始まってからようやく終了する．また，次の活動電位は長い絶対不応期（反応が起こらない期間）が終わらないと発現しない．心筋では，骨格筋にみられるような高頻度刺激によって引き起こされる収縮の加重や強縮といった現象は起こらない．心筋が強縮を起こさないということは，ポンプ機能を有する心臓にとって非常に重要な性質である．

心筋では横行小管系が発達しているのに対し，カルシウムイオンの貯蔵庫である筋小胞体の発達は極めて悪い．そのため，小胞体内のカルシウムイオン濃度は細胞外カルシウムイオン濃度に強く依存している．骨格筋と同様，心筋においてもカルシウムイオンの筋細胞内への流入が収縮の引き金となる．

また，収縮力は筋細胞内へのカルシウムイオンの流入量によって調節されている．心筋が十分な収縮力を発揮するためには細胞外から流入するカルシウムイオンだけでは不十分である．このため，流入したカルシウムイオンが細胞内に貯蔵されている多量のカルシウムイオンを遊離させる．これをカルシウムイオン誘導性カルシウムイオン遊離と呼ぶ．

3）心臓の収縮

心臓には左右の心房にそれぞれ僧帽弁と三尖弁と呼ばれる房室弁が存在する．これらの弁は，心室収縮期に血液が心室から心房へ逆流するのを防いでいる．心臓の収縮は基本的に収縮期と拡張期に分かれている．収縮期は心臓の容積に変化がなく心臓内圧のみが上昇する等容性収縮期と左心室内圧が大動脈拡張期圧（約 80 mmHg）を超え血液が駆出される駆出期に分けることができる．駆出期には心室内圧は最高血圧の 130 mmHg に達する（**図 3-14**）．

最高血圧を過ぎると心室圧は急激に減少するが，この時期は等容性弛緩期と呼ばれている．等容性弛緩期以後，心室内圧は急激に減少し拡張期に入る．この時期にはすべての弁が閉鎖し，心室内圧は 0 mmHg 近くまで低下する．さらに，心室内圧が心房内圧よりも低くなると房室弁が開き次の収縮に備えて，血液が心室内に流入する．心室内に血液が充満する時期を充満期と呼ぶ．この時期において，血液流入による心室内圧の変化はそれほど大きくない．心室容積は初期には急激に増えるが，その後はゆっくりと増加する．

心臓は主に栄養物の酸化分解（好気的代謝）によってエネルギーを得ている．すなわち，心臓に必要なエネルギーのほとんどは脂肪酸，ブドウ糖，乳酸など，様々な物質の酸化的リン酸化によって作られる ATP によって供給される．そのため，心筋は多くのミトコンドリアを含有している．特に，酸化分解の基質として遊離脂肪酸の割合が高いことから，脂肪酸を代謝できる．これは血液の pH を一定に保つのに役立っている．また，心臓のエネルギー供給は冠血流（冠状動脈血流）に強く依存しており，そのため，冠血流が断たれ酸素の供給が不足することは，心筋にとって致命的である．

4）心機能の調節

心臓は安静時毎分約 4 ～ 6 L の血液を駆出しているが，激しい運動時には，その 5 倍もの血液を駆出する．心臓における調節機能は，心臓に流入する血液量の変化に対応する心臓そのものが有する調節機能と自律神経系による反射性の調節の 2 つである．血液は駆出されて全身に送られ，静脈を通り再び右心房に戻る．心臓は流入した血液を自動的に駆出し，血液循環が成立するのである．

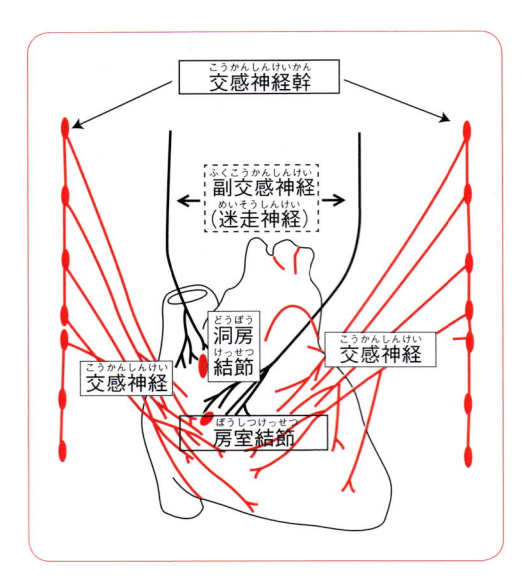

■ 図3-11　心臓における交感神経および副交感神経（迷走神経）の分布様式

血液が流入すると心臓には負荷がかかるが，心臓は駆出する血液の量として，心臓自身がこの負荷の調節を行っている．このような心臓が持っている調節機構はフランク - スターリング（Frank-Starling）の法則と呼ばれている．これは，心臓内に余分な血液の流入があると，それに対して心筋は過度に伸展され収縮力が増強し，結果的に強い収縮力が発生して自動的に余分な血液が動脈に駆出されるというメカニズムに基づいた法則である．

5）心臓の神経支配

心臓は延髄，橋にある心臓中枢に端を発した交感神経と副交感神経（迷走神経）の2重支配を受けている（図3-11）．自律神経は心臓に対して心拍数の増減あるいは収縮力の強弱を与えることによって，心臓の働きを調節している．これらの神経のうち，右側のものは主に洞房結節の働きと心拍数に作用し，左側のものは房室伝導および心室の収縮に対する作用が大きい．心臓に対する自律神経の作用は，副交感神経（迷走神経）がアセチルコリン，交感神経がノルアドレナリンを伝達物質として放出することにより発揮される．

迷走神経あるいは交感神経により誘導される心臓の興奮性変化は，以下に示すメカニズムによってもたらされる．迷走神経刺激により放出されたアセチルコリンは心筋に対しカリウムイオンの透過性を亢進し，膜電位をカリウムイオンの平衡電位に近づける．一方，交感神経末端から放出されるノルアドレナリンはカルシウムイオンの流入を増加させ，収縮力の増大を導く．

6）心電図（electrocardiogram：ECG）

心電図は心臓の興奮を体表面から導出した心臓の電気現象であり，興奮伝導系と心筋に発生した活動電位の総和であると考えられている．

心電図は導出方法によって肢誘導と胸部誘導に分けられる．肢誘導には両極肢誘導（B）と単極肢誘導（C）とがある．両極肢誘導は図3-12（AおよびB）に示すように，被験者の両手両足に電極を設置し，心臓の活動電位を導出する方法である．非常に簡便な測定法であるが，心臓の活動状態を評価するための多くの重要な情報を得ることができる．この

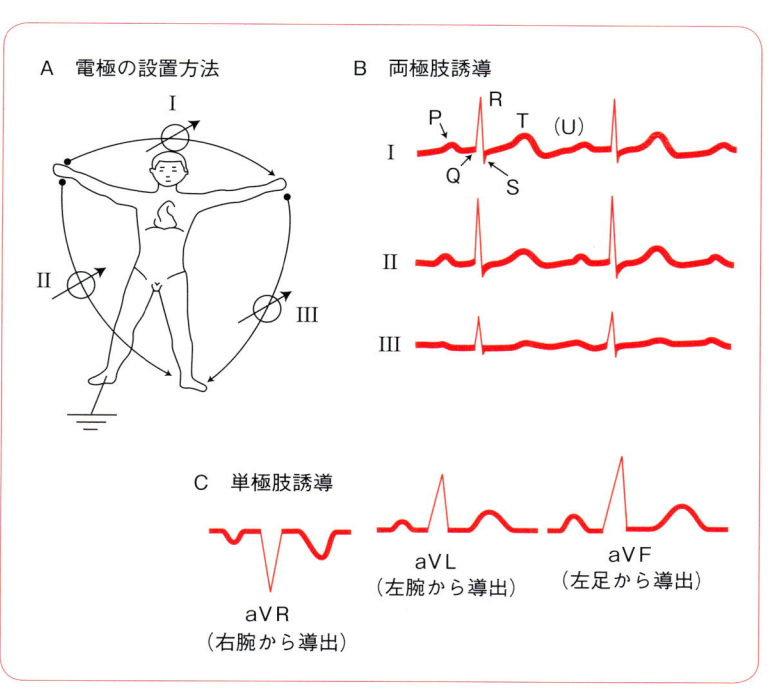

■ **図 3-12　心電図導出における電極の設置部位（A），両極肢誘導（B）および単極肢誘導（C）によって導出された心電図**

Ⅰ：右腕－左腕間の電位差，
Ⅱ：右腕－左足間の電位差，
Ⅲ：左腕－左足間の電位差，
aVR：右腕から記録された電位，
aVL：左腕から記録された電位，
aVF：左足から記録された電位

3

循環系

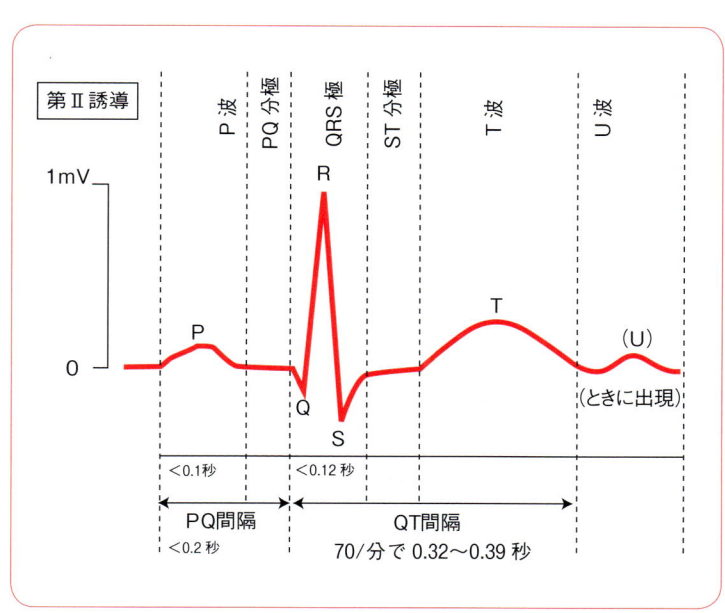

■ **図 3-13　第Ⅱ誘導により導出された典型的な心電図**

測定方法は左右の腕および左足に関電極，右足にアース電極を設置する．両極肢誘導では左右の腕に設置した電極間の電位差を記録する方法を**第Ⅰ誘導**，右腕左足の電極間の電位差を**第Ⅱ誘導**そして，左腕と左足の間の電位差を記録するものを**第Ⅲ誘導**と呼んでいる．典型的な標準肢誘導（両極肢誘導の第Ⅱ誘導）によって導出された心電図を**図 3-13**に示した．

　両極肢誘導によって記録された心電図は P，Q，R，S，T，U と呼ばれる波形から成り立っている（**図 3-12B**，**図 3-13**）．それぞれの波形は心臓興奮の様々な時期における活動状態を表している．大まかな心臓の活動状態，弁の開閉，心室圧，心房圧と心電図の波形との関

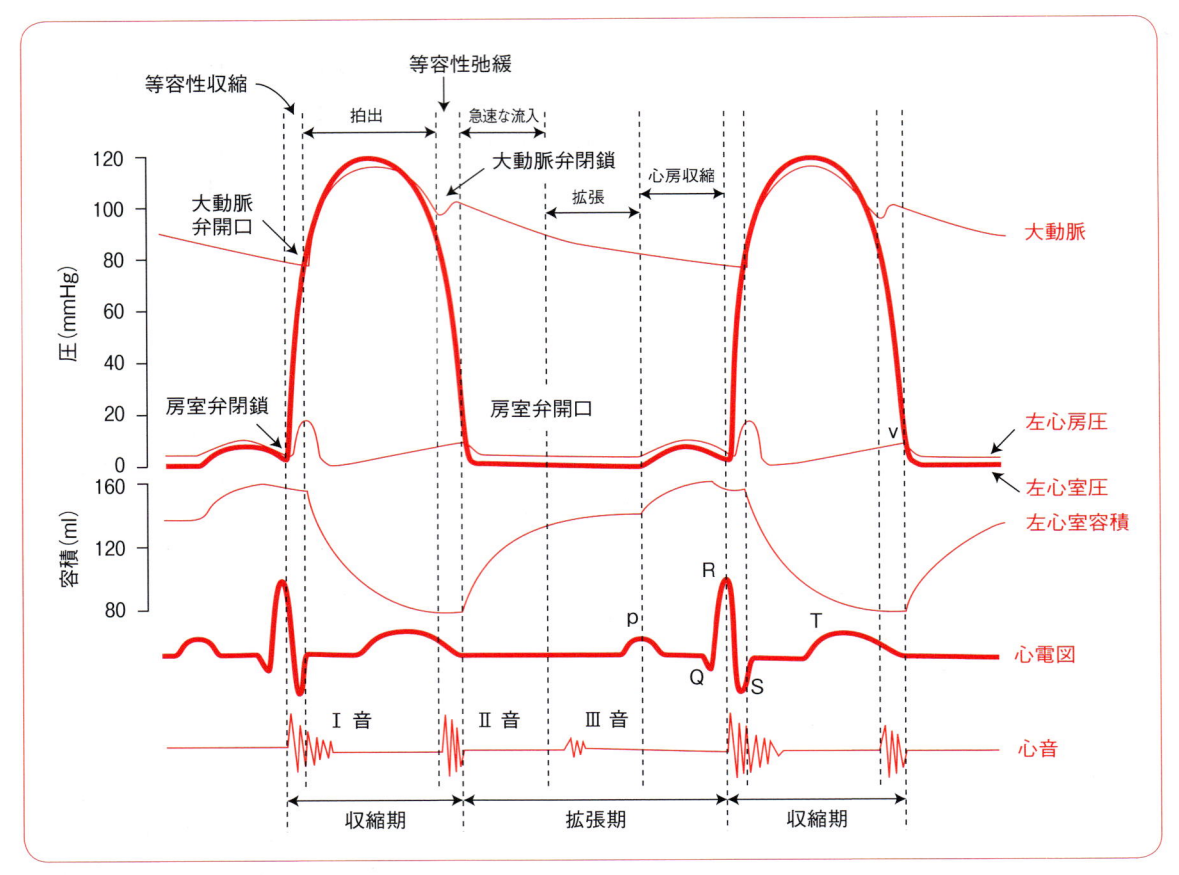

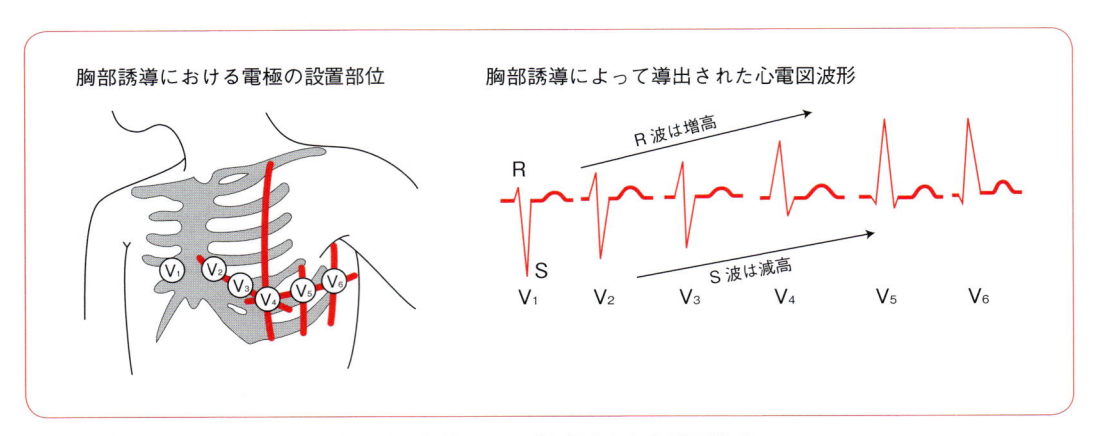

係およびそれぞれの時間経過を**図 3-14** に示した.

　P 波は心房の興奮を，QRS は心室の興奮を，また T 波は心室の回復期をそれぞれ示している. 単極導出は左腕，右腕および左足に設置したそれぞれ一つ一つの電極から導出した心臓の電気現象を表していると考えてよい. 単極肢誘導によって記録される心電図（**図 3-12C**）は両極肢誘導によって記録される心電図に比べ，それぞれの波形がはっきりしており，QRS

が非常に大きく記録される.

　胸部誘導は関電極を胸部に図 3-15 に示したように設置し，心臓の電気現象を単極導出するものである．この導出方法では電極はほぼ，心房における興奮が心尖部に向かって伝わっていく道筋に沿って設置されており，心臓の電気現象をより詳細に分析することができる．一般臨床に使用されている心電計が備えている増幅器は，時定数が 2 秒に設定され，紙送り速度は 2.5 cm/ 秒，電圧のキャリブレーションは 1 mV の電圧が 1 cm になるように調整されている.

7）心音

　聴診器を胸壁にあてることによって，心音を聞くことができる．心音は正常の場合 I 音と II 音からなるが，II 音に引き続く III 音が聞こえることもある（図 3-14）．これに対し，正常には存在しない異常音は心雑音と呼ばれる．I 音は収縮期の初めに発生し，心尖部で最も良く聞こえる．これは，房室弁が閉じるときに弁が発する音，左心室から駆出された血液が大動脈基部を振動させる音，および弛緩から収縮に移行する時に心室が発する振動の音が重なって生じるといわれている．II 音は心室収縮期が終わった時に発生する音で，大動脈弁および肺動脈弁が閉じるときに発生する．III 音はなかなか聞き取りにくいが，心房から心室へ急激に血液が移動するときに生ずると考えられている.

8）興奮伝導の異常

　（1）期外収縮：　拍動している心臓に刺激が加わると，正常拍動とは無関係に刺激に対応した収縮が引き起こされる．この収縮は絶対不応期に入っているときには起こらない.
　（2）完全房室ブロック：　房室間の伝導が完全に断たれる状態で，心室と心房が別のリズムで興奮してしまう.
　（3）脚ブロック：　プルキンエ線維の障害によって引き起こされる.
　（4）心房細動：　400 ～ 600 回 / 分というような，非常に速いリズムで不規則に生じる心房の興奮である.
　（5）心房粗動：　心房の一部分だけに，異所性の興奮が起こり，200 ～ 300 回 / 分の規則正しいリズムで一定した興奮が起こる.
　（6）心室細動, 心室粗動：　心室に細動や粗動が起こることで，心臓のポンプとしての機能が失われ，この状態になると速やかに死に至る.

9）心不全

　心臓におけるポンプとしての機能が失われ，血液が循環せず，末梢組織への酸素供給ができなくなる，この状態を心不全と呼ぶ．心不全に陥ると，生体は様々な代償機能を発揮する．その一つは，循環血液量を増やして，静脈還流を増やすことである．しかし，この状態が長く続くと，静脈血管内に血液が過剰に貯留し，静脈圧の上昇，浮腫やうっ血などの症状が現れる．このような，うっ血と心不全が同時に発症した状態をうっ血性心不全と呼ぶ.
　心筋梗塞などによって心臓のポンプ機能が低下すると，代償機構が働く．心臓の拡張期終了期の容積が増加し，フランク－スターリング（Frank-Starling）の機構に従って，心拍出量を回復させようとする．さらに，交感神経興奮による心拍数の増加および収縮力の増強，ま

た静脈血量の増加などにより静脈還流が促進される．このような，代償性反応は非常に速い時期に働く機構である．これに対し，心臓を構成する心筋細胞が太くなる，遺伝子的変化が起こることにより，収縮蛋白合成が変化する，あるいは，腎臓のナトリウムイオンと水の排泄が制限される，など，非常にゆっくりとした時間経過の長い代償も機能する．

❸ 血管の構造

　血管の壁は基本的に心臓と同じく3層（内膜，中膜，外膜）からなる．内膜は，ガスや栄養素，老廃物などの物質交換に役立つ構造で，単層の内皮細胞とわずかの結合組織からなる．中膜は平滑筋層を主体とし，しばしば弾性線維も含む．外膜は血管と周囲の組織を結びつける疎性結合組織からなる．また，太い血管の外膜には血管を養う細い血管や神経も存在する．

1）動脈の構造

　心臓から送り出された血液を物質交換の場である毛細血管まで送り届けるのが動脈である．動脈は内膜・中膜・外膜の3層からなり，毛細血管や静脈にはない特徴的な構造を持っている．血液を送り出すためには能動的，受動的に血管を収縮させることが必要である．このため中膜の平滑筋層が非常によく発達している．また，弾性線維が内膜と中膜の境界部（内弾性板）や中膜と外膜の境界部（外弾性板）に存在する他，中膜の平滑筋層内にも織り込まれている．

　大動脈など太い動脈は，弾性型動脈と呼ばれる．内弾性板がよく発達し，中膜では弾性線維の密な網状のネットワークが平滑筋層内に形成されている．これらは心臓から送り出された高い圧の血液を受け止めて，血管を受動的に収縮させるために工夫された構造である．心臓から遠い比較的太い血管は，筋型動脈と呼ばれる．血管壁の弾性線維の量が減少し，かわって平滑筋の発達が顕著である．能動的な平滑筋の収縮によって血管径を変化させて血圧・血行の調節を行う．動脈は心臓から遠ざかると分岐を繰り返しながら次第に径が減少し，小動脈，細動脈となって内膜のみからなる毛細血管に移行する．

2）静脈の構造

　動脈と同様3層構造を持つが，動脈に比較すると中膜の発達が悪い．したがって，血管壁が全体的に薄く，中の血液が青く透けてみえる．また弾性に乏しく，中に血液がないと容易に押しつぶされ，血管中膜平滑筋の収縮のみによって血液を心臓に返すことはできない．静脈内の血液は，心房や胸腔の陰圧，血管周囲の骨格筋の作用（筋肉ポンプ），重力などの助けを借りて心臓に戻る．その際，逆流が起こらないように中～大型の静脈壁にはところどころに弁（静脈弁）が発達している．特に体肢の静脈に多い．

　毛細血管につづく細い静脈は細静脈と呼ばれるが，場所によって比較的径の大きな血管になる．このような血管を洞様毛細血管，洞様静脈，または洞様血管と呼び，血液の貯蔵場として機能している．体循環の血液約4,500mLのうち静脈中の血液量は4/5の約3,600mLである．

3）毛細血管の構造

　細動脈と細静脈の間にあって，血液と組織の間の**ガス・物質交換**を行う血管が毛細血管である．動静脈にみられた平滑筋の中膜を欠き，血管の径は 5 ～ 15 μm ともっとも小さくなり，赤血球（直径約 7 μm）が形を変えてやっと通りぬけられるほどになる．毛細血管の壁は，単層の内皮細胞と基底膜からなる．枝分かれを繰り返すことによって，毛細血管の横断面の総和は大きくなり，そのためここで血流は大きく低速化して，ガス・物質交換が効率よく行われる．

4）血管の吻合

　通常動脈は毛細血管になったあと静脈になるが，毛細血管を経ずに血管と血管が連絡する場合を**吻合**という．腸間膜では，動脈同士また静脈同士で広く吻合がみられる．吻合が発達していると，一部の場所で血行障害が起きても，吻合枝によって血行が代償されて，組織への栄養や酸素の供給が途絶えることはない．このような代償性の循環路を**側副循環**または**側副路**という．

　動脈と静脈が毛細血管を経ずに直接連絡する場合を**動静脈吻合**という．指先，腸の絨毛，陰茎などにみられる．動脈の枝の間に吻合がない場合を**終動脈**という．終動脈の閉塞は，支配領域組織の壊死を引き起こす．すなわち梗塞である．脳や心臓の血行障害による梗塞は重大な症状（**脳梗塞，心筋梗塞**）がもたらされる．

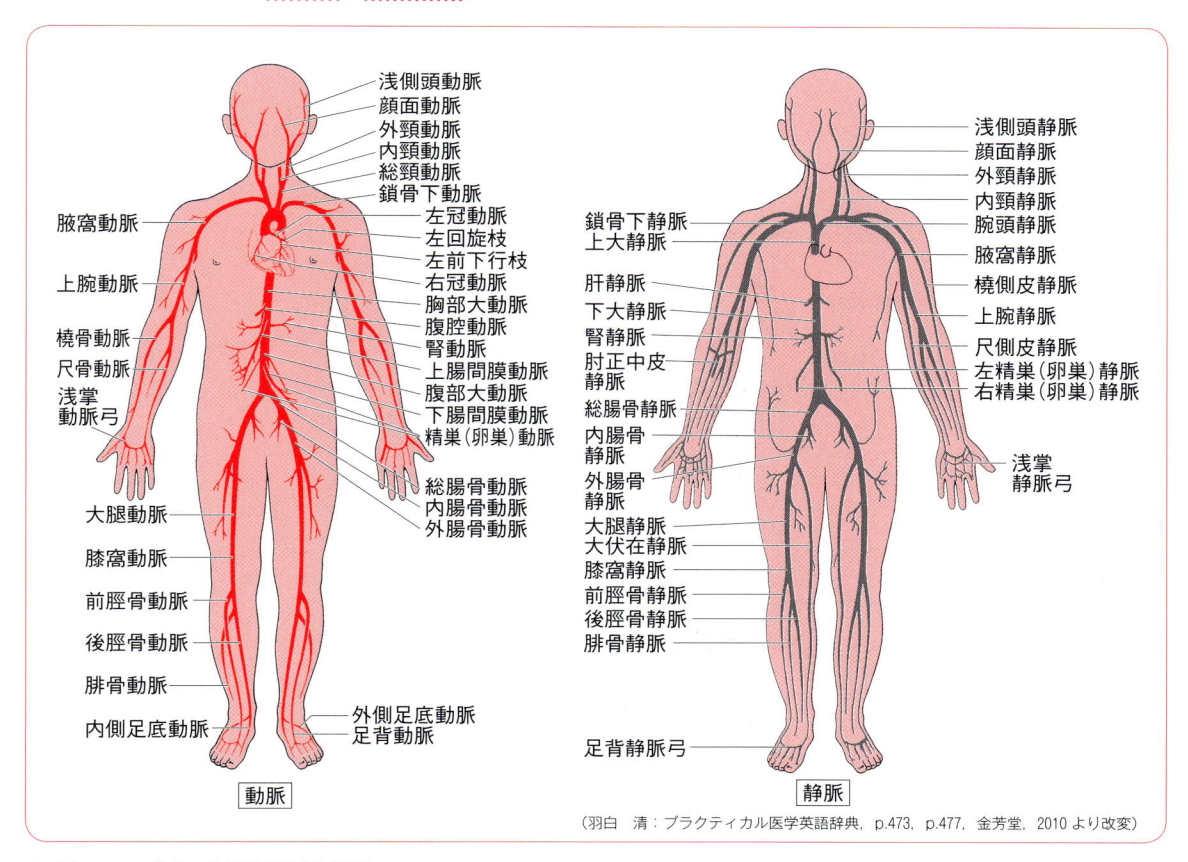

（羽白　清：プラクティカル医学英語辞典，p.473，p.477，金芳堂，2010 より改変）

■ **図 3-16　全身，主要な動脈と静脈**

4　動脈系と静脈系

1）肺循環と体循環

　肺循環では，肺動脈内を酸素分圧の低い静脈血が流れる．逆に肺静脈は酸素分圧の高い動脈血が流れ，全身の循環系（体循環）と異なる特徴がみられる（胎児循環を参照）.

　肺動脈幹は，左右の肺動脈に分かれ，肺門から肺内に入る．気管支に沿って走行，分岐し毛細血管となって肺胞に至る．なお肺動脈は，肺の機能血管であり，栄養血管は胸大動脈の枝である気管支動脈である．肺静脈は肺門で上下２本となり，左右合わせて４本の静脈となって左心房に注ぐ.

2）動脈系

　大動脈は，左心室から直接出る人体のなかでもっとも太い血管で，すべての体循環の動脈は大動脈の枝である．直径約２～３cmで，心臓から順番に上行大動脈，大動脈弓，胸大動脈，腹大動脈と名称を変え繋がっている（図3-17）.

　大動脈は左心室を出ると上行し（上行大動脈），弓状に左後方へ向かい（大動脈弓），下行大動脈となって左肺根を越えて第４胸椎の高さに至って食道と脊柱に前後をはさまれて下行する（胸大動脈）．胸大動脈は横隔膜の大動脈裂孔を貫通して，腹大動脈と名前を変える．腹大動脈は第４腰椎の高さで左右の総腸骨動脈に分かれる.

❶　上行大動脈の枝

　大動脈弁直上で，大動脈の最初の枝として左右の冠状動脈が上行大動脈から出ていく（図3-6）.

■ 図3-17　大動脈とその枝

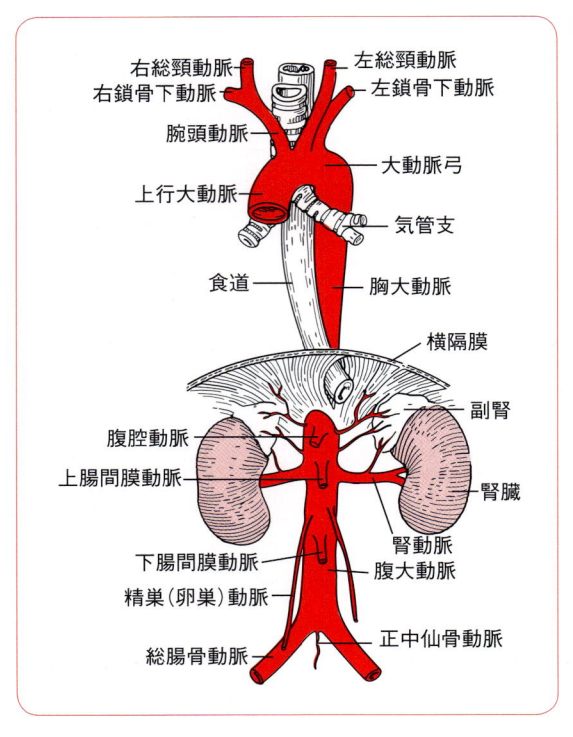

❷ 大動脈弓の枝

順番に, 腕頭動脈, 左総頸動脈, 左鎖骨下動脈の３本の太い枝が出る.

ⅰ）腕頭動脈

腕頭動脈は右総頸動脈, 右鎖骨下動脈に分岐する.

ⅱ）左右総頸動脈

外頸動脈, 内頸動脈に分岐し, 顔面, 頭蓋内にそれぞれ分布する. 内頸動脈は椎骨動脈とともに脳に栄養する主要な動脈で, 大脳動脈輪（ウィリス（Willis）動脈輪）を形成する.

ⅲ）左右鎖骨下動脈

鎖骨下動脈は腋窩動脈を経て, 上腕動脈となり, 前腕では橈骨動脈, 尺骨動脈に分岐する.

❸ 胸大動脈の枝

壁側枝として肋間動脈を出す. 同名静脈, 神経とともに肋骨下縁に沿って走る. 臓側枝として気管支動脈（肺の栄養血管）, 食道動脈（食道の栄養血管）を出す.

❹ 腹大動脈の枝

壁側枝として横隔膜や腹壁に比較的小さな有対性動脈を出すほかに, 臓側枝として腹腔内諸器官へ多くの動脈枝を出す. 腹腔動脈は一本の動脈として大動脈前面から出ると直ちに枝分かれして胃, 膵臓, 脾臓, 肝臓, 胆嚢, 十二指腸などへ血液を運ぶ. 次に前面から出る主要な枝には上腸間膜動脈, 下腸間膜動脈があり, 小腸や大腸に分布する. 腎動脈, 精巣動脈（卵巣動脈）は腹大動脈の側面から両側性に出て, 左右の腎臓や精巣・卵巣に分布する.

❺ 総腸骨動脈の枝

腹大動脈は第４腰椎の高さで左右の総腸骨動脈に分かれた後, さらに内腸骨動脈, 外腸骨動脈に分かれる. 内腸骨動脈は骨盤内臓や会陰, 外陰部に枝を出して分布する. 外腸骨動脈は鼠径靭帯の下を通過して大腿動脈と名前が変わり大腿前面を下行する. 膝の高さで後面に位置を変え膝窩動脈になり, 前脛骨動脈, 後脛骨動脈, 腓骨動脈に分かれて, 下腿, 足に血液を送る.

❻ 脈拍の触れやすい動脈

動脈には心拍による高い圧がかかっているので損傷すれば出血がひどくなる. 多くの動脈は体の深部を走っているので損傷の危険は低いが, 体表近くを走る動脈は損傷の危険が高い反面, 脈拍が触れやすいために脈をとるために使われる. もっともよく使われるのが母指側手首での橈骨動脈である（図3-18）. そのほか, 顔面動脈, 浅側頭動脈, 総頸動脈, 上腕動脈, 大腿動脈, 膝窩動脈, 後脛骨動脈, 足背動脈がある.

❼ 脳の動脈系

脳に血液を送る血管は椎骨動脈と内頸動脈の２つである. 椎骨動脈は頸椎の横突起の横突孔を上行し大後頭孔から頭蓋腔に入り左右が合流し脳底動脈となる. 脳底動脈は後大脳動脈に分かれるが, その間に多数の枝を出して延髄や橋, 小脳に血液を送る. 一方, 内頸動脈は脳底に至り中大脳動脈に繋がり前方へ前大脳動脈の枝を送る（図3-19）. 脳底では椎骨動脈系と内頸動脈系の血管が後交通動脈で繋がる. また左右の前大脳動脈は前交通動脈で繋がっている. この結果, 脳底には大脳動脈輪あるいはウィリスの動脈輪と呼ばれる特殊な環状の構造が存在する. ウイリスの動脈輪から大脳へ投射する主要な血管は前大脳動脈

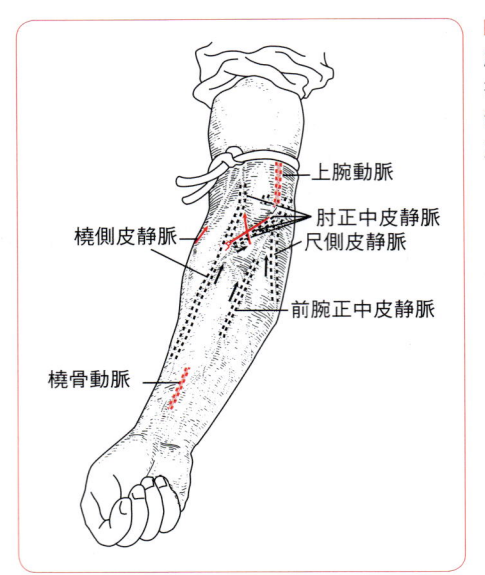

■ 図3-18　脈を触れる血管と採血する血管（上肢の血管）
脈を調べる時もっともよく使うのが，橈骨動脈である．親指を折って手を握り，上腕をゴムでしばると肘窩周囲の皮静脈が浮き出てくる．採血の際よく使うのが，肘正中皮静脈である．

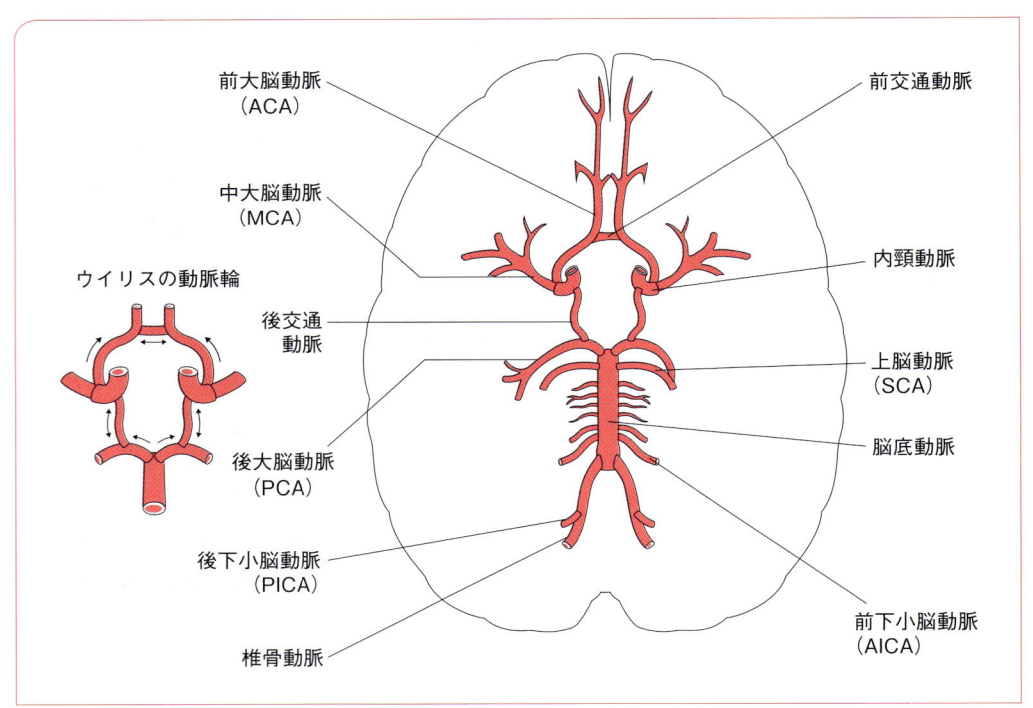

■ 図3-19　脳底の動脈
脳への血液は内頸動脈と椎骨動脈で送られ，大脳，小脳ともに3本の血管が支配する．脳底には，前交通動脈と後交通動脈によりウイリスの動脈輪が形成されている．

（ACA）・**中大脳動脈**（MCA）・**後大脳動脈**（PCA）の3本がある．このうち内頸動脈から移行する中大脳動脈が最も梗塞を起こしやすい．小脳へ投射する主要な血管も3本あり，脳底動脈からは**上小脳動脈**（SCA）・**前下小脳動脈**（AICA）が，椎骨動脈からは**後下小脳動脈**（PICA）が分岐し小脳へ投射する．これらは小脳に加えて橋や延髄の一部も支配する．例えば椎骨動脈や後下小脳動脈（PICA）の閉塞は小脳に加えて延髄外側の障害も同時に生じる

（ワレンベルグ症候群）．

3）静脈系

体の深部を走る静脈は，動脈と並んで走行する場合が多い．このような静脈を**伴行静脈**といい，1本あるいは2本の静脈が動脈に伴走する．名称は動脈と同名である．また，皮下を走る**皮静脈**，**門脈**，**硬膜静脈洞**，**奇静脈**などの特殊な静脈が，特定の部位に存在する．これらの静脈は，動脈と伴行しない．静脈は動脈よりも種類も数も多く，したがって静脈血は動脈血よりも量が多い．すべての体循環の静脈は本幹である上・下大静脈に合流して右心房に注ぐ．

❶　上・下大静脈と奇静脈系

上半身からの血液を集める静脈の本幹を**上大静脈**といい，頭頸部からの**内頸静脈**と上肢からの**鎖骨下静脈**が合流した左右の**腕頭静脈**がさらに合流したものである．下半身からの血液を集める静脈の本幹を**下大静脈**といい，左右の**総腸骨静脈**が合流したものであり，**腎静脈**や**肝静脈**の流入を受けて右心房に至る．

胸腹壁の血液は，脊柱の両側を上行する**奇静脈系**（右の**奇静脈**と左の**半奇静脈**）に運ばれる．奇静脈は上大静脈に合流する．また全身のリンパ液は，左右の**静脈角**（内頸静脈と鎖骨下静脈が合流する部位）に流入するリンパ本幹を経由して上大静脈を通って心臓に運ばれる．

❷　硬膜静脈洞

脳に送られた血液は硬膜静脈洞を経て内頸静脈・上大静脈を通って心臓に戻ってくる．硬膜静脈洞は，髄膜の最外層である**硬膜**の中に形成された血液の通路のことであり，通常の血管と構造が大きく異なっている．すなわち，固有の壁構造を持たず，収縮や弁装置がみられない．**上矢状静脈洞**などの静脈洞は合流したのち，**頸静脈孔**から頭蓋腔を出て，内頸静脈に移行する．

❸　門脈

腹腔内の消化管や膵臓，脾臓からの静脈は下大静脈に合流する前に，肝臓に入りもう一度毛細血管を形成してから肝静脈となって下大静脈に合流する．その時，消化器，脾臓からの静脈は合流して長さ6〜8cmの1本の静脈になってから**肝門**に入る．その静脈を**門脈**という（**図3-20**）．門脈によって小腸で吸収された栄養素が肝臓に運ばれる．すなわち門脈は肝臓の機能血管である．肝臓の栄養血管は**固有肝動脈**である．

肝硬変や肝癌などによって肝内の血流障害が起こると，門脈へ流れ込む血液が側副路を通って心臓に戻ろうとする．そのため，食道に**静脈瘤**ができたり，腹壁の皮静脈が怒張したりする．後者は，その形状から**メズサの頭**（caput medusae）と呼ばれる．

❹　皮静脈

全身の皮下組織には静脈網が発達し，ところどころで長い走行をとる静脈となって深部の伴行静脈に開口している．皮下組織のうすい人では皮静脈が表面に浮き出ていたり，青く透けてみえたりする．**皮静脈**は四肢によく発達している．

上肢の皮下静脈は，採血の際用いられるので重要である．手背の静脈叢から，**橈側皮静脈**，**尺側皮静脈**，**肘正中皮静脈**，**前腕正中皮静脈**などが出て，最終的に鎖骨下静脈に合流する．肘窩の肘正中皮静脈，前腕正中皮静脈が採血時によく使われる（**図3-18**）．

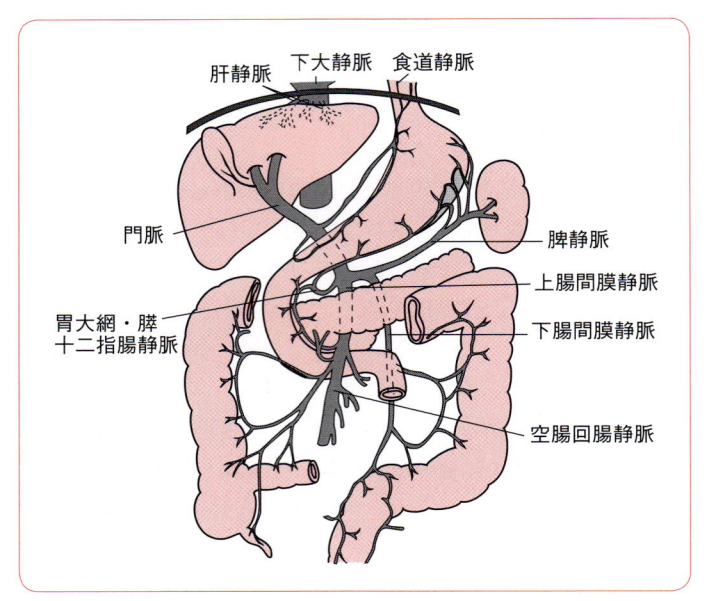

■ 図 3-20　門脈系

下肢の皮静脈は足背の静脈網からはじまり，大腿静脈に注ぐ大伏在 静 脈と膝窩 静 脈に注ぐ小 伏在 静 脈の2種類の大きな長い静脈になる．下肢の皮静脈には静脈弁が発達している．

5　血管の機能

1）血液循環

　血管系を機能的に分類すると，弾性型の動 脈（大動 脈）である弾性血管，終 末動 脈や細動 脈などの抵抗血管，細動脈の終末部にある括約筋血管，毛細血管において拡散と濾過に関与する交換血管，いわゆる静脈のことで血液を蓄える機能を有する容 量 血管，また動静脈吻合の構造を有し，交換血管を介さずに直接細静脈へ血液を導く血管で，短絡血管と呼ばれるものがある．これらの血管は生体内のあらゆる場所で機能し，血液循環において重要な役割を担っている．

　血液が流れる速度は，血管の断面積によって決まる．すなわち，流れる血液の容積は一定であるので，断面積が狭くなるほど流速は早くなる．血流量は血管の横断面を通る血流の直線速度と横断面積から算出することができる．血流速度は大動 脈 弁が開いた後急速に上昇し，駆出期の 1/3 の時に最大となり，駆出期の終わりにはゼロになる．また，心臓からの距離によって流速と脈 派（後述）は減少する．血液には粘性があるため，血管内を粘性流体の放物線を描いて流れている（図 3-21）．血液が流れる場合，流速がある程度小さければ，血液の各部位は流れの方向に対して平行で，流れの垂直方向においては相接する血流は混じり合うことがない．このような血液の流れを層 流と呼ぶ．静脈における血流はほぼ層流をなしていると考えてよい．そのため，体の他の部位から流れ込んでくる静 脈 血は本流の静脈血とあまり混じりあわない．

　血管内を流れる血液の流速は中心部が最も速く，中心からの距離が遠くなるに従って減速する．血管の内面は血管内皮で被われており，非常に滑らかな状態に保たれている．そのた

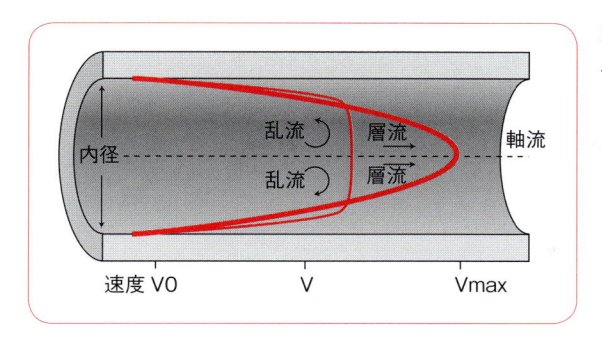

■ 図 3-21　血管内における血流の模式図
血管中央部における血流速度が最も早い.

め, 血管壁と血液との摩擦で血液が凝固することはない. 細い血管内を血液が流れるときには, 赤血球は血管の中心部に集まり, 血管壁近くには血漿のみが流れるようになる. これを軸索集中と呼ぶ. また, 血液の流速に影響する因子として, 血管の張力がある. 血管には弾性があり, 血管内圧の上昇に従って血管は伸張され直径は増大する. 特に毛細血管は血管壁の張力が小さいため, 破裂し難くできている. 血管を構成している平滑筋は自分自身で収縮することができるが, これは血管壁の緊張性を維持するのに役立っている. また, 血管に弾性があるため, 血圧が下降する時期には, この弾性力によって, 伸展された血管壁が収縮し, 貯留した血液が排出される. さらに, 弾性があることによって, 上行大動脈で認められる不連続な収縮期の血流は末梢動脈において連続した血流に変換される. このような血管壁の弾性による循環調節機能を**ウィンドケッセル（Windkessel）機能**と呼んでいる.

　静脈は末梢から心臓に向かって血液を輸送する経路であるので, 毛細血管における圧力が最も高い. 毛細血管における血圧は 15 ～ 20 mmHg, 小静脈になるとこれより少し血圧は下がって, 10 ～ 15 mmHg, さらに大きな静脈になると 5 ～ 6 mmHg に低下する. 心臓の右房においても 5 ～ 6 mmHg と比較的低い値を示している. 静脈還流は様々な要因によって影響を受ける. 骨格筋の収縮によって, 筋肉内の静脈が圧迫されて, 静脈還流量が増加する. このような筋収縮による還流量の増加を**筋肉ポンプ**と呼ぶ. 吸気時に胸腔内圧が低下し, 胸腔内血管の拡張, それに続く周囲の血管から血液を吸い込むような働きを, 呼吸ポンプと呼ぶ. また, 心臓自身にも吸引作用がある. これは, 心室が弛緩し房室弁が開口した時に, 血液が心室内に流入する現象をいう.

2）脈波

　心室の収縮によって大動脈基部に血液が急激に送りこまれると, この部位の圧力は一気に上昇し血管壁に大きな力が加わることにより, 血管壁が引き伸ばされる. 拡張された血管とその近傍の血管との間には圧力差が生じる. この圧力差によって血液は近傍の血管内に急激に流れ込み, この部の血管壁を引き延ばす. このようなメカニズムによって血管には心拍に一致した圧力の変動が生じる. これが**脈波**である（**図 3-22**）. 脈波は血管内を伝播するが, 血流に比べかなり速い速度で伝えられる. また, 脈波の伝播速度は血管壁の硬さや厚さあるいは血管の太さによっても影響を受け, 血管壁が硬く, 厚く細くなると, 伝播速度は速くなる. 通常, 大動脈と大腿動脈の間では 5 m/秒, 大腿動脈と足背動脈の間では 10 m/秒といわれている.

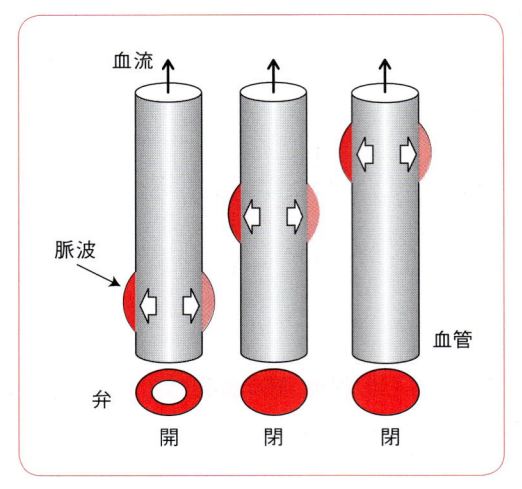

■ **図 3-22　脈波の発生メカニズム**
弁の開放後すぐに，血管内に多くの血液が流入し，血管壁が圧迫され，脈波が発生する．

3)　静脈還流曲線および心拍出量曲線

　体循環系の動作特性を調べると，**図 3-23** の点線で示したような<ruby>静 脈 還 流 曲 線<rt>じょうみゃくかんりゅうきょくせん</rt></ruby>が得られる．すなわち，大動脈の血流を一時停止し，毎分の心拍出量をゼロにした時の**右心房圧**（静脈圧）は約 7 mmHg であった．これは心臓が停止し，全身の血液が示す圧力で，主に静脈系容量と全身血液量との割合によって決まる圧である．つまり，拍出量の増大に伴って，静脈圧は減少するのである．その理由は，静脈系から動脈系へ，より多くの血液が流れると，それだけ静脈内の血液量が減少するからである．**図 3-23** の赤色で示した実線は<ruby>心拍 出 量 曲 線<rt>しんはくしゅつりょうきょくせん</rt></ruby>を示している．横軸に右房圧を，縦軸には心拍出量をプロットしてある．右房圧がゼロの時には拍出量は約 5 L 程度であり，右房圧が上昇するにつれて，心拍出量も増加する．これは**フランク－スターリング（Frank-Starling）の法則**に従っている．しかし，右房圧が 4 〜 8 mmHg になると，心拍出量はピークに達してしまい，これ以上増加しない．①で示した静脈還流曲線および心拍出量曲線との交点において静脈圧と心拍出量とが平衡に保たれている．

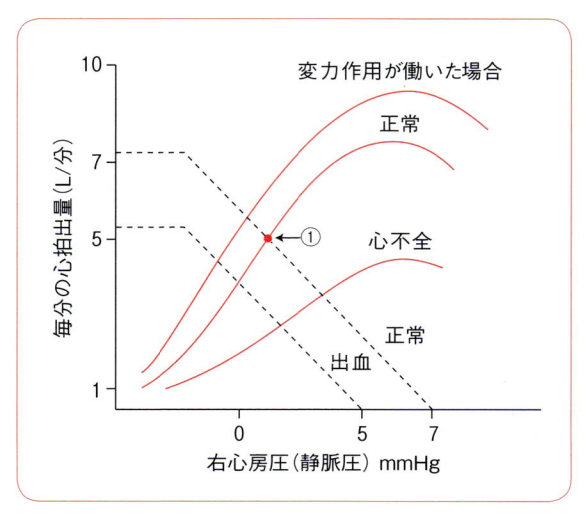

■ **図 3-23　静脈還流曲線（点線）と心拍出量曲線（実線）**
静脈還流曲線は正常の場合と，出血が起こった場合のグラフ，心拍出量曲線は変力作用が強力に働いた場合，正常な場合および心不全が起こった場合のグラフを示している．①で示した点は静脈圧と心拍出量が平衡を保った状態を示している．

4）循環の調節機構

　循環調節における基本的な情報の流れは，心血管系に存在する受容器に発生するインパルスである．末梢受容器に発生したインパルスは延髄の血管運動中枢に送られ，その情報は血管系に戻されるか，中枢神経系に送られ，循環機能が調節される．循環調節には（1）急速血圧調節系，（2）化学受容器が関係した反射，（3）中間型血圧調節系および（4）長期型血圧調節系と呼ばれる4つのメカニズムがあると考えられている．また，これらの調節機構に加え，中枢神経系の調節機構が存在し，生体内において血圧は複数の調節系によってコントロールされている．

❶　急速血圧調節系

　この系には圧受容器反射と心臓伸展反射がある．圧受容器反射は図3-24に示すように，胸部や頸部の大きな動脈の壁に存在する複数の圧受容器に発生したインパルスによって引き起こされる．主な圧受容器は大動脈弓と頸動脈洞である．これらの受容器は常に血圧をモニターしており，平均動脈圧と圧の変動，あるいは動脈圧上昇速度に関する情報を伝え，血圧の変化に対応して急速に血圧を調節する．動脈圧受容器による反射抑制はネガティブフィードバックのメカニズムによって作用を発揮する．動脈圧受容器は外膜に分布し，動脈圧によって伸展されることによってインパルスを発生する．

　圧受容器からの求心性インパルスは図3-25に示したように，頸動脈洞神経（図3-25の点線）を介して延髄の心臓抑制中枢および血管運動中枢へ送られ，交感神経系の抑制と副交感神経の興奮変化を惹き起こす．血圧上昇によって，交感神経系活動は抑制され，心拍数の減少や血圧低下がもたらされる．また副交感神経（迷走神経）系の興奮が進み，心臓の興奮が抑制され，心拍数の減少と血圧低下が誘導される．もう1つの反射として，心臓伸展受容器反射がある．この反射には心房受容器反射と心室受容器反射がある．心房には心房の伸展によって活性化する伸展受容器が存在し，心房の伸展によって求心性神経にインパルスが発生する．心房に存在する伸展受容器は，心房の収縮期に活動するAタイプと心室収縮末期に

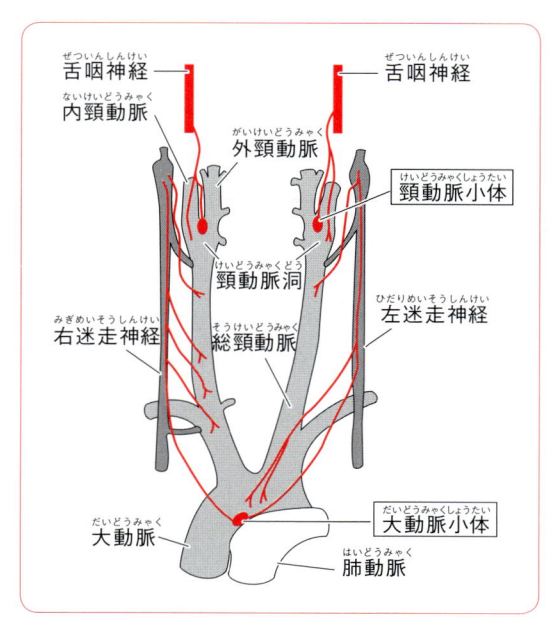

■ 図3-24　大動脈弓と頸動脈洞における圧受容器，および化学受容器である大動脈小体や頸動脈小体の分布様式
大動脈弓には大動脈小体，頸動脈洞には頸動脈小体が存在する．

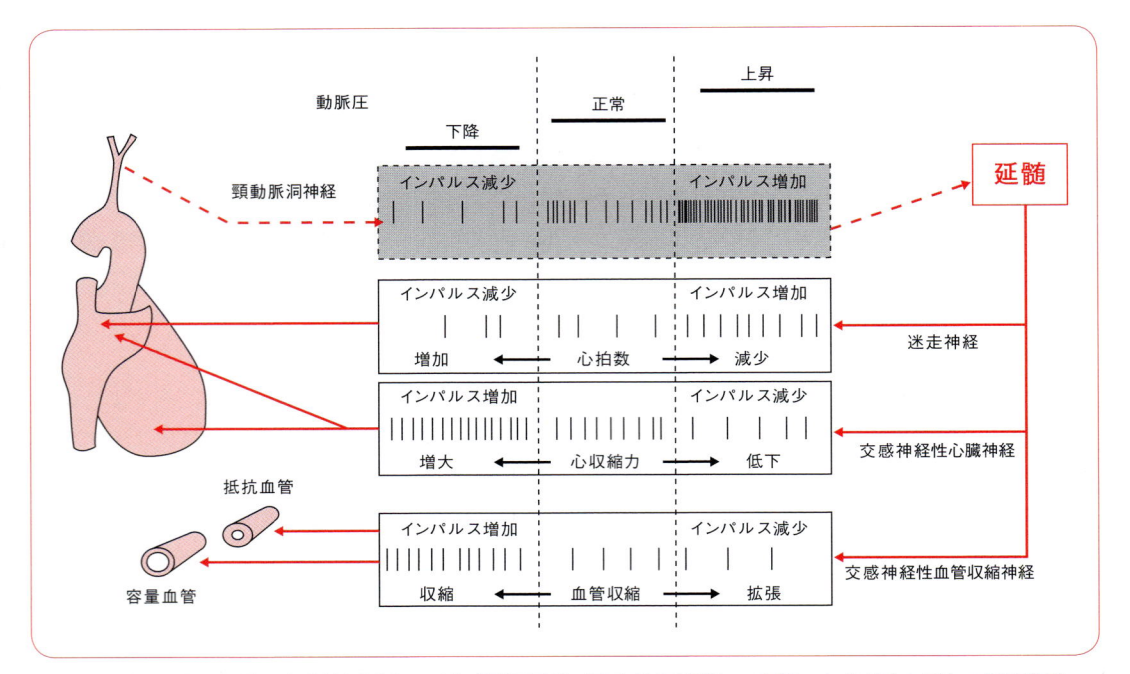

■ 図 3-25　心臓の機構，交感神経活動，副交感神経活動（迷走神経活動）の関係，およびそれぞれの時間経過
圧受容器からのインパルスは頸動脈洞神経によって中枢神経系に伝えられる．

興奮する B タイプの 2 つが存在する．これらの心房受容器からの求心性インパルスは迷走神経を通って上位中枢へ送られる．結果的に，A 受容器が興奮すると交感神経活動が増加し，B 受容器が興奮すると交感神経は抑制され副交感神経の活動性が増し，心臓の収縮が調節される．伸展受容器は心房だけでなく心室にも存在する．この求心性神経は心房の伸展受容器と同様，迷走神経である．この受容器は心室に複数存在し，心室の等容性収縮期に活動する伸展受容器である．心室が急速に拡張されると，心拍数の減少（徐脈）と血管拡張が反射的に引き起こされる．

❷　化学受容器が関連した反射
　頸動脈小体と大動脈小体は血液中の O_2 分圧の低下と CO_2 分圧の上昇によって活動し，インパルスを発生する．発生したインパルスは延髄の呼吸中枢と循環中枢に送られる．実験的に酸素に対する化学受容器を刺激すると，延髄の循環中枢に作用し，血管収縮と心拍減少が引き起こされる．たとえば，低酸素状態になると，動脈血酸素濃度を正常レベルに戻そうとする．つまり，呼吸器系に作用して，呼吸数の増加と 1 回換気量を増やす．同時に循環器系にも作用し，脳と心臓への血液量を増やして，酸素供給量を増やそうとする．すなわち，心拍数と心拍出量が増加し，また消化管や腎臓などの血管が収縮するのに対し，脳血管と冠状血管は拡張する．

❸　中間型血圧調節系
　中間型の血圧調節系には（1）毛細血管における体液移動，（2）血管の応力緩和および（3）レニン－アンギオテンシン系の 3 つの機構があり，これらは作用が現れるまでに，数時間の時間経過を要する．
　特にレニン－アンギオテンシン系は強力な血圧上昇機構であり，腎血液流が減少すると，

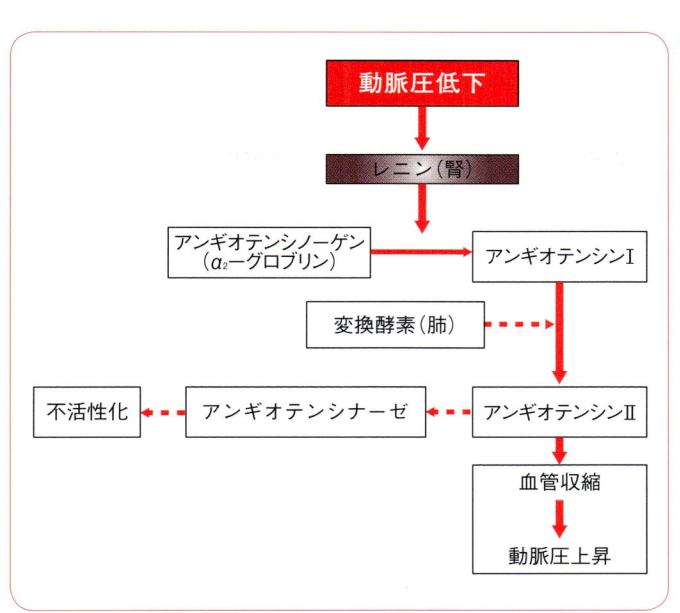

この調節機構が働く．レニンは 340 個のアミノ酸からなる分子量 40,000 の糖蛋白であり，腎で作られる．蛋白質の分解酵素として作用し，腎の糸球体近接装置の傍糸 球 体細胞から分泌される．レニンの分泌は腎血流の減少によって促進される．また，出血などによって血液量が減少し，糸球体にある圧受容器がこれを受容すると，反射的にレニンの分泌が亢進する．あるいは腎を支配する交感神経の興奮によっても分泌が亢進する．

　レニンは図 3-26 に示したようなメカニズムでアンギオテンシン II を産生し血管を収縮させる．アンギオテンシン II は生体内で最も強力な血管収縮作用を有する物質として知られている．さらに，アンギオテンシン II は副腎皮質の球 状 層（顆 粒 層）からアルドステロンの分泌を促進する．アルドステロンは腎でナトリウムの再吸収を増加させ，結果的に細胞外液が増加し，血圧は上昇する．血圧が正常な場合，アンギオテンシン II の血中濃度は 1 ～10 ng/100 mL であり，この濃度では血管収縮は引き起こされない．しかし，一旦血圧低下が起こると，アンギオテンシン II の合成が進み血管収縮が引き起こされる．この系が最大限機能を発揮するには約 20 分程度の時間が必要である．しかも，一旦この系が働き始めると，この作用は長時間続き，収縮を促進させる．アンギオテンシン II はアンギオテンシナーゼによって不活性化され，血中濃度が調節されている．

❹　長期間型血圧調節系

　長期間型血圧調節系は，基本的に血管容量と血液量を調節する機構であり，以下に示す 4つのメカニズムがあると考えられている．

　（1）心血管系の構造的変化：　高血圧が長期間続くと，心臓は肥大し，血管壁は肥厚する．また，血管が新生され，新たな血流路が作られる．このように，循環器系における構造的な変化を長期的調節機構と呼ぶ．さらに，アンギオテンシン II やアドレナリン，ノルアドレナリンも心筋や平滑筋の増殖にかかわっていることが明らかにされており，長期間型調節系には細胞増殖に関与する様々な因子がかかわっていると考えられている．

　（2）腎臓による体液調節：　血圧上昇が起こると，尿の排泄量の増加，細胞外液量の減少，

それによって血液量が減少し平均血液充満圧の減少が導かれる. 続いて静脈還流量と心拍出量の減少が誘導され, 血圧はもとのレベルに戻される.

（3）バソプレシン系による調節（抗利尿ホルモン）: 循環血液量が増加すると, 心肺部圧受容器がこれを感知し, 下垂体後葉からのバソプレシン分泌が促され, 腎の集合管での水分の再吸収が促進され, 最終的に循環血液量が減る.

（4）アルドステロン系: アルドステロンは腎の遠位尿細管と集合管に作用して, 尿細管におけるナトリウムイオンの再吸収を促進し, これに伴う水の再吸収が促進して体内のナトリウムイオン含有量および細胞外液量が増加する.

❺ 循環調節の中枢性調節

循環の中枢制御において特に重要な働きを有する中枢領域は, 延髄網様体およびその上位中枢としての機能を有する視床下部および大脳皮質であるといわれている. 延髄の網様体には血管運動中枢が存在するが, ここに端を発する交感神経性の血管収縮線維の持続的なインパルスは血管緊張の維持に関与している. これは常に, 末梢血管からの求心性インパルスによって変調されており, 末梢からのインパルスが減少すると, 血管運動中枢の活動性が増し, 交感神経におけるインパルスが増加し, 血管が収縮する. これとは逆に, 血管からのインパルスが増加すると, 血管運動中枢の活動性が抑制され, 交感神経の活動が低下し, 血管は拡張する. さらに, 血管運動中枢は呼吸中枢や他の上位中枢から入力を受け, これらの領域からのインパルスによっても変調を受けている.

5）血圧測定

血圧とは血液が単位面積あたりの血管壁に対して働く力である. しかし, 実際には血液は血管の中を流れているので, 血管壁に対し血液が及ぼす力は垂直ではない. このため, 厳密には血液が血管に及ぼす力を測定するには血流の方向を考慮して, 求めなければならないが, 実際には血管壁に対する垂直圧として算出している. 血圧は収縮期血圧である最高血圧と, 弛緩期血圧である最低血圧に分けることができる. 最高血圧は1回の駆出量, 拍出速度および動脈壁の弾性によって異なる. 最低血圧は末梢循環抵抗, 次の収縮までの時間および動脈壁の弾性率に影響される. 若い成人男性における正常な最高血圧（収縮期血圧）は約120 mmHg, 最低血圧（拡張期血圧）は約80 mmHgであるといわれている.

通常, 血圧を測定する場合, 水銀圧力計が用いられる. 血圧測定の方法には, 観血法と非観血法があるが, 一般にヒトの血圧を測定する場合には非観血法が用いられる. 非観血法は, 上腕動脈を対象にして間接的に血圧計を用いて測定する方法である. 血圧計は一般的に水銀計によるRiva-Rocci型血圧計（図3-27）が良く用いられている. この血圧計は圧迫帯によって上腕動脈の血流を一旦停止させ, その後, 圧力を徐々に下げることによって血流を再開させた時に発生する音を聴診することによって測定する方法である. そのため, 聴診法とも呼ばれる. また, 聴診が難しい場合には橈骨動脈の触診によって血流の再開を判断することもできる. この方法は聴診法に対応して触診法と呼ばれている. 圧迫帯の圧力を上げることによって上腕動脈の血流が止まると, 上腕部に設置した聴診器からは何の音も聞くことができない. しかし, 圧迫帯の力を徐々に下げていき血流が再開すると, 血液の乱流が発生して血管壁に血液が衝突する. この時に初めて音を聞くことができるが, これが最高血圧である. さらに, 圧迫帯の圧力を下げていき, 血流が増加すると, さらに聴診できる音の大きさは大きくなり, やがて消失する. この音が

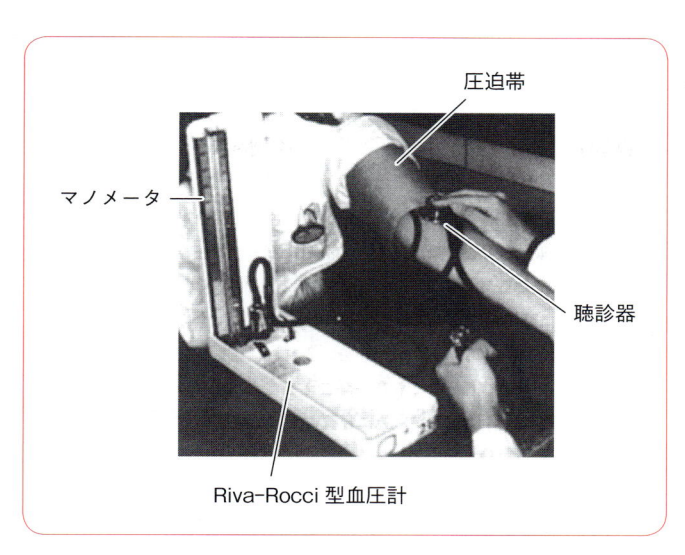

■ 図 3-27　Riva-Rocci 型を用いた血圧測定

圧迫帯

マノメータ

聴診器

Riva-Rocci 型血圧計

消失した時の圧力が**最小血圧**である．また，最高血圧と**最低血圧**との差が**脈圧**に相当する．

2　リンパ系

　全身の組織液は，毛細血管を経て血液中にもどるが，一部（約 10%）は，**毛細リンパ管**に入る．毛細リンパ管は合流してリンパ管になり，さらに合流を繰りかえして**リンパ本幹（ほんかん）**となって最終的に静脈に合流する．この開いた循環系（出発点と終点が異なる循環系）を**リンパ系**といい（**図 3-28**），リンパ管内を輸送される液性組織を**リンパ（液）**という．リンパ系

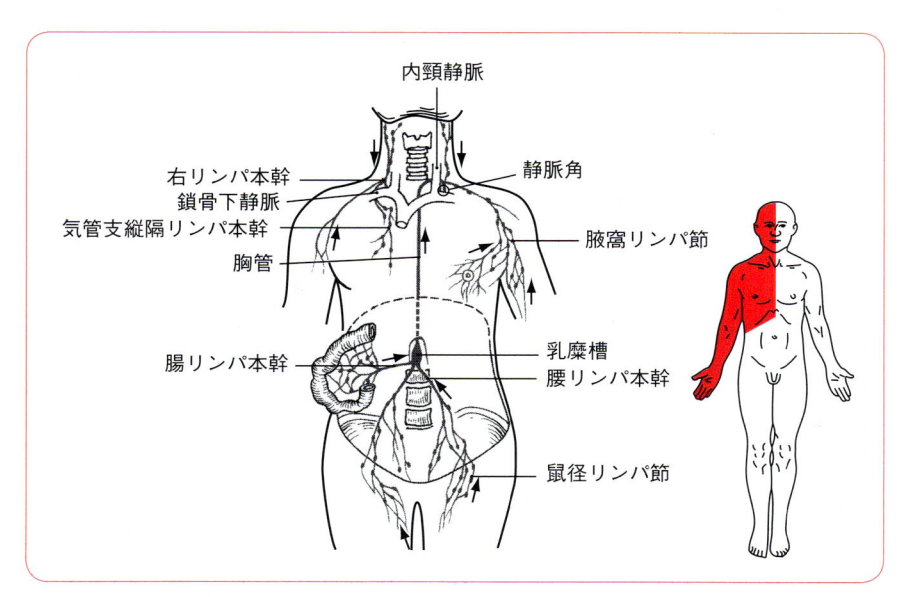

内頸静脈

右リンパ本幹
鎖骨下静脈
気管支縦隔リンパ本幹
胸管

静脈角

腋窩リンパ節

腸リンパ本幹

乳糜槽
腰リンパ本幹

鼠径リンパ節

■ 図 3-28　リンパ系
リンパ管はリンパ本幹となって静脈角に注ぐ．胸管，右リンパ本幹がそれぞれ左右の静脈角に合流する．リンパ系の支配領域は左右非対称である．色（赤）部分は右リンパ本幹，白地部分は胸管に注ぐ領域を表す（右図）．

は，リンパ管とリンパ節などのリンパ器官から構成される．後者にはリンパ節のほか，リンパ小節，扁桃，脾臓の白脾髄などが含まれる．

① リンパの流れ

　リンパは，組織中から毛細リンパ管に入る．毛細リンパ管は，毛細血管と似た構造を持ち，単層の内皮細胞と少しの結合組織が周囲を取り囲む．起始部は盲管となっているが，毛細リンパ管の上皮は不連続で，組織液が入り込めるようになっている．末梢組織内で細かく枝分かれして分布している毛細リンパ管は集まってリンパ管になる．リンパ管の構造は静脈に似て，壁は薄く，多数の弁を持つ．リンパ管はいくつものリンパ節を経由しながら合流を繰り返し，特定の場所でリンパ本幹を形成する．主要なリンパ本幹には頸リンパ本幹，鎖骨下リンパ本幹，気管支縦隔リンパ本幹，腸リンパ本幹，腰リンパ本幹がある．これらの場所では，リンパ節も集合している．これらリンパ本幹は右リンパ本管あるいは胸管に合流する．

　下半身および左上半身のリンパ管は胸管と呼ばれるリンパ総本幹に集合してくる．第1腰椎の前，腹大動脈の後ろで，下肢と骨盤のリンパを集めた腰リンパ本幹と腹部内臓からのリンパを集めた腸リンパ本幹が合流して，胸管の起始部になる．この部位は，腸管から吸収された脂質とリポタンパクが形成する脂肪滴（カイロミクロンなど）で白濁したリンパ（乳糜）の存在のため乳糜槽と呼ばれる．胸管は腹大動脈に沿って横隔膜を貫通し，脊柱の前を上行して左の静脈角に注ぐ．左側の頸リンパ本幹，鎖骨下リンパ本幹，気管支縦隔リンパ本幹は，静脈角の少し手前で胸管に合流する．胸管の全長は 35 ～ 40 cm である．

　右リンパ本幹は，右の頭頸部，上肢および胸部右半分のリンパを集めて右の静脈角に注ぐ．

3　循環器系の発達・老化

　胎児は羊水の中で発育するため，肺でのガス交換，消化管からの栄養素の吸収，泌尿器での老廃物の排泄などが機能せず，胎盤を通して母体が代行する．そのため循環系の経路が生後と大きく異なっている．

① 胎児循環（図 3-29）

❶ 臍帯

　臍帯は胎盤と胎児をつなぐヒモ状で，表面は羊膜と呼ばれる単層の組織で覆われ，なかには未分化で疎な結合組織（ワルトンゼリー）に包まれた 2 本の臍動脈と 1 本の臍静脈が通る．臍帯血には造血幹細胞と呼ばれる細胞が存在し，公的臍帯血バンクなどで保存され，白血病などの病気で移植を必要とする患者さんのために使われる．未分化な結合組織には間葉系幹細胞が含まれ，今後の移植医療への応用が期待される．

❷ 臍静脈・臍動脈

　臍静脈：胎盤から酸素と栄養素の豊富な血液（動脈血）を胎児に運ぶ 1 本の血管で，臍帯・臍から胎児内に入り，肝臓の下面で 2 枝に分かれる．1 枝は門脈に合流し，他の 1 枝は静脈管である．

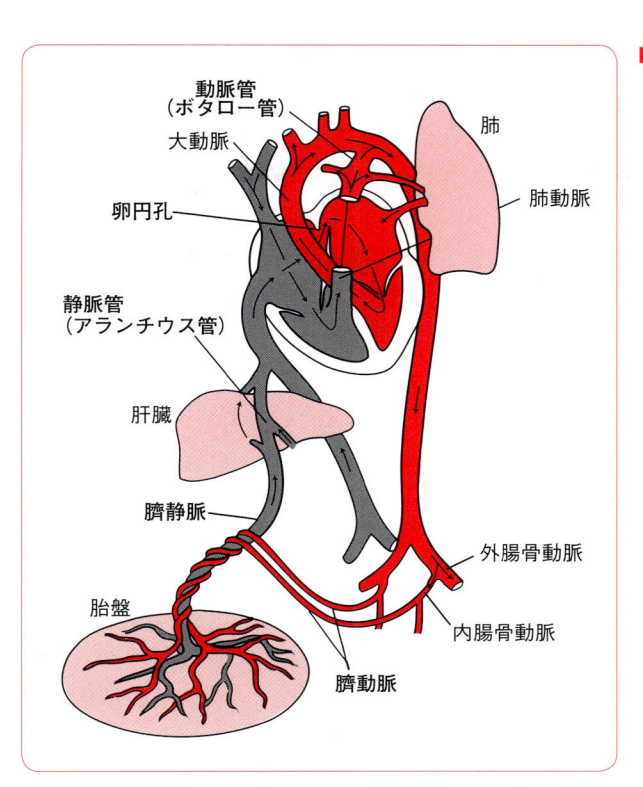

■ **図 3-29 胎生期の血液循環**

3

臍動脈：胎児の内腸骨動脈から出る 2 本の枝で，臍帯を通過し胎盤に至る．胎児からの<u>静脈血</u>を胎盤に送る．臍動脈は成人でも内腸骨動脈の枝として残存し，膀胱の上部一部などへ血液を送る．

❸ 動脈管（ボタロー（Botallo）管）

肺動脈と大動脈弓を連絡する血管で，肺動脈の血液は肺に入らずに大動脈に流れる．

❹ 静脈管（アランチウス（Arantius）管）

門脈に行く臍静脈（さいじょうみゃく）から分かれ，下大静脈に直接胎盤からの血液を注ぐ．胎盤から供給される動脈血は，胎児の肝臓における栄養の貯蔵，解毒を経ずに心臓に向かい，胎児の心臓のポンプ作用で全身に分配される．

❺ 卵円孔

左右心房間の壁である<u>心房中隔</u>に開いた孔である．胎盤から供給される栄養と酸素に富んだ動脈血は，下大静脈から右心房に入り，この卵円孔（らんえんこう）を通って左心房，左心室，大動脈へと送られる．

❻ 胎児循環から生後循環へ

臍帯の血流停止は，胎児血の二酸化炭素濃度上昇をもたらす．これが脳の呼吸中枢を刺激し，肺呼吸が開始される．胎児の肺循環抵抗は低下し，肺循環が機能し始める．肺からの還流は，左心房の内圧を高め，卵円孔が弁のしくみによって閉鎖する．また，動脈管と静脈管の血管平滑筋が収縮し管腔が閉鎖される．

以下の胎児循環特有の構造は生後それぞれ痕跡となり残存する．

卵円孔　⇒　卵円窩，動脈管　⇒　動脈管索，静脈管　⇒　静脈管索

❷ 血管の老化

　生体の器官や組織は老化に伴って様々な変化を示す．特に血管系では老化に伴って血管弾性の低下や血管内腔の狭小化が引き起こされ，血管抵抗が上昇し血流が悪くなり，結果的に血圧が上昇する．血管が硬くなるメカニズムに関しては血管内皮細胞における一酸化窒素やプロスタグランジン産能の低下に伴う血管弛緩作用の低下や炎症によるサイトカインをはじめとする種々の因子が関与すると考えられている．しかし，実際にはこのような血管の硬化が老化とどのような関係にあるかについてはほとんど明らかにされていない．

　血管の弾性が低くなる疾患として良く知られているのが動脈硬化症である．これには体内の中性脂肪や LDL-コレステロールの増加が原因となるといわれている．実際には，動脈の内膜と中膜の間にコレステロールなどの固まりがこびりつくことによって血管の内腔が狭くなり，動脈硬化が引き起こされる．現在，日本では最高血圧が 140 ～ 159 mmHg かつ／または最低血圧が 90 ～ 99 mmHg の場合，Ⅰ度（軽度）高血圧，最高血圧が 160 ～ 179 mmHg かつ／または最低血圧が 100 ～ 109 mmHg の場合にⅡ度（中等度）高血圧，最高血圧が 180 mmHg 以上かつ／または最低血圧が 110 mmHg 以上の場合にⅢ度（重症）高血圧，さらに最高血圧が 140 mmHg 以上かつ最低血圧が 90 mmHg 未満の場合には収縮期高血圧と定義されている（高血圧治療ガイドライン 2019）．加齢に伴う血圧の上昇は，拡張期血圧（最低血圧）に比べ，収縮期血圧（最高血圧）においてより大きく，80 歳を超える年齢になると平均最高血圧は 170 mmHg 程になるといわれている．

4章 神経性調節（神経系）

1 神経系のしくみ

❶ 神経系の役割と構成

　神経系は内分泌系や免疫系と並んで生体の恒常性の維持に働く他，学習・記憶・認知など
の高度な機能を生み出す仕組みである．神経系は主に神経細胞（ニューロン）とそれをサポ
ートするグリア細胞（神経膠細胞）からなる．神経細胞同士はシナプスと呼ばれる構造で繋
がっており，複雑なネットワークを形成している．このネットワークの中を電気信号となっ
た情報が流れ，多彩な高次機能が発揮される．

　神経系は中枢神経系と末梢神経系に分けられる（図4-1）．中枢神経系には脳と脊髄が属
し，末梢神経系は脳・脊髄から骨格筋に情報を伝えて運動を制御する運動神経，内臓や血管
の平滑筋や腺分泌を支配する自律神経，さらに脳・脊髄に感覚情報を伝える感覚神経の3つ
から構成される．

　中枢神経系は上から大脳・間脳（視床上域，視床，視床下部）・中脳・橋・小脳・延
髄・脊髄に分けられる．末梢神経は脳から12対の脳神経が，脊髄からは31対の脊髄神経
が末梢へ延びている．

■ 図4-1　神経系の構成

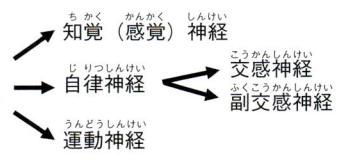

2　神経組織

1　神経系を構成する細胞

　中枢神経，末梢神経ともに神経細胞（ニューロン）とグリア細胞（神経膠細胞）より構成される（図4-2）．

1）神経細胞

　脳・脊髄には数百億にのぼるともいわれる神経細胞が存在する．神経細胞は様々な形のものが存在するが，概ね細胞体と軸索，樹状突起の部分に分けられる（図4-2，図4-3）．脳のなかで似たような神経細胞の集団をまとめて核と呼ぶ．末梢神経では神経の集団を節と呼ぶ．神経細胞が多数集まっている場所は肉眼的に灰色に見えることから灰白質，また軸索が密に存在する部位は脂質に富んでおり白く見え，白質と名付けられている．

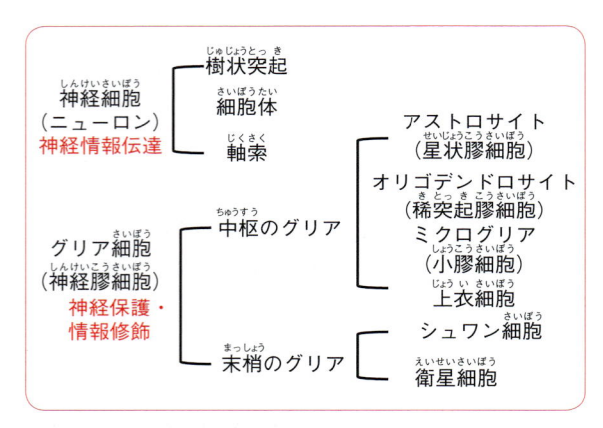

■ 図4-2　神経系を構成する細胞

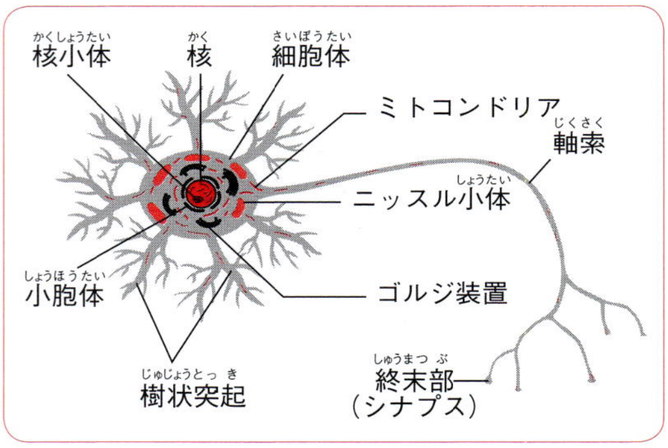

■ 図4-3　神経細胞の構造

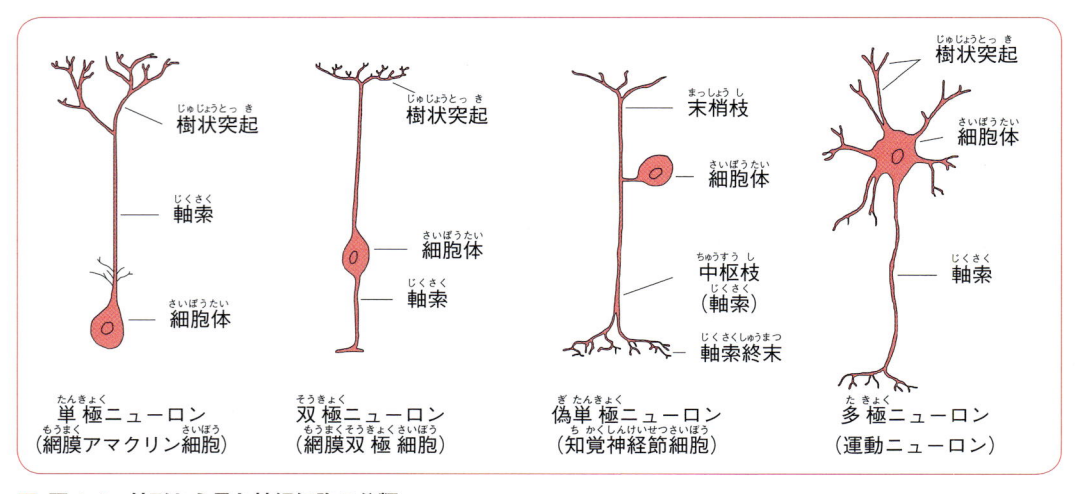

■ 図4-4　外形から見た神経細胞の分類

❶　細胞体

　細胞体は通常の細胞と同様，核と細胞質には細胞小器官（小胞体，ゴルジ装置，ミトコンドリアなど）を含む（図4-3）．また，蛋白合成が盛んで粗面小胞体が発達しておりこの集まりをニッスル小体と呼ぶ．さらに加齢に伴いリポフスチン顆粒と呼ばれる不溶性の物質の蓄積がみられることもある．

❷　軸索と樹状突起

　原則，1本の軸索と複数の樹状突起よりなる．軸索は情報を他の神経細胞へ伝える出力部分であり，樹状突起は他の細胞から情報を受け取る入力部分にあたる．樹状突起や軸索の多様な形態から神経細胞には様々な形が存在する．しっかりとした軸索を持たない無軸索ニューロン（網膜のアマクリン細胞）や双極，多極，偽単極ニューロンなど，場所により様々な形態をとる（図4-4）．

　軸索は細胞体からは1本伸び，その一部が終末部で分岐を形成する．細胞体から軸索が出た最初の部分は初節と呼ばれ，電気的な興奮（発火）を起こす場所であり，軸索流を調節している部分でもある．

・中枢神経の軸索：軸索には，その周囲が髄鞘（ミエリン）と呼ばれる脂質に富んだ組織で囲まれている軸索と髄鞘のない軸索がある．前者を有髄線維，後者を無髄線維と呼ぶ．髄鞘はグリア細胞の1つであるオリゴデンドロサイト（稀突起膠細胞）の突起が軸索の周りを何重にも取り囲んでできたものである（図4-5）．軸索は長いもので数十センチにも及び，1本の軸索には多くのオリゴデンドロサイトが髄鞘を形成している（図4-5）．髄鞘と髄鞘の間は軸索がむき出しとなり，この部位をランビエ絞輪と呼ぶ．軸索の情報伝達はこのランビエの絞輪をまるで飛び石をわたるように伝達するので（跳躍伝導），無髄線維の伝達よりもより伝達速度は速い．1つの稀突起膠細胞は複数の軸索に髄鞘を形成する（図4-5）．

・末梢神経の軸索：稀突起膠細胞は中枢にしか存在しないので，末梢神経の髄鞘はシュワン細胞というグリア細胞により形成される（図4-5）．末梢の運動神経・自律神経・知覚神経の軸索については，末梢神経の項参照．

・樹状突起：樹状突起は多数の枝分を有し，他の神経細胞軸索終末部より電気的興奮の情報を受け取る．樹状突起には多数の棘や茸状の突起を持つものがあり，これをスパイン（棘）という．スパインの上にシナプスが形成される（図4-6）．

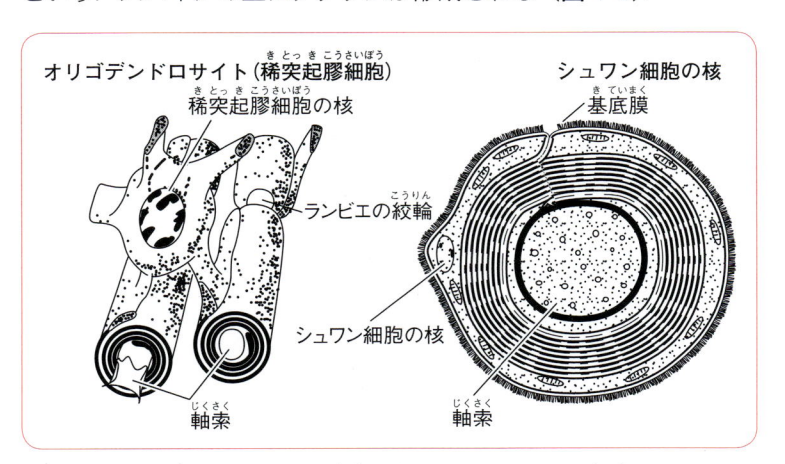

オリゴデンドロサイト（稀突起膠細胞）
稀突起膠細胞の核
ランビエの絞輪
シュワン細胞の核
軸索

シュワン細胞の核
基底膜
軸索

■　図4-5　髄鞘を形成するオリゴデンドロサイトとシュワン細胞

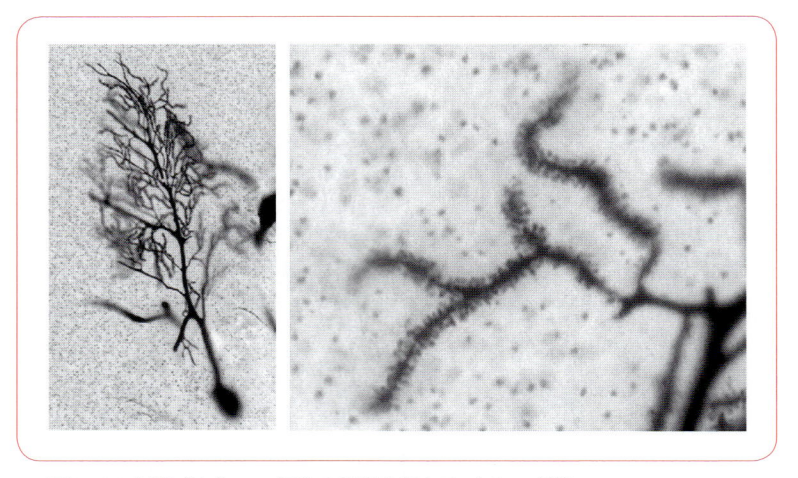

■ **図 4-6　小脳プルキンエ細胞の樹状突起とスパイン（棘）**
ゴルジ染色によるプルキンエ細胞の細胞体と樹状突起（左）樹状突起に見られる棘（右）

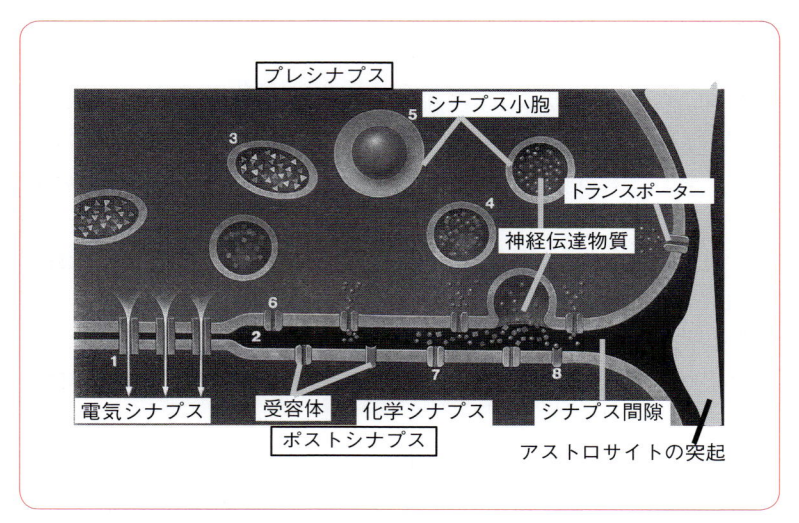

■ **図 4-7　シナプスの構造**

2）神経細胞間の情報のやり取りの場

❶　神経細胞が情報を伝える場シナプス

　神経細胞間の接点で情報をやり取りする場をシナプスという（**図 4-7**）．シナプスには電気シナプスと化学シナプスがある．電気シナプスは 2 つの神経細胞が直接接着し，イオンが通過できるパイプで繋がれる．このため，電気シナプスでは，時間の遅れが少なく情報が伝わり，複数の神経細胞を同期して興奮させることができる．化学シナプスでは一方向性に情報が伝達され，情報を受け渡す側を**プレシナプス**，情報を受け取る側を**ポストシナプス**という．プレシナプスとポストシナプスの間には隙間（**シナプス間隙**）があり，直接接着しない．プレシナプスから神経伝達物質が放出されポストシナプス膜上の受容体に作用して電気信号を引き起こす．

・プレシナプス：プレシナプスには**神経伝達物質**を含む**シナプス小胞**があり，その他 ATP

を産生するミトコンドリアも存在する．軸索から電気的興奮がプレシナプスに伝えられると，プレシナプス内の Ca イオンの増加とともに，シナプス小胞が膜に融合して含有する伝達物質を放出する．また，プレシナプスの膜には放出した伝達物質を回収するためのトランスポーター（担体）が存在する．

・ポストシナプス：シナプス間隙に放出された神経伝達物質はポストシナプス膜上の受容体に結合することにより，ポストシナプス膜の興奮を引き起こす．受容体にはチャネル構造をとるものがあり，伝達物質が結合すると受容体自身のイオンチャネル開きイオンの流れが生じる．たとえば，グルタミン酸やアセチルコリンの一部の受容体は Na チャネルを構成しており，Na^+ を細胞内に流入させる．また，GABA 受容体の一部は Cl^- チャネルであり，活性化とともに Cl^- を細胞内へ流入させる．このほか，チャネルを形成しない受容体も多く，多くは G 蛋白質共役型受容体（GPCR）と呼ばれ，伝達物質受容体に結合すると細胞内の Ca^{2+} や cAMP などの量を変化させポストシナプス側の神経細胞を興奮させる．どのような神経伝達物質がプレシナプスから放出され，どのような受容体がポストシナプスに存在するかで，シナプス活動は興奮性（脱分極）にも抑制性（過分極）にも作用する．

❷ シナプスから細胞体・軸索への情報伝達

樹状突起上の多くのポストシナプス膜の膜電位変化（興奮）は細胞体へ伝えられ，細胞体で膜の興奮情報が統合される．神経細胞体では内外のイオン濃度の違いから静止膜電位が−70〜−90mV 程度ある（**図 4-8**）．一般に細胞内は K^+ 濃度が高く細胞外は Na^+，Cl^- 濃度が高い．膜上の Na^+ チャネルが開くと外から Na^+ が流入し，正の電荷の流入により膜電位は上昇する．Cl^- チャネルが開くと Cl^- が流入し，負の電荷の流入により膜電位が低下する．また K^+ チャネルが開くと K^+ の流出が生じ，正の電荷の流出により膜電位は低下する．この他に，細胞外から膜電位に応答して Ca^{2+} を流入させるチャネルも存在する．

ポストシナプス電位がある程度上昇し（脱分極），一定の閾値を越えると発火（スパイク）が生じる（**図 4-8**）．特に軸索の初節（起始部）で発火が生じる．急激な多数の Na^+ チャネルの開口とともに急激に Na^+ イオンの流入が生じる．その結果，膜電位は 30 〜 50mV に至る．これに少し遅れて，K^+ チャネルが開口すると，急激に上昇した膜電位は正の電荷が流

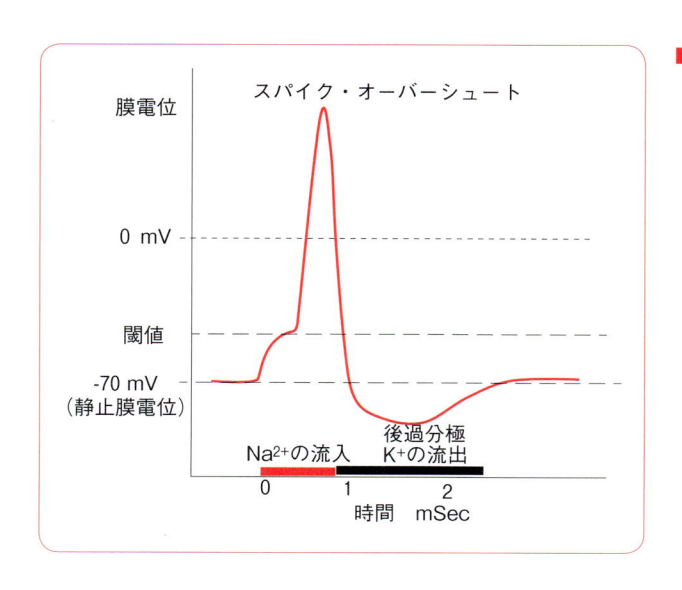

■ **図 4-8　活動電位**

出するため低下する（**図 4-8**）．さらに，K$^+$チャネルの開口時間が長いので，やがて膜電位は静止膜電位より少し低下する（過分極）．この過分極の時期を不応期と呼び，神経細胞が興奮しにくい状態になる．

　このように膜電位の脱分極が閾値以上になると膜電位変化はスパイクに変換されるが，スパイクはその頻度（周波数）が意味を持つようになる．いわばアナログ（振幅 AM）情報がデジタル（周波数 FM）情報に変換されることを意味する．この変換は，電気信号を減衰することなく長い軸索を伝えるには有利である．

❸　神経情報が軸索を伝わる仕組み

　スパイクとなった膜電位変化は有髄線維では受動的に次のランビエの絞輪まで到達する（**図 4-9**）．ランビエの絞輪には Na$^+$チャネルが密集しており，当該ランビエの絞輪で Na$^+$チャネルが開き Na$^+$が流入，活動電位が発生する（**図 4-9**）．そのときには先に開いた Na$^+$チャネルは閉鎖され，K$^+$チャネルが開き K$^+$が細胞外に流出し再分極が起きる（**図 4-9**）．発生した活動電位は次のランビエの絞輪まで受動的に伝わる．

　このようにして軸索に次々と活動電位を起こさせることにより電気情報が終末まで伝わる．有髄線維ではランビエの絞輪を飛び石のように伝わること（跳躍伝導）により，伝導速度が無髄線維と比べて速くなる．

❹　神経伝達物質とその動態

　化学シナプスで情報を伝達する神経伝達物質の代表的なものにはアセチルコリン，モノアミン（ドーパミン，ノルアドレナリン，アドレナリン，セロトニン，ヒスタミン），アミノ酸（GABA，グルタミン酸，グリシン），ペプチド（バソプレシン，オキシトシン，サブスタンス P，CGRP，NPY など）などがある．これらの伝達物質は脳の場所により使い分けられている．

　また，それらの受容体には様々な受容体があり，それぞれ特有の局在をしている．たとえば，グルタミン酸の受容体にはチャネル型と G 蛋白質共役型受容体（GPCR）がある．さらに，チャネル型には Na$^+$を透過させるもの（AMPA 型）もあれば Na$^+$と Ca^{2+}の両者を透過させるもの（NMDA 型）などがある．ドーパミン受容体は GPCR であるが，あるタイプは細胞内の cAMP を上昇させ，別のタイプは cAMP を低下させる．このように，同じ神経伝達物質でも受容体が異なれば，次の神経細胞に別の作用を与える．

　一方，放出された神経伝達物質が長くシナプス間隙にあっては，ポストの細胞を刺激し続けるので，速やかに取り除かれなければならない．この作用を行っているのはトランスポーターや分解酵素である．グルタミン酸の場合は，シナプスの側面に存在するアストロサイトの膜上のグルタミン酸トランスポーターが取り込む．GABA やドーパミンは，プレシナプス側にトランスポーターが存在し，再取込み後，再利用にまわされる．アセチルコリンではポストの膜表面にあるアセチルコリンエステラーゼがアセチルコリンをコリンに分解し，分解されたコリンがプレシナプス膜上のトランスポーターで回収される．回収されたコリンはプレシナプス内でアセチルコリンに変換し再利用される．これらの仕組みは化学シナプスでの情報伝達の停止機構として，またポストの細胞を過剰な興奮をさせないために重要な仕組みである．この仕組みの破綻がアルツハイマーなどの神経変性疾患や統合失調症などの精神疾患の原因ともなる．

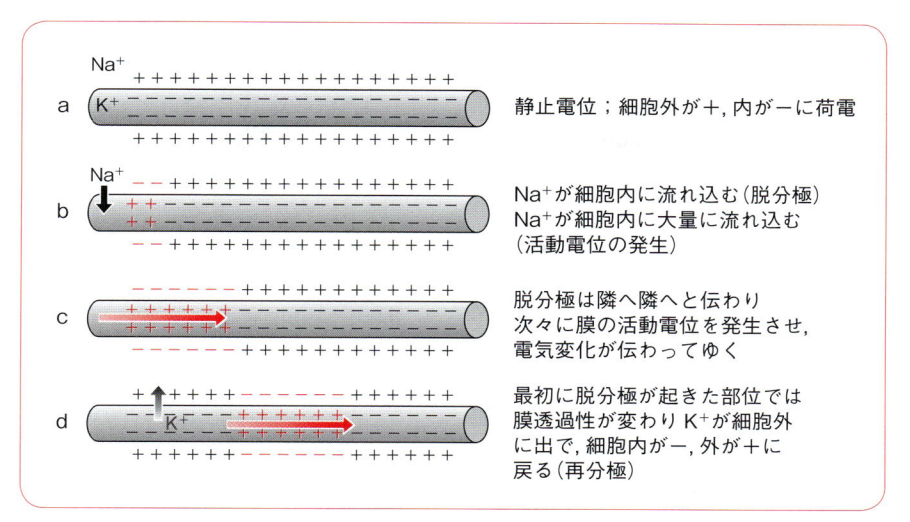

a　Na⁺　静止電位；細胞外が＋, 内が−に荷電

b　Na⁺　Na⁺が細胞内に流れ込む（脱分極）
Na⁺が細胞内に大量に流れ込む
（活動電位の発生）

c　脱分極は隣へ隣へと伝わり
次々に膜の活動電位を発生させ,
電気変化が伝わってゆく

d　K⁺　最初に脱分極が起きた部位では
膜透過性が変わりK⁺が細胞外
に出で, 細胞内が−, 外が＋に
戻る（再分極）

■ **図 4-9　インパルスの軸索伝導**

❺　シナプスの可塑性と記憶

　シナプスでの情報の伝わりやすさの変化が学習や記憶に関係する. 何度も興奮が伝わるうちに, シナプス小胞内の伝達物質が増加, あるいは放出しやすくなる, 受容体が増加する. これらは全てシナプス伝達の増強につながる. 逆に過剰な興奮が続くことによりシナプスの伝わりやすさが抑制される場合もある.

　また, シナプスが形成される樹状突起の棘（きょく）の形態変化やシナプスの数の変化, シナプスの細胞体からの距離の変化なども情報の伝えやすさに関わってくる. 脳では, このようにシナプスの数や性質が常に変化することができる. これをシナプスに可塑性（かそせい）と呼び, これが記憶のもとになっていると考えられている.

3) グリア細胞（神経膠細胞）

❶　グリア細胞の種類

　中枢神経系のグリア細胞にはアストロサイト（星状膠細胞（せいじょうこうさいぼう）, オリゴデンドロサイト（稀（き）突起膠細胞（とっきこうさいぼう）, ミクログリア（小膠細胞（しょうこうさいぼう）が存在する（**図 4-5**, **4-10**）. 脳室（脳のなかに存在する脳脊髄液を満たす場所）の表面を形成する上衣細胞（じょういさいぼう）も膠細胞に属する. 末梢神経では稀突起膠細胞に相当するシュワン細胞, 感覚神経節や自律神経節に存在するニューロンを取り囲むように存在する衛星細胞（えいせいさいぼう）が存在する.

❷　グリア細胞の形態と機能

・アストロサイト（星状膠細胞）

　膠細胞（こうさいぼう）のなかでは大きめの細胞体を持ち, 突起も多数存在する. また原形質性アストロサイトと線維性アストロサイトの2種類に分類される（**図 4-10**）.

　原形質性アストロサイトの細く扁平（へんぺい）な突起は脳内の血管壁を被う（終足：エンドフィート）. また, この扁平な突起は神経細胞間の隙間に入りシナプス周囲も被う. その結果, 多くの神経細胞はアストロサイトに多くの部分が囲まれた状態で存在する. このアストロサイトの終足の壁と毛細血管の内皮細胞同士の堅い連結が脳血管内の物質が脳内に侵入することを防いでいる（血液・脳関門（のうかんもん）.

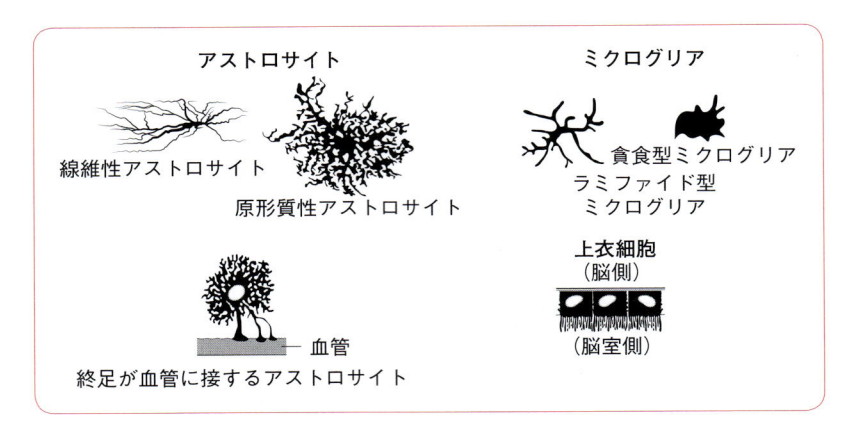

アストロサイト

線維性アストロサイト

原形質性アストロサイト

終足が血管に接するアストロサイト

血管

ミクログリア

貪食型ミクログリア

ラミファイド型
ミクログリア

上衣細胞
（脳側）

（脳室側）

■ **図 4-10　グリア細胞の形態**

　この他，アストロサイトには血管から取り込んだグルコースやアストロサイト内の乳酸を栄養源として神経細胞に供給する役割もある．また，シナプス間隙から速やかにグルタミン酸を取り除き信号の停止に関わる.

　線維性アストロサイトは主に神経線維の束のなかに存在する．細胞体は原形質性に比べてやや小さく突起も細く枝分かれが少なく滑らかである.

・オリゴデンドロサイト　（稀突起膠細胞）

　神経線維束に多く存在する．突起の数は少ない．中枢で髄 鞘（ミエリン）を形成する（**図4-5**）.

・ミクログリア　（小膠細胞）

　他のグリアと異なる細胞系譜（おいたち）を持ち，免疫系の細胞に近い役割を持つ．脳の発達過程でシナプスの剪定や軸索伸展にかかわる他，成熟した正常脳では細い突起を伸ばしたり縮めたりしながら一定領域内の異常の有無を常に調べている脳のパトロール細胞である（ラミファイド型ミクログリア，**図4-10**）.

　一旦異常が生じると異常部分へ突起を伸ばし，さらには細胞がアメーバー状に変化・移動し，異常部分の隔離と除去に働く．脳内で唯一，貪 食 能を有する（貪食型ミクログリア）.ミクログリアは脳を保護する役割と同時に，活性化の状態によっては炎症性サイトカインやフリーラジカルを産生して神経細胞を傷害する．ミクログリアは脳内の免疫系細胞であり，保護と障害の二面性を有する細胞である.

・上衣細胞

　脳室と脳実質の間に1層の壁を形成する細胞で繊毛を有する．脳実質と脳脊髄液間のバリアになると同時に物質の交換や脳脊髄液の流れを作る（**図4-10**）.

3　中枢神経系

❶ 中枢神経の発達と構成

　中 枢神経は脳と脊髄からなる．中枢神経は1本の閉じた神経管から形成され，最初に頭部に前脳胞，中 脳胞，菱 脳胞と呼ばれる3つの膨らみができ，前脳胞から終 脳・間脳，中

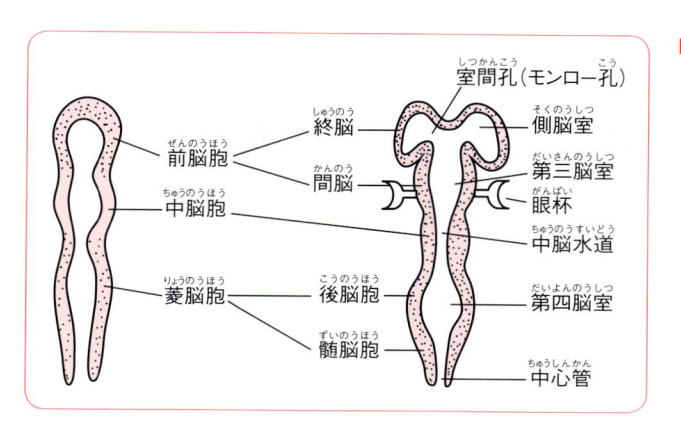

脳胞から中脳，菱脳胞から橋・小脳・延髄ができる．このうち終脳は左右に大きく発達し，神経管の頭部全体を被い尽くすまでになり大脳皮質が形成される．間脳からは網膜の元になる眼杯がのび，最終的には視床上部・視床・視床下部になる（図4-11）．神経管の尾部は脊髄となる．

　中枢神経の切断面をみると白っぽいところと灰色っぽいところがある．白い部位は白質と呼ばれ神経線維（髄鞘）が豊富な部位であり，灰色の部位は灰白質と呼ばれ神経細胞に富む部位である．脊髄では表面に白質が，大脳では表面に灰白質がある．

2 大脳の構造と機能

　大脳（終脳）は哺乳類，とりわけヒトでは最も発達している．大脳は真ん中の大脳縦裂により左右の半球に分けられる．大脳の表面は盛り上がった部位（回）とその間の窪み（溝）が存在する．大脳半球には3つの比較的深い外側溝（シルビウス溝）・中心溝・頭頂後頭溝

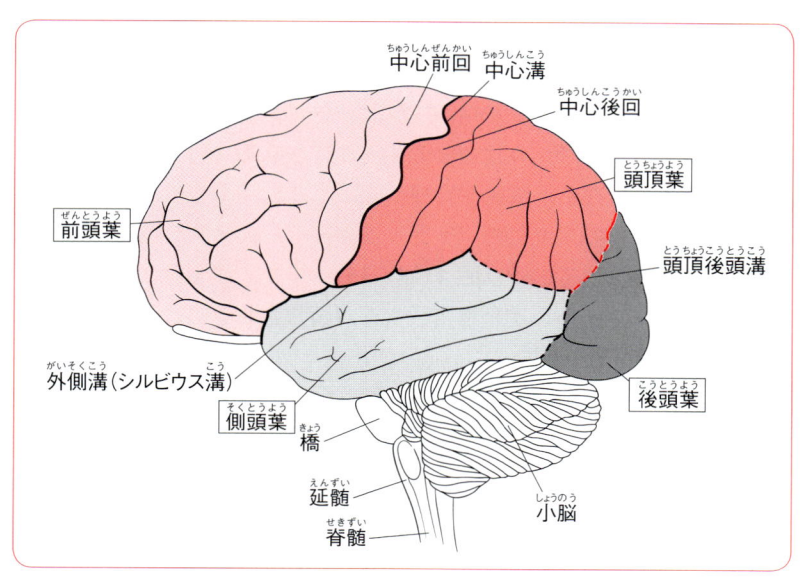

■ 図4-12　大脳の外観と領域

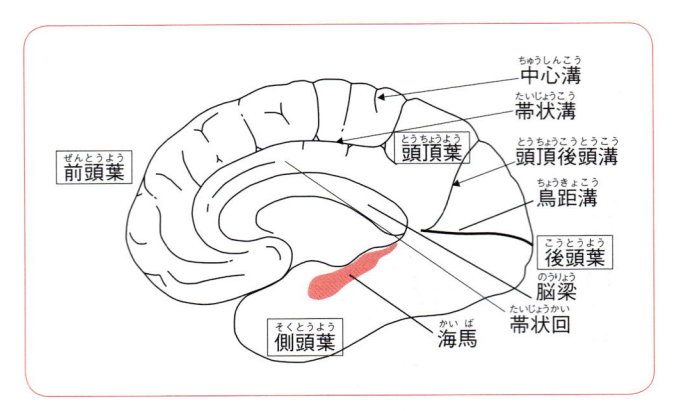

中心溝
帯状溝
前頭葉
頭頂葉
頭頂後頭溝
鳥距溝
後頭葉
脳梁
帯状回
側頭葉
海馬

■ **図4-13　大脳の内側面の構造**

があり，これらによって，前頭葉・頭頂葉・後頭葉・側頭葉の4つが分けられる（図4-12，4-13）．

　左右の半球に見られる回と溝は概ね似ているが完全に一致しない．また，多くの人では左半球が優位脳である．一方の半球から他への延びる軸索集団を交連線維，同一半球内の別の場所を結ぶ軸索集団を連合線維，大脳皮質から出て行く線維集団を投射線維と呼ぶ．

　大脳の表層は新皮質とも呼ばれ高次機能を担う．この他，外から見えない大脳縦列の内壁や脳底の深い部分は古い皮質で嗅覚（梨状葉：古皮質）や情動（海馬や扁桃体：原皮質）に関係し，大脳辺縁系を構成する（図4-13）．ブロードマンは皮質の層構造のちがいから皮質を1～52の領野（ブロードマンの脳地図）に分類し，皮質の領域を示す時に良く用いられる．

1）新皮質

　6層構造をとるのが新皮質の特徴である．5層は投射型錐体細胞が，2，3層には交連型細胞が存在する．

❶　前頭葉

　前頭葉の後方（頭頂葉寄り）には運動に関係した領域が多く前方には高次機能に関係した部分が多い．中心前回（ブロードマンの4野）には一次運動野が存在し，頭頂から側頭にかけてそれぞれ足から顔面・舌の順に体性運動の中枢が存在する（図4-14，4-15）．これらの5層には大型の錐体細胞が存在し，脳幹や脊髄へ向けて運動情報を送っている．

　また，中心前回の前方には補足運動野（6野）が存在し，自発的な運動の開始や運動の順序などに関係しているといわれている（図4-14，15）．また，腹側領域にはブローカーの言語中枢（運動性言語中枢）がある．運動性言語中枢が障害されると言葉は理解できるが言葉を作れない，運動性失語症になる．

　前頭前野（前頭連合野）はヒトの高次機能を担う場であり，思考や創造性，計画，推論，意思決定，社会的行動など多彩な機能を有する．最も遅く成熟し老化により機能低下する．

❷　頭頂葉

　頭頂葉の前方には中心後回があり，一次体性知覚の中枢として知られる（1，2，3野）．中心後回は頭頂部から側頭部にかけて，それぞれ足から顔面・舌の感覚が入力する領域がつながっている（図4-14，15）．触覚や痛覚温度感覚などの情報が大脳のここに最初に入力す

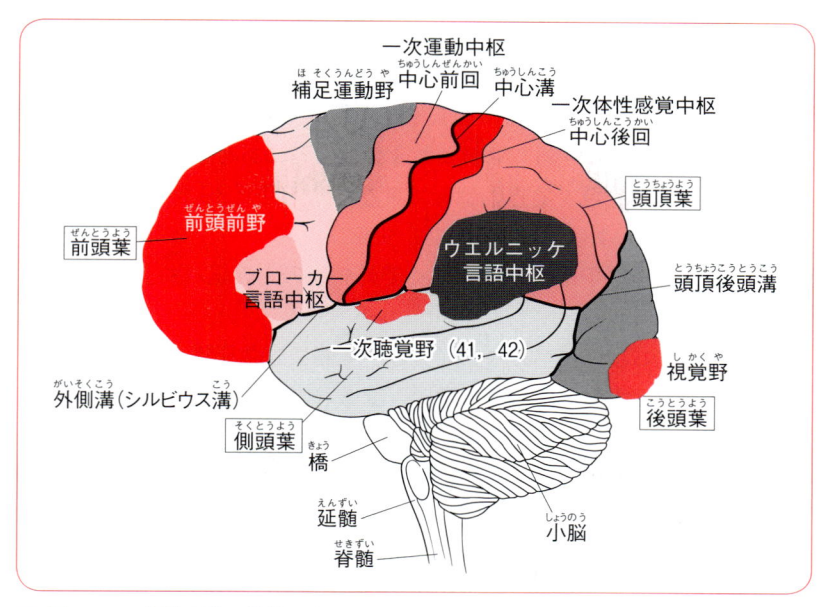

■ 図 4-14 大脳皮質の機能局在

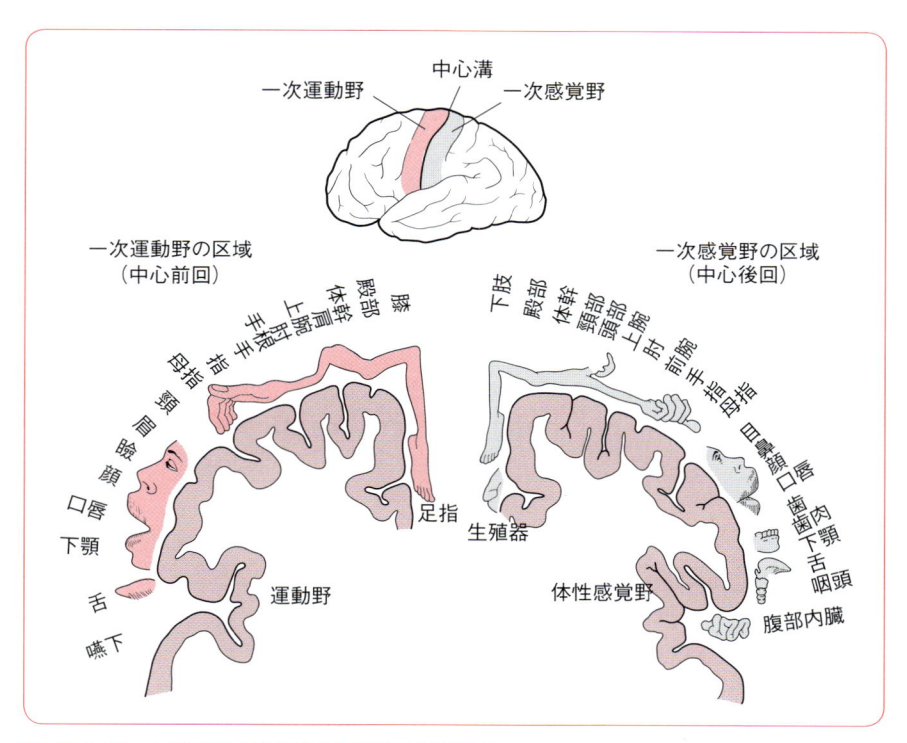

■ 図 4-15 大脳皮質の感覚野と運動野の機能局在

る．この感覚情報は二次体性感覚野に送られる．ここでは，他の感覚情報との統合や辺縁系との連絡さらに運動系への連絡を担う．

縁上回と角回を合わせて下頭頂小葉と呼ぶが，ここは上側頭回の後上部（22 野の後部）と合わせて広義のウェルニッケ野と呼ばれる．狭義のウェルニッケ野は 22 野の後部である．

4 神経性調節（神経系）

ウェルニッケ野は感覚性言語中枢とも呼ばれ，一次聴覚野や一次視覚野に入った言語情報は感覚性言語中枢に送られ，そこで言葉の意味を理解する（図4-14）．したがって，ここが障害されると言葉の意味が理解できず言葉がしゃべれなくなる．これを感覚性失語症という．感覚性言語中枢での「言葉理解情報」は前頭葉運動野の下にある運動性言語中枢（ブローカの言語中枢）に送られ言葉を発する運動情報に変わる．角回（39野）障害により失読，失書，縁上回（40野）障害により身体部位失認，失書．

　味覚中枢は中心後回の最も下部の領域の近くで外側溝の上の壁（弁蓋部）43野付近に存在する．

　頭頂連合野は体性感覚および視覚の入力を受け，空間や立体認識を行う．この部位が傷害されると物にふれても大きさ形が認識できない，服を着ても障害と反対側には腕を通さない，空間内にあるものをうまくつかめない，などの異常が出る．

❸ 後頭葉

　後頭葉には視覚中枢がある（図4-14）．後頭葉を内側面から見ると，前後方向に走る鳥距溝（図4-13）がありその周囲が一次視覚野（17野），その外側が二次視覚野（18野），三次視覚野（19野）が同心円状になる．眼球からの視覚情報は視床の外側膝状体を経て一次知覚野に入り，後頭葉での処理を受けてさらに側頭葉や頭頂葉の連合野へと送られる．

❹ 側頭葉

　側頭葉の上側頭回（外側溝の下）には一次聴覚野（41，42野）がある．その外周は22野と呼ばれる領域があるが，後方の半分が狭義のウェルニッケ（聴覚性言語中枢）にあたる．側頭連合野では聴覚や視覚情報が統合される．この他，嗅覚情報は嗅球に入り視床を経ずに側頭葉の古い領域に入る（梨状葉などの嗅覚野）．また，嗅覚情報は側頭葉の深い所にある扁桃体や海馬など辺縁系に入力する．

2）大脳辺縁系

　辺縁系＝辺縁葉＋海馬体＋扁桃体＋視床前核＋その他

　大脳皮質の深く折り込まれた部分には辺縁葉と呼ばれる古い皮質がある．辺縁葉は梁下野・帯状回・海馬傍回からなる（辺縁葉＝梁下野＋帯状回＋海馬傍回）（図4-16）．これに，海馬体や扁桃体などを加えた領域を辺縁系と呼んでいる．さらに機能的・解剖学的に連絡が

■ 図4-16　辺縁葉と辺縁系

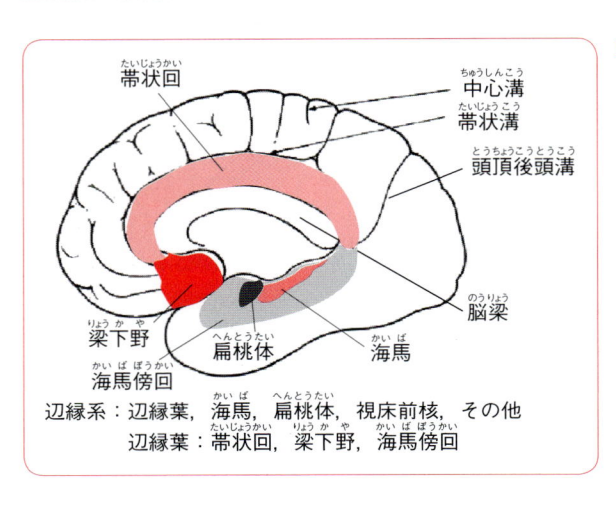

辺縁系：辺縁葉，海馬，扁桃体，視床前核，その他
辺縁葉：帯状回，梁下野，海馬傍回

ある領域である視床前核，乳頭体，側坐核，側頭葉の嗅覚情報が入力する部位も辺縁系として考えられる（**図 4-16**）.

　辺縁系は**情動**（快，不快，恐怖，怒り，攻撃性），**本能**（飲水，摂食，性行動）などに関連する領域であり，自律神経系，内分泌系，疼痛と深い関連を持つ．また辺縁系に属する海馬は，記憶・学習に重要な役割を果たす部位である．海馬が障害されると新しい事象を覚えることができない，アルツハイマー病の一部では海馬の著しい萎縮が見られる.

3）大脳基底核（図 4-17，18）

　大脳の深く白質に囲まれた中に比較的大きな灰白質の領域があり，**大脳基底核**と呼ばれる．基底核の主要な構造として，**尾状核**と**被殻**からなる**線条体（新線条体）**と**淡蒼球**がある．被殻と淡蒼球を合わせて**レンズ核**と呼ばれる（**図 4-17**，18）．また，腹側部には**側坐核**があり臨床的に腹側線条体とも呼ばれている.

　皮質運動野→大脳基底核（線条体と淡蒼球）→視床→皮質運動野のループ回路が運動機能の調節には大変重要である．この回路の一部の障害は多様な運動機能障害を起こす．例えば，線条体は黒質からドーパミンが送られており，このドーパミンンの欠乏は**パーキンソン病**を起こす．また，線条体細胞の細胞死はハンチントン舞踏病を起こす．パーキンソン病では無動症，緩慢動作（寡動）などが起きる．一方，ハンチントンでは舞踏様不随意運動が見られる.

4）脳波と睡眠（図 4-19）

　脳波は主に電極近傍の大脳皮質の神経細胞群の集団の活動結果を示す．覚醒安静時で目を閉じているとき 8 ～ 13 Hz の脳波が特に後頭部で著明にみられる．これを α 波という．目を開けると振幅の小さい速波（14 ～ 25 Hz）（β 波）に変わる．安静から少し眠くなった状態（傾眠）になると，α 波の振幅が低下し出現時間も減少する．α 波に変わって低振幅の徐波（4 ～ 7 Hz）（θ 波）となり，大きな振幅の鋭波が出現することがある．深い眠りとなると，振幅の高い δ 波（0.5 ～ 3.5 Hz）が出現する．この δ 波の出現頻度が高いほど，眠

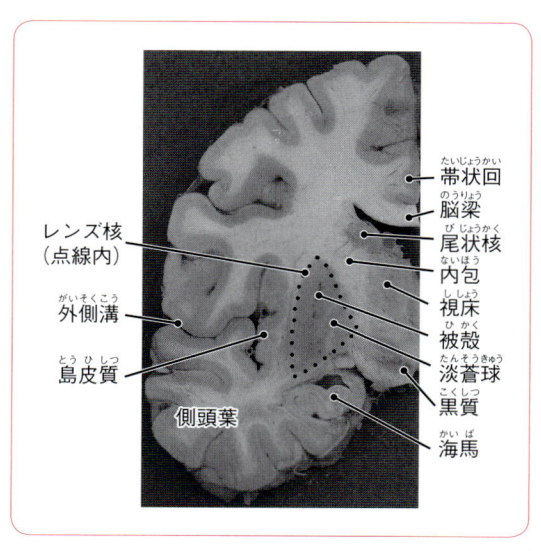

■ 図 4-17　脳の前額断面

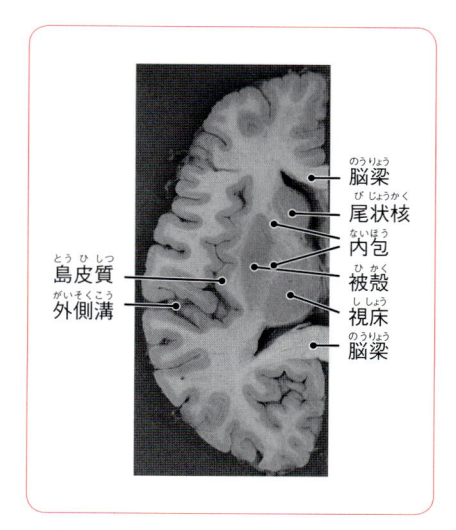

■ 図 4-18　脳の水平断面

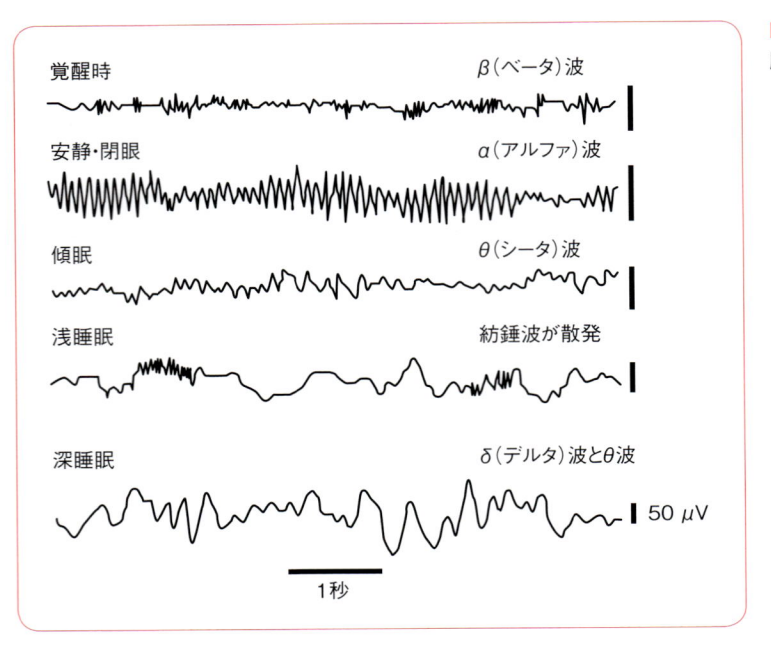

■ 図4-19　覚醒・睡眠と脳波

りが深い.

　睡眠の深度（ステージ）はレム睡眠（REM：rapid eye movement）と4段階のノンレム睡眠（NREM：non-REM）で示される．ステージ1と2は浅い睡眠でαが減少する．3, 4と睡眠が深くなるとδ波が出現し徐波睡眠と呼ばれる．一方，寝ている時に，起きている時とよく似た脳波が出て，眼球が左右に激しく動き，さらに首や手足の筋肉が弛緩する現象がレム睡眠である．睡眠は深いノンレム睡眠に入った後，徐々に浅くなりレム睡眠がおき，再びノンレムに入る状態を繰り返しながら，全体として徐々に朝方に向けて睡眠が浅くなる（図4-20）.

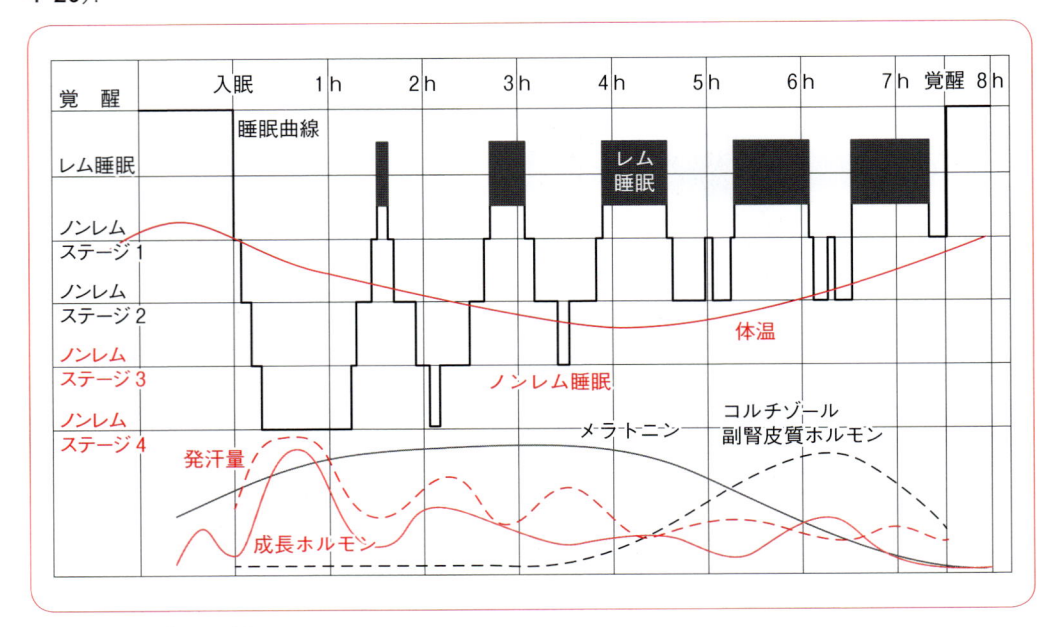

■ 図4-20　睡眠のパターン

❸ 間脳の構造と機能

間脳は視床上部，視床及び視床下部から構成される.

1）視床上部

視床上部には情動の制御に関わると考えられている手綱核があり，その尾側の手綱交連の先に松果体が存在する．松果体は下等脊椎動物では網膜と並ぶ光受容器官として働くが，哺乳類ではその働きはなくなり，メラトニンを分泌する内分泌器官の働きがある．メラトニン合成は夜間に高く昼間は低い．メラトニンは睡眠導入薬としても使用される．松果体には加齢に伴い脳砂と呼ばれる石灰化物の沈着が観察される.

2）視床（図 4-21）

視床は大きくわけて 3 つのグループに分けられ，それぞれ特有の機能を担うが，大脳皮質への中継所と考えることができる.

❶ 特殊核

嗅覚以外の知覚情報や小脳・基底核からの運動情報を中継し特定の大脳皮質へ送る．例えば，視覚情報は視床の外側膝状体を中継して後頭葉へ，聴覚情報は視床の内側膝状体を中継して側頭葉へ情報を送る.

❷ 連合核

特定の神経核からの強い入力を受けず，広範な領域からの入力を受け，大脳皮質連合野に

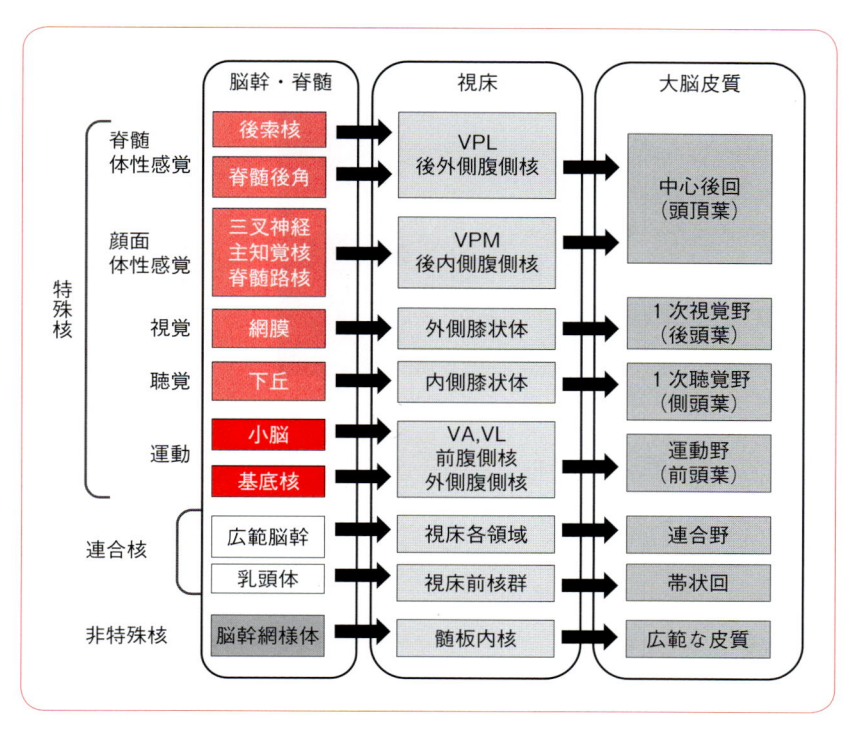

■ 図 4-21　視床の神経核とその機能

出力する.

❸　非特殊核

髄板内核（非特殊核）は脳幹の網様体より入力を受け，大脳皮質の広い範囲に出力する. 網様体賦活系がこれにあたり，脳幹の網様体からの情報を大脳の広い領域へ送る.

3）視床下部　（図4-22）

視床の下に位置する. 視床下部の中央部には脳脊髄液が存在する脳室（第三脳室）がある. 視床下部の下部は漏斗部を介して下垂体と連結する. 視床下部は内分泌系，自律神経系の最高中枢と考えられる（図4-23）.

❶　内分泌系

視床下部は内分泌系の中心的役割を果たす下垂体をさらにコントロールする（内分泌の章参照，図5-5）. 下垂体後葉は視床下部の一部が伸びて形成され，前葉と中間葉は別の嚢状組織（ラトケ嚢）が後葉に結合して形成される. したがって，後葉は視床下部に存在する神経の軸索が直接侵入している. 室傍核の大型細胞と視索上核の神経細胞の軸索が後葉に伸びる. これらの神経細胞は，オキシトシンかバソプレシンのどちらかを産生するので，これらが後葉ホルモンとして分泌される.

一方，前葉と視床下部は直接の繋がりがないので，視床下部の弓状核や第三脳室の周囲の神経細胞が正中隆起部で前葉をコントロールするホルモン群（放出ホルモンや抑制ホル

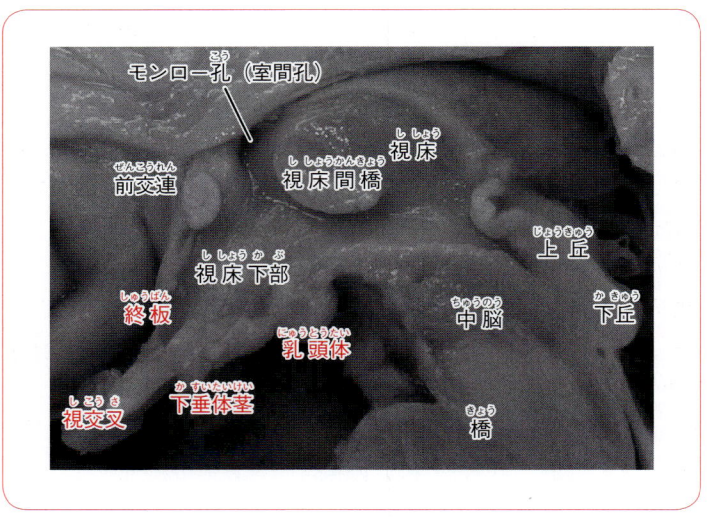

■ 図4-22　視床下部

1．内分泌系：下垂体前葉の制御	弓状核・第3脳室周囲・室傍核（小細胞）
	後葉ホルモンの産生　　室傍核（大細胞）・視索上核
2．自律神経機能の中枢	視床下部広汎
3．摂食行動調節	弓状核・腹内側核・外側野
4．体温調節	視索前野
5．生殖機能調節	視索前野
6．生体リズム調節	視交叉上核
7．覚醒・睡眠	外側野（オレキシン），乳頭体（ヒスタミン），視索前野

■ 図4-23　視床下部の機能

モン）を下垂体門脈につながる血中放出する．これらのホルモン群は下垂体門脈を経て前葉に至り，前葉の各種細胞にそれぞれホルモンの分泌を促す（図5-5）．中間葉は血液を介する制御と視床下部神経が直接投射している．

❷　体温調節

脊髄から入力する温度上昇や血液を介する深部体温の低下は橋を介して視床下部の視索前野に入力する．体温調節は，ここから視床下部背内側部・延髄淡蒼縫線核さらに脊髄交感神経系を介して，体温低下には血管拡張，体温上昇にはふるえ熱産生（骨格筋収縮），非ふるえ熱産生（褐色脂肪の燃焼），血管収縮を行う．

❸　浸透圧調節

第三脳室の背側には脳弓下器官と呼ばれる脳室に張り出した部分がある．ここには，体液のNa$^+$やCa^{2+}のセンサーやアンギオテンシンⅡ受容体，浸透圧を感知するTRPV4や水のチャネルがあり，ここで感知した情報を視床下部の終板脈管器官（OVLT）や室傍核・視索上核に伝える．その情報をもとに，室傍核や視索上核のバソプレシン細胞でのバソプレシン産生が調節される．バソプレシンは下垂体後葉ホルモンとして血中に放出され，腎臓の集合管での水分の再吸収を促進する．

❹　摂食調節

視床下部の弓状核は正中隆起部の血管が豊富な部分に接しており，血液脳関門が堅固でない．その結果，末梢の脂肪臓器や消化管から放出される代謝情報を伝えるホルモン（レプチン，インスリン，グレリン）を受け取ることができ，末梢の代謝情報が脳に入るゲートとなる．弓状核から満腹中枢（摂食抑制）である視床下部の腹内側核や空腹中枢（摂食促進）である視床下部外側領域に情報が流れ，摂食行動が生じる．

❺　リズム調節

視床下部の底部にある視交叉に接して視交叉上核が存在する．この場所は網膜から光情報をうけとり様々な遺伝子発現に日内リズムが観察される場所であり，体内時計として知られる．光情報はここの体内リズムを補正し自律神経や内分泌系に伝える．

❻　辺縁系機能・その他

辺縁系の主たる構成部位である海馬や扁桃体からの情報が視床下部に豊富に伝えられる．海馬からの情報の一部は視床下部最後部にある乳頭体に送られ，乳頭体から視床前核へ送られる．この情報は帯状回を経て海馬に戻り，一方向性のループ回路を形成しており，記憶や情動に関係すると考えられている（パペッツの回路）．視床下部を経過して下位脳幹，脊髄などに伝えられ自律神経系を変化させる．扁桃体からの情報は情動，記憶，性機能，飲水行動，摂食行動に関与する．

❼　覚醒・睡眠

視床下部には覚醒と睡眠に関係した部位が多数存在する．その代表が外側野に存在するオレキシンと呼ばれるペプチドを産生するニューロンで覚醒と摂食に関係する．オレキシンがないと，ナルコレプシーなどの障害が起こる．また，乳頭体の近傍にはヒスタミンを産生する細胞が存在する．この細胞から前脳の広い範囲にヒスタミンが送られ，覚醒を引き起こす．抗ヒスタミン剤で眠くなるのはこのヒスタミンの作用を抑制するからである．

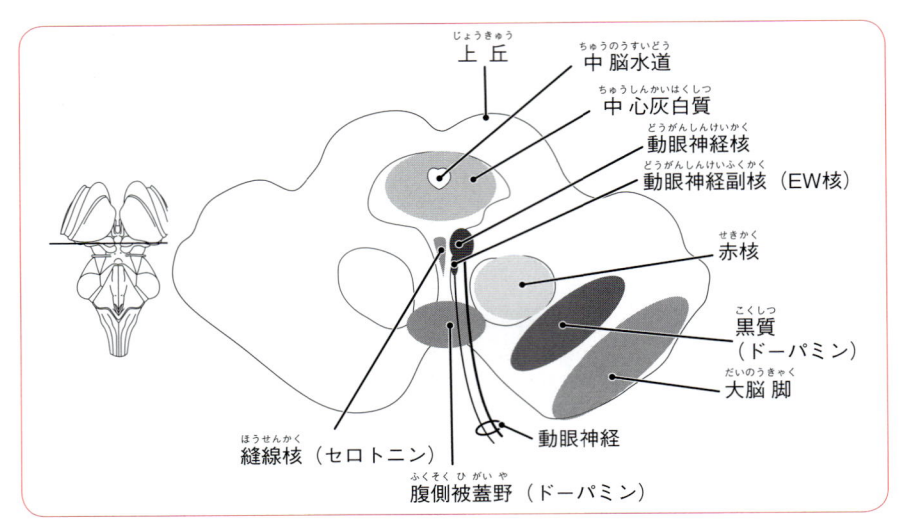

■ 図 4-24　中脳の構造

4 中脳

　中脳は背側から見ると左右2対の隆起があり前方の1対を上丘，後方の1対を下丘という（図4-22，24）．上丘は網膜からの視覚情報を受け，頸部の筋を支配する運動ニューロンへ出力する．下丘は橋からの聴覚情報を受け取り，視床の内側膝状体へ聴覚情報を送る．下丘の尾側側に，唯一背側から出る脳神経の滑車神経が見られる．中脳には線条体にドーパミンを供給する黒質，側坐核や大脳にドーパミンを供給する腹側被蓋野がある．黒質のドーパミン細胞が変性するとパーキンソン氏病が起こる．また，腹側被蓋野のドーパミンは側坐核での報酬系や常習行動に関係する．

　赤核は小脳から運動情報を受け脊髄の運動ニューロンに情報を送る．眼球運動に関わる動眼神経核，毛様体筋や瞳孔括約筋などの平滑筋収縮にかかわる副交感神経の節前細胞からなる動眼神経副核（エディンガー・ウエストファル核）が存在する．この他，中脳水道の腹側正中にはセロトニンを産生する縫線核がある．縫線核は中脳から延髄にかけて正中に存在し，中脳や橋の縫線核は前脳へ上行性にセロトニンを供給し，延髄の縫線核は脊髄へ下降性にセロトニンを供給する．

5 橋

　橋は小脳と深い関係にあり，大脳からの運動情報は主に橋の腹側ある橋核を経て小脳へ入力する（図4-25）．小脳と橋は3つの上・中・下小脳脚で連結しており，そのうち最も太い中小脳脚は橋からの入力，上小脳脚は小脳から赤核や視床への出力，下小脳脚は下オリーブなど延髄からの入力線維が通過している．

　橋には黒質同様メラニン色素を持ち黒っぽく見える青斑核がある．青斑核はノルアドレナリン産生細胞からなり，大脳皮質を含め前脳へ広くノルアドレナリンを送っている．青斑核はレム睡眠や脳の発達に関係している．青斑核の内側にはバーリントン氏核と呼ばれる排尿

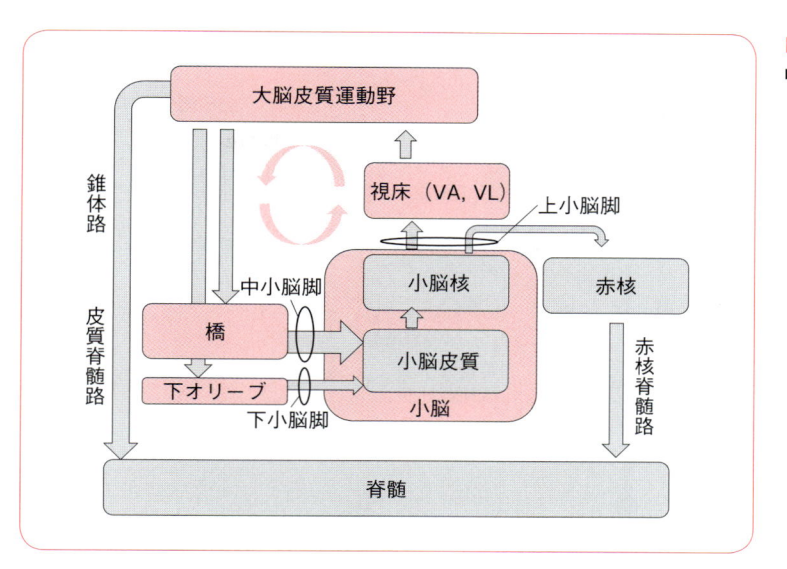

■ **図 4-25　橋・小脳を中心とした運動回路**

■ **図 4-26　橋の神経核とその機能**

- 三叉神経主知覚核（顔面の触圧覚）
- 三叉神経運動核（咀嚼筋）
- 外転神経核（外側直筋）
- 顔面神経核（表情筋）
- 上唾液核（副交感節前；涙腺，顎下腺，舌下線）
- 下唾液核（副交感節前；耳下腺）
- 橋核（小脳へ中小脳脚を経て苔状線維を投射）
- 青斑核（ノルエピネフリン）
- 前庭神経核群（前庭感覚）
- 蝸牛神経核（聴覚），台形体核（聴覚），上オリーブ核（聴覚）
- バーリントン氏核（排尿中枢）

4
神経性調節（神経系）

中枢がある.

　この他，橋には脳神経の 5 ～ 8 番（三叉神経（さんさしんけい）から内耳神経（ないじしんけい））に関連する多くの神経核がある（**図 4-26**）（末梢神経の脳神経の項を参照）.

⑥ 小脳

　小脳（しょうのう）には 3 つの部分があり，それらがそれぞれ異なる機能を有する．平衡機能と関係のある片葉・小節葉（へんよう・しょうせつよう）（原小脳（げんしょうのう）），脊髄機能と関連するのは前葉と正中部分（虫部）（せいちゅうぶぶん（ちゅうぶ））（古小脳（こしょうのう）），最も新しく大脳新皮質（だいのうしんひしつ）と機能的関連のある大きな後葉（こうよう）（新小脳（しんしょうのう））である．前庭からの情報は脳幹に入り中継され小脳に至る．頭の動きと眼球の動きの協調，頭の動きと身体の平衡との協調を司っている.

　脊髄からの情報は姿勢や運動の情報に関係する．筋紡錘（きんぼうすい），腱紡錘（けんぼうすい），関節からの情報は主として脊髄で中継され小脳の前葉に入る．姿勢の維持，身体の平衡，四肢の運動の細やかな調節にあたっている．この部位の障害により平衡障害が起きる．大脳の連合皮質と運動皮質からの情報も小脳に入る.

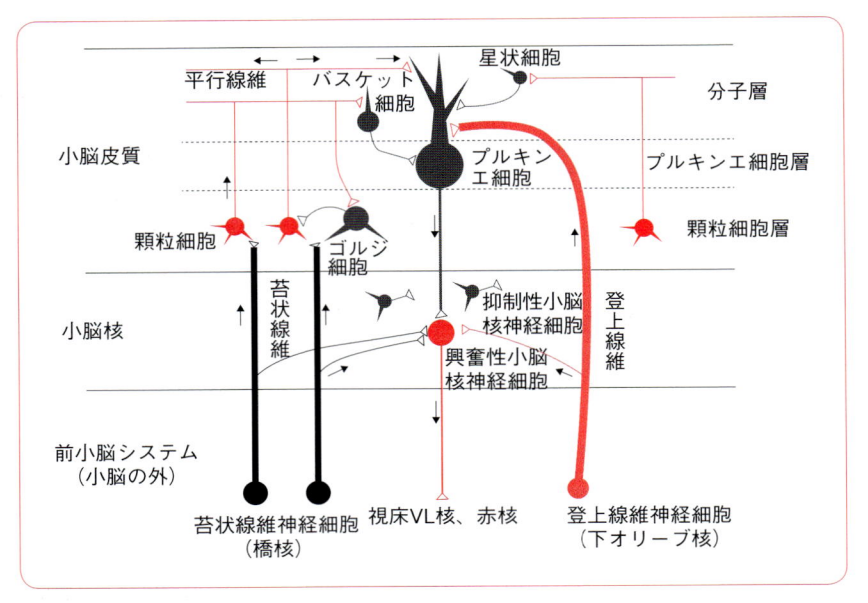

■ 図4-27　小脳層構造と細胞
赤は興奮性，グレーは抑制性.

　連合皮質からは運動の組み立てに関する情報，運動皮質からは運動の遂行に関する情報が入り小脳で統合し，運動皮質に再送する（**図4-25**）．小脳はいわば運動プログラムの記憶の場にあたる．これにより滑らかな素早い運動ができそれに対応する姿勢が作られる.

　小脳皮質は3層構造からなり，細胞の種類とそれらの機能も比較的よくわかっている（**図4-27**）．小脳皮質の出力細胞は大型でGABAを伝達物質とする<u>プルキンエ細胞</u>であり，小脳の最終出力細胞である小脳核と橋の前庭神経核へ投射している．プルキンエ細胞への入力は延髄の下オリーブ核から下小脳脚を経て<u>登上線維</u>が直接シナプスを作る．下オリーブの神経細胞とプルキンエ細胞は概ね1：1の結合を有する.

　一方，橋の橋核からの神経繊維は中小脳脚を経て<u>苔状線維</u>となり，複数の<u>顆粒細胞</u>を経てプルキンエ細胞に入力する．顆粒細胞の軸索はT状の構造をしており並行線維として分子層を貫き，きわめて多くのプルキンエ細胞とシナプスを形成している．これらの小脳外からの2つの入力がプルキンエ細胞と作るシナプスが，運動の記憶の場となる.

7　延髄

　脳神経の9～12番（舌咽，迷走，副，舌下神経）に関係する領域が存在する（**図4-28**）（末梢神経の項を参照）．<u>延髄</u>にある呼吸・循環・嘔吐などの中枢は主に網様体と呼ばれる部分にある．延髄では基本的な生命活動の中枢が存在する他，上行性には上行性網様体賦活系として意識水準の維持や，網様体脊髄路として脊髄の運動ニューロンを支配する．また，痛みを抑制するため脊髄へ下行性神経線維を送る（下行性疼痛抑制系）.

❶　呼吸中枢

　延髄には<u>吸息</u>に合わせて活動する<u>吸息ニューロン</u>と，<u>呼息</u>に合わせて活動する<u>呼息ニュ</u>

■ 図 4-28　延髄諸核とその機能

体性運動 { 舌下神経核（舌の運動）
　　　　　　疑核（咽頭喉頭の筋の運動）

内臓運動　　迷走神経背側運動核（副交感節前・内臓副交感）

内臓知覚　　孤束核（内臓知覚／味覚）

体性知覚 { 三叉神経脊髄路核　（顔面の体性知覚）
　　　　　　後索核　楔状束核　（上半身の触圧覚の中継）
　　　　　　　　　　薄束核　　（下半身の触圧覚の中継）

その他　　　錐体（錐体路の通り道）
　　　　　　錐体交叉
　　　　　　下オリーブ核（小脳の登上線維を送る）
　　　　　　延髄腹側部（大縫線核など）（下行性痛覚抑制）
　　　　　　網様体（呼吸，循環，嘔吐反射）

ーロンが存在する．これらを呼吸中枢と呼ぶ．この両者のバランスにより基本的な呼吸の運動が形成されている．安静時は肺の容量の変化；たとえば肺が膨張すると，それを感覚神経が感知しその情報を呼吸中枢に伝える．それにより吸息を中止し呼息に切り替える（ヘーリング・ブロイエル反射）．運動や環境・疾患により血中の O_2 や CO_2 のガス分圧や pH が変化したときは，それを検知して呼吸運動の促進や抑制で調節される．体液の CO_2 は延髄の腹側部で感知される（中枢性）．

　一方，末梢の頸動脈小体や大動脈小体では血中の O_2 分圧を検知し，舌咽神経や迷走神経の知覚枝を介して延髄の孤束核に情報を伝え呼吸運動を調節する（末梢性）．橋にも呼吸中枢が存在するが，これは呼吸のリズムの形成には直接関与せずそれを調整する．呼吸機能の調整については呼吸器系を参照．

❷　循環中枢

　循環にとって重要な血圧は，血管や心臓の容量と血液のボリュームのバランスにより決定される．血管が収縮あるいは心臓からの拍出量が増加すれば血圧は上昇し，血管が弛緩あるいは利尿作用により血液量が低下すれば血圧は下がる．これらの反射調節をしている部分が吻側延髄腹外側部（RVLM）と呼ばれる所で，脊髄の交感神経節前細胞を活性化し心臓・細動脈・腎臓へ向かう交感神経を促進する．血圧が上昇すると，迷走神経を介して孤束核に入った情報は RVLM を抑制し，結果的には交感機能を抑制する．一方，血圧低下情報は，RVLM を活性化し，交感神経を活性化する．また延髄には迷走神経背側運動核と呼ばれる副交感神経の節前細胞が存在し，血管の拡張や心臓の拍出量の低下を行う．

　血管迷走神経反射は，ストレス，強い疼痛，排泄，腹部内臓疾患などによる刺激が迷走神経求心枝（知覚枝）を介して脳幹循環中枢を刺激し，迷走神経の副交感機能が亢進し心拍数の低下や血管拡張による血圧低下を急激にきたす反応である（血管迷走神経反射性失神）．

❸　嘔吐中枢

　嘔吐刺激は，咽頭から胃など消化管の機械的あるいは化学的刺激や，大脳皮質や前庭神経系からの中枢性情報が嘔吐刺激となる．延髄外側網様体が嘔吐中枢と考えられるが，孤束核・迷走神経背側核・疑核・唾液核が嘔吐反射に関係し嘔吐運動を起こす．また上位中枢へ伝えられ嘔気として認識される．

8 脊髄

　脊髄は脳幹に連なる長い部位でヒトでは 40cm を超える．脊髄は頸髄，胸髄，腰髄，仙髄，尾髄に分けられる．頸髄は 8 つ，胸髄は 12 つ，腰髄は 5 つ，仙髄は 5 つ，尾髄は 1 つの髄節からなり，それぞれの部位から出る神経を脊髄神経といい計 31 対存在する（末梢神経の項，参照）．成人では尾髄の下端は第 2 腰椎レベルにある．第 3 腰椎より下では脊髄は存在せず腰髄や仙髄から出た脊髄神経のみとなる．この部分を馬尾という（図 4-29）．検査のための脳脊髄液の採取は第 4 腰椎の高さで行われる（ヤコビー線）．

　脊髄の外側部は神経線維の束が通過し（白質），内側部は主として神経細胞の集団が存在する（灰白質）．灰白質の中央には脳室のつながりである中心管が存在する．灰白質は前角，側角，後角に分けられる（図 4-30）．前角は骨格筋を制御する運動ニューロンが存在し，後角には脳脊髄の外に存在する感覚ニューロン（一次感覚ニューロン）の中枢枝が感覚情報を末梢から入力する．側角は胸髄と腰髄で明瞭であり，交感神経の起始となる細胞が存在する（交感神経節前細胞）．

　一方，副交感神経系の節前ニューロンは脳幹と仙髄中心管周囲の灰白質に存在する．一次感覚ニューロンの中枢枝は後根を通って後角へ（図 4-31），前角の運動ニューロンの軸索と自律神経の節前ニューロンの軸索は前根を経て脊髄から出て行く（ベル・マジャンディの法則）（図 4-31）．前根と後根は合わさって脊髄神経となる（図 4-31）．

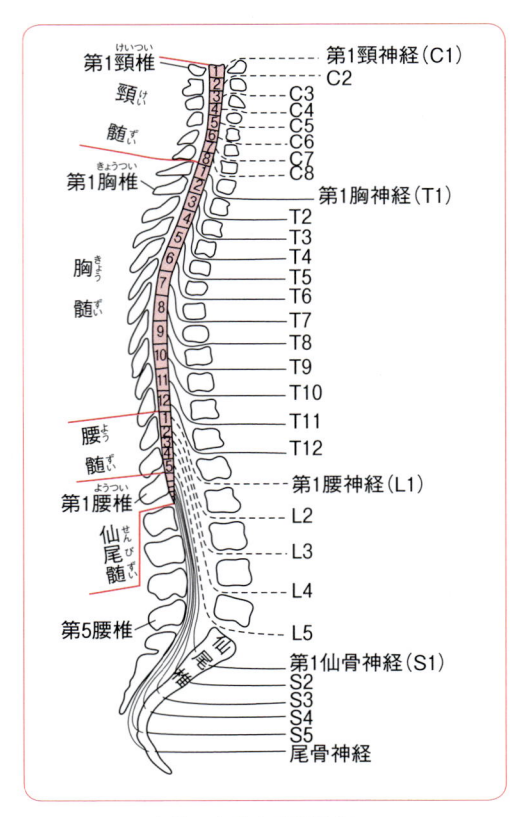

■ 図 4-29　脊椎・脊髄と脊髄神経

■ 図 4-30　脊髄神経の起始と外観

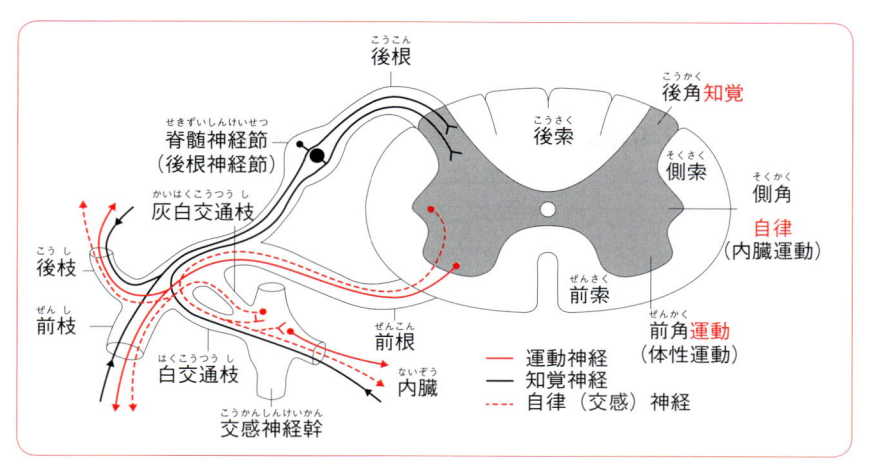

■ 図 4-31　脊髄と脊髄神経の繋がりと機能局在

　白質は前索，側索，後索に分けられる（**図 4-31**）．白質は神経軸索の通り道である．例えば，温痛覚は側索を，固有感覚や識別性の触圧覚は後索を，粗大な触圧核は前索を通過し上行する．また，延髄で交叉した錐体路は側索を，交叉しなかった錐体路は前索を，赤核からの線維は側索を通過し下行する．

❾ 主な伝導路

1）運動路（下行路・遠心路）

　大脳皮質からの運動指令を出す主な経路は錐体を通過する**錐体路**と**非錐体路（錐体外路）**である．この錐体路や非錐体路という言葉は大変曖昧なので，投射の起始と停止の場所の名前を付けた言い方を用いることが最近では多い．

・錐体路：錐体路は大脳皮質のニューロンの軸索が脳幹および脊髄に下降し**随意運動**を司るシステムと考えられる（**図 4-32**）．錐体路は，内包（大脳基底核）→大脳脚（中脳）→錐体（橋 延髄）→錐体交叉（延髄尾側）→側索（交叉性 80％）／前索（非交叉性 20％）と下降し，最終的には運動ニューロンに情報を伝える経路（皮質脊髄路）のことをいう．近年，錐体路は直接脊髄の運動ニューロンに投射するものは少なく脊髄で介在ニューロンを介したものが多いことが明らかになっている．この錐体路の多くは延髄尾側で約 8 割が交叉するため，脳梗塞や出血が内包に起きると反対側の四肢の運動が障害される運動麻痺，病的反射の出現が生じる．

・非錐体路（錐体外路）：錐体路以外に脊髄へ下降する主要なものに，赤核脊髄路（四肢遠位筋の屈筋運動），網様体脊髄路（姿勢・歩行制御），視蓋脊髄路（頸部・眼球運動），前庭脊髄路（体勢反射）などがある．また，直接脊髄には投射しないが脳内で運動を制御する 2 つのループ回路がある．大脳運動野→基底核（線条体・淡蒼球）→視床→大脳運動野の基底核ループ回路，大脳運動野→橋・下オリーブ→小脳→視床→大脳運動野の小脳ループ回路である（**図 4-25**）．これらの領域の一部の損傷は不随運動や無動などの運動障害を起こす．

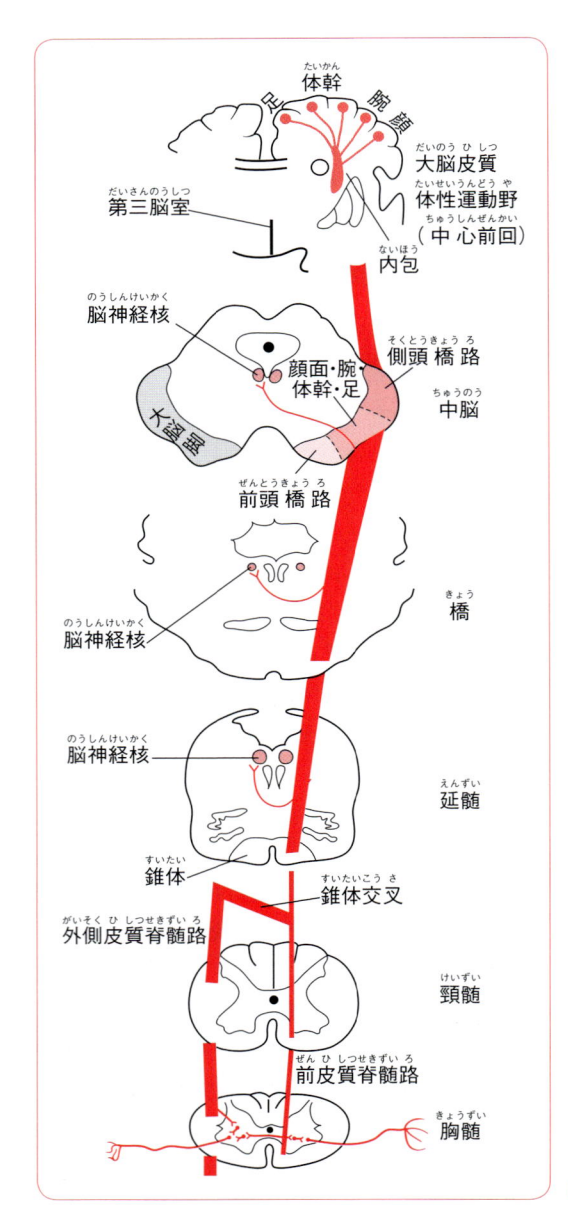

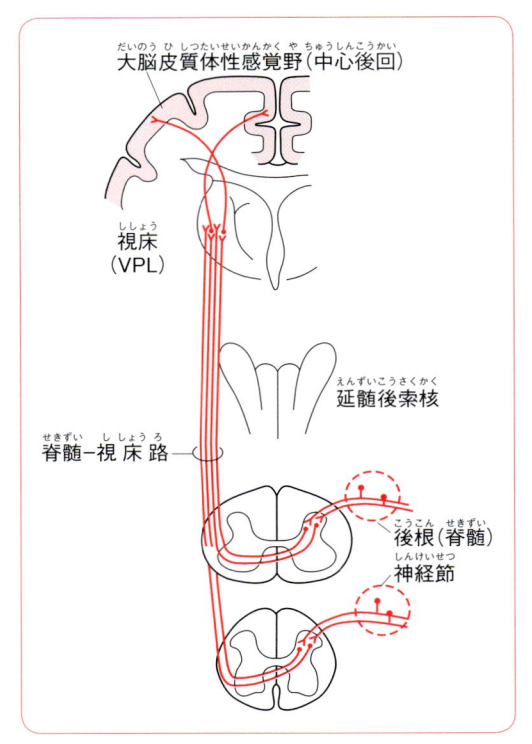

■ 図 4-33　外側脊髄視床路（温痛覚）

■ 図 4-32　錐体を通過する経路（皮質脊髄路）

2）感覚路（上行路・求心路）

　ほとんどの感覚情報は視床を経て大脳皮質感覚野に送られる.

❶　一般体性感覚のうち温痛覚（外側脊髄視床路）

　体幹，四肢の温痛覚は脊髄神経節に存在する一次感覚ニューロンにより脊髄の後角に伝えられる. 情報はここで中継され反対側の側索を通り視床に送られる（外側脊髄視床路）（図4-33）. 情報は視床より大脳皮質体性感覚野に伝わる. 頭頸部からの温痛覚は三叉神経系で感受され，延髄で中継され，視床を経て大脳皮質体性感覚野に送られる.

❷　一般体性感覚のうち触・圧・位置（固有）覚（後索視床路）（図4-34）

　触・圧・位置覚を感知した一次感覚ニューロンの軸索は脊髄に入ると中継されることなく

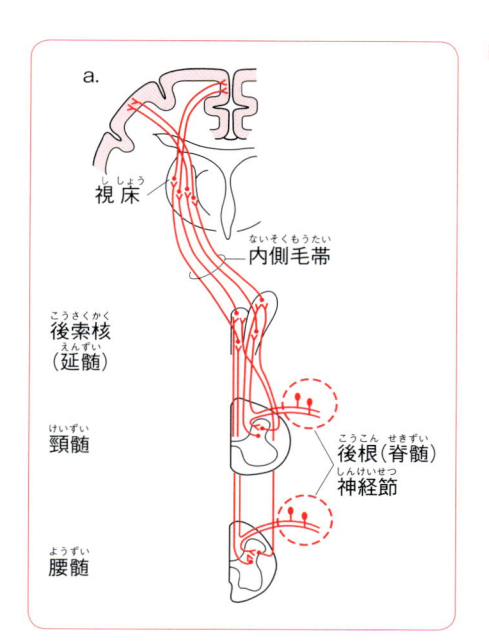

■ 図4-34　後索・内側毛帯系（触圧覚・固有感覚）

後索を上行し，同側の延髄後索核に終わる．ここで中継され，後索核ニューロンの軸索は交叉し視床に至る．視床からは大脳皮質体性感覚野へ伝わる．

❸　筋紡錘・腱紡錘の情報（脊髄小脳路）

　下肢，体幹の**筋紡錘・腱紡錘**からの情報は脊髄内で反射回路を形成するが，一部は脊髄の胸髄核に入りそこで中継され小脳に入る．四肢と姿勢運動の細かい調節に関与する．上肢の情報は延髄（外側楔状束核）で中継され小脳に入る．

❹　特殊体性感覚

　視覚，聴覚，平衡覚などである．視覚情報の伝達路には，(ⅰ)網膜→視神経→外側膝状体（視床）→後頭葉の大脳皮質視覚野（視覚認識），(ⅱ)網膜→視神経→上丘（中脳）を経て脊髄や眼球運動支配域へ（眼球運動，反射），(ⅲ)網膜→視神経→視交叉上核（視床下部）を経て自律神経系へ伝わる（概日リズム），(ⅳ)網膜→視神経→視蓋前域（中脳）→動眼神経副核（対光反射）がある．聴覚，前庭平衡覚は聴神経，前庭神経を経て脳幹で中継される．聴覚は最終的には下丘（中脳），内側膝状体（視床の一部）を介して大脳皮質聴覚野へ伝達される．前庭平衡覚は橋に入力し眼球運動や脊髄に投射する．

❺　内臓感覚（内臓や血管の感覚）

　迷走神経や舌咽神経の一次感覚ニューロンを通じて延髄（孤束核）に入る．そこより脳幹諸核や視床下部・視床へ伝わる．

❻　特殊内臓感覚

　味覚は特殊内臓感覚として区別されるが，味覚も延髄（孤束核）に入ったあと橋で中継され視床を経て大脳皮質味覚野に入る．嗅覚も特殊内臓感覚として分類される．嗅粘膜上皮の嗅細胞がにおいを感受する．嗅細胞の軸索が集まり嗅神経を構成する．**嗅神経**は嗅球で中継され，視床を経ずに直接古い皮質である梨状葉や辺縁系に至る．

❿ 反射

　外界の刺激に対して無意識に起こる感覚－運動反応である．たとえば熱い物にさわると思わず手を引っ込める，物が急に眼前に迫ると目を閉じるなどが反射である．

1）伸張（展）反射（単シナプス反射）

　膝蓋腱反射がその代表である．膝の下をハンマーで叩くと下腿が上に上がる（伸展する）反射である（図4-35）．膝の下を叩くことにより大腿四頭筋の腱を機械的にわずかに伸ばすことになる．これにより大腿四頭筋の筋紡錘内の筋線維が伸展する．筋紡錘の伸びは，脊髄神経節内の深部感覚ニューロンの枝（Ⅰ a およびⅡ線維）がこれを感受し，脊髄の大腿四頭筋を支配する前角運動ニューロン（α運動ニューロン）を直接興奮させる．また，同時に拮抗筋の支配ニューロンを抑制する．これにより大腿四頭筋が収縮して下腿が上に上がる．

2）多シナプス反射

　屈曲反射がその代表である．皮膚，筋肉などに痛みや熱，寒冷刺激（身体に障害を与えるので侵害刺激という）などが加わると四肢の関節を屈曲させる（図4-36）．例えば，不意に足の裏で画鋲を踏むと踏んだ側の足（膝）を上げる（屈曲させる）．これが屈曲反射である．侵害刺激が皮膚に加えられると一次感覚ニューロンがこれを感受し，脊髄の後角細胞に伝え

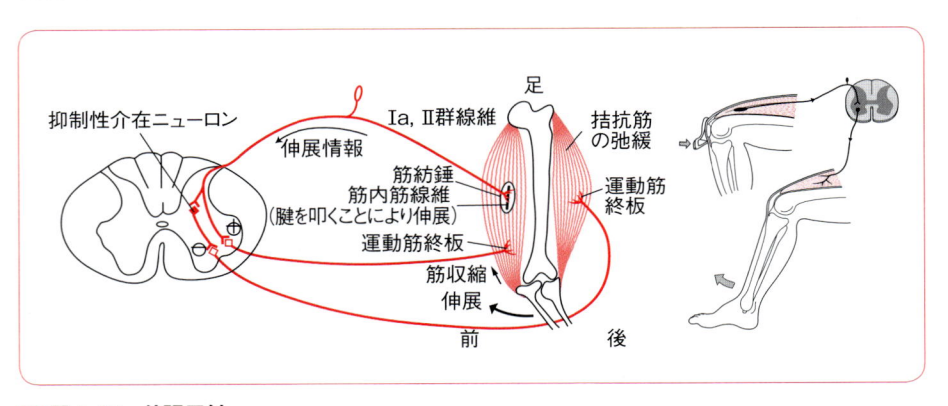

■ 図4-35　伸張反射

■ 図4-36　屈曲反射

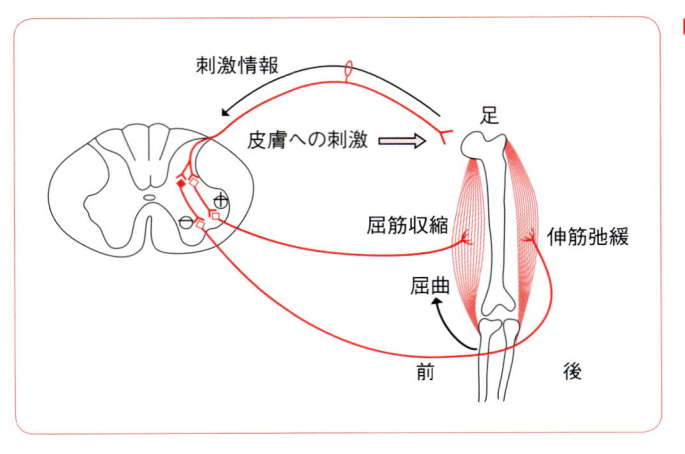

る．侵害情報を受けた後角ニューロンは，抑制性と興奮性の介在神経細胞を経て興奮性は屈筋支配の運動ニューロンを，抑制性は伸筋支配の運動ニューロンに情報を送る．

⑪ 脳と脊髄を保護する構造

1）髄膜

　脳は頭蓋骨に，脊髄は椎骨からなる脊柱により保護されているが，その間には3層（図4-37）の膜構造が存在する．外側から硬膜，くも膜，軟膜と呼ばれる．軟膜は脳表面に密着し，くも膜と軟膜との間をくも膜下腔といい最も広い隙間であり脳脊髄液（CSF）で満たされている．また，くも膜下腔には多くの血管が存在する．

　くも膜にはくも膜顆粒と呼ばれる硬膜を貫き静脈洞に突出した部分がある．脳脊髄液はくも膜下腔からくも膜顆粒を経て硬膜静脈洞に流れ込む（図4-37）．硬膜は2枚の膜よりなるが，大部分が癒着している．所々癒着せずに静脈洞を形成し，脳を循環してきた静脈血が流入する．近年，硬膜内にリンパ管が存在し，脳脊髄液の一部はこのリンパ管を介して排出されることが明らかになった．

2）脳室

　発生初期の脳・脊髄は前後が閉じた中腔の管のような形をしている．大脳の発達によりその形を変え前方から左右の側脳室，第三脳室，中脳を貫く細い中脳水道，橋・延髄では第四脳室，脊髄では中心管と名前を変えるが全て繋がっている．内部は脳脊髄液で満たされる．

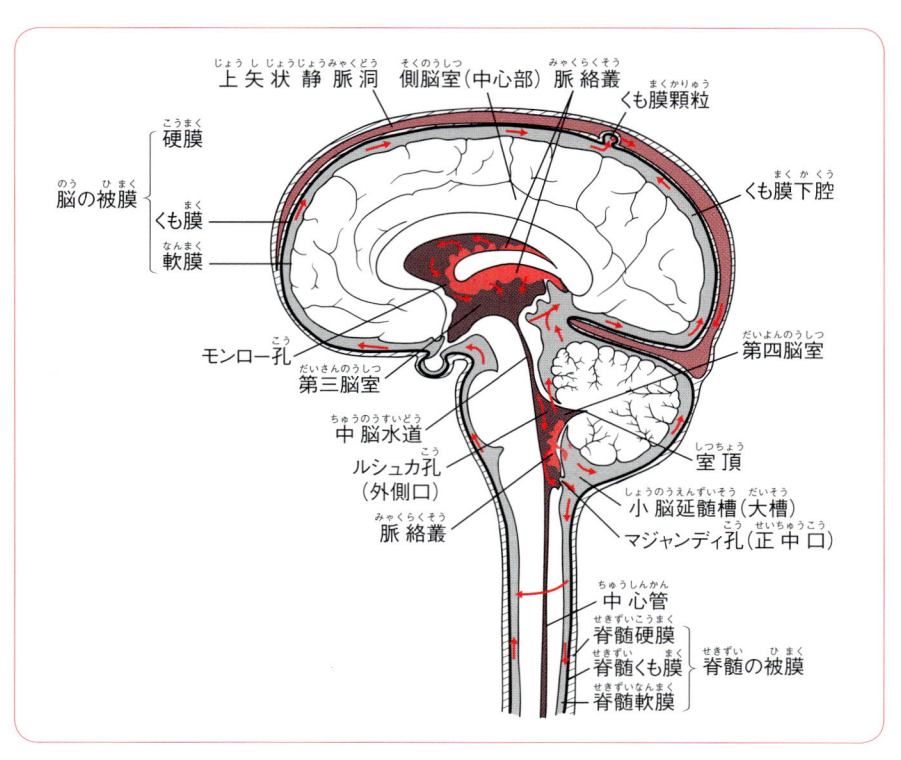

■ 図 4-37　脳室と脳脊髄液の流れ

3）脳脊髄液（図 4-37）

　脳脊髄液の大半は脳室（側脳室，第三脳室，第四脳室）に存在する脈 絡叢で産生される．脈絡叢内の血管より水分が脈絡叢細胞を経て脳室に分泌される．脳脊髄液はおよそ 120mL，このうち 1/5 が脳室内に，残りがくも膜下腔に存在する．脳脊髄液の一日の産生量は約 500mL である．

　脳室内の脈絡叢で産生された脳脊髄液は第四脳室の正中後部に存在するマジャンディ孔（正 中口）と左右の外側にあるルシュカ孔（外側口）から大半はくも膜下腔に出る．くも膜下腔からはくも膜顆 粒を経て硬膜静 脈洞に流出する．最近，一部の脳脊髄液は脊髄硬膜の隙間から流れ出ているとも考えられている．外傷などにより脳脊髄液が異常に漏れる脳脊髄液減少症が知られており，異常な疼痛などが生じる．脳脊髄液検査により脳出血や感染などの他，各種の脳疾患の情報が得られると考えられている．

4　末梢神経系

　脳や脊髄の外にある神経のことを末 梢 神経という．細胞体は脳や脊髄の中にあるが，軸索が外にある場合（運動神経細胞や自律神経節前細胞）も末梢神経に属する．視神経と網膜は例外的に中枢神経系に属する．末梢神経には機能的に運動神経（遠心性），知覚神経（求心性），自律神経（交感神経と副交感神経）の３つが含まれ，それぞれの細胞体の位置や軸索投射の様式に特徴がある（図 4-38）．

　運動神経は細胞体が脳や脊髄の中にあり，軸索が脳や脊髄から外へ伸び骨格筋に投射する．知覚神経は細胞体が脳や脊髄の外にあり，末梢と中枢の両方へ神経を伸ばして末梢の知覚情報を中枢へ伝える．知覚神経の神経細胞体が集まっている所を知覚神経節という．知覚神経節には顔面や前頭部の体性知覚を司る三叉神経節とその他の全身の体性知覚を司る後根神経節（脊髄神経節）が代表的である．知覚神経節から末梢へ伸びる神経を末 梢 枝，中枢側へ伸びる神経を中 枢枝と呼ぶ．

　自律神経は脊髄や脳の中にある神経細胞（節前細胞）が外へ軸索を伸ばし，末梢にある別の神経細胞（節後細胞）を介して平滑筋や分泌腺を支配する．節前神経細胞と節後神経細胞の２段の神経細胞による支配である．節後細胞が存在する場所を自律神経節といい交感神

■ 図 4-38　末梢神経の基本形

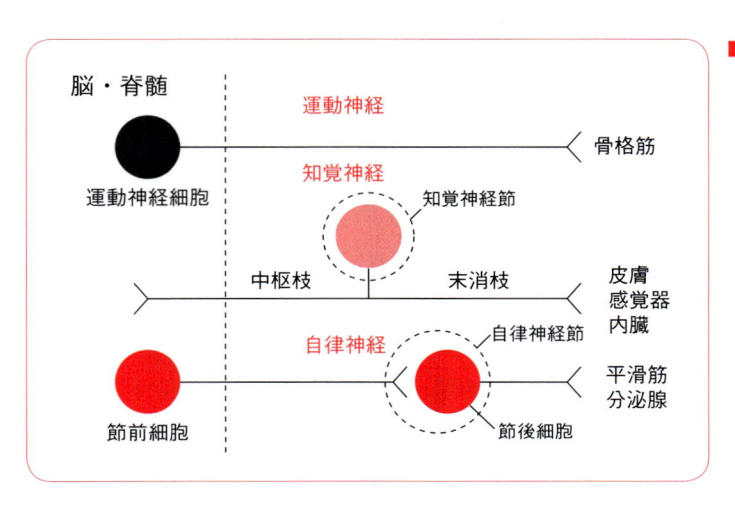

経節は脊髄に比較的近い位置に，副交感神経節は標的臓器に近い位置に存在する．末梢神経は，これら 3 つの機能の混合，あるいは単独のものである．脳から出ている神経は左右 12 対あり 12 脳神経と呼ばれている．脊髄からは左右 31 対の神経が出ている．

❶ 脳神経

1) 脳神経の種類と機能

　末梢神経の 3 つの機能である運動・知覚・自律（脳神経の場合はすべて副交感）のうち，どの脳神経がどの機能の組み合わせを持つかを理解する（**表 4-1**）．また，脳神経は必ず頭蓋腔より外に出るので頭蓋骨にある孔や裂を通過する．この通過部位では様々な障害が生じやすく重要である（**図 4-39**）．脳神経 12 本は I 〜 XII と固有の番号が付いている．

❶　I 嗅神経（olfactory nerve）　〈知覚〉

　嗅神経は鼻腔の嗅粘膜上皮にある嗅細胞の軸索様の突起の集まりで，中枢の嗅球へ繋がる知覚機能のみの神経である．嗅神経は複数の嗅細胞の軸索が束になり，この束が 20 対ほどの篩骨篩板の穴を分かれて通過し脳の嗅球へ至る（**図 4-40**）．嗅球へ入った嗅覚情報は大脳皮質の梨状葉や中隔野・辺縁系へ投射する．嗅覚は視床を通過せず大脳皮質へ至る唯一の知覚である．

■ 表 4-1　脳神経

	神経の名称	機能	主要な知覚	主要な運動	自律（副交感）	頭蓋底通過部位
I	嗅神経	知	嗅覚			篩骨篩板
II	視神経	知	視覚			視神経管
III	動眼神経	運・自（副）		外眼筋（4 つ）上眼瞼挙筋	瞳孔括約筋 毛様体筋	上眼窩裂
IV	滑車神経	運		上斜筋		上眼窩裂
V	三叉神経　第 1 枝（眼神経）　第 2 枝（上顎神経）　第 3 枝（下顎神経）	知・運	前頭領域 上顎領域 下顎領域（舌を含む）	咀嚼筋（第 3 枝を経て）		上眼窩裂 正円孔 卵円孔
VI	外転神経	運		外側直筋		
VII	顔面神経	知・運・自（副）	味覚（舌前 2/3）	表情筋	顎下腺・舌下腺 涙腺	内耳孔
VIII	内耳神経	知	聴覚・前庭感覚			内耳孔
IX	舌咽神経	知・運・自（副）	味覚（舌後 1/3） 咽頭知覚 頸動脈小体	咽頭筋の一部	耳下腺	頸静脈孔
X	迷走神経	知・運・自（副）	内臓知覚 味覚（喉頭蓋）	咽頭・喉頭筋	内臓副交感	頸静脈孔
XI	副神経	運		僧帽筋・胸鎖乳突筋		頸静脈孔
XII	舌下神経	運		舌筋		舌下神経管

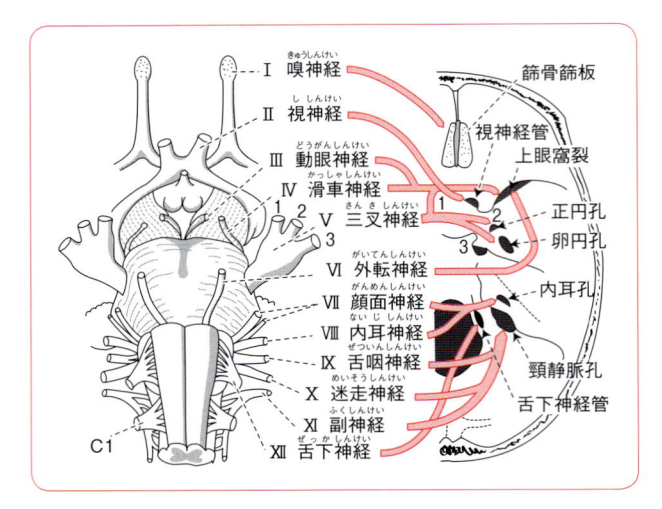

■ **図 4-39　脳神経とその通過路**

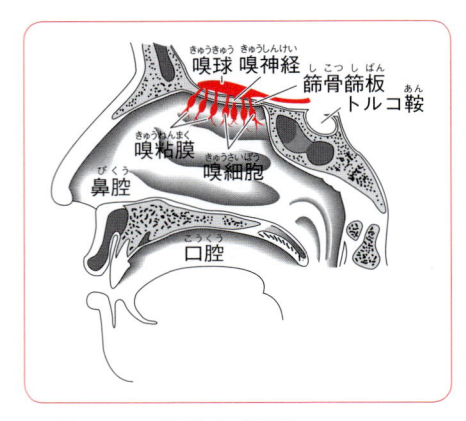

■ **図 4-40　嗅細胞と嗅神経**

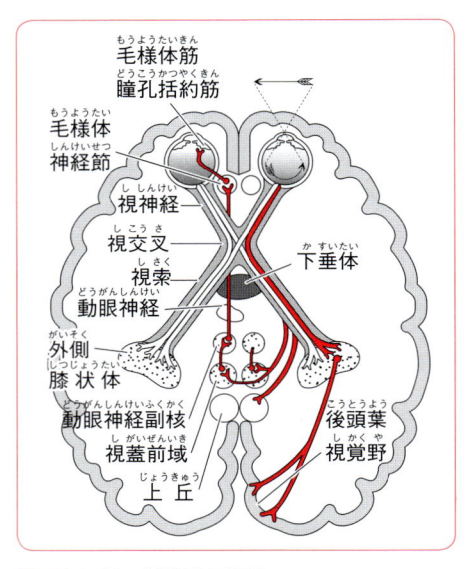

■ **図 4-41　視神経の投射**

❷　Ⅱ 視神経（optic nerve）　〈知覚〉

　網膜より脳に至る神経で視覚情報を伝える知覚単独の神経である．視神経は左右不完全な交叉（視交叉）をして脳につながる（**図 4-41**）．網膜から視交叉までを視神経，視交叉からは視索と名称が変わる．視神経は網膜内にある視神経節細胞の軸索からなる．視野の外側（耳側）は網膜の鼻側の領域に像を結び，この領域の情報は視交叉で交叉し対側へ送られる．一方，視野の中央寄り（鼻側）の像は網膜の耳側に像を結び，その情報は視神経の外側寄りを通過し，視神経交叉で交叉せず同側の脳へ投射する（**図 4-41**）．

　視神経の主な脳内の投射先は，外側膝状体・上丘・視交叉上核・視蓋前域である．最も主要な投射は，視床の外側膝状体へ至るものでありヒトで最も発達している．外側膝状体から大脳後頭葉の視覚野へ投射する．この経路は視覚情報を認識するために必要である．上

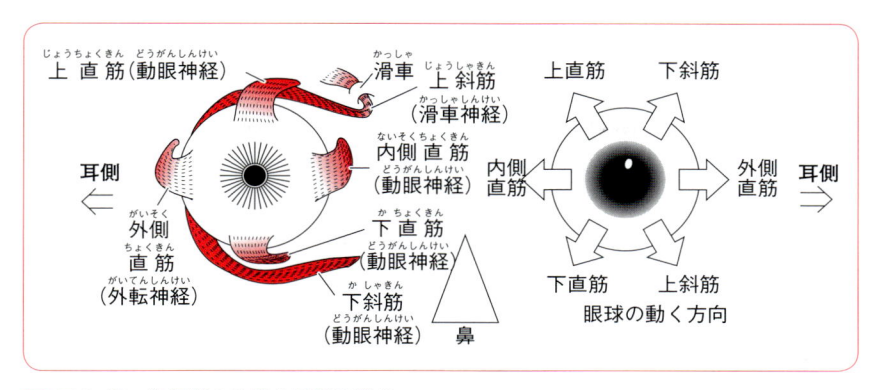

■ **図 4-42　外眼筋の位置と眼球の動き**

丘は中脳にあり脊髄へ投射し，眼球や頸部の運動に関係している．視交叉上核は視床下部にあり生体リズムを作り出す神経核で，生体リズムを網膜から得られた明暗に同調させる．視蓋前域は中脳の上丘の前方にあり，光情報を中脳の動眼神経副核へ伝え，動眼神経の副交感機能を介して瞳孔括約筋を収縮し縮瞳を起こす．この経路は対光反射の経路である（**図 4-41**）．脳神経の 1 つである視神経は脳の外にあるが，組織学的にあるいは発生学的に中枢神経系に属している．

❸　Ⅲ 動眼神経（oculomotor nerve）　〈運動・副交感〉

動眼神経は運動と副交感の 2 つの機能を持つ．中脳腹側の大脳脚の間から出て，上眼窩裂を経て眼窩内へ至る．

ⅰ）運動：4 つの外眼筋（上直筋，下直筋，内側直筋，下斜筋）と上眼瞼挙筋を支配しており，眼球運動と上眼瞼の挙上（開眼）に関与している．これらの運動神経の起始は中脳の動眼神経核にある（**図 4-42**）．

ⅱ）副交感：中脳の動眼神経副核（エディンガー・ウェストファル核）に副交感節前細胞が存在し，動眼神経を通って脳を離れ，眼球後方にある毛様体神経節に投射する．ここで，神経細胞を代え，節後細胞は平滑筋の毛様体筋と瞳孔括約筋へ投射する（**図 4-41**）．毛様体筋は遠近調節に働く筋で，収縮するとレンズが厚くなり焦点が近くになる．逆に弛緩するとレンズが周辺から引っぱられ薄くなり遠くに焦点が合う．瞳孔括約筋は虹彩の先端部にありこの副交感節後刺激により収縮し，瞳孔を縮瞳する（対光反射）．逆の散瞳は交感神経（上頸神経節由来）により瞳孔散大筋が収縮する．

ⅲ）動眼神経の障害：動眼神経の障害は眼球運動の異常をきたすだけでなく，上眼瞼の下垂，瞳孔の散大，遠近調節の異常がみられる．

❹　Ⅳ 滑車神経（trochlear nerve）　〈運動〉

滑車神経は外眼筋のうち上斜筋のみを支配する運動機能の脳神経である（**図 4-42**）．滑車神経の起始細胞は中脳にあり，左右交叉した後，中脳の背側から出て側面を下降してゆく．脳神経の中で唯一，背側から出る脳神経である．神経は上眼窩裂より眼窩内へ至る（**図 4-43**）．上斜筋は眼球の上方にあるが，上斜筋は滑車を経て停止が眼球上部の後方にあるため，この筋の収縮は眼球を外側下方へ向ける．片側の滑車神経の障害では，障害側の眼球が外側下方に向かなくなる．

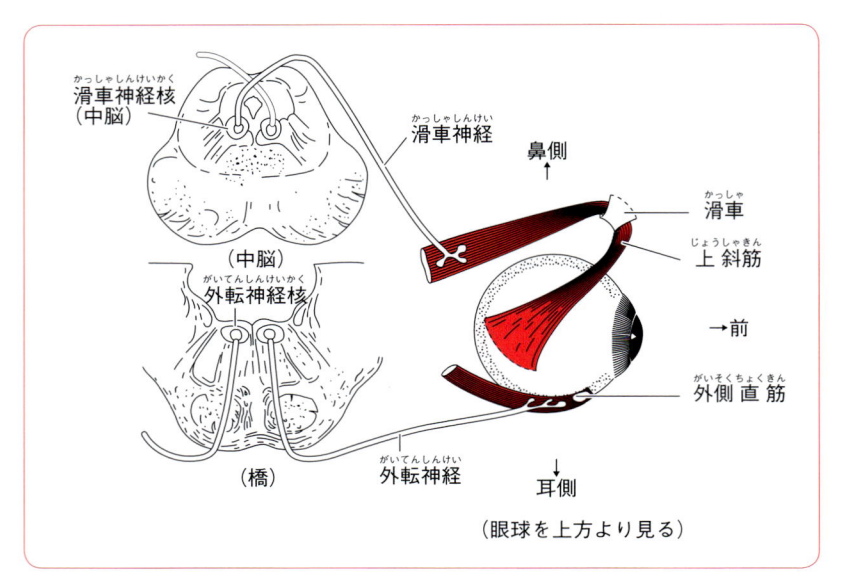

（眼球を上方より見る）

■ **図 4-43　滑車神経と外転神経**

❺　**Ⅴ三叉神経（trigeminal nerve）**　〈知覚・運動〉

　三叉神経は太く扁平な脳神経で，橋の外側から出ている．橋を出た後，まもなく膨らんだ三叉神経節を形成し，その後３つに分枝し，それぞれ眼神経（第１枝），上顎神経（第２枝），下顎神経（第３枝）となる（図4-44）．三叉神経は知覚と運動の２つの機能を持っている．知覚は顔面・前頭部の知覚を司り，運動は咀嚼筋の収縮である．

　三叉神経節は最も大きな知覚神経節で，この細胞は末梢枝を顔面頭部の各領域へ，中枢枝を中脳・橋・延髄へ送っている．三叉神経の知覚情報はその種類により脳の別の場所へ送られる．温度感覚や痛覚は延髄の三叉神経脊髄路核へ，触圧覚は橋の三叉神経主知覚核へ，また深部感覚は中脳の三叉神経中脳路核へ送られる．運動機能を担う神経は，橋の三叉神経運動核に起始を持ち，第３枝の下顎神経に伴行して咀嚼筋へ向かう．

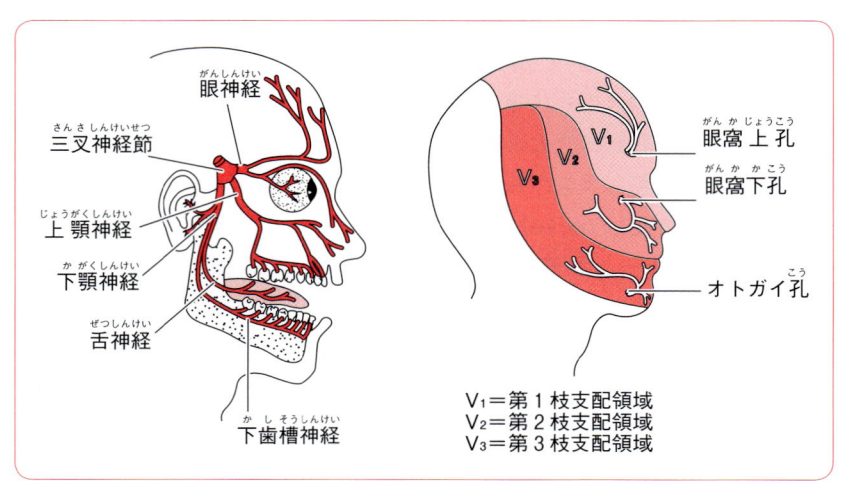

V₁＝第１枝支配領域
V₂＝第２枝支配領域
V₃＝第３枝支配領域

■ **図 4-44　三叉神経**

　ⅰ）眼神経（第1枝）：知覚性の神経で上眼窩裂から眼窩内に入り角膜や強膜などの眼球の知覚を支配する．また，眼窩上孔より顔面皮下に至り，眼窩上神経となり前頭部や鼻背の知覚を支配する．

　ⅱ）上顎神経（第2枝）：上顎神経は三叉神経節から分岐する2番目の枝で蝶形骨の正円孔を通過し，眼窩下孔から顔面皮下にあらわれ，上顎領域の皮膚や粘膜，上顎歯の知覚を支配する．

　ⅲ）下顎神経（第3枝）：三叉神経の第3枝で太い知覚枝と細い運動枝からなる．三叉神経節で分岐した後，卵円孔を通過し，舌の味覚以外の知覚を支配する舌神経や下顎管の中を通過する下歯槽神経などの枝を出しながら下顎骨のオトガイ孔から顔面皮下に表れオトガイ神経として下顎領域の皮膚の知覚を司る．運動枝は，主に咀嚼筋（側頭筋，咬筋，外側翼突筋，内側翼突筋）を支配するほか，鼓膜を緊張させ音を小さくする鼓膜張筋や顎二腹筋前腹なども支配している．

　ⅳ）三叉神経の障害：顔面・頭部の知覚障害や異常な痛み（三叉神経痛），そのほか咀嚼筋の麻痺がみられる．

❻　Ⅵ外転神経（abducent nerve）　〈運動〉

　運動機能のみからなる神経で，起始は橋の外転神経核にあり，そこから伸びる軸索が橋の下縁から出て上眼窩裂より眼窩内へ入り，外眼筋のうち外側直筋のみを支配する（図4-43）．外側直筋は眼球を耳側へ向ける（外転）．片側の外転神経障害は障害側の眼球が外転できなくなる（外側方に向けられなくなる）．

❼　Ⅶ顔面神経（facial nerve）　〈運動・知覚・副交感〉

　顔面神経は3つの機能すべてを含む．運動を伝える狭い意味での顔面神経と，知覚と副交感機能が通過する中間神経が一緒になったものである．これらをあわせて広い意味での顔面神経と呼んでいる．

　ⅰ）運動：運動神経は，橋の顔面神経核にある運動神経の軸索が橋の脳底後縁から脳を離れ，内耳神経とともに内耳孔を通過する．この運動神経は顔面神経管を経て茎乳突孔から顔面皮下に出て，表情筋群をすべて支配する（図4-45）．この他，茎突舌骨筋，音の耳小骨

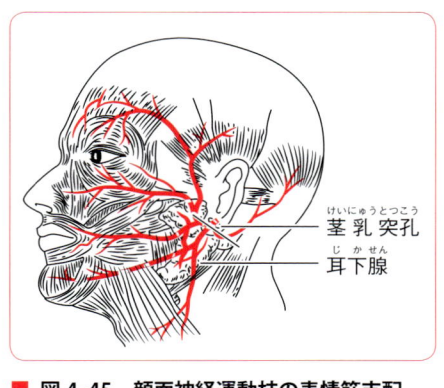

■ 図4-45　顔面神経運動枝の表情筋支配

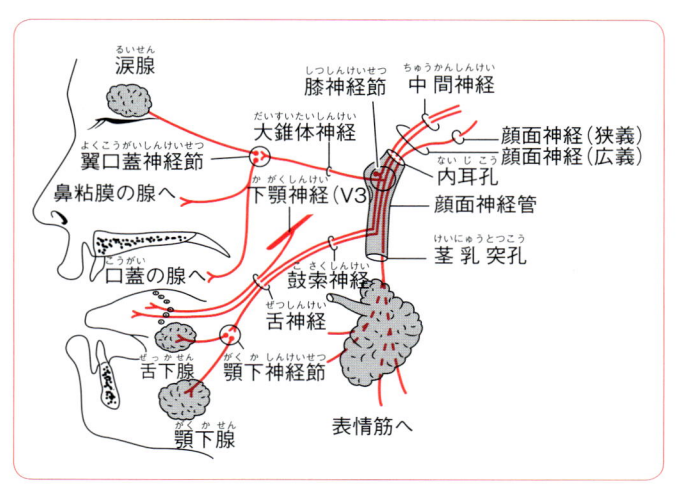

■ 図4-46　顔面神経の走行と投射

伝導を抑制する**アブミ骨筋**，**顎二腹筋後腹**なども支配する．

　ii）知覚：顔面神経の知覚神経節は**膝神経節**である．顔面神経の知覚は舌前 2/3 の味覚が主であるが，このほか**耳介後部外耳道**の知覚も一部伝える．舌前 2/3 の味覚は舌味蕾から**舌神経→鼓索神経**（中耳を通過する）→顔面神経（中間神経）を経て膝神経節につながる．味覚を含めた知覚神経の細胞はすべて膝神経節にあり，味覚を伝える中枢枝は延髄の**孤束核**へ向かう（**図 4-46**）．

　iii）副交感：副交感神経は**涙腺**の分泌と**顎下腺・舌下腺**の分泌を担っている．節前細胞はいずれも橋の**上唾液核**に存在し，この神経核から伸びる軸索が，味覚情報の通過経路と逆向きに，中間神経→鼓索神経→舌神経を経て**顎下神経節**に至り，節後細胞は顎下腺と舌下腺を支配する．涙腺への経路は，中間神経の枝が**大錐体神経**となり**翼口蓋神経節**へ至る．翼口蓋神経節で，節後細胞に代わり涙腺を支配する（**図 4-39**）．

　iv）顔面神経の損傷と障害：顔面神経には様々な機能を持った神経が通過しているので，顔面神経のどの位置で障害が生じるかにより異なった症状がみられる．茎乳突孔より末梢での障害は運動成分のみの障害が生じる．障害側では眼輪筋の麻痺により，まぶたが閉じない．また，障害側の口角が下制する．もう少し近位の顔面神経管下部での障害では，鼓索神経も障害されるので，舌前 2/3 の味覚の脱失や唾液分泌の減少がみられる．より上部の顔面神経管の障害では，アブミ骨筋の支配が障害され低音に対する聴覚過敏が起こる．また，涙の分泌も抑制される．

❽　Ⅷ内耳神経 （vestibulocochlear nerve）　〈知覚〉

　内耳神経は橋と延髄の脳底の境界で顔面神経の外側から出る．聴覚情報を伝える**蝸牛神経（聴神経）**と平衡感覚を伝える**前庭神経（平衡神経）**の 2 つの知覚神経が一緒になったものである．顔面神経とともに**内耳孔**を通過する．

　i）蝸牛神経：内耳の蝸牛のコルチ器にある有毛細胞は音の振動を電気的な興奮にかえる．この情報を内耳にある**らせん神経節**の知覚神経の枝が受けとり，その軸索が**蝸牛神経**となり内耳から橋の**蝸牛神経核**へ至る．

　ii）前庭神経：前庭神経は内耳にある 3 つの**半規管の膨大部**の有毛細胞で感じ取る頭部の 3 軸方向の角加速度（回転）と，**卵形嚢**と**球形嚢**で感じる水平方向や上下方向の加速度を脳に伝える知覚神経である．知覚神経節は内耳にある前庭神経節で，その軸索が脳の前庭神経核へ伝えられる．この他，前庭神経節からは小脳の一部（前庭小脳；片葉・小節葉）へ直接神経が投射している．平衡感覚情報は外眼筋の運動に関連する神経核や小脳に送られ，体のバランスを維持することや，体の動揺に抗して一点を注視するための眼球運動などに必要である．

　iii）内耳神経の障害：内耳神経の障害では，聴覚異常（難聴・耳鳴り），前庭異常（めまいなど）が生じる．内耳神経の腫瘍，聴神経腫瘍では，耳鳴りや難聴の他，内耳孔を伴行する顔面神経の障害（麻痺）も起こすことがある．

❾　Ⅸ舌咽神経 （glossopharyngeal nerve）　〈運動・知覚・副交感〉

　舌咽神経は延髄から出る神経で迷走神経や副神経とともに**頸静脈孔**を通過する．頸静脈孔の付近に**上神経節**と**下神経節**と呼ばれる知覚神経節を持つ．同じ名称の神経節が迷走神経にも存在する．舌咽神経は舌の後部や咽頭付近の知覚や筋を支配する（**図 4-47**）．

　i）運動：咽頭の一部の筋を支配する．運動神経の起始は延髄の疑核であり，疑核の神経

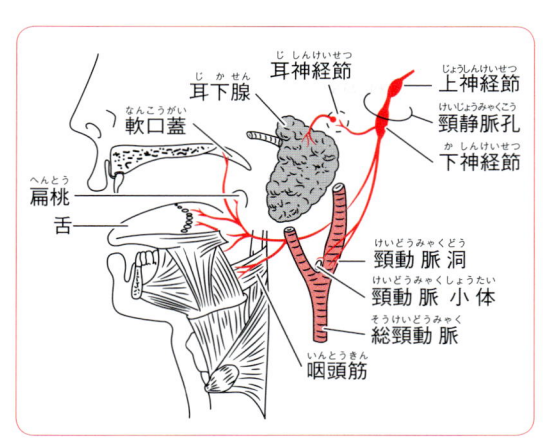

■ 図 4-47　舌咽神経

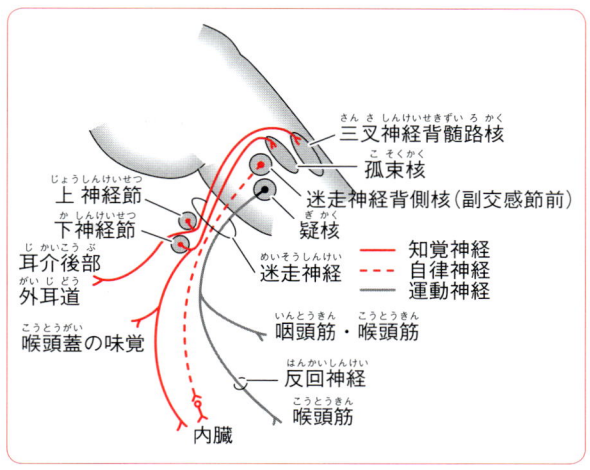

■ 図 4-48　迷走神経

細胞の軸索が舌咽神経を通過して咽頭の筋に至る．舌咽神経の枝は迷走神経の枝や交感神経と咽頭の後面で咽頭神経叢を形成する．咽頭の筋群には迷走神経の支配も加わる．

ⅱ）知覚：舌咽神経の知覚は，舌後ろ 1/3 の味覚や知覚，さらに上咽頭後壁，頸動脈小体の知覚を司る．これらの知覚神経は下神経節にあり，情報を延髄の孤束核へ伝える．

ⅲ）副交感：耳下腺の唾液分泌機能を担う．節前細胞は延髄の下唾液核に存在し，舌咽神経を通過し，耳神経節で節後細胞に情報を伝え，耳下腺を支配する．前述の顔面神経は耳下腺を貫くが支配しない．

ⅳ）舌咽神経の障害：嚥下困難（誤嚥），舌根部の知覚・味覚麻痺などがみられる．

⑩　Ⅹ迷走神経（vagus nerve）　〈運動・知覚・副交感〉

迷走神経は延髄から出ると，舌咽神経や副神経とともに頸静脈孔を通過する．頸静脈孔の出口付近で上神経節と下神経節と呼ばれる 2 つの神経節（知覚神経の細胞体の集まるふくらみ）を作り，枝を出しながら総頸動脈と内頸静脈の間を下降し，胸腔では食道に伴行し，横隔膜の食道裂孔を通過，腹腔へ至る．腹腔では血管に沿って分枝を繰り返し内臓を支配する（図 4-48）．

ⅰ）運動：咽頭・喉頭の筋群を支配している．起始核は延髄の疑核であり，その軸索が迷走神経内を通り咽頭・喉頭を後部より支配する．一部は，反回神経と呼ばれる枝になり，喉頭を前面より支配する．反回神経は，右は鎖骨下動脈を，左は動脈管索をそれぞれ反回して気管両側を上行する．最終的には喉頭の筋群を前面より支配し，声帯の緊張などにかかわり発声に重要な役割を果たす．反回神経の麻痺は嗄声を起こす．迷走神経の運動枝はこの他，舌咽神経の枝や交感神経とともに咽頭神経叢を形成し，咽頭収縮筋などの咽頭・喉頭の筋を支配する．

ⅱ）知覚：迷走神経の知覚機能は内臓の知覚であり，多くの内臓の知覚を延髄の孤束核に送る．また，喉頭蓋の味覚も孤束核へ伝える．これらの知覚神経節が前述の下神経節である．

ⅲ）副交感：迷走神経は，骨盤臓器の一部を除いてほとんどの内臓の副交感機能を担っている．副交感の節前細胞は延髄の迷走神経背側核にあり，その軸索が迷走神経を通り頸部から胸腔や腹腔の臓器を支配する．節後細胞は各臓器の表面や中に散在し，神経節のまとまり

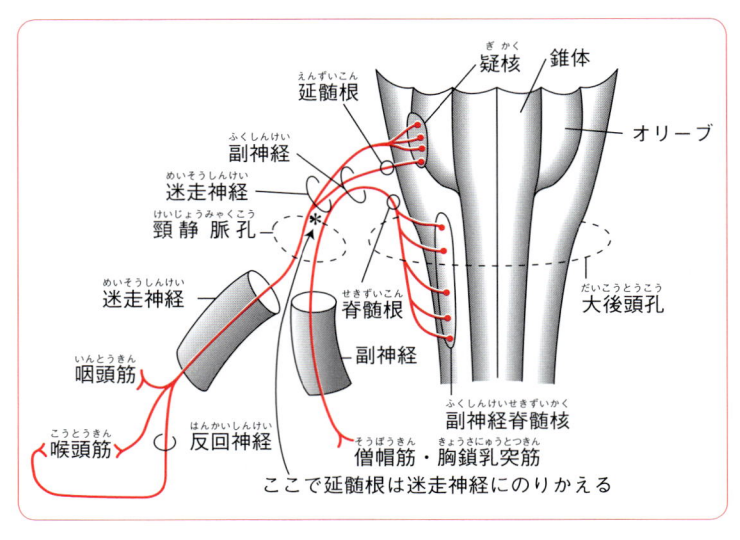

■ 図4-49　副神経と迷走神経の走行

図中ラベル：疑核、錐体、延髄根、オリーブ、副神経、迷走神経、頸静脈孔、迷走神経、咽頭筋、喉頭筋、反回神経、脊髄根、副神経、大後頭孔、副神経脊髄核、僧帽筋・胸鎖乳突筋、ここで延髄根は迷走神経にのりかえる

を持たない．

　iv）迷走神経の障害：運動神経の障害は，嚥下困難，嗄声（反回神経麻痺）が生じる．消化管運動の障害など多くの内臓に影響を及ぼす．血管迷走神経反射は採血やストレス負荷により迷走神経を介して血圧低下をきたし，失神に至る場合がある．

⑪　**XI 副神経（accessory nerve）**　〈運動〉

　副神経は体性運動の神経で**胸鎖乳突筋**と**僧帽筋**を支配する．これらの筋は脊髄神経の支配も同時に受ける．副神経には延髄から出る**延髄根**と脊髄から出る**脊髄根**がある．脊髄根をつくる運動神経細胞は脊髄にあり，脊髄根として脊髄から出た後，**大後頭孔**から頭蓋腔に一旦入り，再び副神経として**頸静脈孔**から頭蓋外へ出ていく．2度，頭蓋骨の穴を通過する．脊髄根は胸鎖乳突筋や僧帽筋を支配している．

　一方の延髄根は迷走神経と一緒になり，迷走神経として咽頭や喉頭の筋を支配する（**図4-49**）．延髄根の起始は，延髄の疑核である．延髄の疑核の運動神経細胞は喉頭や咽頭の筋群を支配するが，そこに至るまでの道筋は舌咽神経，迷走神経，副神経延髄根と3つの別のルートを通過することになる（**図4-50**）．

　副神経の障害は胸鎖乳突筋や僧帽筋の麻痺がみられる．また，舌咽・迷走・副神経は同じ頸静脈孔を一緒に通過するため，この部分での障害では，3つの神経の障害症状が一度に生じる（頸静脈孔症候群）．

⑫　**XII 舌下神経（hypoglossal nerve）**　〈運動〉

　舌下神経は運動性（体性運動）の神経で**舌筋**（内舌筋と外舌筋）を支配する．外舌筋には茎突舌筋，舌骨舌筋，オトガイ舌筋，オトガイ舌骨筋がある．神経の起始核は延髄の舌下神経核にあり同側性に投射する．舌下神経の片側の障害が生じたときに舌を前に出すと麻痺側に舌が向く．

❷　脊髄神経

　脊髄の前面と後面から出る**前根**（運動神経と一部自律神経）と**後根**（知覚神経）が椎間孔

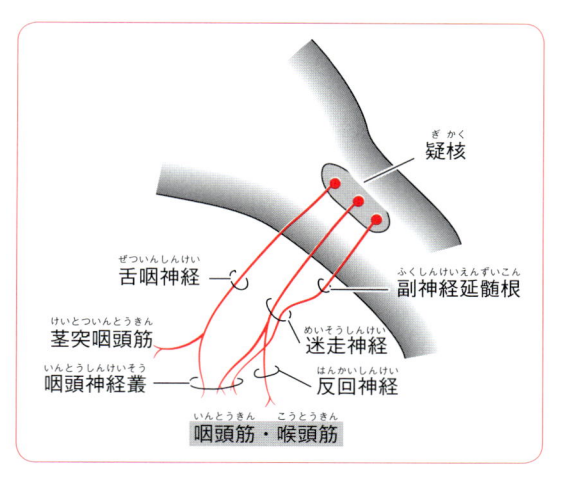

■ 図4-50　疑核は3つの脳神経を経て咽頭・喉頭の筋群を支配する

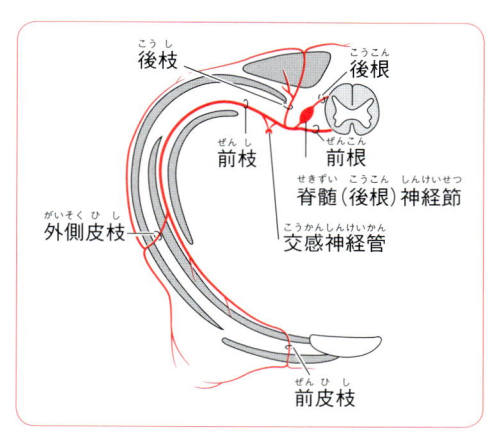

■ 図4-51　脊髄神経（胸神経）

で1本にまとまり脊髄神経となる（図4-30）．脊髄神経は椎間孔から出るとすぐに後方へ向かう**後枝**と外側から前面へ伸びる**前枝**の2つに分かれる（図4-51）．後枝は後頭部から体幹脊柱部の知覚や筋を支配しており通常短い．一方，前枝は頸部，体幹の外側から前面，四肢など広い領域の知覚と運動を支配している．頸髄の第2頸神経（C2）は前枝より後枝が大きい代表例で後枝は大後頭神経となる．前枝・後枝ともに運動と知覚の成分があり，主として運動成分で筋肉を支配する枝を**筋枝（運動枝）**，知覚の成分よりなり，皮膚の知覚を支配する神経を**皮枝（知覚枝）**と呼ぶ（図4-31）．

　脊髄神経は頸神経が**8対**（C1〜C8），胸神経が**12対**（T1〜T12），腰神経が**5対**（L1〜L5），仙骨神経が**5対**（S1〜S5），1対の尾骨神経（Co1）からなり，合計31対の神経が脊髄から出る．胸神経のほとんどは合流することなく平行に体壁を走るが，この他の神経の多くは近くの複数の神経と合流や分岐を複雑に行う．これを脊髄神経の**神経叢**と呼び，**頸神経叢**（C1〜C4），**腕神経叢**（C5〜T1），**腰神経叢**（T12〜L4），**仙骨神経叢**（L4〜S3）の4つの大きな神経叢がある（図4-52）．これらの神経叢の形には個人差が見られる．

1）頸神経叢（C1〜C4）

　C1〜C4の前枝により構成される．頸部前面の筋や知覚を司る他，横隔膜へも枝が伸びている（図4-53）．C1〜C4の後枝や前枝の一部には神経叢に加わらないものもある．

❶　運動枝

　運動枝は**頸神経ワナ**と呼ばれるループを形成し，このループから次々と神経が分岐する．頸神経ワナの枝で支配される筋は**オトガイ舌骨筋**，**舌骨下筋群**（甲状舌骨筋，肩甲舌骨筋，胸骨舌骨筋，胸骨甲状筋）がある．この他，横隔膜を支配する**横隔神経**も頸神経叢から出る．

❷　知覚枝

　4つの知覚神経（**小後頭神経**，**大耳介神経**，**頸横神経**，**鎖骨上神経**）が頸神経叢から出る．これらは，胸鎖乳突筋の後縁のほぼ中央付近から皮下に現れ（神経点），頸部から鎖骨部にかけての知覚を司る（図4-54）．

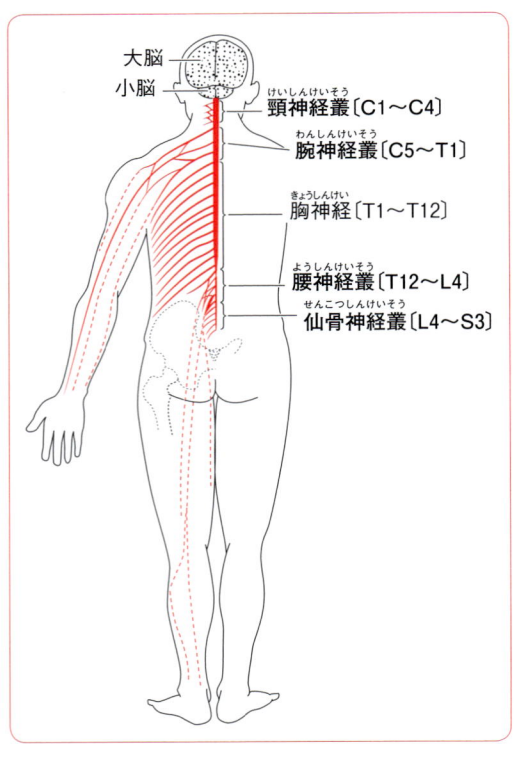

■ 図4-52　脊髄神経が作る4つの神経叢

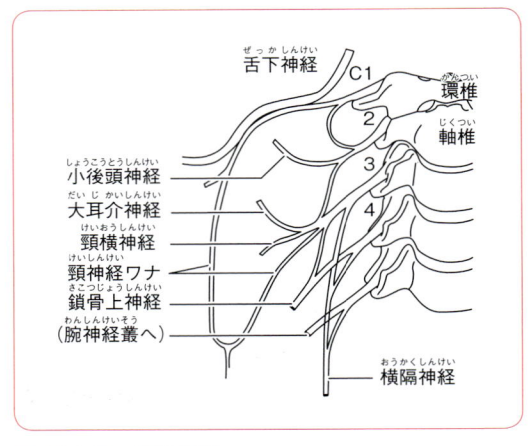

■ 図4-53　頸神経叢

■ 図4-54　頸神経叢の皮枝

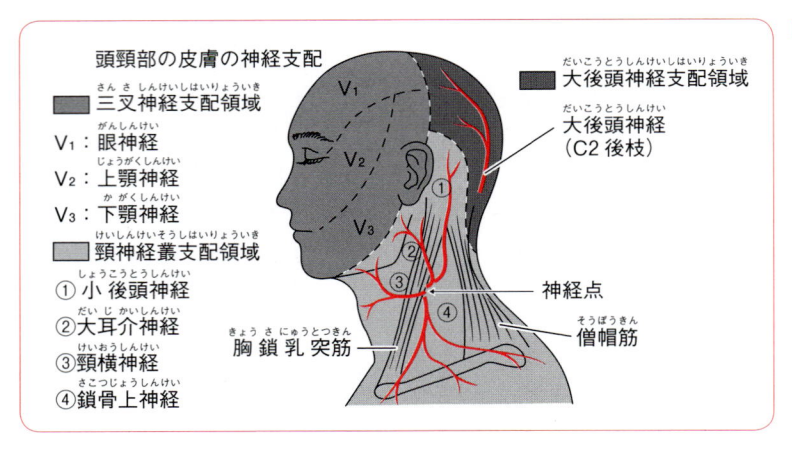

❸　その他の頸神経支配の筋

　この他，神経叢を形成しないが，C1 ～ C4 の支配筋として，胸鎖乳突筋，僧帽筋，斜角筋群，椎前筋群，後頭筋群がある．

2）腕神経叢（C5 ～ T1）

　腕神経叢を形成する脊髄神経は第5頸神経から第1胸神経までの神経である．C5 と C6 が合流し上神経幹を，C7 が中神経幹を，C8 と T1 が下神経幹を作り，一旦は3本の神経となる．この3本の神経幹は前斜角筋と中斜角筋の間の斜角筋隙と呼ばれるところから出て，

その後それぞれ深層と浅層の 2 本に分枝する.

　すべての深層の枝は 1 本に合流して後神経束を作り,上神経幹と中神経幹の浅層の枝は合流し外側神経束を,中神経幹と下神経幹の浅層の枝は合流し内側神経束を形成する. 外側神経束と内側神経束から分かれた枝は合流し正中神経となるが,この合流部分を正中神経ワナと呼び,正中神経ワナを前面から後面に腋窩動脈が通過する. これらの神経が分岐と合流を繰り返す神経叢からは,多くの神経が筋枝や皮枝として分岐していく(図 4-55).

❶　上肢帯を支配する枝（C5 ～ C8）

　図 4-55 を参照.

❷　腋窩神経（C5 ～ C7）

　筋枝は小円筋と三角筋を支配する. 皮枝は,上外側上腕皮神経となり上腕の外側と背側の領域に分布する（図 4-56）.

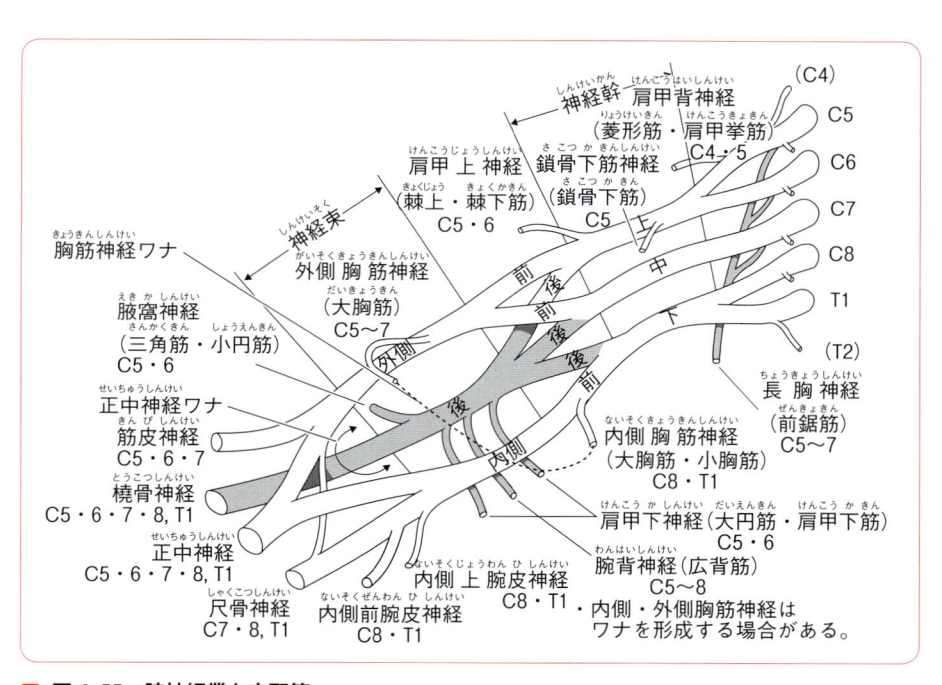

■ 図 4-55　腕神経叢と支配筋

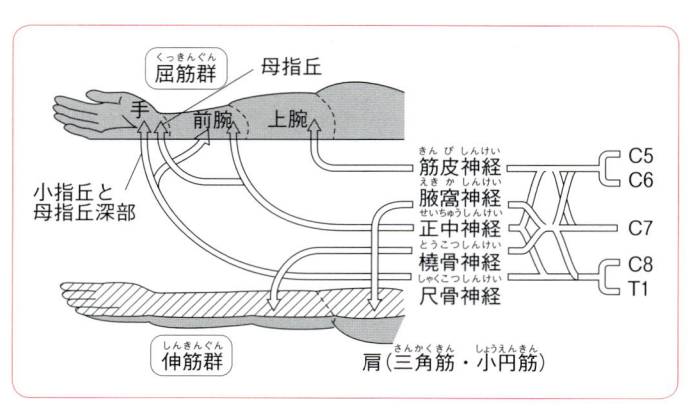

■ 図 4-56　上腕・前腕の神経筋支配

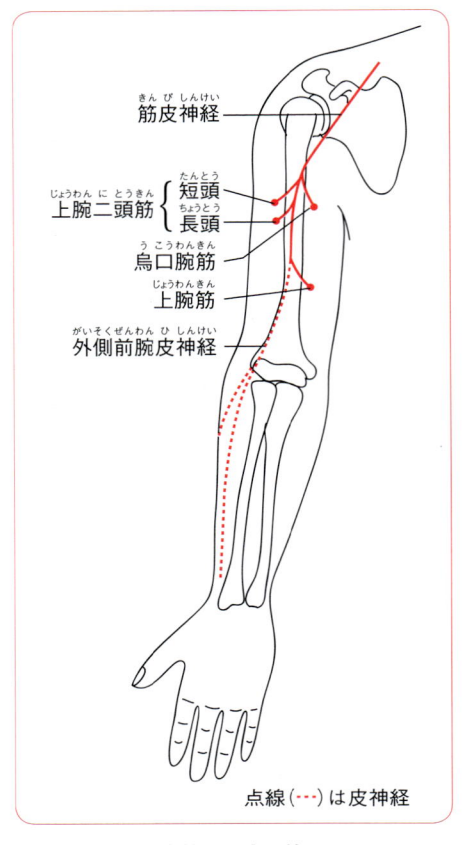

■ 図4-57　筋皮神経と支配筋

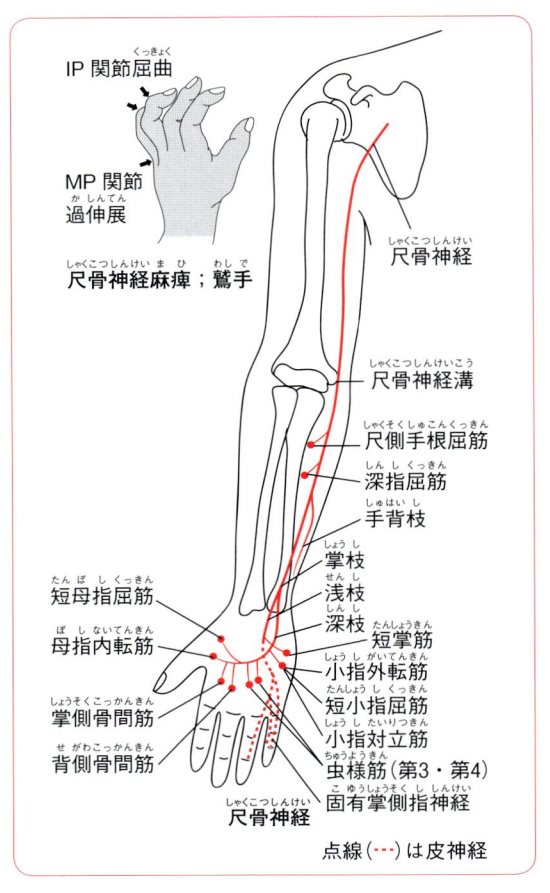

■ 図4-58　尺骨神経と支配筋

❸　筋皮神経（C5 〜 C7）

筋枝は3つの筋を支配し1本の皮神経を前腕に伸ばす（図4-56，図4-57）.

ⅰ）筋枝：上腕の3つの屈筋を支配する. 上腕二頭筋，上腕筋，烏口腕筋

ⅱ）皮枝：外側前腕皮神経となり前腕の橈側領域に分布する.

❹　尺骨神経（C7 〜 T1）

上腕動脈とともに上腕を下行し，上腕骨の尺骨神経溝を通過する（この部分をぶつけると手の尺側がしびれる）. 前腕の前面を通過し，手根管の外を通過する. 尺骨神経は正中神経とともに前腕と手の屈筋群を支配する. 尺骨神経は主に前腕の尺側の筋や小指球の筋群を支配するが，手掌の深部で母指側へ湾曲して伸びるため母指球の深部の筋も支配する（図4-56，58）.

ⅰ）筋枝：図4-58を参照.

ⅱ）皮枝：外側前腕皮神経となる（図4-58）.

ⅲ）尺骨神経の障害：掌側・背側骨間筋の麻痺のため，指の内転・外転ができなくなる. また，小指球筋と3，4虫様筋が麻痺するため，第4指，第5指の基節は伸展した状態で，中節・末節は屈曲する. このような状態を鷲手と呼ぶ（図4-58）.

❺　正中神経（C5 〜 T1）

上腕動脈と伴行して下行し，前腕前面を通り手根管の中を通過し手掌に至る. 尺骨神経と

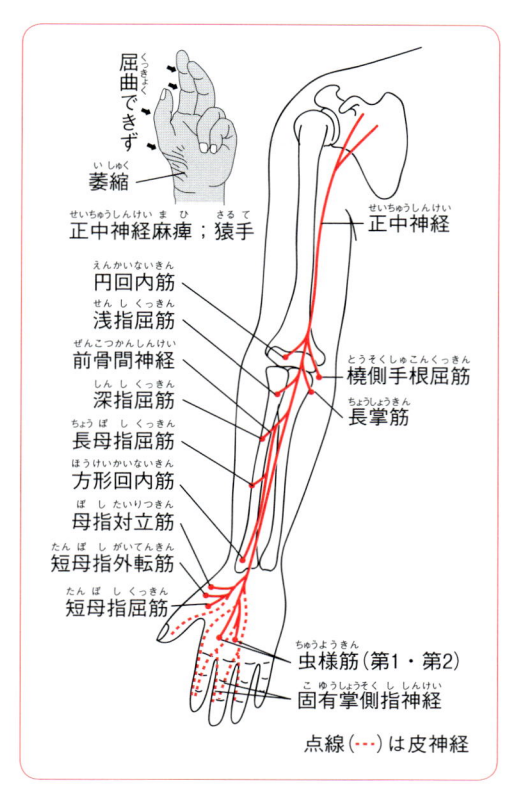

■ 図4-59 正中神経と支配筋

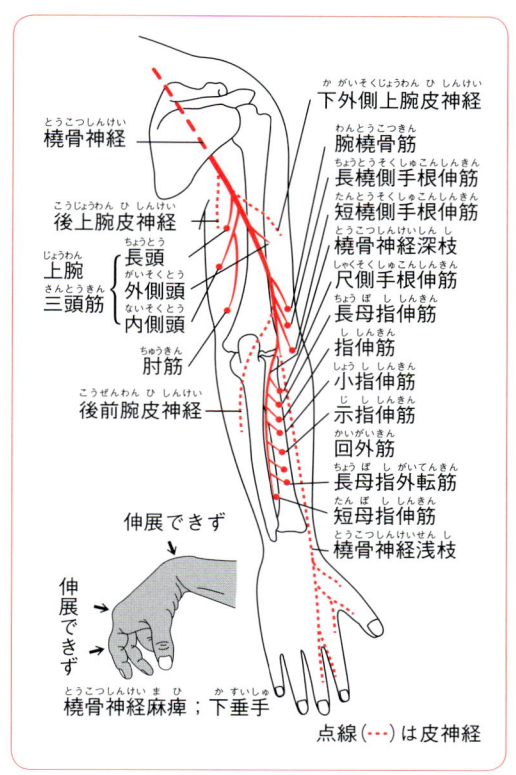

■ 図4-60 橈骨神経と支配筋

ともに前腕の屈筋群を支配するほか，回内筋群，手掌では母指球の筋を支配する（図4-59）.

　i）筋枝：図4-59参照. 尺骨神経と正中神経の2つの神経支配を受ける筋は深指屈筋，短母指屈筋，虫様筋の3つになる. ただし，両者の神経は1つの筋の異なる部分を支配する.

　ii）皮枝：図4-59を参照.

　iii）正中神経の障害：母指球の麻痺と萎縮がみられ，母指は伸展し対立できなくなる. このような手の状態を猿手と呼ぶ.

❻ 橈骨神経（C5〜T1）

　上腕骨のすぐ後面を斜めに横切る. この時，上腕骨の橈骨神経の通過部分を橈骨神経溝と呼ぶ. 上腕の伸筋を支配した後，肘関節の外側で皮枝が浅い層へ，筋枝が深い層へ分岐する. 皮枝はそのまま手背橈側領域に至る. 深層へ向かう筋枝は前腕の伸筋すべてを支配する. 上肢の伸筋はすべて橈骨神経支配である（図4-60）.

　i）筋枝：上肢の伸筋群と回外筋がすべて橈骨神経の支配である. ただし，腕橈骨筋は橈骨神経支配であるが，運動は肘の屈曲に働く例外である（図4-60）.

　ii）皮枝：上腕背側（下外側上腕皮神経）と前腕背側（後前腕皮神経）の領域. さらに，指末節背面をのぞく手背の橈側半分の領域の知覚を支配している（図4-60）.

　iii）橈骨神経の障害：上腕と前腕の伸展運動ができなくなる. 手と手根が下垂する. この状態を下垂手と呼ぶ.

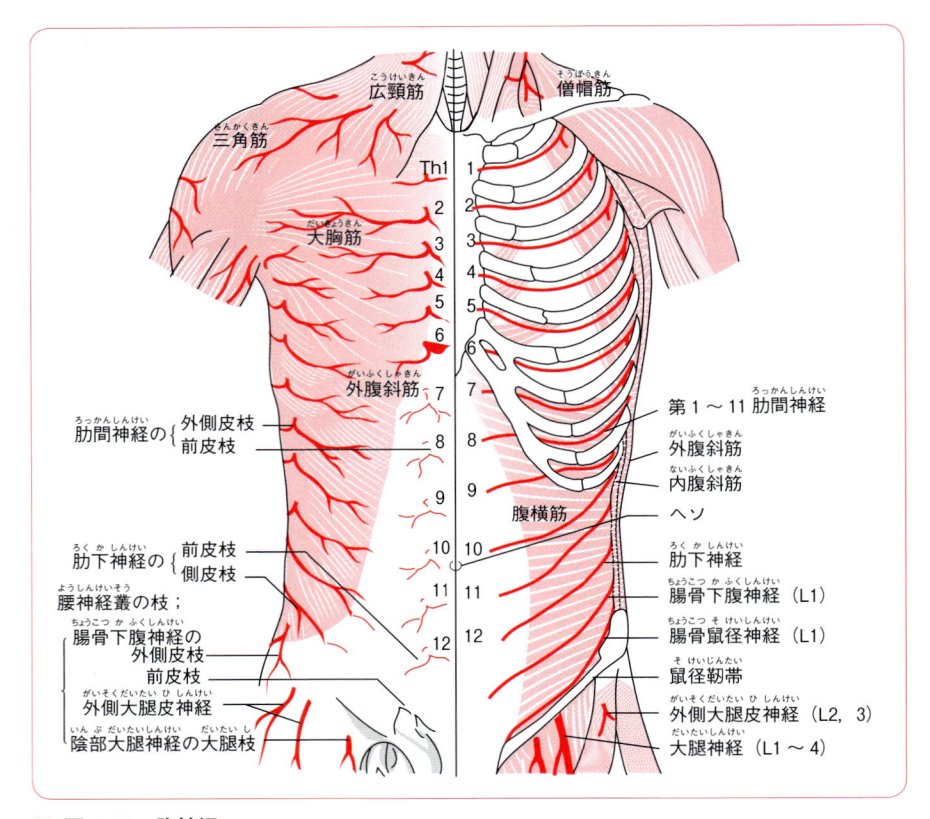

■ 図4-61　胸神経

3）胸神経（T1 〜 T12）

　胸神経のうち T1 と T12 の枝はそれぞれ腕神経叢と腰神経叢に加わるが，他の胸神経は椎間孔から出た後，後枝は背筋と背中の知覚を，前枝は肋間神経となり肋間筋をはじめ腹部の筋も支配する．上位の肋間神経（第 1 〜 6 肋間神経）は肋骨縁に至る．下位肋間神経（第 7 〜 12 肋間神経）は前下方へ伸び，内腹斜筋と腹横筋の間を通過し白線に至る．乳頭部は第 4 〜 5 肋間神経が，臍は第 10 肋間神経が分布している（図4-61）．

4）腰神経叢（T12 〜 L4）

　腰神経叢は T12 〜 L4 の前枝により構成され，腹部の筋，大腿前面の筋，大腿内側の筋を支配する．皮枝は鼠径部や外陰部，大腿前面と内側面，下腿内側面を支配する（図4-62, 図4-63）．

❶　大腿神経（L1 〜 L4）

　腰神経叢の中でもっとも太い神経で鼠径靱帯の下の筋裂孔を通過し，大腿動脈に沿って下降する．主要な支配筋は大腿前面の筋（大腿四頭筋，縫工筋，膝関節筋）であるが，この他，腸腰筋や内転筋に属する恥骨筋も支配する．皮枝は大腿前面を支配するほか，膝関節の内側から皮下に表れ，伏在神経となる．伏在神経は下腿と足の内側面の知覚を支配する．

❷　閉鎖神経（L2 〜 L4）

　閉鎖管を通過して，大腿内側面に至り，その知覚と内転筋群を支配する．ただし，恥骨筋

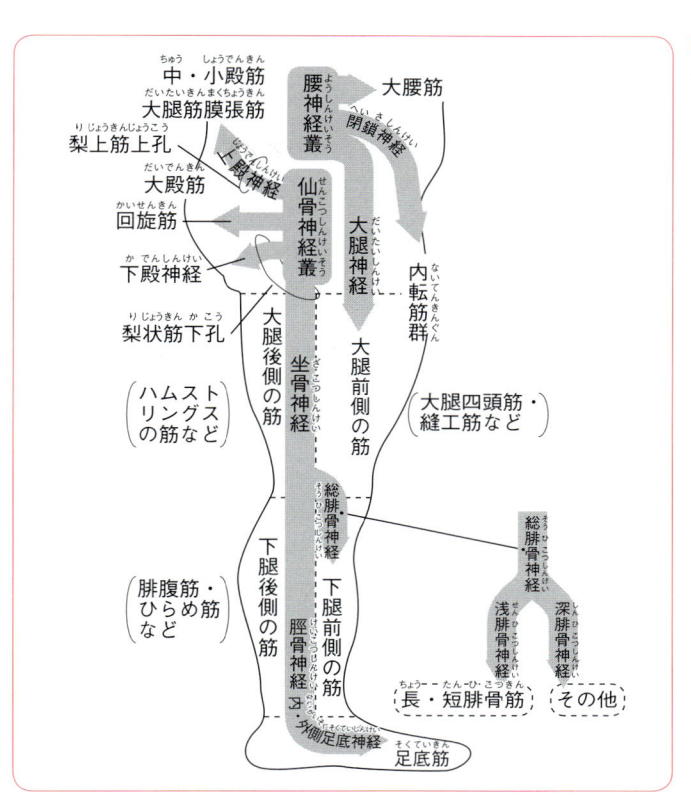

■ 図 4-62　腰神経叢と仙骨神経叢の支配域

は内転筋であるが，大腿神経に主に支配される.

❸　その他
・腸骨下腹神経（T12 ～ L1）：側腹筋（外腹斜筋，内腹斜筋，腹横筋）を支配.
・腸骨鼠径神経（L1）：内腹斜筋と腹横筋を支配し，知覚は陰嚢（陰唇）の皮膚知覚を支配.
・陰部大腿神経（L1 ～ L2）：男性では精巣挙筋を支配する. 皮枝は大腿前面上端の一部と陰嚢を支配.
・外側大腿皮神経（L2 ～ L3）：鼠径靱帯の下で最も外側寄りを通過し，大腿外側面の知覚を支配.

5）仙骨神経叢（L4 ～ S3）

　L4 から S3 までの脊髄神経の前枝は仙骨神経叢を作る. 仙骨神経叢の枝は大腿後面と下肢の広い領域を支配している. 股関節の回旋筋群（梨状筋，内閉鎖筋，双子筋，大腿方形筋）を支配する他，上殿神経・下殿神経・坐骨神経・後大腿皮神経の主要な 4 つの枝を分岐する. この他，陰部神経がある（図 4-62，図 4-64）.

❶　上殿神経（L4 ～ S1）
　大坐骨孔を通過し後面に向かい，梨状筋上孔より出て，中殿筋・小殿筋・大腿筋膜張筋を支配する.

❷　下殿神経（L5 ～ S2）
　上殿神経と同様に大坐骨孔を通過し後面に向かい，梨状筋下孔より出て，大殿筋を支配する.

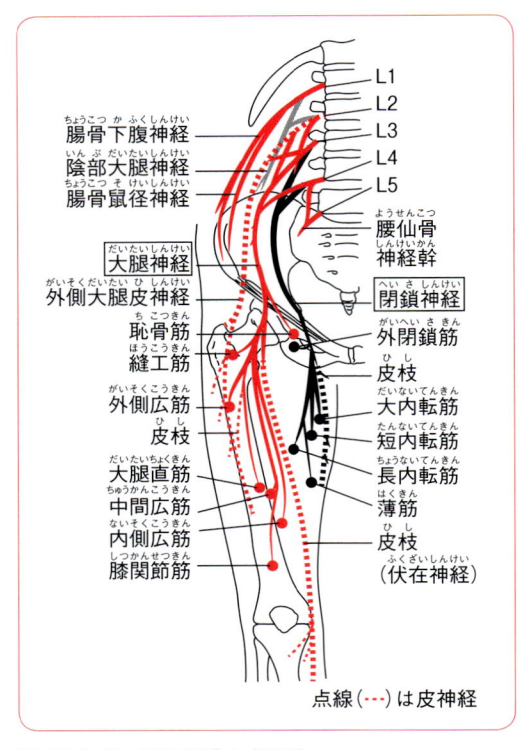

■ **図 4-63　腰神経叢と支配筋**

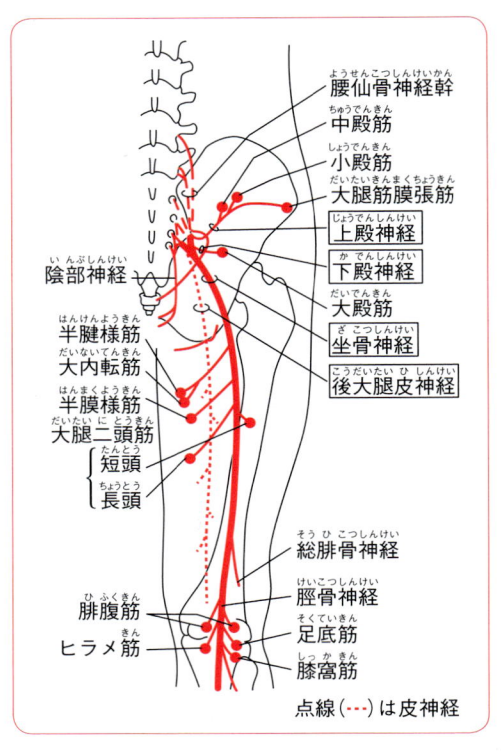

■ **図 4-64　仙骨神経叢と支配筋**

❸　坐骨神経（L4 ～ S3）

　手の親指ほどの太さがある神経で，大坐骨孔から梨状筋下孔を通過し大腿後面を下降する．大腿を下行しながら，大腿後面のハムストリングス筋群（大腿の屈筋群：大腿二頭筋，半腱様筋，半膜様筋）を支配する．また，大内転筋の後面も支配する．坐骨神経は膝窩に至る手前で総腓骨神経と脛骨神経に分岐する（**図 4-62**）．

　ⅰ）総腓骨神経：膝窩で浅腓骨神経と深腓骨神経に分かれる．浅腓骨神経は 2 つの筋（長腓骨筋と短腓骨筋）を支配すると同時に，足背への皮神経を伸ばす．深腓骨神経は下腿の伸筋，足背の伸筋を支配する（**図 4-65**）．

　ⅱ）脛骨神経：下腿後面と足底の筋群を支配する．また，腓腹神経という太い皮枝を分岐する．内果の後面から足底に至って，内側足底神経と外側足底神経に分かれる．内側足底神経は母指球の筋群を支配する．一方，外側足底神経は小指球の筋群および母指球の母指内転筋を支配する．腓腹神経は足の外側縁の領域を，また，内・外足底神経は足底の母指球・小指球の領域の知覚を司る（**図 4-66**）．

❹　後大腿皮神経（S1 ～ S3）

　梨状筋下孔を通り，大殿筋の下縁から皮下に出て，大腿後面の知覚を司る．

❺　陰部神経（叢）

　陰部神経は S2 ～ S4 で構成され，3 つの主要な枝を出す．ⅰ）下直腸神経（外肛門括約筋と肛門周囲の皮膚），ⅱ）会陰神経（外尿道括約筋と会陰の皮膚）ⅲ）陰茎（陰核）背神経（陰茎や陰核の知覚）

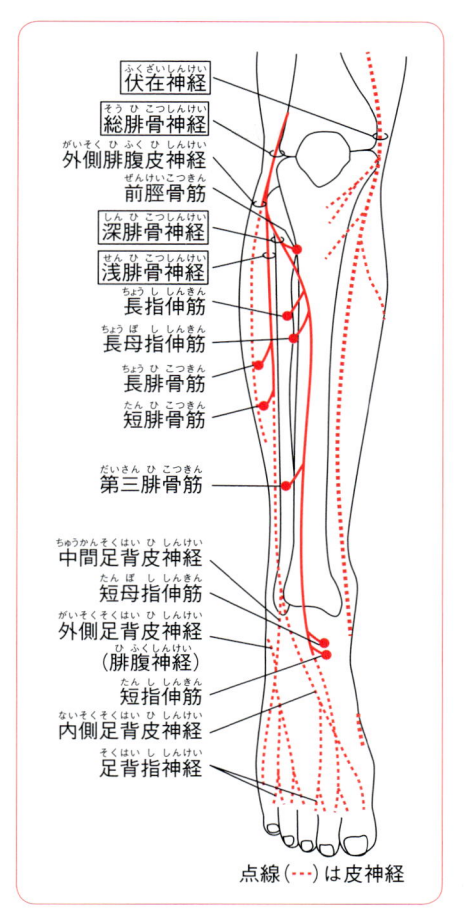

■ **図 4-65 総腓骨神経と支配筋**

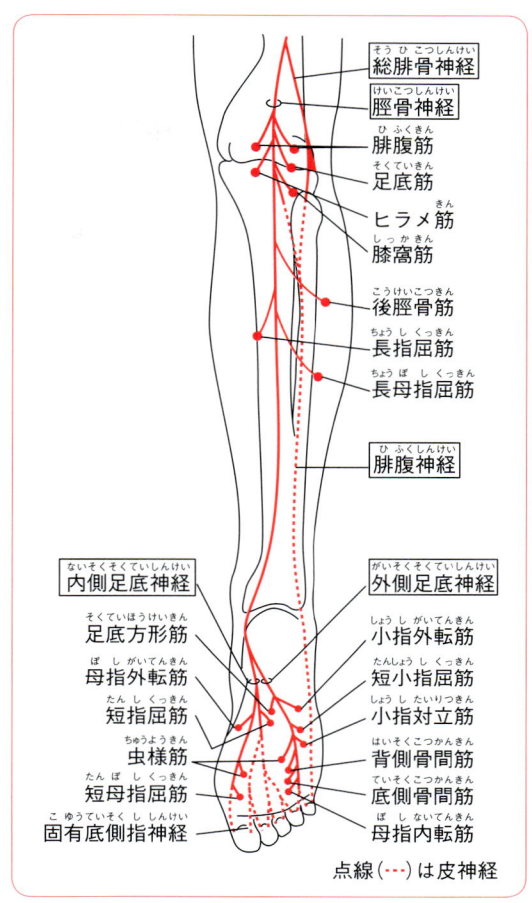

■ **図 4-66 脛骨神経と支配筋**

6）デルマトーム（皮節）

　体表の知覚神経の支配領域を脊髄神経ごとにどの領域を支配しているか分布領域を示したものをデルマトームあるいは皮節と呼ぶ．帯状疱疹などのように特定の脊髄知覚神経節に異常が生じると，デルマトームに一致して知覚異常が生じる．また，脊髄神経ではなく主要な皮神経ごとの支配領域の分布を示すと，デルマトームとは異なる線を引くことができる．末梢のレベルでの神経の損傷が生じると，この皮神経分節に沿って知覚異常がみられる（**図4-67**）．

7）反射

　知覚神経が特定の情報を中枢に伝え，中枢では大脳を介さずに中枢の比較的限られた領域で情報が処理され，すぐに運動神経や自律神経を介して末梢の筋や分泌腺など（効果器）の応答がみられる現象を反射という．反射は知覚神経（求心路）→中枢→運動・自律神経（遠心路）の３つの要素を経ており，これを反射弓と呼ぶ．

　中枢が脊髄のときは脊髄反射，延髄のときは延髄反射と呼ぶ．また，効果器が骨格筋ならば体性反射，内臓の平滑筋である場合は内臓反射と呼ぶ．各種の反射を調べることにより，脳や脊髄の障害部位を診断できる．

神経性調節（神経系）

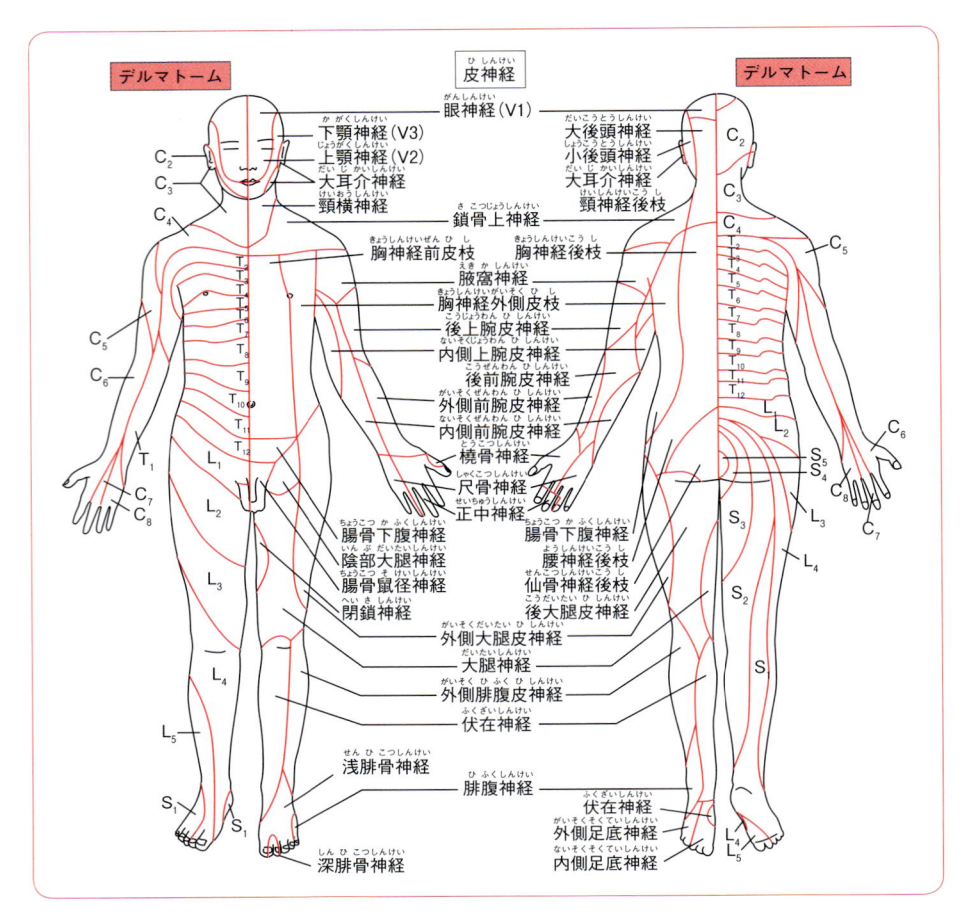

■ **図4-67　デルマトームと皮神経**

❶　脳神経を介する反射

ⅰ）眼瞼反射：眼瞼反射とは，強い光が目に急に入った時や物体が急に眼前に迫った時，まぶたを閉じる反射である．視神経の情報が中脳から橋に伝わり，顔面神経核の運動ニューロンの興奮により眼輪筋が収縮する．

ⅱ）角膜反射：角膜反射とは，角膜を刺激すると眼瞼を閉じる反射である．角膜の知覚を三叉神経（眼神経）が感知し，三叉神経脊髄路核（延髄）から顔面神経核（橋）に至り，眼輪筋を収縮させ，まぶたを閉じる．

ⅲ）対光反射：対光反射とは，急に光が目に入ると瞳孔が縮瞳する反射である．光情報は視神経から中脳の視蓋前域・動眼神経副核を経て，動眼神経の副交感として毛様体神経節を介して瞳孔括約筋に至る．

ⅳ）輻輳反射：輻輳反射とは，左右の内側直筋が共同して収縮することにより，正中前方にある1点をみることができる反射である．動眼神経による．

ⅴ）咽頭反射：咽頭反射とは，舌圧子で咽頭後壁を触ると咽頭後壁や口蓋弓が挙がる反射である．舌咽神経や迷走神経の知覚枝が感覚を延髄孤束核に伝え，延髄疑核を介して咽頭や口蓋弓の運動を起こす．

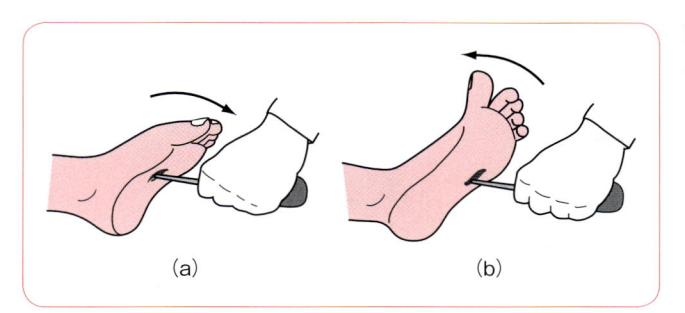

■ 図4-68　足底反射（a）とバビンスキー反射（b）

❷　脊髄神経を介する反射

ⅰ）伸張反射・屈曲反射：**図4-35**を参照．膝蓋腱反射^{しつがいけんはんしゃ}のような反射は，上腕三頭筋遠位腱や上腕二頭筋遠位腱，アキレス腱でもみられる．脊髄より上位の中枢の運動伝導経路に異常があると反射の亢進がみられ，逆に脊髄髄節や知覚神経あるいは筋に異常がある場合は反射の低下・消失がみられる．

ⅱ）挙睾筋反射（T12-L2）：挙睾筋反射^{きょこうきんはんしゃ}とは，男性の場合，大腿内側を擦って刺激すると同側の精巣挙筋が収縮し，睾丸が挙上する反射である．

ⅲ）足底反射とバビンスキー反射：足底^{そくてい}を尖った棒で踵から爪先にむけてゆっくりと擦ると足の母指が屈曲する．同様の刺激で母指が側背に伸展し他の指が外転する場合は，バビンスキー反射と呼ばれる異常な反射である．錐体路の障害を示す指標となる（**図4-68**）．

❸　自律神経系

　自律神経は言葉のごとく，無意識のうちに（不随意的に）働き，恒常性の維持に働く．自律神経には交感神経と副交感神経があり，体内の様々な平滑筋の運動や腺分泌を調節している．一般的に交感神経と副交感神経は拮抗的^{きっこうてき}に作用する．交感神経は興奮あるいは活動時に活性化し，副交感神経は安静時に活性化する．自律神経は脳や脊髄内に細胞体が存在する節前細胞^{せつぜんさいぼう}と，脳や脊髄の外にある節後細胞^{せつごさいぼう}の2つの神経細胞を経て，効果器へと至る．交感神経と副交感神経の節前細胞は中枢の異なる部位に存在する．すなわち，交感神経の節前細胞は胸髄^{きょうずい}と腰髄^{ようずい}（T1〜L2）の側角に存在する．一方，副交感の節前細胞は脳（中脳から延髄にかけて）と仙髄^{せんずい}（S2〜S4）に分かれて存在する．交感神経の節前細胞は脳や頸髄にはないので，頭部や頸部の交感神経はすべて胸髄から交感神経節を介して上行する．一方，頸髄から腰髄にかけては，副交感神経の節前細胞はないので，代わりに延髄の迷走神経が下行して胸腔と腹腔の臓器をすべて支配する．また，交感神経の節前細胞が仙髄には存在しないため，腰髄から交感神経は下腹神経となって骨盤臓器へ降りていく（**図4-70**）．

1）交感神経

　交感神経の節前細胞は胸髄から腰髄の側角に存在する．脊柱に沿って交感神経節が上下方向に20数対，数珠状^{じゅず}につながり交感神経幹^{こうかんしんけいかん}を形成する（**図4-69**）．脊髄側角の節前細胞は，前根を通って，交感神経幹で節後細胞とシナプスを作るが，腹腔臓器へ向かう節前細胞は交感神経幹を通過して別の場所にある交感神経節（椎前神経節）で節後細胞とシナプスを作る．また体壁へ向かう交感神経はすべて交感神経幹で節後細胞とシナプスを作る（**図4-69**，**図**

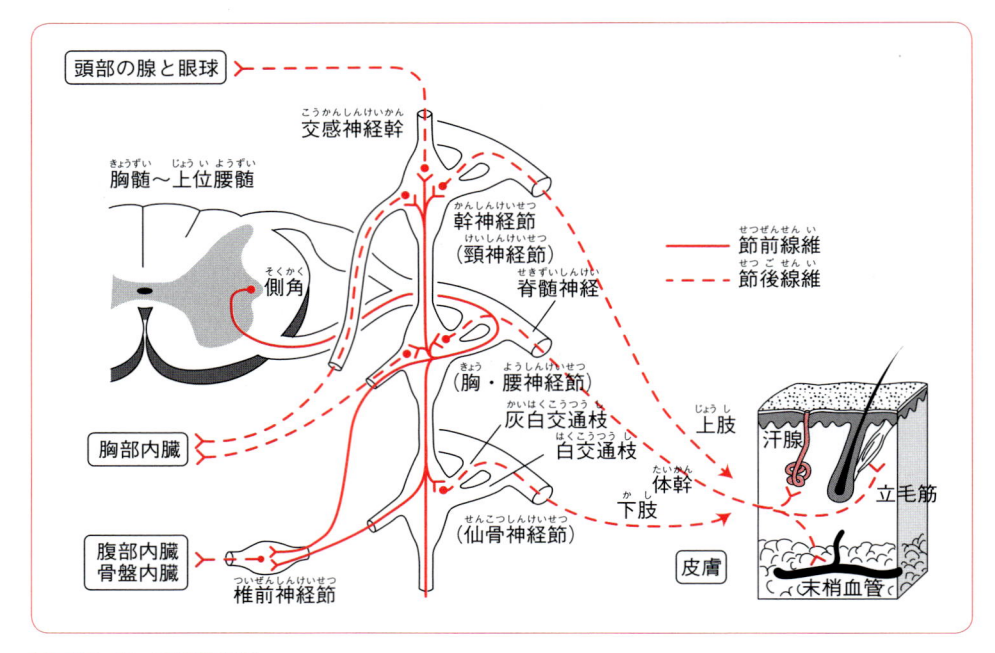

■ 図4-69　交感神経幹

4-70）.

❶　体壁の支配

　体壁の交感神経は交感神経幹で節後細胞にかわり，体壁や皮膚の血管，あるいは皮膚の汗腺や立毛筋を支配している.

❷　内臓の支配

ⅰ）交感神経幹内の神経節（上頚・中頚・下頚・星状神経節）

　交感神経幹の最も上部の先端の神経節から上頚神経節，中頚神経節，下頚神経節と呼ぶ. 星状神経節は下頚神経節と胸部交感神経節が一体となったものを言う. 上頚神経節は最も大きな交感神経節で，総頚動脈が内頚動脈と外頚動脈に分岐する付近にある. 頭部と頚部の交感神経は，すべて上頚神経節にある節後細胞の軸索（節後線維）である.

　この節後線維は動脈血管に沿って上行し頭頚部の隅々に線維を投射する. たとえば，瞳孔を散瞳する瞳孔散大筋の支配や，唾液腺の分泌抑制もこの節後細胞の作用である. この他，心臓や肺・気管などの胸腔臓器，さらにそれらの臓器の血管を支配する交感神経節はすべて上部の交感神経幹に存在する.

ⅱ）腹腔内神経節

　腹腔内には３つの交感神経節が交感神経幹から離れて存在する. 腹腔神経節，上腸間膜動脈神経節，下腸間膜動脈神経節である（**図4-70**）. これらの神経節は腹腔大動脈から腹腔動脈，上腸間膜動脈，下腸間膜動脈が分岐する基部に網の目のようになって纏りついて存在する. このため，神経叢とも呼ばれている. 腹腔内交感神経節に存在する交感神経節後細胞の軸索は分岐するそれぞれの血管や腹腔大動脈表面に沿って伸び，腹腔内や骨盤内の臓器を支配する.

ⅲ）副腎髄質の交感神経支配

　副腎の髄質細胞は発生的に交感神経節の細胞と同じ神経堤由来の細胞であり，交感神経節

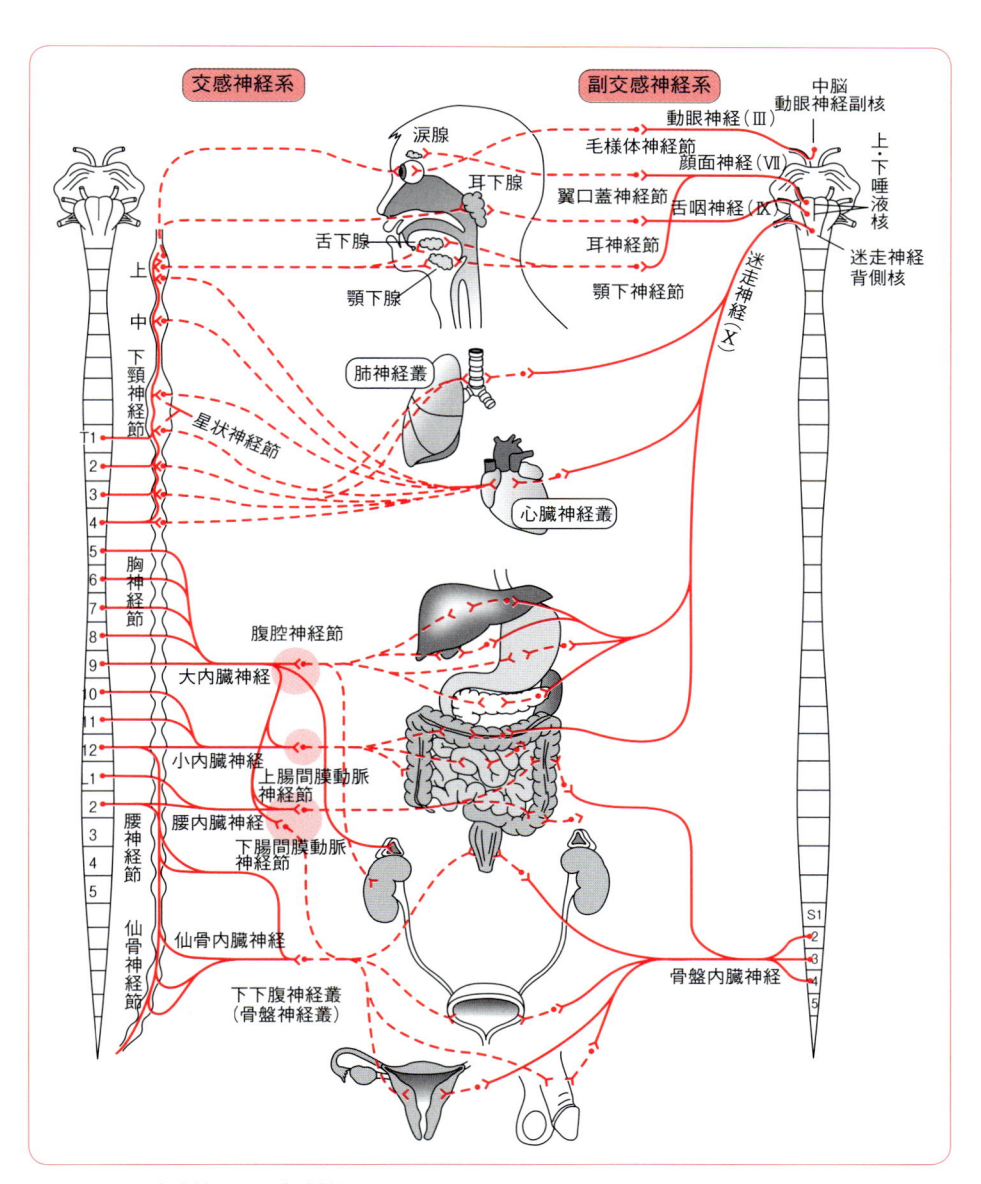

■ 図4-70　交感神経と副交感神経

細胞が内分泌細胞になったものと考えることができる．したがって，副腎髄質は交感神経節前細胞が直接投射している．副腎髄質の細胞は主にアドレナリンを血中に分泌する．

2）副交感神経

　胸腔や腹腔臓器の副交感はすべて延髄から出る迷走神経が担う．一方，骨盤臓器は仙髄からの副交感神経が支配する．節後細胞が存在する副交感神経節は臓器の近くに存在するか，細胞がまとまった節の形はとらず臓器周辺や臓器内に散在する（**図4-70**）．

ⅰ）4つの脳神経

　動眼神経，顔面神経，舌咽神経，迷走神経が副交感成分を有する．動眼神経の副交感節前細胞は中脳の**動眼神経副核**にあり，毛様体神経節で細胞を代え，眼球内の<u>毛様体筋</u>と<u>瞳孔括</u>

約筋を支配する．遠近調節や縮瞳に働く．顔面神経の副交感成分の節前細胞は橋の上唾液核にあり，1つは大錐体神経を通って翼口蓋神経節で節後細胞は涙腺を支配する．もう1つは鼓索神経・舌神経を経て下顎の顎下神経節に投射し，節後細胞は顎下腺と舌下腺を支配する．舌咽神経を通過する節前細胞は延髄の下唾液核に存在し，舌咽神経・小錐体神経を経て耳神経節で節後細胞に代わり耳下腺を支配する．迷走神経の節前細胞は延髄の迷走神経背側運動核にあり，迷走神経として下行して骨盤臓器以外のほとんどの内臓を支配する．

ⅱ）仙髄副交感

S2〜S4の仙髄の中間質外側部には副交感の節前細胞が存在する．副交感節前細胞はS2〜S4の神経を経て骨盤内臓神経となり下行し，S状結腸，直腸，膀胱，生殖器などを支配する．節後細胞の一部は網のように臓器の周辺に付着して骨盤神経節を形成している．これらの神経は排尿や排便，勃起射精などに働く．

3）自律神経の神経伝達物質

自律神経系の神経伝達物質については，交感神経も副交感神経も節前細胞はアセチルコリンが伝達物質である．一方，節後細胞は交感神経がノルアドレナリン（ノルエピネフリン）を，副交感はアセチルコリンを用いている（**図4-71**）．特に交感神経節後細胞からは伝達物質としてノルアドレナリンが分泌されるが，各臓器によりその受容体の種類が異なっており，同じ伝達物質でありながら作用の仕方が臓器ごとに異なってくる．交感・副交感ともに節後細胞のアセチルコリン受容体はニコチン型受容体と呼ばれ，末梢臓器にあるアセチルコリン受容体はムスカリン型受容体である．骨格筋を支配する運動神経からのアセチルコリンを受ける骨格筋の受容体はニコチン型である．アドレナリンやノルアドレナリンの受容体にはαとβの2種類がある．α受容体は原則的にはノルアドレナリンとアドレナリンの両者に応答し，原則として興奮性の効果を示す．一方β受容体はアドレナリンに応答し原則として抑制性の効果をもたらす．ただし心臓のβ受容体は心臓を興奮させる．αにもβにも複数の種類の受容体が存在する（**表4-2**）．交感神経節後細胞の伝達物質については一部例外がある．交感神経幹の神経節にある節後細胞で汗腺や骨格筋の血管に投射するものは伝達物質としてアセチルコリンを使っている（**図4-71**）．

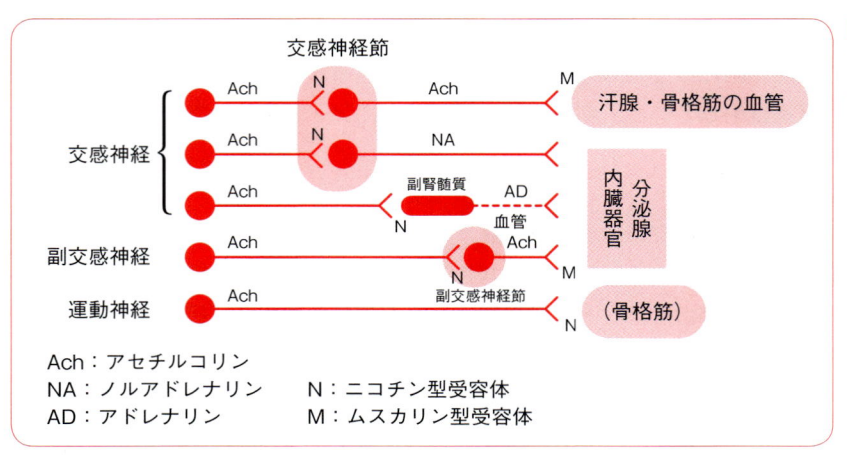

■ 図4-71　自律神経の神経伝達物質

■ 表 4-2　自律神経の作用

器官		アドレナリン作動性		コリン作動性
		受容体	効果	効果
眼	瞳孔散大筋	α_1	収縮	—
	瞳孔括約筋		—	収縮
	毛様体筋	β_2	弛緩	収縮
心臓	洞房結節	$\beta_1,\ \beta_2$	心拍数↑	心拍数↓
	房室結節	$\beta_1,\ \beta_2$	伝導速度↑	伝導速度↓
	心房筋	$\beta_1,\ \beta_2$	収縮力↑	収縮力↓
	心室筋	$\beta_1,\ \beta_2$	収縮力↑	収縮力やや↓
血管	平滑筋	α_1	収縮	
		β_2	弛緩	弛緩（骨格筋血管）（交感神経による）
気管支	平滑筋	β_2	弛緩	収縮
	腺	$\alpha_1,\ \beta_2$	分泌↓，分泌↑	分泌↑
胃腸	平滑筋	$\alpha_2,\ \beta_2$	運動性↓	運動性↑
	括約筋	α_1	収縮	弛緩
	腺	α_2	抑制	分泌↑
膀胱	排尿筋	β_2	弛緩	収縮
	括約筋	α_1	収縮	弛緩
肝臓		$\alpha_1,\ \beta_2$	グリコーゲン分解	
膵臓	腺房	α	消化酵素分泌↓	消化酵素分泌↑
	ラ氏島	α_2	インスリン分泌↓	インスリン分泌↑
腎臓		β_2	レニン分泌	
副腎髄質		—	カテコールアミン分泌	
脂肪組織		$\beta_1,\ \beta_3$	脂肪分解↑	—
皮膚	汗腺	α_1	局所的発汗	全身的発汗（交感神経による）
	立毛型	α_1	収縮	—
唾液腺		$\alpha,\ \beta$	粘液分泌↑	漿液分泌↑
子宮	平滑筋	β_2	弛緩	収縮

4）自律神経の機能

　交感神経と副交感神経は1つの臓器に対して拮抗的に作用する．たとえば心臓では交感神経は心機能を活発にし，副交感神経は心機能を抑制する．消化管の機能は副交感神経が活発にし，交感神経は抑制する．また，器官によっては一方の神経しか作用しない場合がある．たとえば立毛筋や汗腺は交感神経のみの支配となる．いろいろな器官に対する自律神経の作用を表にまとめる（**表 4-2**）．

5　視覚

❶ 視覚器（visual organ）の構造

視覚器は眼球と副眼器（accessory organs of the eye）とからなる．副眼器は，眼瞼，結膜，眼筋，涙器などがあり，眼球を保護したりその機能を補助したりする役割を持つ．

1）眼球（eyeball）

眼球はいくつかの支持構造によって眼窩のなかに保持され，視神経によって脳とつながる．眼球と眼窩壁との間隙は眼窩脂肪体で埋められている．眼球壁は三層の膜構造（線維膜，血管膜，網膜）からなる．眼球内部に水晶体，眼房水，硝子体を入れている（図4-72）．

❶ 眼球壁

ⅰ）線維膜（fibrous layer〈外膜〉）：眼球の最表層にあり，強膜（sclera）と角膜（cornea）からなる．強膜は眼球の白い部分にあたり，眼球の側面と後部の最も表層を作る．強膜は，丈夫な線維性の膜で，眼球の形を保ち，外眼筋や眼球内の筋がつく部位となる．強膜は眼球壁の後方5/6を占め，その前方は，透明な膜である角膜に連続している．角膜は光を屈折するレンズの役割を果たす．

ⅱ）血管膜（vascular layer〈中膜〉）：脈絡膜，毛様体と虹彩からなる．

脈絡膜（choroid）：強膜の後方5/6の内面を覆っている脈絡膜は，豊富な血管を備え，毛様体や網膜の外層を栄養する．メラニン色素によって濃い茶色をしているため，ぶどう膜ともいう．

毛様体（ciliary body）：脈絡膜の前方に続く肥厚した部分が毛様体で，毛様体筋と毛様体突起（眼房水を分泌する）からできている．毛様体の端には多数の細い線維が起こり，毛様

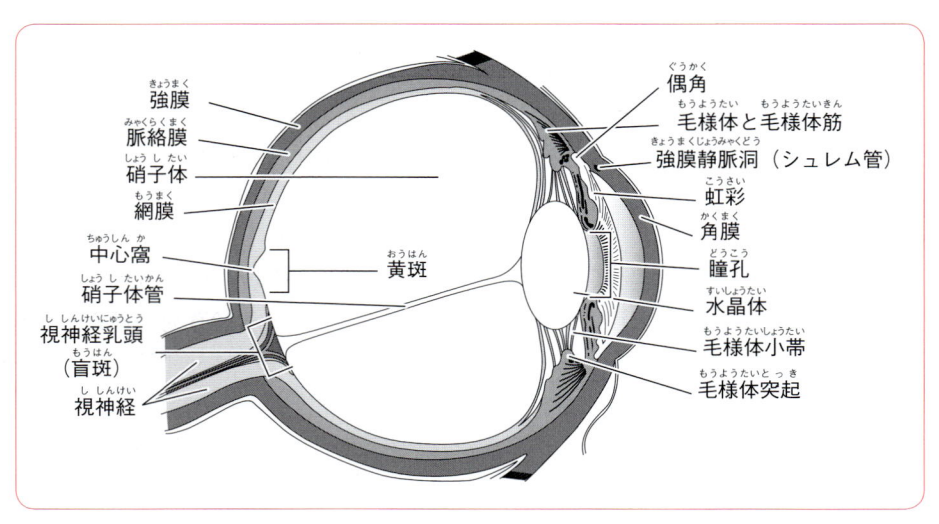

■ 図4-72　眼球の断面構造
眼球は眼球壁とその内容物によって構成されている．眼球壁は三層の膜構造（強膜・角膜；脈絡膜・毛様体・虹彩；網膜）からなり，眼球内部に水晶体と硝子体を入れている．

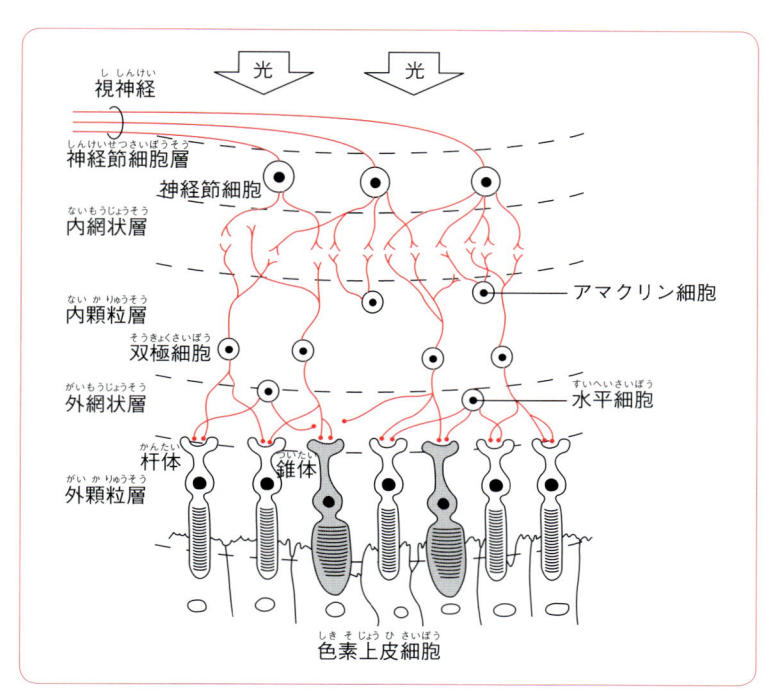

■ **図 4-73　網膜の構造と光の受容**

体小帯（ciliary zonule〈チン小帯〉）として水晶体につく．毛様体筋は平滑筋で，毛様体小帯の緊張度を変え，水晶体の厚みを調節する働きを持つ．

　虹彩（iris）：虹彩はいわゆる黒目にあたる部分で，水晶体の前に位置し，毛様体から続く環状の構造物である．その中心の円孔を瞳孔といい，光を通す．虹彩には瞳孔の大きさを調節する瞳孔括約筋と瞳孔散大筋がある．瞳孔は，明るい光が入ると副交感神経支配の瞳孔括約筋によって縮小し，光の量を少なくする．光が弱いと交感神経支配の瞳孔散大筋によって散大し，光の量を多くする．

　iii）網膜（retina〈内膜〉）：眼球壁の最内層は網膜である．網膜には，種々の神経細胞や支持細胞が整然と配列し，多くの層を形成している（**図 4-73**）．網膜の深層，脈絡膜の内側に接する部分は光を感じる視細胞（光の受容細胞）があり，視覚の上で最も重要な部分である．

　視細胞（photoreceptor cell）：視細胞には，杆体（rod）と錐体（cone）の 2 種類の感覚細胞がある．杆体細胞はロドプシン（rhodopsin）を含み，光の強弱，すなわち明暗を感受する．杆体細胞は暗いところで明暗を識別する働きを持つが，色や細かいものは識別できない．一方，錐体細胞は，色を感受し，明るいところでものをはっきりみる働きを持つ．杆体細胞の中にあるロドプシンは，光にあたると分解し，暗いところではビタミン A によって再生される．ビタミン A が欠乏すると，ロドプシンの再生がうまくできず，夜盲症を引き起こす．一方，錐体細胞の異常により，色の識別ができないものを色盲という．また，ヒトの大半の視覚は錐体細胞によるもので，錐体視覚を失うと実質上失明となる．

　黄斑（macula lutea）：網膜後部の中心近くには，黄色にみえる黄斑と呼ばれる部分がある．黄斑の中央には小さな陥凹があって中心窩と呼ばれ，錐体細胞だけでできている．黄斑より網膜の前方にいくにしたがって，錐体細胞が減り杆体細胞が多くなる．中心窩は視力の最も

高い場所であるため，ヒトにとって最も鮮明な視力情報を得るには，常に注視する対象物の像を中心窩に合わせる必要がある．

　視神経と視神経乳頭：黄斑の約0.5 mm鼻側には視神経乳頭と呼ばれる構造物がある．網膜のすべての神経線維が視神経乳頭（円板）に集まり，視神経として眼球を出る．視神経乳頭には視細胞がなく，光をまったく感じないため，盲斑あるいは盲点とも呼ばれる．

❷　眼球内容物

ⅰ）水晶体（lens）

　水晶体は，直径約9 mmで前後両面が凸のレンズ状の透明な構造で，毛様体から張った毛様体小帯によって虹彩の後ろに宙吊りに固定されている．毛様体筋によって水晶体の厚さが調節される（遠近調節）．近くをみるときは，毛様体筋が収縮し毛様体小帯を弛緩させることで，水晶体が自らの弾性で厚さを増し，光を十分に屈折させる．遠くをみるときは，毛様体筋が弛緩し毛様体小帯を緊張させることで，水晶体が伸展されて扁平化する．遠近調節が困難になると，近視や老眼が起こる．一方，加齢などの原因で水晶体は白濁すると白内障が起こる．

ⅱ）眼房水（aqueous fluid）

　眼球前部の角膜と水晶体の間の空間は，虹彩によって前眼房と後眼房に分けられる．前眼房と後眼房には，透明な眼房水によって満たされている．眼房水は，毛様体から後眼房に絶えず分泌され，水晶体の前の瞳孔を通って前眼房にいき，虹彩と角膜の境界部にある強膜静脈洞（シュレム管 canal of Schlemm）に吸収される．通常90分ごとに眼房水が完全に置換される．シュレム管がふさがると，眼房水の圧力が高まって緑内障となる．

ⅲ）硝子体（vitreous body）

　硝子体は水晶体と網膜との間にある，眼球の後方約3/5を占めるヒアルロン酸を含むゼリー状組織である．硝子体は眼圧に寄与し，網膜を脈絡膜にぴったりと接着させる．硝子体の中に，視神経円板から水晶体の後面まで走る細い管があり，硝子体管と呼ばれる．硝子体管は胎生期の硝子体動脈の遺残である．

2）副眼器 accessory organ of the eye

ⅰ）眼瞼（eyelid〈まぶた〉）：上下2枚のヒダからなり，外面は皮膚，内面は結膜（眼瞼結膜）である．強い光りやほこりから眼球を保護する働きを持つ．縁には睫まつ毛（eyelash）があり，瞼板腺（tarsal gland〈マイボーム腺〉）などが開口する．麦粒腫（ものもらい）は睫毛腺に起こる化膿性炎症である．

ⅱ）結膜（conjunctiva）：眼瞼の内面を被う眼瞼結膜と眼球前面の強膜を覆う眼球結膜とがあり，その移行部を結膜円蓋という．

ⅲ）涙器（lacrimal apparatus）：涙器は，涙を産生する涙腺と，涙の流れる通路である涙路とからなる．涙腺（lacrimal gland）は眼球の上外側にあり，漿液性の涙液を分泌する．涙液は角膜および結膜の表面を潤し，保護する．涙は内眼角にある涙点から上・下涙小管を通って涙嚢（lacrimal sac）に集まり，下鼻道に開口している鼻涙管（nasolacrimal duct）を通って鼻腔に排出される．この通路を涙路という．

ⅳ）眼筋（ocular muscles）：眼窩の中に，上眼瞼を引き上げる上眼瞼挙筋と，眼球を動かす6種類の眼筋（外眼筋）がある．また，眼瞼には交感神経により支配される平滑筋のミ

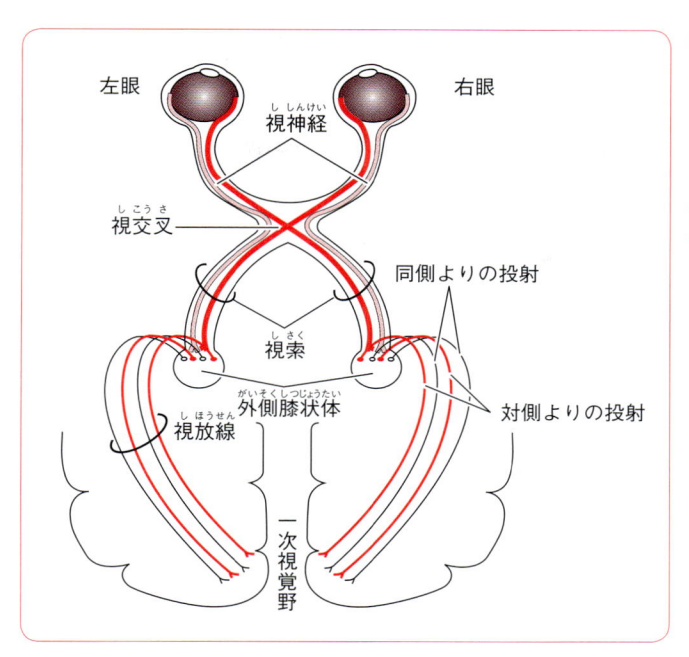

■ **図4-74　視覚の主要伝導路**
両眼の鼻側から生じた視神経は視交叉で反対側に向かい，それぞれ対側眼の耳側から生じた視神経と合流し左右の視索を作る．視索は視床の外側膝状体で神経細胞を交代し，視放線を形成し，一次視覚野に投射する．

ュラー筋がある．眼筋の詳細については眼球運動の部で述べる．

❷ 視覚の伝導

1）視覚の形成：視覚は，網膜にある視細胞に光が当たることにより生じる．外から入った光は，網膜の層構造を透過し，網膜深部に位置する視細胞によって感受される．視細胞からの情報は，光の入射方向とは逆に網膜の深層から表層に向かって伝達され，双極細胞（bipolar cell〈2次ニューロン〉），神経節細胞（ganglion cell〈3次ニューロン〉）を経て視神経線維によって集まり，視神経を経て脳へと伝えられる（図4-73）．

2）視交叉（optic chiasm）：視神経は蝶形骨の視神経管を通して，下垂体のすぐ前上部のところで反対側の視神経と一緒になり，視交叉を作る．視交叉では，各網膜の鼻側からの神経線維は交差して反対側にいくが，網膜の耳側からの神経線維は交叉せず同じ側を後方に進む（図4-74）．

3）視索（optic tract）：視神経は視交叉を経て，反対側からきた神経線維と一緒に視索を形成する．つまり，右の視索は左右の網膜の右半分からの神経線維からなり，左の視索は左右の網膜の左半分からの神経線維からなる．網膜から視索に達した神経線維は，視床の外側膝状体でシナプスを形成する（神経細胞を交代する）．次の神経細胞の軸索は視放線（optic radiation）を形成して後頭葉の一次視覚野に至り，視覚が認知される（図4-69）．つまり，同じ物体を左右の眼で見た網膜からの情報は，同側の視覚野の同じ部位に入る．これにより1つの物体からの情報は視覚野の同じ場所に集められる．また，左右の後頭葉の視覚野はそれぞれ両眼からの情報を得る（両眼視）ことで，物体を立体的に見ることができる．

❸ 眼球運動　（☞脳神経の項目参照）

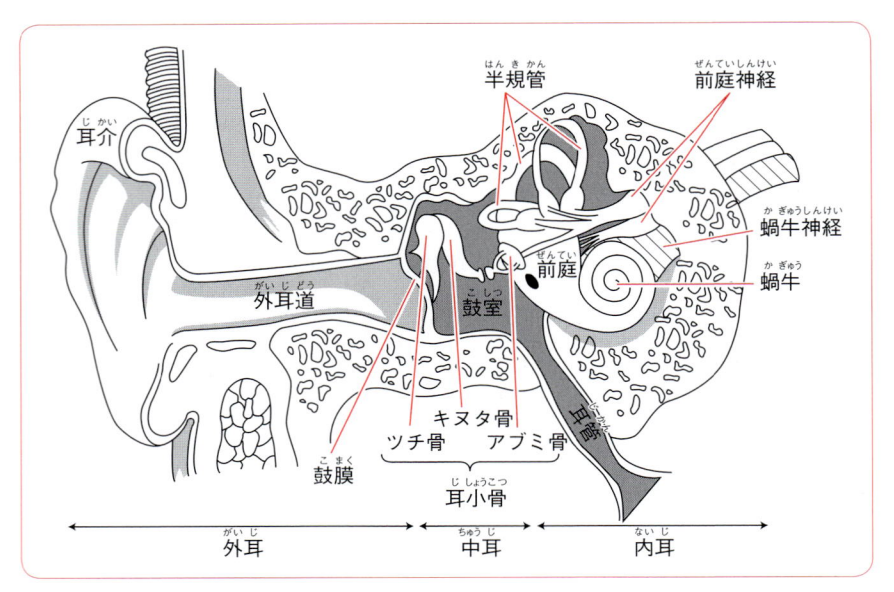

■ 図4-75　耳の構造
耳は，外耳・中耳・内耳からなる．外耳と中耳は音の伝達に関わり，内耳は聴覚と平衡覚の両方を受容する．聴覚と平衡覚の情報はそれぞれ蝸牛神経と前庭神経によって中枢に伝えられる．

6　聴覚と平衡覚

❶　平衡聴覚器（auditory organ and organ of equilibrium）の構造

　聴覚と平衡覚の2つの感覚を受け持つ器官は耳である．耳は，外耳・中耳・内耳からなる（**図4-75**）．外耳・中耳は音波の伝達器，内耳は音波と平衡覚の受容器である．

1）外耳（external ear）
　外耳は耳介と外耳道とからなる．耳介は，頭の側面から突出した後外方に広がる貝殻状の皮膚のヒダである．その大部分は弾性軟骨で構成されているが，下端部は軟骨がなく柔らかくて曲げやすい耳垂となっている．耳介は，動物では音波を集める役割を果たしているが，ヒトではその役割はほとんどない．外耳道は，耳介から鼓膜までの，少しS状に曲がった管である．成人の長さは約2.5 cmで，側頭骨の中に達している．外耳道の外側1/3の皮膚には多数の脂腺や耳道腺があり，黄色い耳垢を分泌する．

2）中耳（middle ear）
　中耳は，側頭骨の中にあり，外耳道のさらに内側にあたる空間である．鼓膜，鼓室，耳管からなる．外耳道から入ってきた音波を骨振動に変えて内耳に伝える働きを持っている．
　ⅰ）鼓膜（tympanic membrane）：外耳道の奥で中耳との境をなす楕円形の薄い膜で，内面にツチ骨が付着している．
　ⅱ）鼓室（tympanic cavity）：不規則な形の腔で，耳管によって咽頭に繋がり，内側壁の

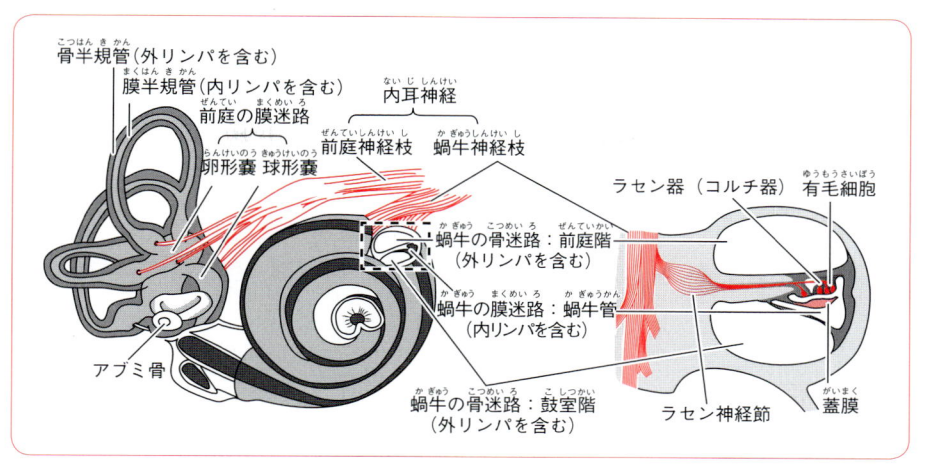

■ 図 4-76　内耳の構造
内耳は複雑な管状構造（骨迷路と膜迷路）をなし，半規管，前庭と蝸牛の３つの部分に分かれる．半規管と前庭は主に平衡覚を司り，蝸牛は聴覚を受容する．右図は左図の点線に囲まれている部分（蝸牛の断面）の拡大像である．

前庭窓（vestibular window）と蝸牛窓（cochlear window）によって内耳に連なる．鼓室内には３つの耳小骨（auditory ossicles）があり，鼓膜に付着するツチ骨（malleus）が，キヌタ骨（incus），アブミ骨（stapes）と連なり，アブミ骨が前庭窓をふさぎ，内耳に連接する．

　iii）耳管（auditory tube）：咽頭と鼓室を結ぶ長さ約 3.5 cm の管である．耳管は普段は閉じているが，嚥下などの際に開き，鼓室内に空気を送りその内圧を外気圧と等しくする．

3）内耳（internal ear）

　内耳は側頭骨の錐体内にあり，複雑な管状構造をなしている．内耳の内部構造は，骨迷路（bony labyrinth）と膜迷路（membranous labyrinth）とからなる．骨迷路は，外リンパと呼ばれる液体で満たされているが，この外リンパの中に，骨迷路とほぼ同じ形の膜性の構造物（膜迷路）が存在する．膜迷路の内部には内リンパが満ちている．骨迷路および膜迷路は構造上，前庭，半規管と蝸牛の３つの部分に分かれる（図 4-76）．

　i）前庭（vestibule）：骨迷路の中央部にあり，ふくろ状をなし，膜迷路である球形囊（saccule）と卵形囊（utricle）とが入っている．外側壁に前庭窓があり鼓室に接している．球形囊と卵形囊は平衡感覚を受けもつ．球形囊は蝸牛管に，卵形囊は膜半規管に連なっている．

　ii）半規管（semicircular canal）：前庭の後上方に３個の骨半規管があり，それぞれ外側・前半・後半規管と呼び，互いに直角な３平面上にある．その脚は卵形囊に連なり，内部に同形の膜半規管を入れている．膜半規管に前庭神経（vestibular nerve）（平衡神経）が入り，平衡感覚を受けもつ．

　iii）蝸牛（cochlea）：前庭の前方にあり，骨性の螺旋状の管で，形がカタツムリの殻に似ている．そのなかは前庭階と鼓室階に分かれ外リンパを入れ，膜迷路の蝸牛管（cochlear duct）をも入れている．蝸牛管の一部に聴覚器の本体であるラセン器（spiral organ）（コルチ器 organ of Corti）があり，蝸牛神経（cochlear nerve）（聴神経）と連結する．ラ

セン器に有毛細胞（hair cell）があり，蝸牛管中を流れている内リンパの振動を感知する役割を持っている．

2 平衡覚（equilibrium）

正しい姿勢を維持する，突然の動きに対して体位を保つことができるのは，平衡覚のおかげである．平衡に関与する受容器に球形嚢（水平），卵形嚢（垂直）と半規管（頭部の動き）がある．

1）静的平衡覚（static equilibrium）

前庭の球形嚢と卵形嚢には，平衡斑（macula）と呼ばれる平衡覚受容器がある．静止時，重力に対抗して身体の位置を保つ静的平衡覚に，主に平衡斑が関与する．互いに直角の位置にある2つの平衡斑が，空間内での頭の位置についての感覚情報を得て，適切な姿勢とバランスを保つのに役立つ．平衡斑には有毛細胞と呼ばれる感覚細胞があり，地表に対して垂直の方向を感知する役割を持っている．

2）動的平衡覚（dynamic equilibrium）

運動時の動的平衡覚を司るのは，半規管にある膜性半規管の膨大部稜と呼ばれる平衡覚受容器である．膨大部稜には有毛細胞があり，頭の動きを感じ取る役割を持っている．

静的平衡と動的平衡には，それぞれ平衡斑と膨大部稜が対応しているが，実際に互いに協調し合いながら，さらに眼からの視覚情報なども加えられ，平衡感覚をなしている．平衡斑と膨大部稜からの感覚情報は，前庭神経を通して中枢に伝えられる．平衡感覚は，反射的に姿勢や運動の調節を行い，明確に意識されることは少ない．

3 聴覚（auditory sensation）

音を感受する聴覚器は，蝸牛管と呼ばれる膜迷路のラセン器である．音は，空気の振動（音波）によって伝えられる．音波は外耳道から入り，鼓膜を振動させる（空気伝導）．鼓膜の振動は，耳小骨の動きとなって中耳を伝わり，耳小骨によって約20倍に拡大され，前庭階と鼓室階の外リンパに伝えられる（骨伝導）．

外リンパの進行波に膜迷路が押されると内リンパに波が生じ，ラセン器の感覚細胞（内・外有毛細胞）を刺激する．有毛細胞には蝸牛神経の終末が分布して，聴覚刺激を受け取る役割をしている（図4-76）．このように音波は神経インパルスに変換され，蝸牛神経を通って大脳の聴覚野に伝えられ，そこで音として知覚される．

音源の聞き取りは，両側の耳への音伝導の時間差と強さの差によって判断される．音波には，周波数と振幅の差があり，異なる周波数の音がラセン器の異なる場所を最も刺激するために，音調の高低を聞き分けることができる．また，音波の振幅はそのまま内リンパの波に反映され，ラセン器の感覚細胞に刺激するので，音量を区別することができる．

7　嗅覚と味覚

嗅覚と味覚は化学性の感覚である．空気中や液体中の化学物質は，鼻や口にある化学受容器に作用して生じる．嗅覚と味覚ともに辺縁系および大脳皮質レベルで処理されるので，以前経験したある種のにおいや味は情動反応や飲食物の記憶を呼び起こすことができる．

❶ 嗅覚（olfaction）と嗅覚受容器（olfactory receptor）

鼻腔上部の粘膜に，無数の嗅細胞（olfactory cell）がある．嗅細胞は鼻粘膜の粘液層に突出した嗅毛を持つ神経細胞で，空気中のにおい分子の化学刺激に反応して興奮を起こす．神経情報はここから嗅神経（olfactory nerve）によって嗅球に伝わり（その際，嗅神経は篩骨篩板の小孔を通る），嗅索を経て大脳辺縁系に伝えられる（図4-40）．

嗅覚は聴覚と同じように鋭敏で，ほんのわずかの化学物質を認識できるが，他の感覚と同様に，同じにおいに持続してさらされると，順応が起こり，感受性が急速に低下してしまう．ちなみにヒトの嗅覚は犬など他の多くの動物と比べると遥かに鈍いが，約1万の受容体が用意されており，識別できる能力を備えている．

❷ 味覚（gustation）と味蕾（taste bud）

味覚は酸味，苦味，塩味，甘味の4種類の基本的な味に分類されているが，近年，日本人研究者より5番目の味として，グルタミン酸ナトリウムを元とする多くの食材に含まれる，うま味が提唱された．この5種類の味覚にそれぞれの味覚受容器が対応している．

これらの受容器のほとんどは味蕾と呼ばれる構造物に存在している．成人では約1万個の味蕾があり，そのほとんどが舌乳頭に，一部が軟口蓋，咽頭にも存在している．茸状乳頭では味蕾は乳頭の頭部に，有郭乳頭，葉状乳頭では側方にある．味の元となる化学物質は味覚受容器（味細胞 gustatory cell）を刺激し，味細胞から神経伝達物質が放出され，そこにある一次感覚神経にインパルスを発生させる．この神経情報が味蕾から顔面神経や舌咽神経，迷走神経を通して大脳皮質に伝えられ，味覚が認識される（図4-46，47，48）．

8　皮膚感覚

身体の全表面を覆う皮膚は，身体保護，体温調節を司る一方，感覚器官として触覚，圧覚，痛覚，温度感覚（温，冷）などの皮膚感覚をも受容する．

❶ 皮膚の感覚受容器

皮膚感覚（cutaneous sensation）は，皮膚に分布する感覚神経終末によって感知する．これらの感覚神経終末は自由神経終末（真皮ないし表皮まで細かく枝分かれして終止するもの）と，特殊な感覚受容器に終止するものなどがある．

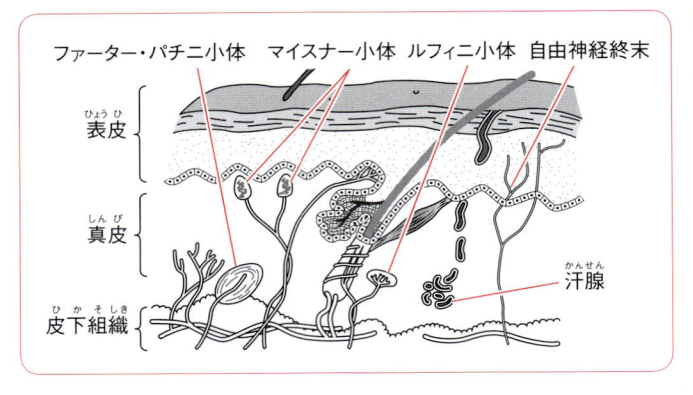

ファーター・パチニ小体　マイスナー小体　ルフィニ小体　自由神経終末

表皮（ひょうひ）

真皮（しんび）

皮下組織（ひかそしき）

汗腺（かんせん）

■ **図 4-77　皮膚の感覚受容器**
皮膚に存在する自由神経終末と特殊な感覚受容器を示す.

　特殊な感覚受容器としては，真皮乳頭の中に存在する卵形の**マイスナー（Meissner）小体**，真皮下層や皮下組織に見られる楕円形の**ファーター・パチニ（Vater-Pacini）小体**や，**ルフィニ（Ruffini）小体**などが知られている（**図 4-77**）．皮膚の神経終末が刺激されると，活動電位が生じ，感覚神経によって脊髄へ伝達され，最終的に大脳皮質の一次知覚野へ伝えられ，知覚として認知される.

❷ 皮膚感覚の種類

　受容する刺激の性質から，機械的刺激受容器，温度受容器，化学物質受容器などに分類される．一方，侵害刺激を受容するかどうかによって，皮膚の感覚受容器は侵害（痛覚）受容器と非侵害受容器とに分けられることもある.

　ⅰ）触覚（touch）と圧覚（pressure sensation）：触覚（しょっかく）と圧覚（あつかく）は，機械的刺激によって皮膚の変形や振動が生じるとき，主に真皮や皮下組織に存在する**マイスナー小体**，**ファーター・パチニ小体**，**ルフィニ小体**によって感知される.

　ⅱ）温度感覚（thermal sensation）：温度やその変化を感知するのは，**自由神経終末**（じゆうしんけいしゅうまつ）である．自由神経終末に発現している複数のチャネル受容体が温度感覚に関与していることが，近年の研究によって明らかになりつつある.

　ⅲ）痛覚（pain）：身体が有害な侵害刺激を加えられたとき感じる不快の感覚であり，自由神経終末によって受容される．痛覚（つうかく）は強い機械刺激や極端な温度刺激，また化学物質の刺激によって引き起こされる．近年，自由神経終末に発現する種々の痛覚関連受容体蛋白が同定され，痛み受容の分子メカニズムが分かりつつある.

5章 液性調節（内分泌系）

　人体は，ホルモンと呼ばれる化学物質による液性調節と自律神経などによる神経性調節により維持されている（恒常性の維持）．これらの調節は恒常性の維持だけでなく，身体の発達と成長，ストレスに対する応答，生殖行動など様々な反応を引き起こす．神経系による調節は神経細胞が長い軸索を伸ばし，標的の細胞や器官に直接投射する．神経軸索は活動電位として情報を伝えるので伝導速度がきわめて速く，神経伝達物質が軸索から分泌されてその場で機能する．

　液性調節ではホルモンなどの化学物質が血液を介して運ばれるため，緩やかに持続的に作用する．ホルモンの特徴はきわめて微量で，離れた標的臓器の機能を調整することにある．速い調節を神経性調節が担い，緩やかで持続的な調節は液性調節が担うことになる．液性調節は内分泌系とも呼ばれ，情報を担うホルモンが分泌細胞から放出され，血液を介して離れた細胞に情報を伝える．内分泌は，ホルモンが分泌細胞から血液中に放出される現象である．

　一方，外分泌は汗腺から分泌される汗や消化管から分泌される消化液などが導管を介して体表や消化管内に分泌される現象を指す．内分泌腺は導管を持たないが，代わりにホルモンを輸送するための毛細血管が発達しており，豊富な血流が見られる．内分泌を担う器官を内分泌腺（甲状腺など），外分泌を担う器官を外分泌腺（唾液腺など）と呼ぶが，膵臓のように内分泌機能と外分泌機能の両者を合わせ持つ臓器もある．

1 ホルモンの作用機序

❶ ホルモンの化学的性質

　ホルモンはその組成からペプチドホルモン，ステロイドホルモン，アミノ酸由来ホルモンの３つのタイプに分類できる．このうちステロイドホルモンやアミノ酸由来の甲状腺ホルモンは脂溶性のホルモンで，その他は水溶性のホルモンである（図5-1）．

1）ペプチドホルモン

　ペプチドホルモンはアミノ酸が数個から数十個つながったペプチドからなり，多くのホルモンがこれに属する．遺伝子上にそのアミノ酸配列情報がコードされており，前駆蛋白質として目的のホルモンを含む大きな蛋白が一旦作られる．その後，必要部分は特定のプロセッシング酵素（切断酵素）により切り出され，最終的なペプチドホルモンができる．一部のペ

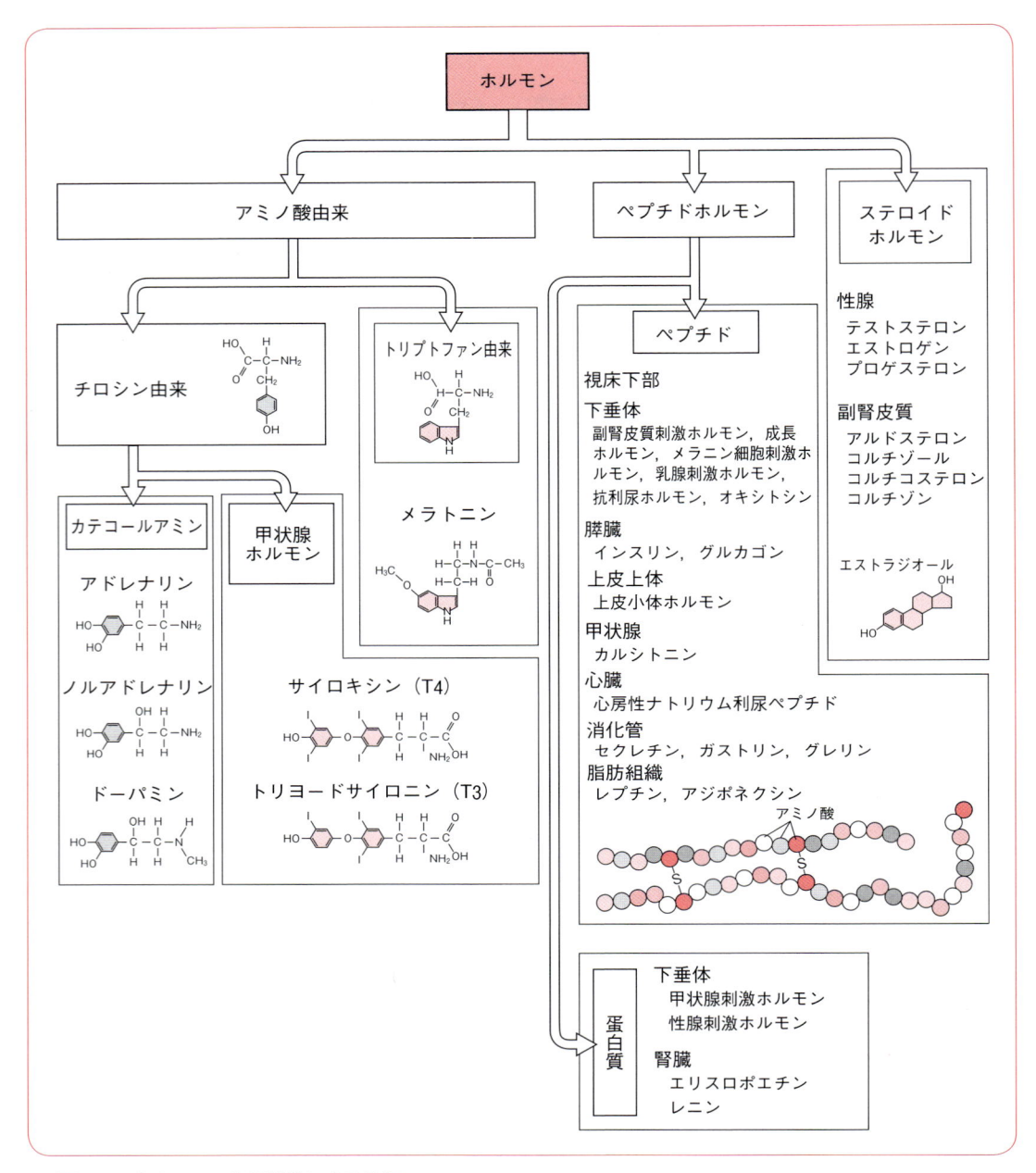

■ **図 5-1　ホルモンの化学構造による分類**

　プチドホルモンはペプチドが合成された後，糖鎖が付加され糖蛋白として存在する（甲状腺刺激ホルモン，性腺刺激ホルモン）（**図 5-1**）．

2）ステロイドホルモン

　ホルモンの化学構造にステロイド骨格を有するものは<u>ステロイドホルモン</u>と呼ばれる．脂溶性のため，膜の透過性が高く皮膚や消化管からの吸収が可能である．ステロイドホルモンはコレステロールを原料に細胞内の酵素が働いて合成される．目的のステロイドホルモンが

合成されるには複数の酵素の存在が必要になる（**図 5-1**）．また近年，人工的に合成された化合物のなかに環境ホルモンとして生体に影響を及ぼすことが知られ社会問題になっている．これらの多くはステロイドホルモン様に作用する．

3）アミノ酸由来のホルモン

アミノ酸のうちチロシンやトリプトファンから一部のホルモンが合成される．チロシンからはドーパミンを介してノルアドレナリン，アドレナリンと順次合成が進み，これらを**カテコールアミン**と呼ぶ．副腎の髄質より分泌される．アドレナリンは副腎髄質ホルモンとして，ノルアドレナリンは交感神経の終末から分泌されるほか，カテコールアミンは脳内で神経伝達物質として使われている．カテコールアミンは水溶性のホルモンである．甲状腺ホルモン（サイロキシン，トリヨードサイロニン）もチロシンから合成されるが，甲状腺ホルモンは脂溶性となる．一方，トリプトファンからは，セロトニンを介してメラトニンが合成される．メラトニンは松果体から分泌されるホルモンで生体リズムや睡眠に関連したホルモンである（**図 5-1**）．

❷ ホルモンの作用機序

1）ホルモンの受容体

ホルモンは特定の細胞に作用し，効果を発揮する．ホルモンが作用する細胞には受容体（receptor）と呼ばれるホルモンを認識する分子が存在する．ホルモンとその受容体にはきわめて高い特異性があり，これにより特定のホルモンは特定の細胞にだけ作用することができる．水溶性のホルモン（ペプチドホルモンやアミノ酸由来ホルモン）と脂溶性のホルモン（ステロイドホルモンと甲状腺ホルモン）は，それぞれ異なるタイプの受容体で情報を伝達する．

水溶性のホルモン受容体は標的細胞の膜の表面にあり，**G 蛋白質共役型受容体**（G protein coupled receptor; GPCR）あるいはチロシンキナーゼ型受容体と呼ばれる種類の受容体がある．一方，脂溶性ホルモンの受容体は細胞質中や核内にあり，細胞膜を通過したホルモンは特定の受容体に結合し核へ移行する．受容体と結合したホルモンは転写因子として作用し，特定の遺伝子の発現に働く（**図 5-2**）．

❶　G 蛋白質共役型受容体

細胞膜に埋まった形をしており細胞外の部分で特定のホルモンと結合し，細胞内に面した部分で細胞内の分子に情報を伝える．細胞内では，細胞内のサイクリック AMP（cAMP）やサイクリック GMP（cGMP），あるいはカルシウムイオンなどの濃度を変化させる．cAMP，cGMP，Ca^{2+}，ジアシルグリセロール（DG）などの分子は細胞内のセカンドメッセンジャーとも呼ばれ，細胞内でいろいろな作用を引き起こす．現在使用されている薬剤の多くは，この G 蛋白質共役型受容体の作用を促進するか阻害することによって作用している．

❷　チロシンキナーゼ型受容体

ペプチドホルモンの一部であるインスリンやインスリン様成長因子（IGF）などの受容体は細胞膜を貫いて存在し，細胞外領域でホルモンと結合し，細胞内領域にはチロシンキナーゼと呼ばれるリン酸化酵素の活性がある．ホルモンが結合すると細胞内のチロシンキナーゼが活性化し，細胞内の特定の分子（セカンドメッセンジャー）をリン酸化し，情報を核へと

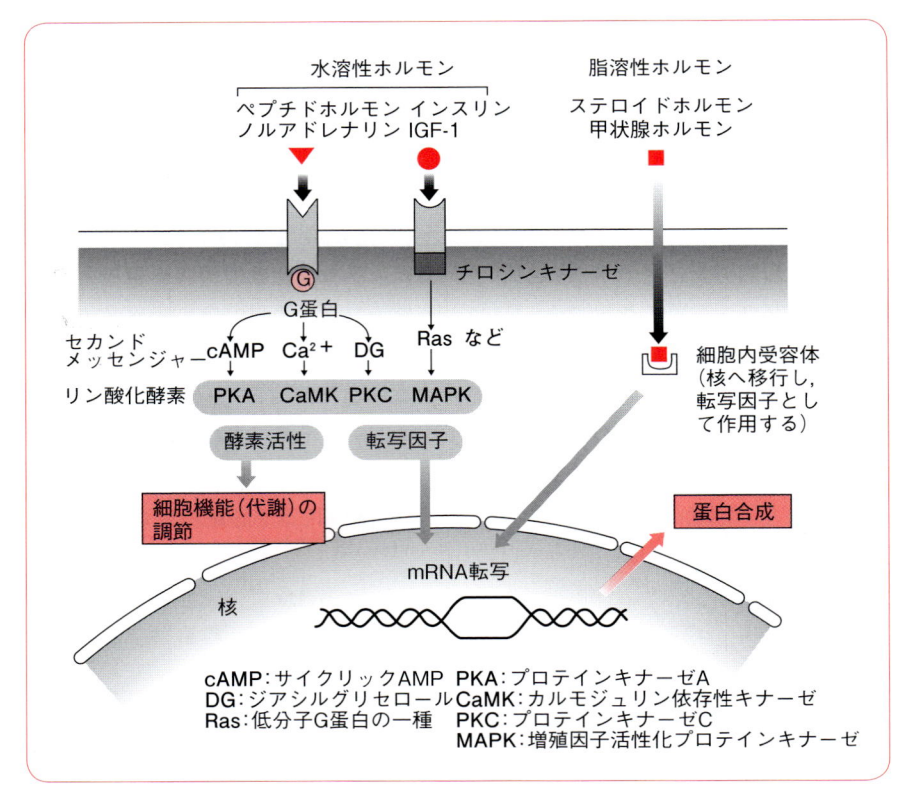

図 5-2 中のラベル:

水溶性ホルモン

ペプチドホルモン インスリン
ノルアドレナリン IGF-1

脂溶性ホルモン
ステロイドホルモン
甲状腺ホルモン

チロシンキナーゼ

G蛋白

セカンド
メッセンジャー　cAMP　Ca²⁺　DG　Ras など

リン酸化酵素　PKA　CaMK　PKC　MAPK

酵素活性　　転写因子

細胞内受容体
（核へ移行し，
転写因子とし
て作用する）

細胞機能（代謝）の
調節

蛋白合成

mRNA転写

核

cAMP：サイクリックAMP　PKA：プロテインキナーゼA
DG：ジアシルグリセロール　CaMK：カルモジュリン依存性キナーゼ
Ras：低分子G蛋白の一種　PKC：プロテインキナーゼC
MAPK：増殖因子活性化プロテインキナーゼ

■ 図 5-2　ホルモン受容体と細胞内情報伝達

伝える.

❸　細胞内・核内受容体（ステロイド受容体）

　　ステロイドホルモンや甲状腺ホルモンの受容体は細胞質内や核内にあり，細胞膜を通過してやってきたステロイドホルモンと結合すると核内へ移動し，特定の遺伝子の転写調節領域に結合する．これにより特定の遺伝子の mRNA が発現し蛋白質が合成される．産生された蛋白質が機能することでホルモンの作用が発揮される.

2　ホルモン分泌の調整

❶ ホルモン分泌調節の階層性

　　内分泌系の最も高次の中枢は脳の視床下部にあり，その情報を受けて2次中枢の下垂体が各種の内分泌器官をコントロールする．さらに，内分泌器官より分泌されたホルモンは標的器官の機能を調節する．また末梢のホルモン情報は，以下のフィードバック機構により高次の中枢へ送られ，適正なホルモン量となるように調節されている（図 5-3）.

❷ フィードバック機構

　　ホルモンの血中濃度は大変低く，ng/mL ～ pg/mL の濃度で作用する．ホルモンはその分泌量が多くなると，それを感知して産生を少なくするように調節している．例えば，副腎

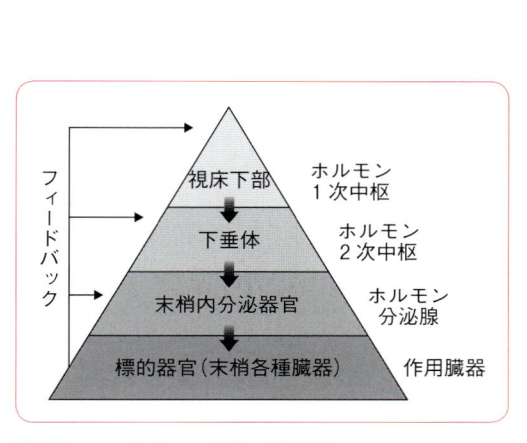

■ **図5-3　ホルモン調節の階層性**

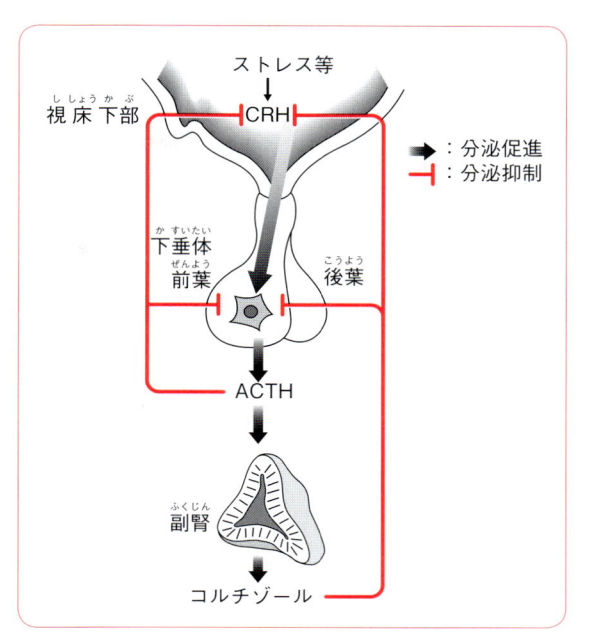

■ **図5-4　ホルモンの負のフィードバック機構**

皮質ホルモンの例をみてみると，視床下部からコルチコトロピン放出ホルモン（CRH）が下垂体の前葉に作用し，前葉の一部の細胞からは副腎皮質刺激ホルモン（ACTH）が血中に分泌される．ACTH が副腎の皮質に作用し，副腎皮質ホルモン（コルチゾール）が分泌される．

　末梢血中のコルチゾール濃度が高くなった場合，その情報が視床下部や下垂体に届き，分泌を促進していた CRH や ACTH の分泌が抑制される．一方，コルチゾールが低くなると，その情報がやはり視床下部や下垂体に届き，CRH や ACTH の分泌を促進する．このように下流の情報を感知して上流に戻して常に一定の範囲内でホルモン濃度を調節する仕組みが存在する．これをフィードバック機構と呼ぶ．

　もし何らかの疾患によりこの調節システムのどこかに異常が生じると，これらのホルモン濃度は大きく変動する．例えば，副腎からのコルチゾール分泌が障害されると，コルチゾールの血中レベルは低下し ACTH は高くなる．また，コルチゾール分泌が正常であるがその受容体の異常があると，血中のコルチゾール値は高くなるが，臓器は正常に作動しなくなる（**図5-4**）．

3　内分泌器官の構造と機能

❶　視床下部ホルモン

　脳の視床下部には多くのホルモン分泌の中枢が存在し，下垂体を制御している．視床下部から下垂体への連絡の方法が前葉と後葉で異なることから，視床下部－下垂体前葉系と視床下部－下垂体後葉系の２つに分けられる．視床下部－下垂体前葉系では，下垂体門脈と呼ばれる血管を介して情報が伝えられる．一方，視床下部－下垂体後葉系では，視床下部神経細胞の軸索そのものが直接下垂体後葉にまで伸び，ホルモンを分泌する（**図5-5**）．

5

液性調節（内分泌系）

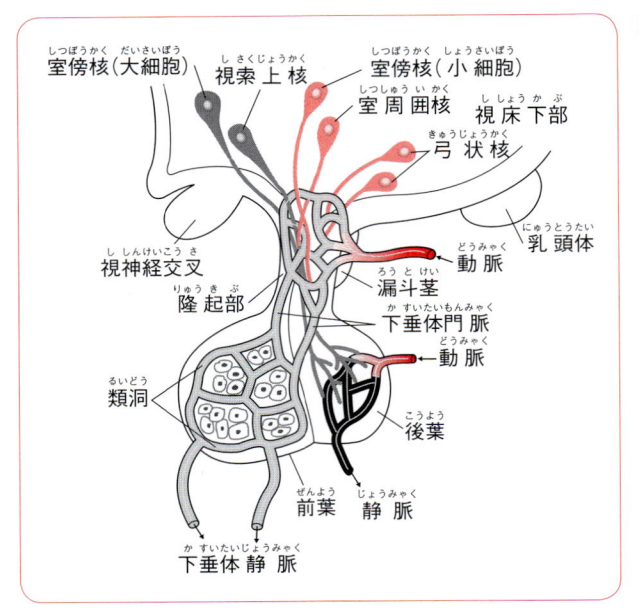

■ **図 5-5　視床下部と下垂体のつながり**

1）視床下部 − 下垂体前葉系

　下垂体前葉から分泌されるホルモンは，視床下部の神経細胞で産生される各種の放出ホルモンや放出抑制ホルモン，あるいはドーパミンなどにより分泌が調節される．これらの視床下部由来の調節因子は，視床下部の弓状核や室傍核の小型細胞などに存在する神経細胞で産生され，その軸索が正中隆起に至り分泌される．これらは下垂体門脈を通って下垂体前葉に至り，前葉ホルモン群（成長ホルモン，副腎皮質刺激ホルモン，甲状腺刺激ホルモン，性腺刺激ホルモン，乳腺刺激ホルモンなど）の分泌を調節する（**図 5-6，表 5-1**）．

❶　下垂体門脈

　下垂体には内頸動脈から分岐した枝が門脈血管を形成する．門脈血管は前葉で洞様毛細血管（類洞）となり，前葉細胞から分泌されたホルモンは洞様毛細血管から下垂体静脈に至り，体循環に入る（**図 5-5**）．

2）視床下部 − 下垂体後葉系

　下垂体後葉からはバソプレシン（抗利尿）とオキシトシン（子宮筋収縮，乳汁射出）が分泌されるが，これらは視床下部の<u>視索上核</u>と<u>室傍核</u>に存在する大型の神経細胞で産生される．これらの神経核にはどちらか一方のホルモンを分泌する神経細胞が混在しており，これらの神経細胞の軸索は下垂体漏斗を経て後葉まで伸びる．後葉の軸索終末からは，これらのホルモンが下垂体後葉ホルモンとして血中に放出される．下垂体の後葉は神経葉とも呼ばれ，脳の一部が突出してできたもので脳の一部と考えるとわかりやすい（**図 5-5**）．

❷　下垂体の構造とホルモン

1）下垂体の位置

　下垂体は蝶形骨の<u>トルコ鞍</u>の窪みに収まっており，視床下部とは細い下垂体漏斗と下垂体門脈でつながっている．下垂体の直前には視神経交叉が存在するため，下垂体腫瘍で下垂体

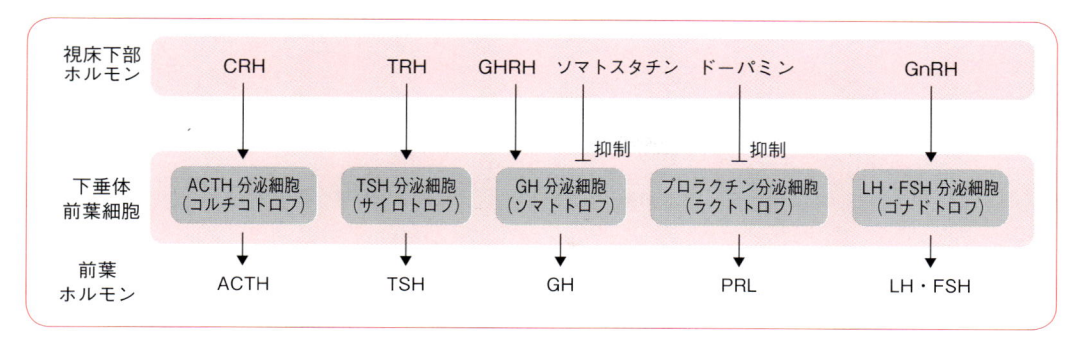

■ 図5-6　視床下部ホルモンによる下垂体前葉ホルモンの分泌調節

■ 表5-1　視床下部ホルモンの構造と産生部位

ホルモン（別名）	化学性状	作用
成長ホルモン放出ホルモン growth hormone-releasing hormone；GHRH	ペプチド （アミノ酸数 44）	成長ホルモン分泌促進
成長ホルモン抑制ホルモン growth hormone-inhibiting hormone；GHIH/SRIF （ソマトスタチン somatostatin；SST）	ペプチド （アミノ酸数 14 または 28）	成長ホルモン分泌抑制
甲状腺刺激ホルモン放出ホルモン thyrotropin-releasing hormone；TRH	ペプチド （アミノ酸数 3）	甲状腺刺激ホルモン分泌促進
ACTH 放出ホルモン corticotropin-releasing hormone；CRH	ペプチド （アミノ酸数 41）	ACTH 分泌促進
ゴナドトロピン放出ホルモン gonadotropin-releasing hormone；GnRH （LH 放出ホルモン LH-releasing hormone；LHRH）	ペプチド （アミノ酸数 10）	LH，FSH 放出抑制
プロラクチン抑制ホルモン（ドーパミン） prolactin-inhibiting hormone；PIH	アミノ酸由来アミン	プロラクチン放出抑制

が大きくなると視索（視神経は交叉したあとは視索と呼ばれる）の内側が圧迫される．視索の内側を通過する神経は網膜の鼻側からのものが占め，これが障害されるため，結果的には視野の耳側（外側の視野）の欠損がみられる．これを両耳性半盲と呼ぶ．

2）下垂体の発生

　下垂体は前葉，中間葉，後葉の３つの部分からなり，２つの異なる組織から形成される．前葉と中間葉は腺性下垂体と呼ばれ，後葉は神経性下垂体と呼ばれる．前葉と中間葉は口腔蓋の外胚葉が膨らんで，ラトケ嚢と呼ばれる袋状の構造が一旦でき，その袋の前面が大きく発達して前葉となり，袋の後面があまり発達せずに中間葉となる．ラトケ嚢の内腔は痕跡になり，中間葉部でコロイド状になる．

　一方，後葉は視床下部の一部が下方に伸び，その部分が発達し下垂体後葉となる．したがって下垂体後葉は脳の一部と考えられる．ラトケ嚢からできた前葉と中間葉，視床下部からできた後葉は癒合し下垂体となる（図5-7）．

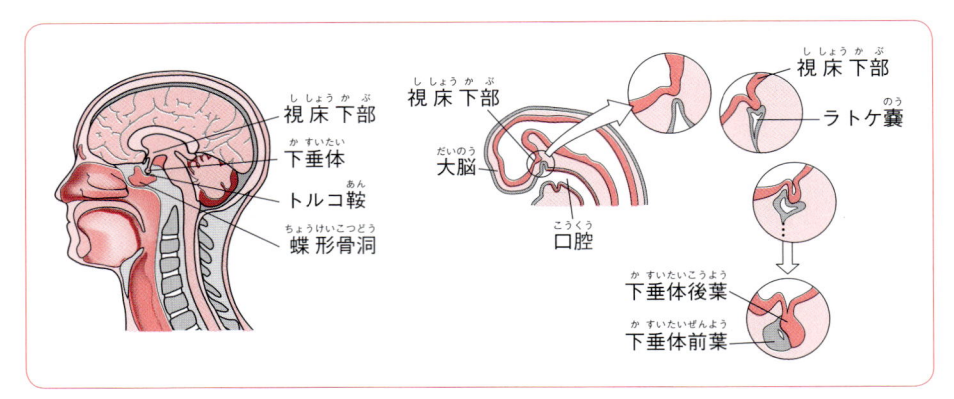

■ 図 5-7　下垂体の位置と発生

3）下垂体の構造とホルモン

❶ 前葉

　下垂体前葉には異なったホルモンを産生する 5 種類の内分泌細胞とホルモンを産生しない細胞が存在する．ホルモン分泌を担わない細胞は，細胞内に分泌顆粒がほとんど見られず，濾胞星状細胞と呼ばれる．濾胞星状細胞は近接するホルモン産生細胞の細胞分化や機能を制御していると考えられているが，機能は十分に分かっていない．古くから酸性の色素や塩基性の色素を用いて前葉を染色した時にどちらの染色液に染まりやすいか，あるいは染まりにくいかにより，酸好性，塩基好性，色素嫌性として細胞が分類されている．

　一般に色素嫌性細胞はホルモン分泌に関与しない細胞群であり，酸好性細胞は成長ホルモン産生細胞（ソマトトロフ）とプロラクチン（乳汁刺激ホルモン）産生細胞（ラクトトロフ）が含まれる．また，塩基好性細胞には甲状腺刺激ホルモン産生細胞（サイロトロフ），副腎皮質刺激ホルモン産生細胞（コルチコトロフ），性腺刺激ホルモンである卵胞刺激ホルモン（FSH）と黄体刺激ホルモン（LH）を産生する細胞（ゴナドトロフ）が含まれる．最近は特異抗体を用いた免疫組織化学法により，それぞれのホルモン産生細胞をきちんと染め分けることができる（**表 5-2，図 5-8**）．

　i ）成長ホルモン（GH）

　成長ホルモンは身体の成長を促す．蛋白質や糖質・脂質の代謝に影響を及ぼし，蛋白合成を促進し，蛋白同化作用を発揮する．成長ホルモンの分泌は入眠して最初の深い睡眠に入った時に最も多く分泌される．成長ホルモンは末梢の一部の臓器に直に働くほか，肝臓で**インスリン様成長因子**（IGF）の産生を促進し，IGF を介して成長ホルモン作用を発揮する．成長ホルモンは視床下部の**成長ホルモン放出ホルモン**（GHRH）により分泌が促進されるほか，肝臓から放出された IGF を介して視床下部に作用し，視床下部から成長ホルモン放出抑制ホルモンの**ソマトスタチン**を前葉にむけて放出させる．これにより，成長ホルモンの分泌は調節されている．成長ホルモンも IGF も軟骨細胞に働いて成長を促進する．成長の過程で骨端軟骨板は閉鎖し，長骨の伸長は停止する．この閉鎖前に成長ホルモンが過剰に働くと巨人症になる．一方，閉鎖後に働くと末端肥大がみられる．

　ii ）プロラクチン（PRL）

　198 個のアミノ酸からなり成長ホルモンと構造が類似しているが，機能は異なる．プロラクチンは乳腺を発育させ乳汁分泌に働く．このホルモンは視床下部のドーパミンにより

■ **表 5-2 下垂体前葉ホルモン**

ホルモン（別名）	化学性状	作用
成長ホルモン growth hormone；GH （somatotropin）	ペプチド （アミノ酸数 191）	蛋白同化作用（骨，筋をはじめ全身のほぼすべての 細胞に増殖・肥大を起こさせる）
プロラクチン prolactin；PRL	ペプチド （アミノ酸数 199）	乳腺細胞に作用し，乳汁産生を促進
副腎皮質刺激ホルモン adrenocorticotropic hormone；ACTH （corticotropin）	ペプチド （アミノ酸数 39）	副腎皮質細胞を増殖させ，副腎皮質ホルモン（特に 糖質コルチコイド）分泌を促進
甲状腺刺激ホルモン thyroid-stimulating hormone；TSH （thyrotropin）	糖蛋白 （分子量 28000）	甲状腺濾胞細胞を増殖させ，甲状腺ホルモン分泌を 促進
卵胞刺激ホルモン follicle-stimulating hormone；FSH	糖蛋白 （分子量 35000）	女：卵胞の発育促進，エストロゲン分泌 男：精子形成を促進
黄体形成ホルモン luteinizing hormone；LH	糖蛋白 （分子量 29000）	女：排卵誘発，黄体形成 男：アンドロゲン分泌

5

液性調節（内分泌系）

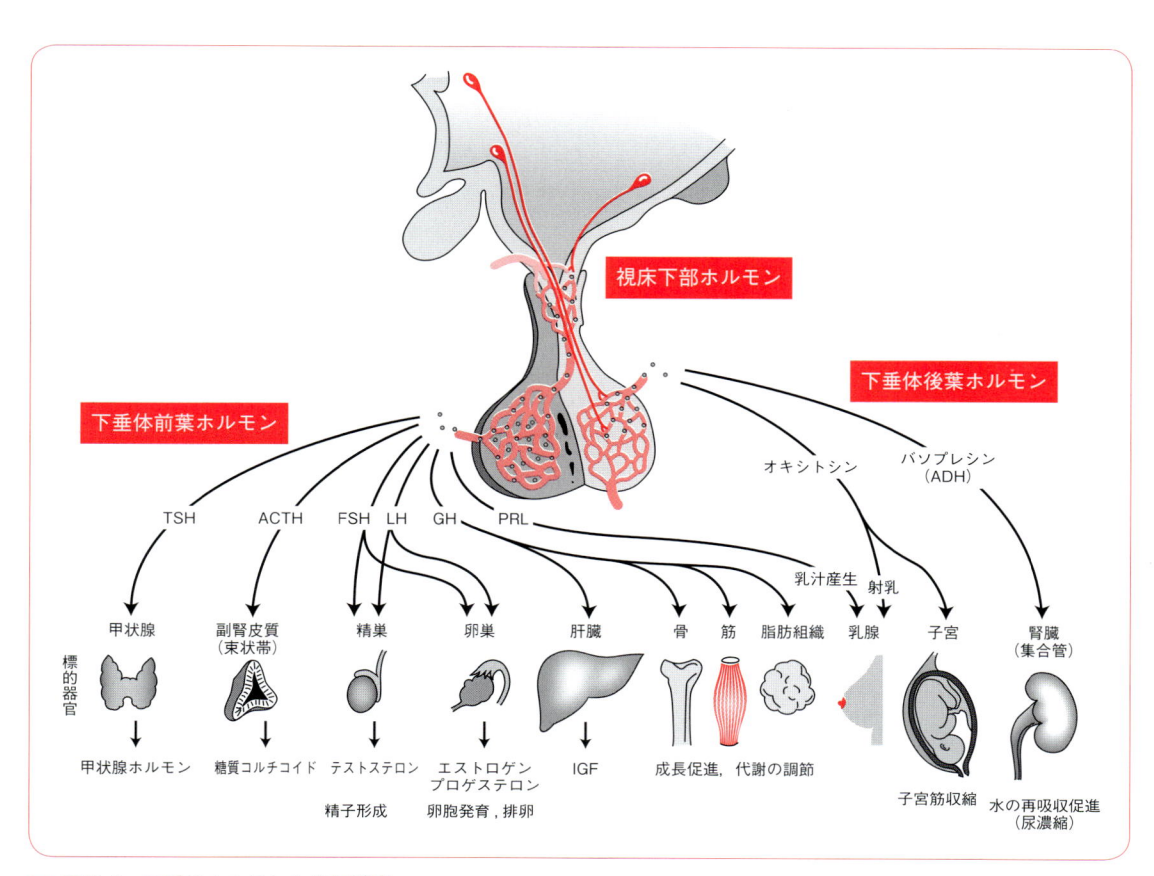

■ **図 5-8 下垂体ホルモンと作用器官**

分泌が抑制されるため，ドーパミンがプロラクチン放出抑制因子と考えられている．通常はドーパミンの作用によりプロラクチンは分泌が抑えられているが，精神疾患の治療にドーパミン遮断薬を用いると，プロラクチンの分泌が促進し，乳腺が発達することがある．

iii）副腎皮質刺激ホルモン（ACTH）

ACTH の分泌は日内変動があり，明け方に多く分泌される．これは，朝に活動性をあげる上で役立っている．

iv）甲状腺刺激ホルモン（TSH）

甲状腺刺激ホルモン（TSH）と，性腺刺激ホルモンに含まれる黄体形成ホルモン（LH）と卵胞刺激ホルモン（FSH），さらにヒト絨毛性ゴナドトロピンの 4 つのホルモンは構造上共通した部分を持っている．これらは 2 種のペプチド（α と β サブユニット）がそれぞれ糖鎖修飾を受けたものが組み合わさってホルモンとなるが，このうち α サブユニットは 4 つのホルモンですべて共通である．β サブユニットがそれぞれのホルモンで特異性を生み出す．TSH は甲状腺の濾胞細胞に作用し甲状腺ホルモンの産生・分泌を促進する．

v）性腺刺激ホルモン（LH と FSH）

性腺刺激ホルモンには，黄体形成ホルモン（LH）と卵胞刺激ホルモン（FSH）があり，これらが協調して性腺に作用する．詳細は性腺ホルモンのところで述べる．

❷　中間葉

ラトケ嚢の後面の細胞群が中間葉になるが，中間葉はヒトでははっきりとした葉構造はとらず，コロイド状の構造物が存在するとともに中間葉のホルモン分泌細胞が散在して存在する．中間葉の細胞は α メラニン細胞刺激ホルモン（α-Melanocyte stimulating hormone：α-MSH）や β エンドルフィンなどを産生する．α-MSH は皮膚のメラニン細胞を刺激して，メラニン顆粒を増加させることが知られている．両生類や魚類など下等な脊椎動物ではこれにより体色を変化させるが，ヒトでは抗炎症作用など別の機能があると考えられている．α-MSH は，視床下部の弓状核でも産生され，脳内では食欲の抑制に機能している．

❸　後葉

後葉にはホルモンを分泌する細胞はなく，視床下部の視索上核と室傍核の神経細胞の軸索が投射して，バソプレシンとオキシトシンを分泌する．バソプレシンは抗利尿ホルモン（antidiuretic hormone：ADH）としても知られ，腎臓の集合管に作用し水分の再吸収を行う．オキシトシンは子宮筋の収縮と乳汁の射出に作用する．

❸　甲状腺の構造とホルモン

1）甲状腺の構造

❶　位置と外観

甲状腺は右葉，左葉，その中間の峡部の 3 つの部分からなる．峡部からは錐体葉が上方に伸びることがある（甲状舌管の残存）．通常 15 〜 25 g 程度の重量である．甲状軟骨下端から 5 〜 6 気管軟骨まであり，峡部は輪状軟骨の下に位置する．甲状軟骨とその下に位置する輪状軟骨との位置関係（図 5-9）や，体表から観察される位置の理解が重要である．

❷　濾胞構造（濾胞と傍濾胞細胞）

甲状腺は多くの濾胞と濾胞外の間質からなる．濾胞は 1 層の立方型の濾胞上皮細胞とそ

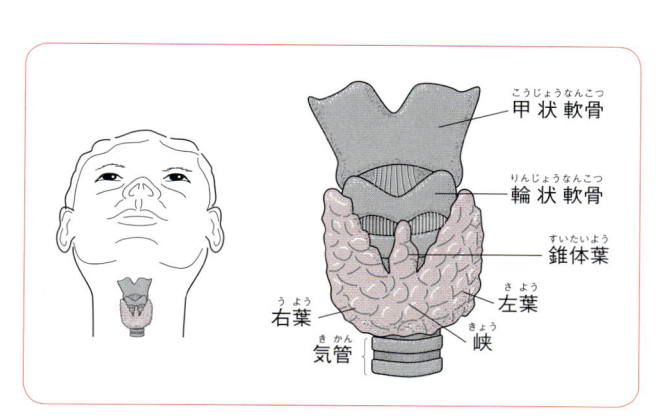

■ **図 5-9　甲状腺**

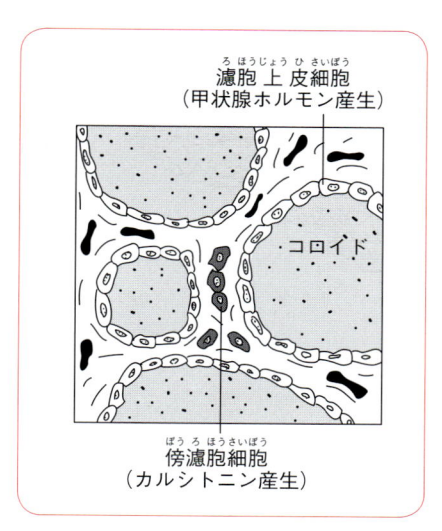

■ **図 5-10　甲状腺組織**

の内腔の濾胞腔からなり，サイロキシンなどの甲状腺ホルモンの合成の場となる．濾胞腔は主に濾胞上皮細胞から分泌されたサイログロブリン蛋白よりなる<u>コロイド</u>で満たされる．濾胞と濾胞の間の間質には<u>傍濾胞細胞</u>が散在し，骨代謝に関係するホルモンの<u>カルシトニン</u>を分泌する（**図 5-10**）．

2）甲状腺ホルモン

❶　甲状腺ホルモンの合成

甲状腺ホルモンである<u>トリヨードサイロニン（T3）</u>や<u>サイロキシン（T4）</u>はアミノ酸のチロシンとヨウ素から合成される（**図 5-11**）．甲状腺の濾胞上皮細胞ではチロシン残基に富む大きな蛋白のサイログロブリンを産生し濾胞腔内へと分泌する．濾胞上皮細胞の内腔面にある酵素の働きでチロシン残基にはヨウ素が付加される．ヨウ素は一日あたり $500\,\mu\mathrm{g}$ 摂取する必要があり，消化管より取り込まれたヨウ素は甲状腺の濾胞腔へイオンとして運ばれ，腔内でヨウ素分子となり，サイログロブリンのチロシン残基に 1～2 個付加される．ヨウ素化したチロシン残基は 2 つがつながることで，T3，T4 が合成される．

しかし，この段階では甲状腺ホルモンはサイログロブリンにつながったままであり，これが一旦，上皮細胞内に取り込まれてサイログロブリンが加水分解され，T3，T4 が切り離され濾胞外の血中へ移動する．甲状腺から出るときにはほとんどが T4 であり，血漿蛋白に結合して末梢へ運ばれる．末梢では T4 がより活性の高い T3 へと変化して臓器に作用する．T4 は T3 の前駆体とも考えられる（**図 5-12**）．

一方，末梢には T4 を活性のないリバース T3（rT3）にする酵素もあり，T3 と rT3 の比が甲状腺ホルモンの活性を考えるときに重要である．

❷　甲状腺ホルモンの作用

甲状腺ホルモンは多くの組織に作用し，代謝を亢進させると同時に成長促進作用がある．この仕組みについてはまだ不明の点が多いが，甲状腺ホルモン受容体は遺伝子の転写調節因子として働く．T3 は細胞核に存在する受容体と結合し，これが転写因子として直接 DNA に結合し遺伝子を発現する．

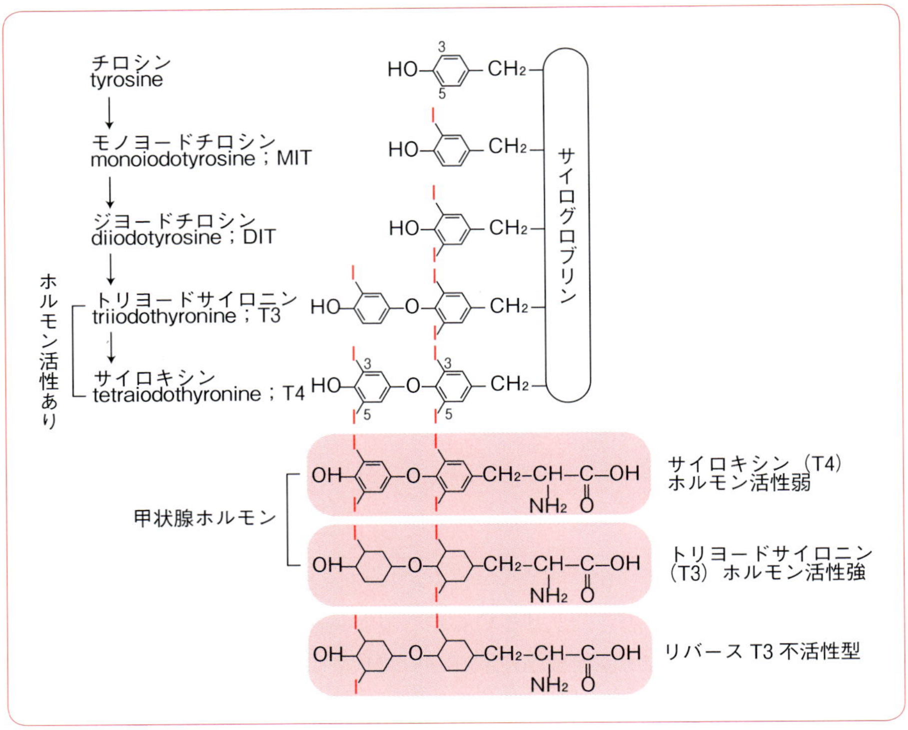

■ **図5-11　甲状腺ホルモンの生成**

ⅰ）代謝亢進と熱産生

脳や生殖器以外で組織の酸素消費量を増加させエネルギー消費量を増大する．結果として，代謝率が上がり熱の産生が起こる．

ⅱ）成長促進作用

糖代謝では，腸管からのグルコース吸収や肝臓での糖新生，筋での糖利用などを促進する．脂質代謝では脂肪の分解促進や血中のコレステロール減少に働く．

ⅲ）脳への作用

脳の発達に大きな役割を果たし，先天的な甲状腺機能低下症であるクレチン症では精神遅滞をきたす．また，網様体賦活系の作用を活性化する．

ⅳ）心臓血管系への作用

甲状腺ホルモンは心臓のアドレナリンβ1受容体を増加させることでカテコールアミンの作用を増強する．その結果，心拍出量は増加する．

❸　甲状腺機能の低下

甲状腺機能の低下は血中の甲状腺ホルモンの低下をきたし，耐寒性の低下，精神的・肉体的活動の低下がみられる．甲状腺機能の低下する疾患としては，甲状腺腫やクレチン症，橋本病がある．甲状腺腫は下垂体からのTSH刺激により大量のサイログロブリンが合成されるが，ヨウ素の不足により甲状腺ホルモン（T3，T4）の合成ができず，濾胞内に大量のサイログロブリンが蓄積され，甲状腺が500gにまで達する．ヨウ素の必要摂取量の持続的低下が原因とされる．また，クレチン症は先天的な甲状腺機能低下で骨端閉鎖の遅れによる低身長と精神遅滞が見られる．橋本病は自己免疫疾患で，抗サイログロブリンなど甲状腺を

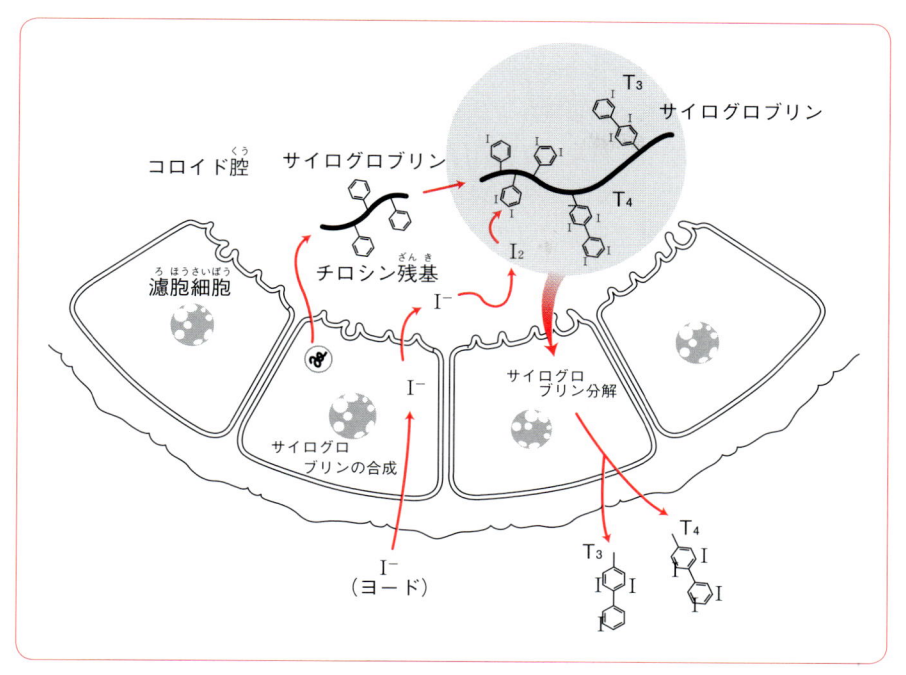

5 液性調節（内分泌系）

■ **図 5-12 甲状腺ホルモンの産生経路**

破壊する抗体ができる結果，甲状腺に炎症が起こり，甲状腺機能が低下する．

❹ **甲状腺機能の亢進（バセドウ病）**

　甲状腺機能亢進は甲状腺ホルモン増加による．甲状腺ホルモンの分泌が過剰になると食欲の亢進，体重の低下，過剰な熱産生，動悸，頻脈，振戦を起こす．甲状腺機能の亢進が見られるバセドウ病では，自己免疫疾患により濾胞上皮細胞の TSH 受容体が活性化されつづけるため，甲状腺は腫大し，甲状腺ホルモンの合成分泌が促進し，ホルモン過剰状態になる．眼球の突出などが特徴的である．

3）傍濾胞細胞とカルシトニン

　甲状腺の濾胞の外には傍濾胞細胞（C 細胞とも呼ばれる）が散在し，カルシトニンと呼ばれるペプチドホルモンを分泌する．カルシトニンは上皮小体ホルモンと拮抗する作用があり，骨の破骨細胞を抑制し，骨基質の分解を抑制する．この結果，骨を形成する骨芽細胞の機能が優り，血中の Ca イオンを用いて骨形成が促進する．また，カルシトニンは腎臓で Ca イオンの尿中への排泄も促進する．したがって，カルシトニンにより血液中の Ca イオン濃度は低下する．カルシトニンは骨形成に作用することから，骨粗鬆症の治療にも用いられる．

❹ 上皮小体の構造とホルモン

　上皮小体は甲状腺の後面に上・下・左・右に 4 つあり，その大きさは米粒大である（**図5-13**）．主細胞と酸好性細胞の 2 種類の細胞からなる．このうち主細胞が上皮小体ホルモンであるパラソルモン（parathyroid hormone：PTH）を産生する．酸好性細胞の機能はよく分かっていない．

1）上皮小体ホルモンの作用

　パラソルモンは 84 個のアミノ酸からなるペプチドホルモンである．血漿中の Ca^{2+} 濃度の低下に応答して分泌され，破骨細胞を活発にして骨吸収（骨組織から Ca^{2+} を血漿中へ放出させること）を促進する．また，腎臓の尿細管での Ca^{2+} の再吸収を促進する．また，腎臓の遠位尿細管を刺激し，活性型ビタミン D_3 の産生を促進する．活性型ビタミン D_3 は十二指腸での Ca^{2+} 吸収に必要である．このように，パラソルモンは血中の Ca^{2+} 濃度を上昇させる作用がある（骨吸収の促進）．

2）血漿中の Ca^{2+} 濃度の調節

　血漿中の Ca^{2+} 濃度の調節には，ⅰ）骨形成，ⅱ）骨吸収，ⅲ）腎での Ca^{2+} 再吸収，ⅳ）腸での Ca^{2+} 吸収，など 4 つの主要な作用点がある（図 5-14）．骨に Ca^{2+} を沈着させる骨形成は血漿中の Ca^{2+} を骨に移行させるため血漿中の Ca^{2+} 濃度を低下させる．一方，骨の Ca^{2+} を血漿中に放出すれば血漿中の Ca^{2+} 濃度は上昇する（骨吸収）．この骨形成と骨吸収は，骨組織に存在している骨芽細胞（骨形成に作用）と破骨細胞（骨吸収に作用）の活動性のバランスによって決まる．

　このうち破骨細胞を活性化するのが上皮小体の主細胞から放出されるパラソルモンであり，破骨細胞を抑制するのが甲状腺の傍濾胞細胞で作られるカルシトニンである．この他，腎臓から Ca^{2+} の排泄を防ぐことにより血漿中の Ca^{2+} 濃度を上昇させることができる．また，腸での Ca^{2+} の吸収を促進して Ca^{2+} 濃度を上昇させることができる．生体では血漿中の Ca^{2+} 濃度の維持が大切で，神経の興奮伝達，筋収縮，血液凝固，その他の多くの細胞機能に関わっている．血漿中の Ca^{2+} 濃度が異常に低下すると，神経や筋の異常な興奮が起こる（低カルシウム血テタニー）．また，持続的な低下は骨粗鬆症になりやすい．一方，血漿中の Ca^{2+} 濃度の異常な上昇は腎臓での結石を作る．

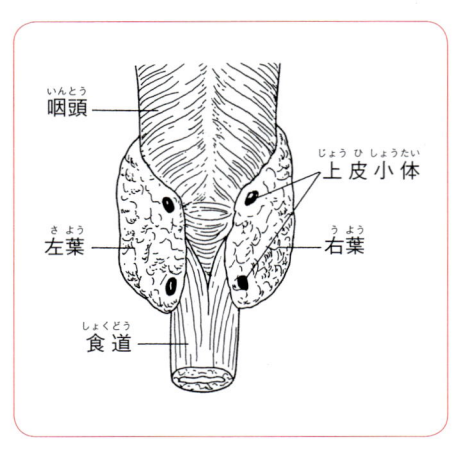

■ **図 5-13　上皮小体の位置（咽頭後面から）**

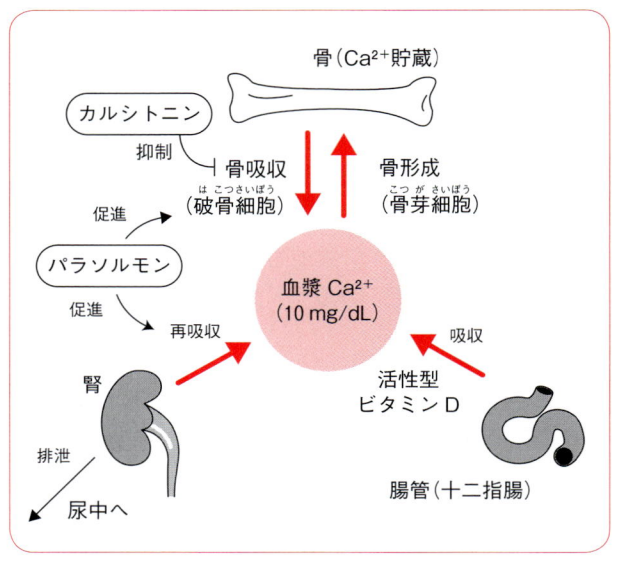

■ **図 5-14　血漿 Ca^{2+} 濃度の調節**

5 膵臓の構造とホルモン

膵臓は膵液を分泌する外分泌腺であるが，ホルモンを分泌する内分泌腺でもある．膵臓の内分泌腺は<u>ランゲルハンス島</u>と呼ばれ，外分泌腺の間質に数種類の内分泌細胞が集まって球状の島を形成している．この島が膵臓の組織中に数多く点在する（**図 5-15**）．

1）ランゲルハンス島の構造

ランゲルハンス島には<u>A 細胞（α 細胞）</u>，<u>B 細胞（β 細胞）</u>，D 細胞（δ 細胞），と呼ばれる細胞が存在し，それぞれから，<u>グルカゴン</u>，<u>インスリン</u>，ソマトスタチン，のペプチドホルモンが分泌される．このうち最も細胞の数が多いのはインスリンを分泌する β 細胞である．これらのホルモンの作用を**表 5-3** に示す．

2）インスリン／グルカゴンの機能と糖尿病

血中のブドウ糖は筋の収縮や神経活動のためのエネルギー源であり，生体活動に必須である．食後は一時的に増加するが，90 ～ 100 mg/dL 程度に通常コントロールされている．このブドウ糖濃度は消化管からの吸収や肝臓での糖新生で上昇するが，インスリンが多くの臓器に作用してブドウ糖の取り込みを促進し，細胞のエネルギー源として使用する他，脂肪やグリコーゲンとして蓄積する．この結果，血糖値は低下する．血糖値が高くなると様々な影響が生体に及ぼされる（糖尿病：diabetesmellitus）．

糖尿病にはインスリン自身が欠乏する<u>1 型糖尿病</u>とインスリンが働かなくなる<u>2 型糖尿病</u>がある．1 型糖尿病ではランゲルハンス島の β 細胞自身が変性するか，あるいはインスリンの合成能がなくなる．一方の 2 型糖尿病では，インスリンの作用点である筋や脂肪細胞でのブドウ糖の取り込みやブドウ糖の利用が低下する．さらに，脂肪細胞では脂肪分解が促進され，脂肪代謝の異常が起こる．これらの結果，糖尿病では血中のブドウ糖濃度が高い状態が続き，高血糖，糖尿，ケトーシス，アシドーシスなどがみられ，血管の障害や神経の変性さらに昏睡に至ることもある（**図 5-16**）．

一方，グルカゴンはインスリンとは逆の働きを持ち，肝臓に働いてグリコーゲンの分解を促進し，血糖値を上昇させる．グルカゴンは激しい運動や飢餓のときに血糖値が激しく低下することを防ぎ血糖値を維持するために働く．

液性調節（内分泌系）　5

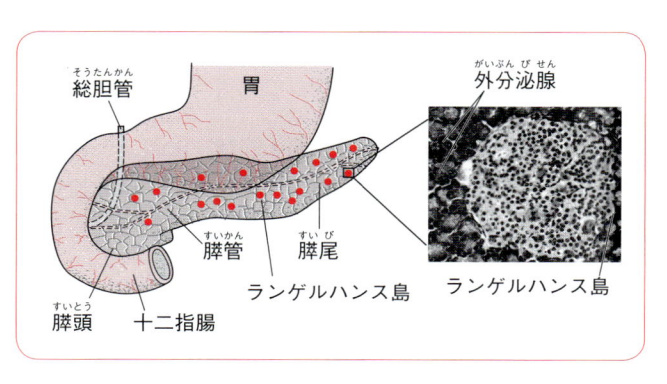

■ **図 5-15　膵臓の位置とランゲルハンス島**

総胆管　胃　外分泌腺
膵管　膵尾
ランゲルハンス島　ランゲルハンス島
膵頭　十二指腸

■ 表5-3　ランゲルハンス島で分泌されるホルモンの作用

ホルモン名	細胞の種類	分子量	作用	関連する疾患
グルカゴン	A細胞，α細胞（15〜20%）	29個のアミノ酸（早期空腹時では50〜100 pg/mL）	異化作用を有し，グリコーゲンの分解，糖新生，脂肪分解でブドウ糖，アミノ酸，脂肪酸を貯蔵部位から血漿中に放出する．グリコーゲンの分解は血糖値を上昇する．	分泌過剰は糖尿病を悪化させる．分泌不足は低血糖になる．
インスリン	B細胞，β細胞（60〜70%）	51個のアミノ酸（早期空腹時では6±3 μU/mLで，経口ブドウ糖負荷試験では30分で45±15 μU/mLなり，その後，減少する）	同化作用を持ち，細胞内へのブドウ糖，脂肪酸，アミノ酸の取り込みを促進させる．また，ブドウ糖からグリコーゲンの生成，ブドウ糖の酸化と脂肪への転化および蛋白質合成の促進により血糖値を低下させる．	分泌過剰は低血糖になり，その結果，痙攣と昏睡が起きる．分泌不足はインスリン欠乏症となり，インスリンの欠乏で血漿中の血糖値は600 mg/dLにもなり，糖尿病となる．インスリンの分泌と血糖値の間には，血糖値が上昇すればインスリンの分泌が刺激されるという正のフィードバックメカニズムがある．
ソマトスタチン	D細胞，δ細胞	14個のアミノ酸	グルカゴンとインスリンの分泌抑制	

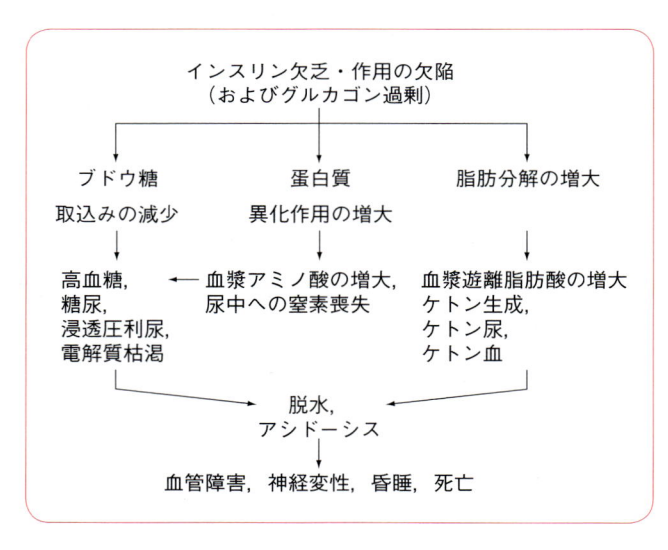

■ 図5-16　インスリン欠乏・作用欠陥の生体反応

6 副腎の構造とホルモン

　副腎は左右の腎臓の上に位置し腎臓と同じ筋膜（Gerota筋膜）に包まれる後腹膜臓器である．扁平な三角形をしている（**図5-17**）．副腎は組織の大きさの割には血流量の多い臓器で，3つの動脈（上・中・下副腎動脈）で血液の供給を受けている．副腎は皮質と髄質からなる．副腎の皮質は中胚葉から，髄質は外胚葉からできる．特に髄質は発生の過程で末梢神経と同じ神経堤と呼ばれる外肺葉組織由来の細胞が移動して形成される．神経堤由来の細胞群の表面に，尿生殖堤からできる組織が結合し表面を覆って皮質となる（**図5-18**）．

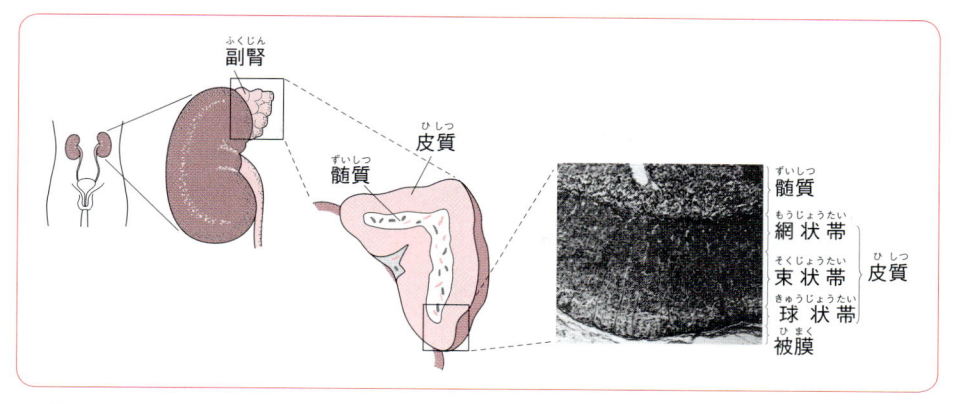

■ 図 5-17　副腎

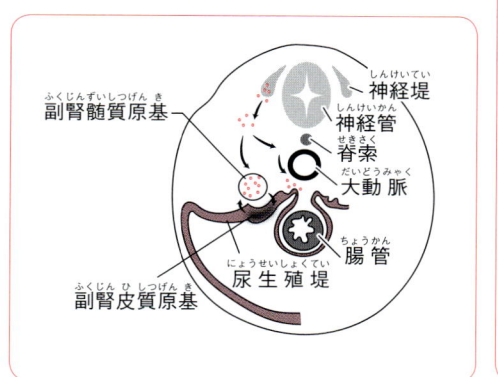

■ 図 5-18　副腎の発生

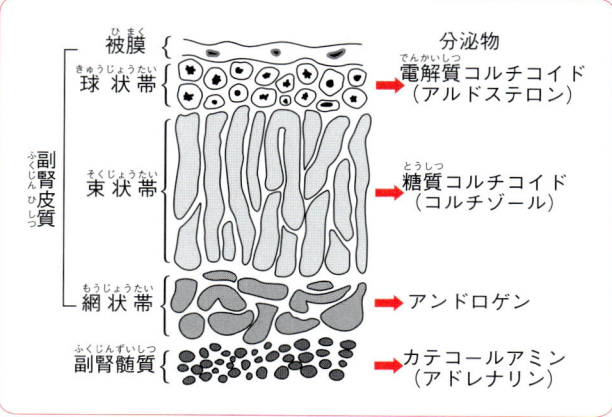

■ 図 5-19　副腎皮質の構造とホルモン

5

　副腎髄質の組織は交感神経節と相同であり，交感神経節の節後細胞が内分泌細胞に分化したものと考えることができる．このため，胸髄側角の交感神経節前細胞の軸索が直接副腎髄質に至るほか，髄質の細胞はアドレナリンやノルアドレナリンなどのカテコールアミンを分泌する．

1）副腎皮質の構造とホルモン

　副腎皮質は 3 層構造をとる．皮質細胞の並び方の特徴から，<u>球状帯</u>，<u>束状帯</u>，<u>網状帯</u>の順に表面から髄質の方向に並んでいる（**図 5-19**）．これらの細胞はステロイドホルモンを合成するため，その原料となるコレステロールを脂肪滴として細胞質中に蓄えている．これら 3 つの領域からはそれぞれ異なるステロイドホルモンが分泌される（**図 5-20**）．球状帯からは<u>アルドステロン</u>（<u>電解質コルチコイド</u>）が，束状帯からは<u>コルチゾール</u>（<u>糖質コルチコイド</u>）が，また，網状帯からは男性ホルモンの<u>アンドロゲン</u>が分泌される．束状帯と網状帯の細胞は下垂体前葉からの副腎皮質刺激ホルモン（ACTH）に応答しホルモン合成と分泌を行うが，球状帯の細胞は下垂体の影響をあまり受けない．これらのホルモンの機能について**表 5-4** に示す．

　大まかには，電解質コルチコイドは腎臓の遠位尿細管や集合管での Na^+ の再吸収を促進

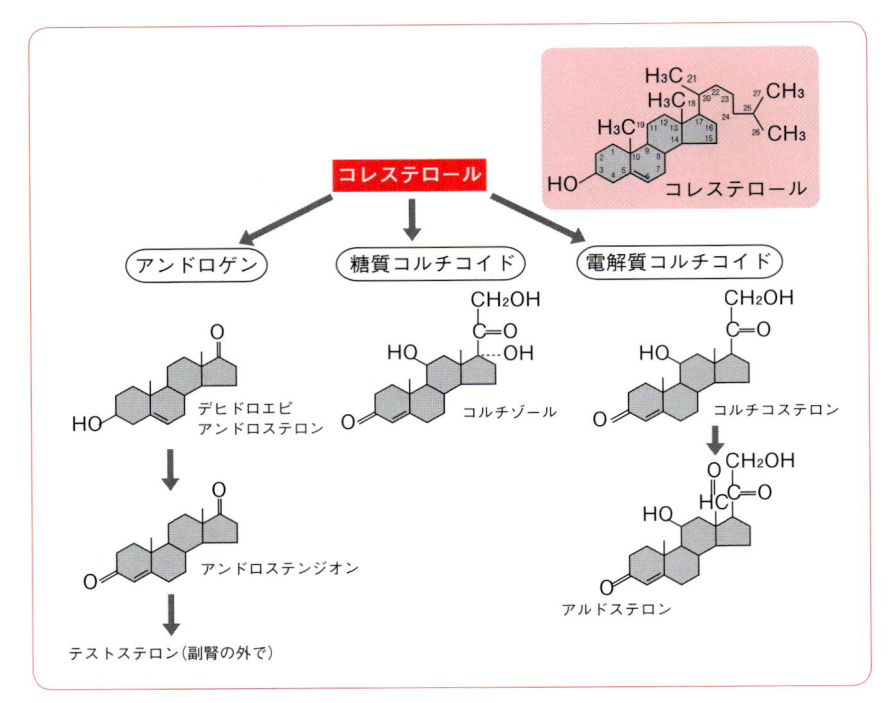

■ 図5-20　副腎皮質ホルモンの合成

■ 表5-4　副腎皮質ホルモンの作用

ホルモン名	産生する部位	作用	関連する疾患名
電解質コルチコイド（アルドステロン）	球状帯	腎臓の遠位尿細管や尿細管でナトリウムイオンとクロールイオンを再吸収，カリウムイオンを排泄し，水分を再吸収して血圧を上昇させる．	原発性アルドステロン症
糖質コルチコイド（コルチコステロン，コルチゾール）	束状帯	肝臓でグリコーゲンを分解し，組織で脂肪分解，蛋白質を異化してアミノ酸を作り，糖新生を行い血糖値を上昇する．好中性白血球，赤血球，血小板を増加し，好塩基性白血球とリンパ球を減少する．リンパ球の減少はTリンパ球のインターロイキン-2の産生を抑制し，免疫機能を抑制する．このため感染症にかかりやすくなる．抗炎症効果は線維芽細胞の活動を抑制し，局部の組織の腫脹を減らし，細菌性毒素の全身的効果を弱める．外傷に対して肥満細胞からのヒスタミンの分泌を抑制し，アレルギー性疾患の症状を抑制する．ストレスに対する抵抗力を高める．コルチゾールの値はストレス，日内リズムによって変動する．朝や午前中は10〜20μg/dLで，午後，夜間は5μg/dL以下に減少する．	クッシング症候群 アジソン病
アンドロゲン（デヒドロエピアンドロステロン，アンドロステンジオン）	網状帯	アンドロゲンは精巣から分泌されるテストステロンの約20%の活性を持ち，身体の男子化の作用と蛋白質の合成，生殖器の発育をもたらす．男女ともに副腎から分泌されるが，男性では95%が精巣から，5%が副腎から分泌される．	

し体液量を維持し，血圧を上昇させる（図5-21）．糖質コルチコイドには血糖値（けっとうち）の上昇，抗炎症，抗ストレス作用などがある．副腎のアンドロゲンは男性ホルモンの総称で，副腎では男性・女性ともに分泌される．

2) 副腎髄質の構造とホルモン

副腎髄質にはアドレナリンを分泌する（A細胞）とノルアドレナリンを分泌する（NA細胞）が存在する．これらは<u>クロム親和性細胞</u>（しんわせいさいぼう）とも呼ばれ軸索（じくさく）を持たない特殊な神経細胞の一種である．これらの細胞は脊髄からの交感神経節前神経（こうかんしんけいせつぜんしんけい）の終末とシナプスを作り，刺激に応答してアドレナリンやノルアドレナリンなどのカテコールアミンを血中に分泌する．

3) 副腎皮質ホルモンの分泌異常
❶　クッシング症候群

<u>クッシング症候群</u>は副腎の機能亢進であり，副腎皮質ホルモンの過剰投与，糖質コルチコイドを分泌する細胞の腫瘍，副腎皮質刺激ホルモン（ACTH）の過剰分泌で起こる．高血糖や特有の肥満（体幹肥満（たいかんひまん），満月様顔貌（まんげつようがんぼう））を生じる．

❷　原発性高アルドステロン症（コーン症候群）

副腎皮質の球状帯に原発する良性の腺腫により，大量のアルドステロンが過剰に分泌される疾患である．過剰なアルドステロンのためNa^+が貯留し，細胞外液量が増加し高血圧が生じる．同時に低K^+血症となり筋力の低下がみられる（図5-21）．

❸　アジソン病

副腎皮質機能低下はアジソン病と呼ばれる．皮質の自己免疫疾患や腫瘍，外傷，出血などで皮質細胞の破壊により生じる．電解質コルチコイドの低下は，低血圧，低Na^+血症，高K^+血症を生じ，糖質コルチコイドの低下は低血糖，食欲不振などのほか，ストレスの耐性が低下する．また，皮膚や関節などに色素沈着を起こす青銅様皮膚（せいどうようひふ），血中K^+濃度上昇による不整脈なども起こる．

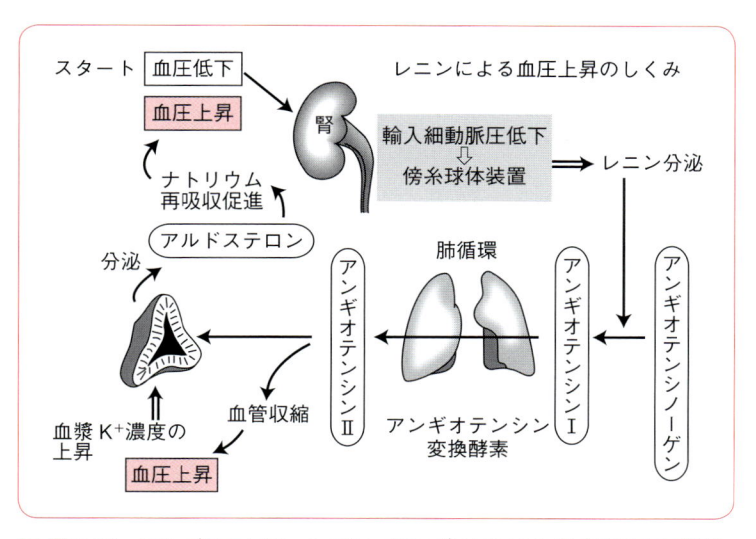

■ **図5-21　アルドステロン・レニン・アンギオテンシンを介する血圧調節**

4）副腎皮質ホルモンの分泌調節

　視床下部（Hypothalamus），下垂体（Pituitary），副腎（Adrenal gland）の順に副腎皮質ホルモン分泌が調節されており，頭文字をとって**HPA軸**とも呼ばれている．この系は生体のストレス応答に密接に関係している．身体にいろいろな反応を引き起す刺激をストレッサーと呼び，ストレッサーにより引き起された変化をストレスという．

　一般にストレスがかかると胃潰瘍や免疫機能の低下がみられる．このとき，視床下部から副腎皮質ホルモン放出ホルモン（CRH）が分泌され，これが下垂体の副腎皮質刺激ホルモン（ACTH）の分泌を促す．さらに，ACTHにより副腎皮質からは糖質コルチコイドが分泌される．糖質コルチコイドは体の抵抗性を高めようと作用する（**図5-4**）．またアルドステロンはレニン・アンギオテンシン系により分泌が調節されており血圧上昇に作用する（**図5-21**）．

7 性腺の構造とホルモン

　性腺には男性の精巣と女性の卵巣があり，精子や卵細胞を作る重要な機能の他に，これらの性腺からは性ホルモンが分泌される．これらはいずれもステロイドホルモンである．精巣からは主に**男性ホルモン（アンドロゲン androgen）**，卵巣からは**女性ホルモン（エストロゲン estrogen）**が分泌される．男女とも異性のホルモンも少量分泌している．たとえば副腎皮質は男女ともにアンドロゲンを分泌している．また，男性ホルモンの**テストステロン**は**アロマターゼ**と呼ばれる酵素で女性ホルモンの**エストラジオール**に変換される．この他，卵巣の黄体からは**プロゲステロン**（progesterone）も分泌される（**図5-22**）．

1）卵巣とホルモン

　卵巣のなかでホルモン産生に関与するものは卵胞と黄体である．卵胞が原始卵胞から1次卵胞になると，卵細胞の周りに多くの顆粒細胞が何層にも増殖する．またそのときに顆

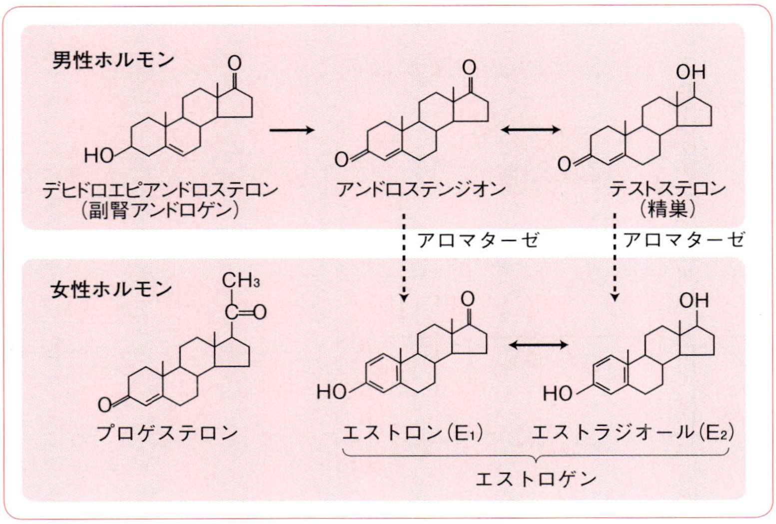

■ 図5-22　性ホルモンの構造と合成系

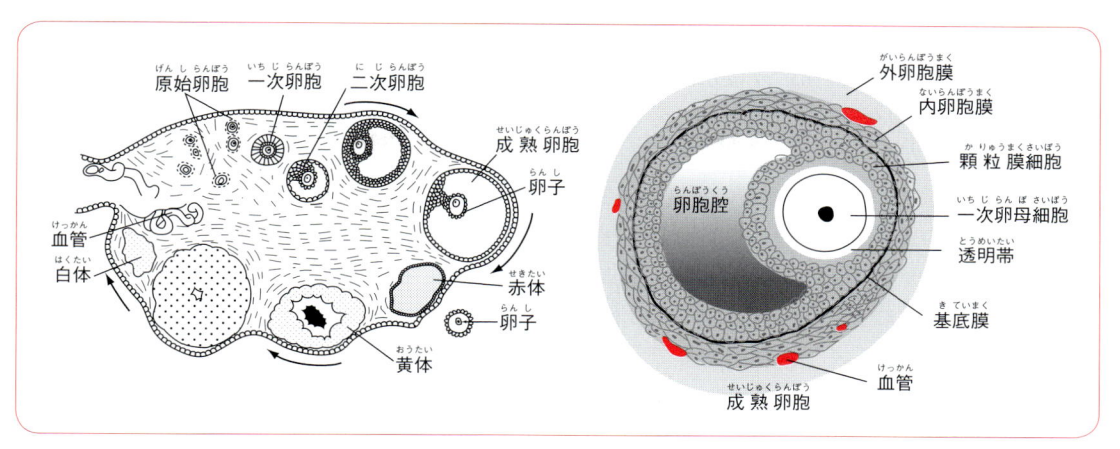

■ **図5-23　卵巣と二次卵胞**

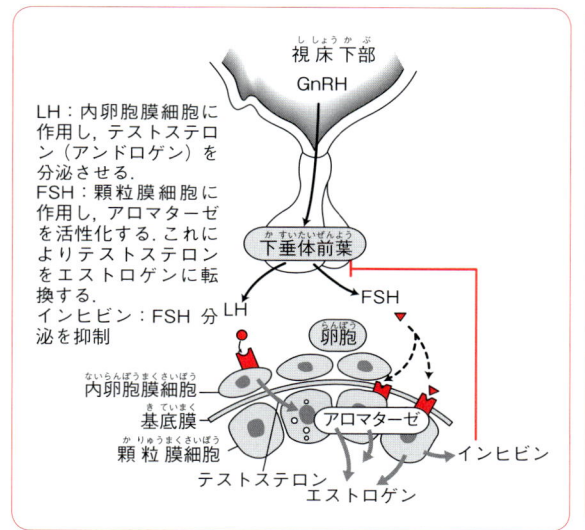

LH：内卵胞膜細胞に作用し，テストステロン（アンドロゲン）を分泌させる．

FSH：顆粒膜細胞に作用し，アロマターゼを活性化する．これによりテストステロンをエストロゲンに転換する．

インヒビン：FSH 分泌を抑制

■ **図5-24　LH と FSH によるエストロゲン分泌の促進**

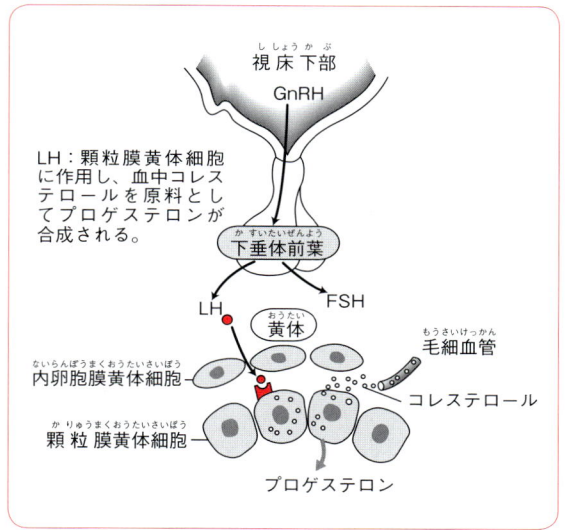

LH：顆粒膜黄体細胞に作用し，血中コレステロールを原料としてプロゲステロンが合成される．

■ **図5-25　LH によるプロゲステロン分泌の促進**

粒細胞の外側に卵胞膜あるいは莢膜と呼ばれる 1～数層の扁平な細胞からなる膜が形成される．2 次卵胞に成熟するにつれて，顆粒細胞は 10 層ほどに重層し顆粒膜細胞と呼ばれるようになる．卵胞膜は，毛細血管に富む内卵胞膜とコラーゲン線維の多い外卵胞膜の 2 層に分かれる（**図5-23**）．

　2 次卵胞になると下垂体からの刺激により，卵胞から分泌される女性ホルモン（エストロゲン）はこの内卵胞膜と顆粒膜細胞の共同作用により合成される（**図5-24**）．下垂体から LH の刺激を受けた内卵胞膜細胞はテストステロン（アンドロゲン）を分泌し，これを取り込んだ顆粒膜細胞がテストステロンをアロマターゼと呼ばれる酵素でエストロゲンに変換する．このとき下垂体からの FSH が顆粒膜細胞に作用しエストロゲンへの変換を促進する．したがって，エストロゲンの合成には LH と FSH の両者の作用が必要になる．卵胞の発達とともに顆粒膜細胞が増殖し大量のエストロゲンが放出される．

　顆粒膜細胞と内卵胞膜細胞は排卵が終わると，それぞれ顆粒膜黄体細胞と卵胞膜黄体細

胞になり黄体を形成する．このうち顆粒膜黄体細胞は LH に応答して血中のコレステロールからプロゲステロンを合成し分泌する（**図5-25**）．

❶　エストロゲン

エストロゲンは受精卵が子宮粘膜に着床しやすい状態にするために，子宮粘膜上皮の増殖，子宮筋の増大と血管の増生，膣粘膜上皮の増成などを起こす．この他，エストロゲンは乳腺の発達や外生殖器の発育など第二次性徴を引き起こす．エストロゲンには，エストラジオールやエストロン，エストリオールなどがあるが，エストロゲン活性はエストラジオール＞エストロン＞エストリオールの順に弱くなる．アロマターゼという酵素は，男性ホルモンから女性ホルモンを作る酵素で，テストステロンからエストロゲンを，アンドロステンジオンからエストロンを作る（**図5-22**）．

❷　プロゲステロン

プロゲステロンは排卵後に形成される黄体から分泌され，受精卵の着床と**妊娠の維持**に働く．また，プロゲステロンは卵胞の成熟と排卵を抑制する．妊娠が起こらなければ，黄体は結合組織に退縮し白体になる．妊娠が起こると，黄体は維持しプロゲステロンが妊娠の維持に働く．やがて胎盤が形成されると胎盤由来のプロゲステロンがかわって妊娠の維持に働く．

❸　インヒビン

卵巣からのホルモンのエストロゲンとプロゲステロンの他に，顆粒膜細胞や顆粒膜黄体細胞からはインヒビンというペプチドホルモンが分泌され，下垂体の FSH の分泌を抑制する．これは負のフィードバック回路を構成している．

2）精巣とホルモン

精巣のなかでホルモン産生に関わる細胞は精細管の外にある**間質細胞（ライディッヒ細胞）**であり，コレステロールを原料にテストステロンを合成分泌する（**図5-26**）．ライディッヒ細胞は下垂体からの LH に応答してテストステロンの合成分泌を促進する．下垂体から分泌されるもう1つの性腺刺激ホルモンの FSH は，直接男性ホルモンの分泌には作用しないが，精細管内の<u>セルトリ細胞</u>に作用し，セルトリ細胞の最も重要な役割である**精子形成の活性化**に働く．また，セルトリ細胞は<u>アンドロゲン結合蛋白</u>を合成・分泌し，精巣内でのアンドロゲンの濃度を高く保つ（**図5-27**）．このほか，FSH の発現を抑制するインヒビンもセルトリ細胞から分泌される．

❶　テストステロン

アンドロゲンは男性ホルモンの総称であるが，このなかに，<u>テストステロン</u>，デヒドロアンドロステロン（副腎），アンドロステジオンなどが含まれる．男性ホルモンとしての活性の最も高いものがテストステロンである．テストステロンの作用は，ⅰ）胎生期の性分化，ⅱ）二次性徴の発現，ⅲ）精子形成，ⅳ）蛋白質同化作用である．

❽　松果体ホルモン

松果体は間脳の視床上域と手綱交連でつながっている内分泌器官である．発生的には爬虫類の頭頂眼と相同で，爬虫類では光を感じることができる器官である．ヒトでは大脳

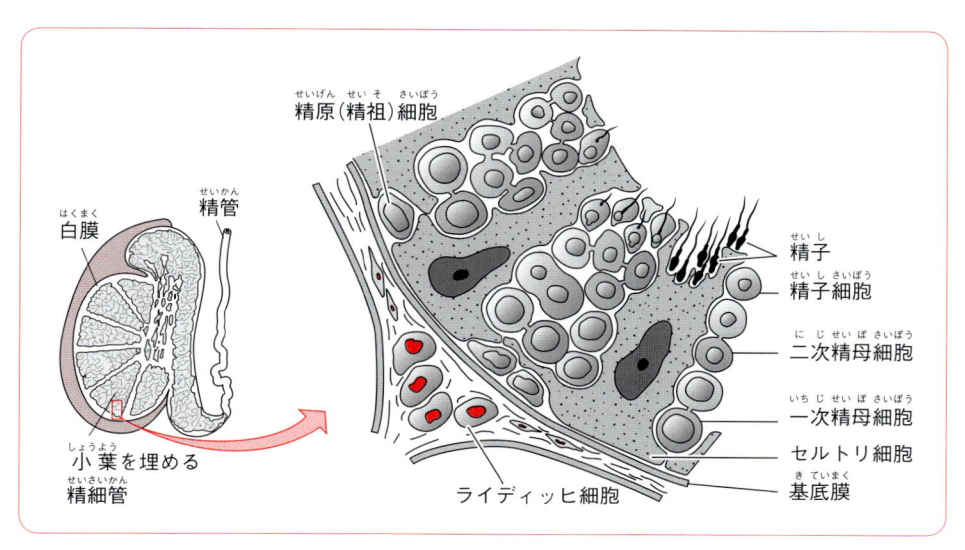

■ **図 5-26　精巣とホルモン分泌細胞**

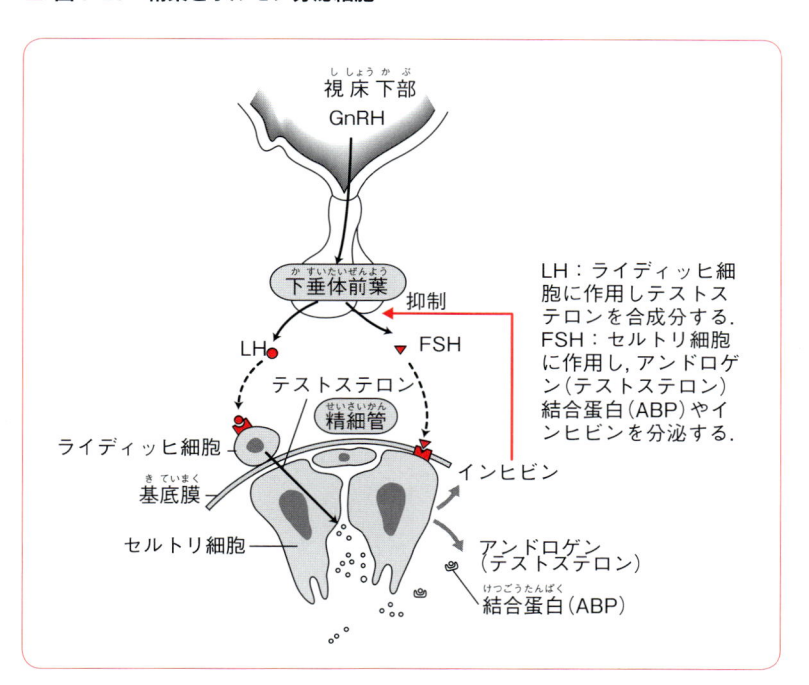

LH：ライディッヒ細胞に作用しテストステロンを合成分する.
FSH：セルトリ細胞に作用し, アンドロゲン（テストステロン）結合蛋白（ABP）やインヒビンを分泌する.

■ **図 5-27　LH と FSH によるテストステロン分泌とその濃度の維持**

皮質に包まれ, 光の感受性は失われているが, <u>メラトニン</u>というホルモン分泌を行う. 松果体の松果体細胞からメラトニンが分泌される.

　メラトニンはセロトニンから合成され, その合成には明確な<u>概日リズム</u>があり, 夜間活発にメラトニンが合成され昼間は低下する. 脳の奥深くに位置する松果体細胞の明暗を認識する神経回路として, 網膜 - 視床下部視交叉上核 - 脊髄 - 交感神経節前細胞 - 上頸神経節を介して松果体に至る経路が明らかになっている. メラトニンは両生類では体色を変化させる機能があるがヒトでは明確ではない. しかし, メラトニンは催眠作用があり, 最近では時差ぼけの薬として使われている. この他, 強力な抗酸化作用もあることがわかっている. 松果

体は加齢とともに石灰化が進み，松果体内に脳砂（のうさ）と呼ばれる結晶が沈着する.

❾ 消化管ホルモン

　消化管の粘膜からは消化液の分泌だけではなく血中にホルモンも分泌されている. ガストリン, セクレチン, コレシストキニン, グルカゴン, グレリンなど, 多くは消化管の運動や消化液の分泌の調節に働く. またグレリンなど一部は消化管から脳へ働く.

1）ガストリン：胃の幽門前庭部（ゆうもんぜんていぶ）の G 細胞から分泌され, 胃腺の主細胞からペプシノゲンと傍細胞（ぼうさいぼう）から塩酸の分泌を促進する.

2）セクレチン：十二指腸や空腸の粘膜上皮（じゅうにしちょう　くうちょう　ねんまくじょうひ）で産生されるペプチドホルモン. 胃から酸性の消化物が十二指腸に流れ込むと, 十二指腸の pH の低下を感知してセクレチンが分泌され, 膵臓（すいぞう）や肝臓, 十二指腸から重炭酸塩（じゅうたんさんえん）を分泌させ中和する. また, 胃のガストリンの分泌を抑制させる機能がある.

3）グレリン：グレリンは胃から分泌されるペプチドホルモンで, 胃酸分泌促進や胃の運動亢進に働く. また, グレリンは末梢臓器の迷走神経の知覚枝に作用し中枢の延髄孤束核を刺激する. この情報が視床下部に作用し, 食欲増進や成長ホルモンの分泌を促す. 脂肪細胞由来のレプチンと拮抗した作用がある.

4）コレシストキニン（CCK）：パンクレオザイミン（PZ）とも呼ばれる, 十二指腸や空腸の上皮細胞から分泌されるペプチドホルモンである. 2 つの機能があり, 消化酵素に富む膵液の分泌促進と, 胆嚢を収縮させ胆汁の分泌を促進する. 脂肪分を乳化させ消化しやすくする.

❿ その他のホルモン

　一般に内分泌臓器ではない臓器や組織からもホルモンが分泌されることが知られている.

1）脂肪細胞：脂肪細胞からはレプチンと呼ばれるホルモンが分泌され, 脳の視床下部に働き食欲を抑制することがわかっている. また, 脂肪細胞からはアディポネクチンというホルモンも分泌され, 脂肪酸の燃焼, インスリンの感受性を高める作用, 動脈硬化の抑制や抗炎症作用などもあるとされている.

2）心房：心臓の心房からは心房性ナトリウム利尿ペプチド（ANP）が分泌され, 腎臓の尿細管に作用し尿細管での Na^+ と水の排泄を促進させ, 血圧を下げる.

3）腎臓：腎臓由来のホルモンとして, レニンやエリスロポエチンが知られている. エリスロポエチンは腎臓の尿細管間質細胞で産生され赤血球の産生の促進に働く. また, レニンは腎臓の傍糸球体細胞（ぼうしきゅうたいさいぼう）から分泌され, アンギオテンシノーゲンをアンギオテンシン I に変換する蛋白分解酵素（たんぱくぶんかいこうそ）であり, 血圧上昇に関与している（**図 5-21**）. また, 腎臓尿細管からはカルシトリオールと呼ばれるビタミン D の最終活性産物も産生されており, これが消化管からのカルシウム吸収に重要な役割をしている.

4）胎盤：胎盤（たいばん）からはヒト絨毛性ゴナドトロピン（じゅうもうせい）（hCG）が分泌され, 黄体の維持を促進し, プロゲステロンの分泌を保ち妊娠を維持する. 妊娠が進むと胎盤からもプロゲステロンやエストロゲンが分泌される.

5）肝臓：下垂体前葉の成長ホルモンにより刺激を受け**インスリン様成 長 因子**（insulin-like growth factor：IGF）が肝臓から分泌される．IGF はインスリンとアミノ酸配列が類似したペプチドホルモンであり，ほとんどの臓器に作用する．インスリン様の作用や神経の成長など多くの作用を有する．成長ホルモンの機能の多くは IGF を介して作用する．

6章 運動器系（筋骨系）

1 骨

❶ 構造と種類（図6-1）

　骨は，緻密な構造の**緻密質**（**骨皮質**）と疎な構造の**海綿質**に分けられる．緻密質は線維状の層板を形成し，細い栄養血管が入っているハバース管を中心に同心円状に層構造に配列している．このハバース管と**骨層板**は骨の構成単位をなし，**骨単位**と呼ぶ．一方，海綿質は疎に絡み合った**骨梁**とその間の空間，**骨髄腔**からなる．緻密質と海綿質の組み合わせによって，骨は軽量でさらに衝撃に対する緩衝作用を持つと考えられる．

　骨質は約2/3がリン酸カルシウムなどの無機質からなり骨質の硬度を維持し，残りをコラーゲン線維などの有機質からなり，弾性も有する．

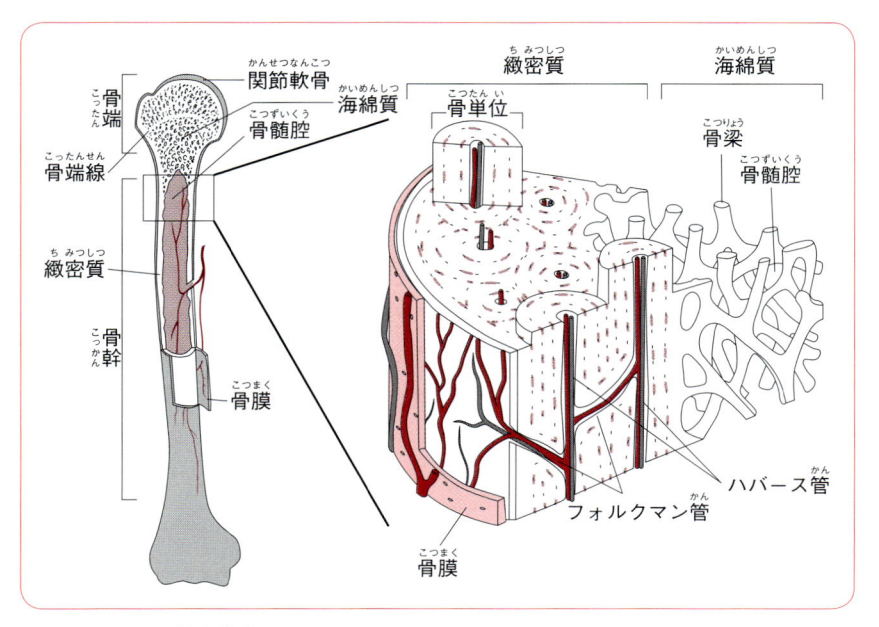

■ **図6-1　骨の基本構造**

2 骨組織の機能

　骨は骨格として生体の支柱となり形を保持し，また脳や内臓を保護する．さらに，骨は関節を形成し，筋や腱，靭帯と共に運動を可能にする．骨髄の造血組織としての役割もあり，血液細胞の生成を行う．さらに，カルシウムや無機リンの恒常性維持にも関与している．

　骨は骨芽細胞による骨形成と，破骨細胞による骨吸収のバランスによって成り立ち，常に代謝している．小児では1年で100%，成人では約20%の骨が更新される．また骨組織では外的ストレス（機械的ストレス）に順応し，必要な強度に再構築される．つまり運動選手では太くなる一方，麻痺などで負荷がかからないと細く・脆くなる．

3 骨化と成長

　骨形成の過程を骨化という．骨化には膜性骨化と軟骨内骨化の2通りがある．

　膜性骨化により形成される骨は，頭蓋骨・多くの顔面の骨・肩甲骨で，典型的な網状線維性骨組織となる．一方，人体の大部分の骨は軟骨内骨化により作られる．まず軟骨組織を作る軟骨細胞が変性し，破骨細胞により除去されると，その空間に骨芽細胞が侵入し骨組織に置換していくことで骨が形成される．思春期が終わり，軟骨増殖が停止すると，骨端軟骨は全て骨化し閉鎖，骨端線として残る．つまり骨の縦方向の成長が止まる．

2　関節

1 構造と機能

　骨と骨の結合を関節と呼ぶ．全く動かない関節を不動結合関節といい，動きがある関節を可動関節（滑膜性関節）という．本章ではこの滑膜性関節について説明する（図6-2）．

　骨と骨が向かい合った関節面の表面は，関節軟骨（硝子軟骨）が覆い，関節軟骨は関節面を平滑にし，摩擦を減少し，またその弾性により外力に対する緩衝材となる．関節包は外内2層からなり，外層は丈夫な線維性膜からなり，内層は血管に富む柔らかな滑膜からなる．関節包で囲まれた腔を関節腔という．滑膜はヒアルロン酸を含んだ粘稠性に富む滑液を分泌し，関節腔は滑液で満たされおり，その粘性により関節の摩擦はさらに減少する．さらに血管によって栄養されない関節軟骨は滑液によって栄養を受ける．滑液は関節への体重負荷が生じると，軟骨に染み渡り栄養が供給されることから，関節軟骨の栄養には適度な荷重が重要となる．関節軟骨は血管だけでなく神経の走行もないため，関節軟骨の損傷時にはその修復が困難となり，再生しにくい組織である．関節包や滑膜には感覚神経があり痛覚や固有感覚を感じ取る．

2 関節の分類

　関節の形，および可動性つまり自由度によって分類できる（図6-3）．

・平面関節：相対する関節面が平面状である．運動はほとんど制限され，わずかに動くだけ．

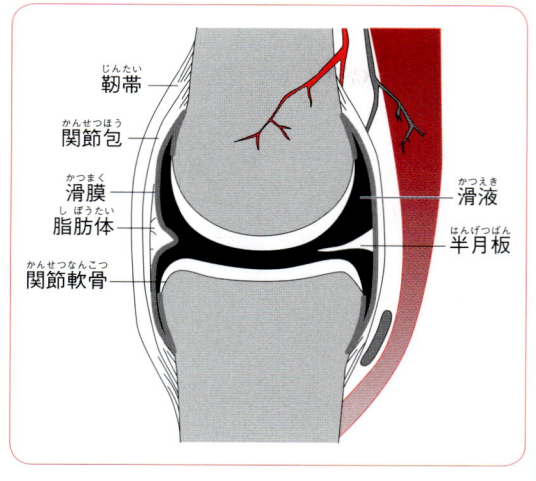

■ 図6-2　関節の構造

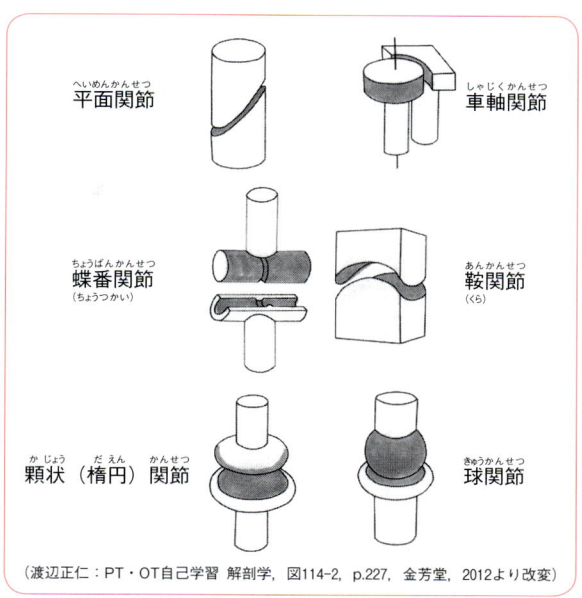

（渡辺正仁：PT・OT自己学習 解剖学，図114-2，p.227，金芳堂，2012より改変）

■ 図6-3　関節の分類

自由度 多軸．（例）椎間関節
・車軸関節：一方の関節面が他方の関節面を軸として，軸の周りを動く運動．自由度1．（例）近位橈尺関節，環軸関節
・蝶番関節：関節頭と関節窩が円柱面の一部になっている関節．扉の蝶番のように，円柱軸を運動軸として一方向にのみ運動する．蝶番関節の変形として「らせん関節」があり，一方の関節面が隆起し，他方が溝状を呈する．自由度1．例）腕尺関節
・鞍関節：関節頭と関節窩が鞍のように相対する関節．自由度2．（例）母指手根中手関節
・顆状関節：球関節に似ているが，関節頭は球面ではなく，関節窩は凹面が浅く側面にまで達しない．運動は靭帯などで制限されている．その形状から「楕円関節」ともいう．自由度2．（例）膝関節
・球関節：関節頭は球状，関節窩は球に対して凹面となる関節．自由度 多軸．（例）股関節

3　筋

筋は平滑筋，心筋，骨格筋の3つに分けられる．本章では骨と共に運動に関与する骨格筋について説明する．

❶ 骨格筋の起始，停止

筋の多くは2つの骨の間にあり，筋の収縮によって骨が動く．筋の起始は，四肢の筋では体幹に近い方の端（近位端）を起始とし，遠位端を停止としている．また体幹の筋では脊柱に近い方の端を起始とする．上下方向の筋では，骨盤に近い方の端を起始とする．

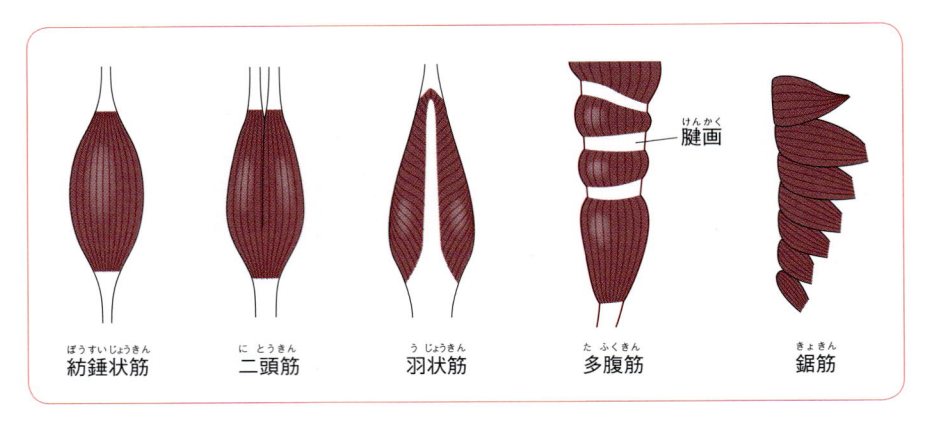

紡錘状筋　　二頭筋　　羽状筋　　多腹筋　　鋸筋

腱画（けんかく）

■ **図 6-4　骨格筋の形状**

2　骨格筋の形状（図 6-4）

　骨格筋には色々な形状がある．紡錘状は筋腹と言われる中央部の膨らみがあり，両端が細くなった筋をいう．固定されている方の端を筋頭といい，筋頭が 2 つあるものを二頭筋，3 つのものを三頭筋という．筋腹が腱で 2 分されている筋を二腹筋という．羽状筋は筋の中央に腱があり，両端から腱に向かって斜走する筋をいう．羽状が半分だけの場合は半羽状筋といい，多くの羽状筋が集まった 1 つの筋を多羽状筋という．羽状筋は紡錘状筋と比べると筋線維が非常に多いので強力な収縮力が得られる．しかし筋の線維が斜走するので，収縮による筋の短縮距離は短い．したがって羽状筋は，短縮距離は小さいが強力な運動を要する筋に適しており，例えば三角筋や大殿筋などである．

3　筋の作用

　筋は作用によって，主動作筋と拮抗筋，また協力筋などに分けられる．
・**主動作筋**：1 つの運動の主力となって働く筋．肘を曲げる時の主動作筋は上腕二頭筋．
・**拮抗筋**：主動作筋とは反対の方向の作用を持つ筋．上腕二頭筋の拮抗筋は肘を伸ばす作用を持つ上腕三頭筋．股関節伸筋の大殿筋の拮抗筋は股関節屈筋の腸腰筋．
・**協力筋**：主動作筋と同じ方向の運動を行う筋．重力の作用に対抗して働く筋を特に抗重力筋といい，ヒラメ筋や大腿四頭筋や大殿筋などがある．

4　筋の構造と収縮（図 6-5）

　筋の基本構成は筋線維（筋細胞）である．筋線維は多数の筋原線維が筋内膜（筋鞘や形質膜ともいう）と呼ばれる線維性膜に束ねられできる．筋内膜の中には筋原線維の他，筋小胞体，核，ミトコンドリアや筋形質などが存在する．
　筋線維は，筋芽細胞が多数融合してできた筋管細胞によって形成された多核細胞であり，1 本の筋線維には数百個の核を含む．筋周膜によって筋線維が多数束ねられたものを筋線維束といい，筋線維束が筋外膜によって束ねられたものが，いわゆる筋となる．

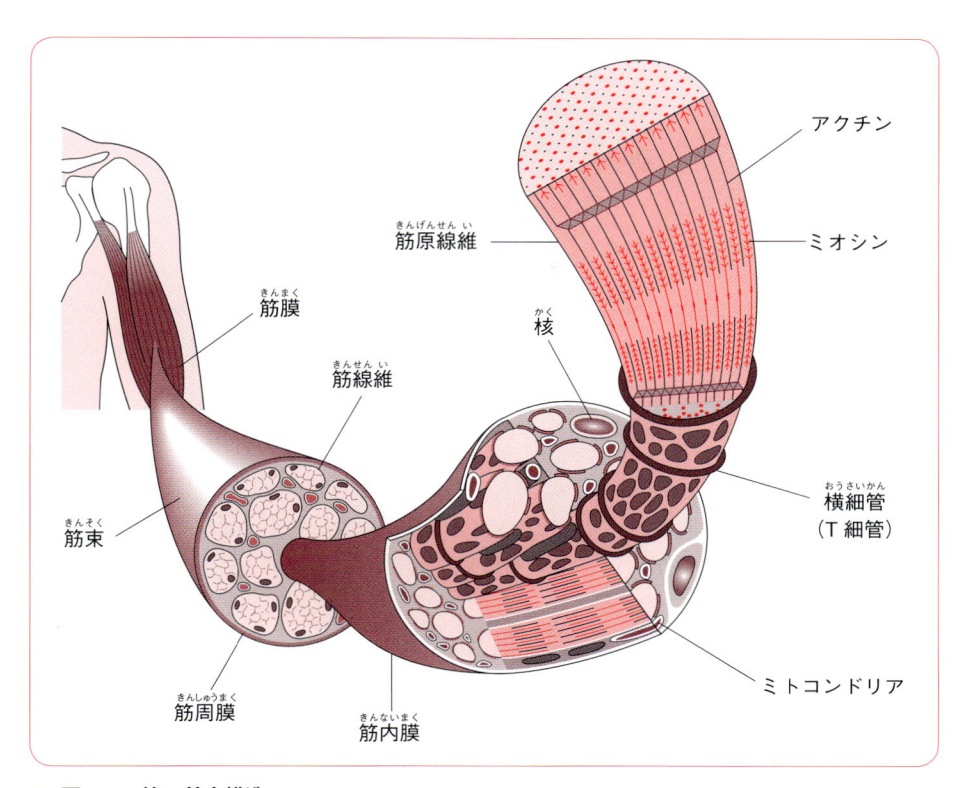

■ **図6-5　筋の基本構造**

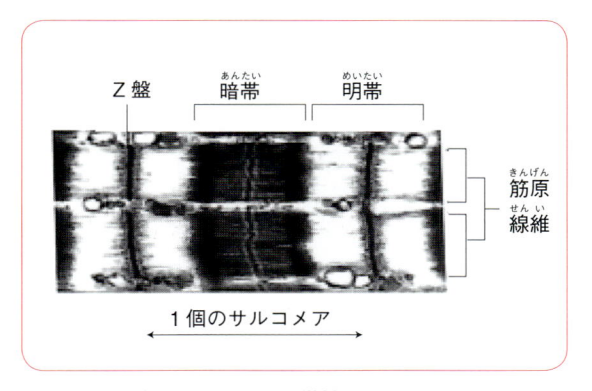

■ **図6-6　筋原線維の電子顕微鏡像**

　筋原線維は電子顕微鏡で観察すると横紋構造が見られ，明るい領域（明帯）と暗い領域（暗帯）とが交互に規則正しく揃っている（**図6-6**）．明帯の真ん中にある黒い線はZ盤で，Z盤間を筋節（サルコメア）とよび，筋の最小単位である．脊椎動物ではどの筋でもほぼ2～3μmで，筋の長さは筋節の数の違いによって生じる．

4　人体の骨格

　成人の骨格は200あまりの骨からでき，それらは幾つかのグループに分けられる．頭蓋・脊椎・胸郭・骨盤・上肢・下肢などに分けられ，さらに脊椎・胸郭・骨盤を合わせ

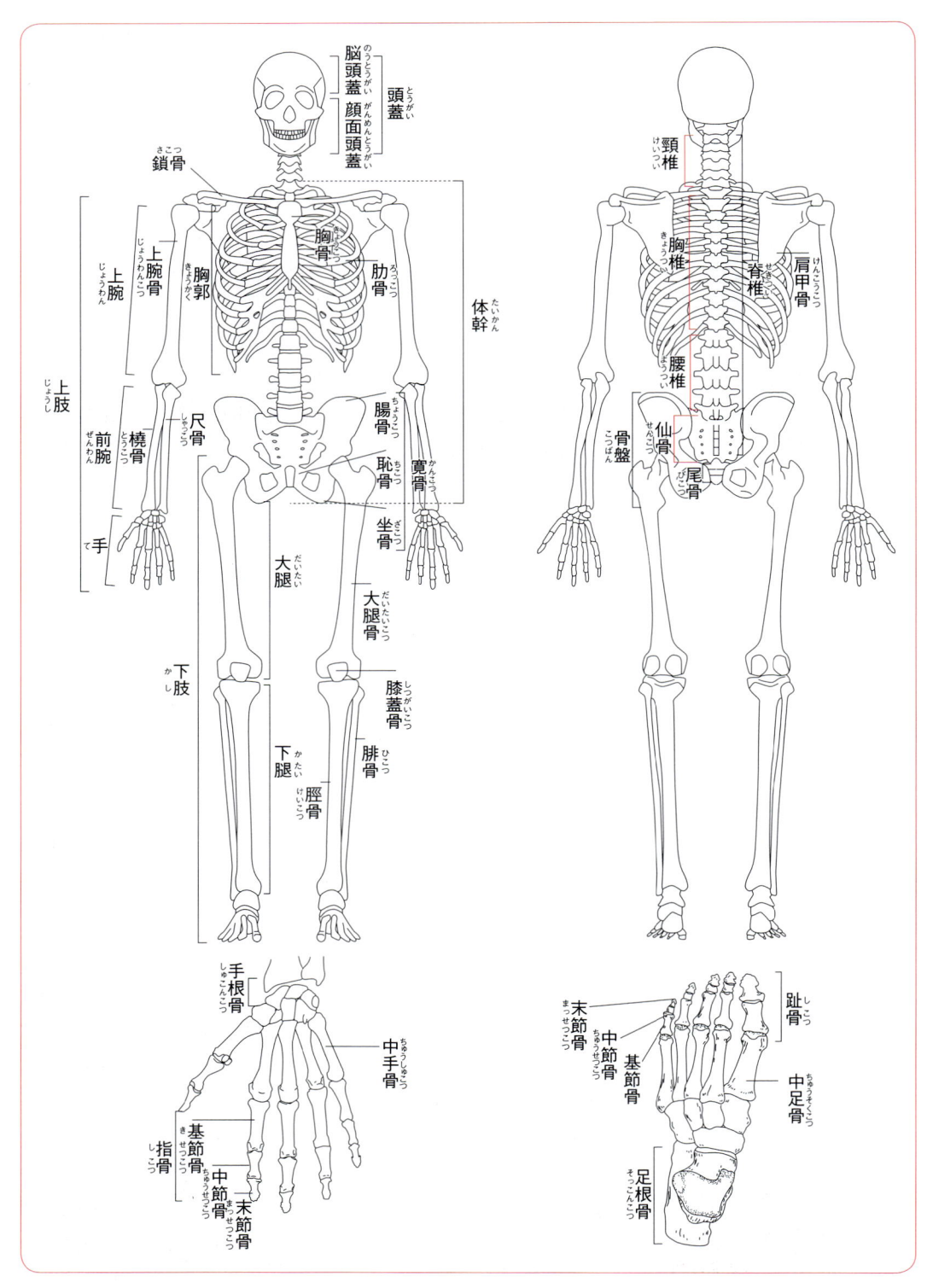

■ 図6-7　人体の骨格

て体幹といい，上肢・下肢で四肢と表す（図6-7）．

1 頭蓋

A． 頭蓋の骨（図6-8，9）
　頭部の骨格は脳頭蓋と顔面頭蓋からなる15種類24個から構成される．前頭骨・頭頂骨・側頭骨・後頭骨は骨が縫合し冠のように頭を覆っており，頭蓋冠と呼ぶ．頭蓋冠で覆われた空間を頭蓋腔と呼び，脳が入る．その底面は内頭蓋底と呼ばれ，脳を支え，血管や神経が通る孔や溝がある．

　出生時にはそれぞれの頭蓋骨の間は空いており，結合組織性の膜で覆われている．この結合組織性の部分を頭蓋泉門と呼び，泉門のうち頭頂部にあり四角形のものを大泉門，それよりも後頭部にあるものを小泉門という．側方には対をなす前側頭泉門と後側頭泉門がある．小泉門は生後3ヶ月で，前側頭泉門は生後6ヶ月で，後側頭泉門は生後18ヶ月で，そして大泉門は生後36ヶ月でそれぞれ骨融合し，縫合する（図6-9）．大泉門は冠状縫合に，小泉門はラムダ縫合となる．

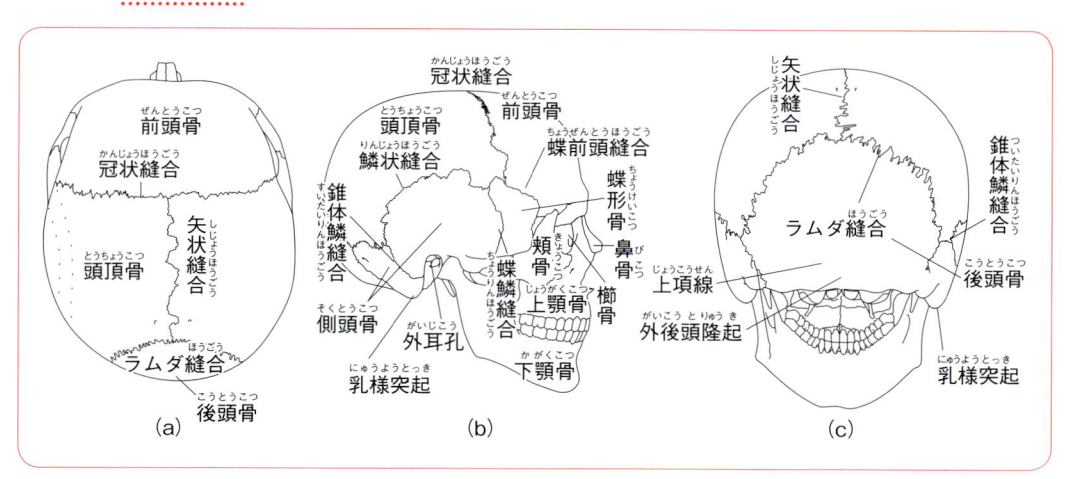

■ **図6-8　頭蓋の縫合**

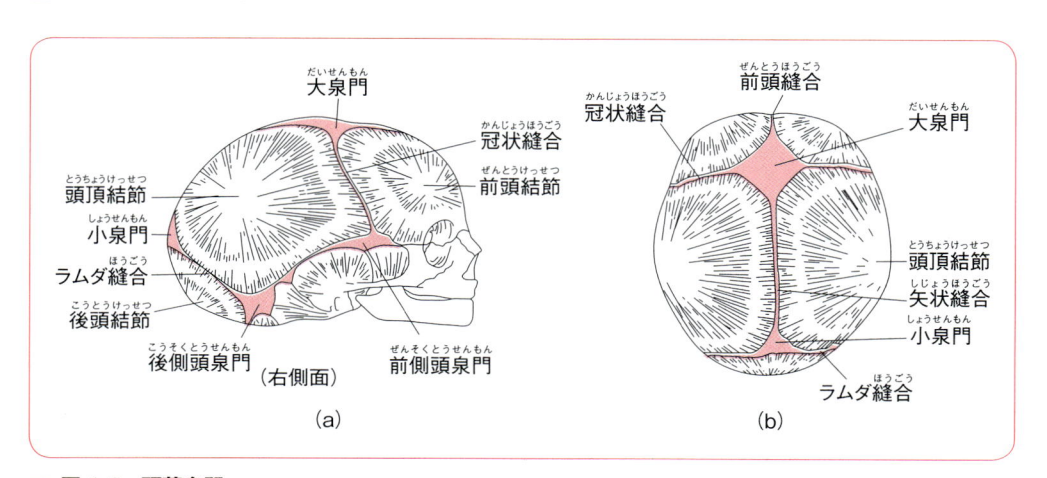

■ **図6-9　頭蓋泉門**

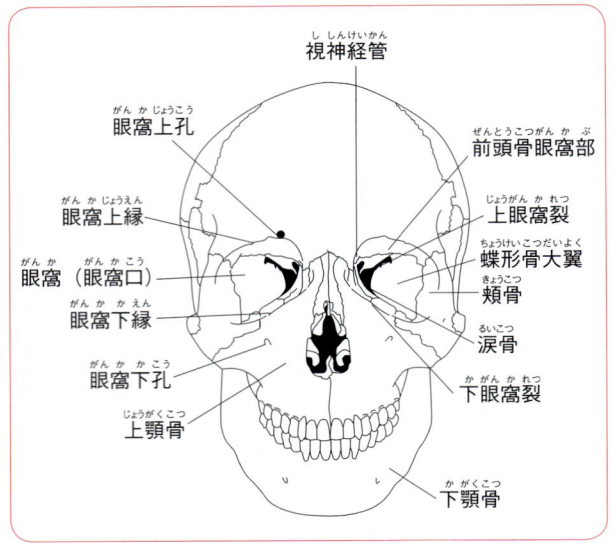

■ 図6-10　頭蓋前面と眼窩

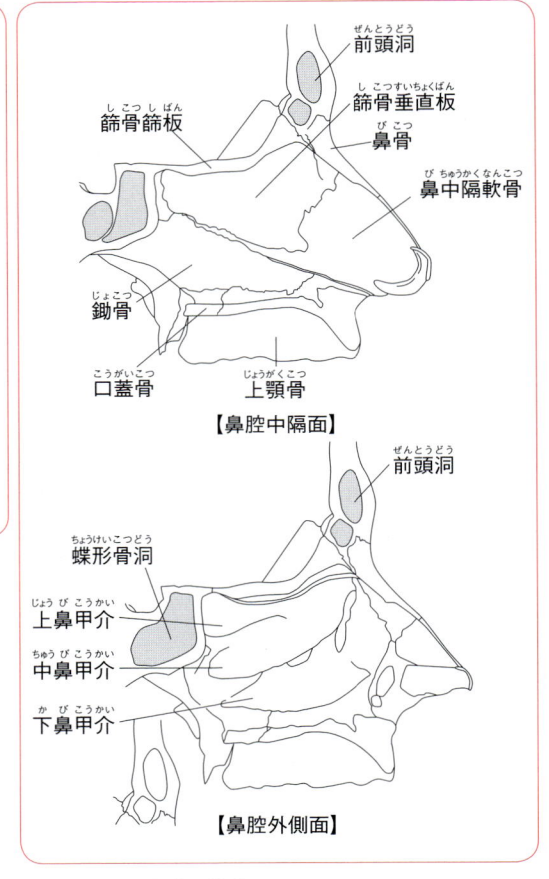

■ 図6-11　鼻腔の構造

❶　前頭部

　前頭部の大部分が前頭骨でできている．前頭骨の下縁は眼窩上縁である．

❷　顔面部

　眼窩上縁から下方が顔面部である．顔面部も上下に分けることができ，上部は上顎骨と頬骨とででき，下部は下顎骨でできている．上顎骨の上縁は眼窩下縁で，その下方に眼窩下孔がみられ，この孔から上顎神経の一部と動・静脈が走行する．

❸　眼窩（図6-10）

　眼球と眼球を入れる大きな凹み．眼窩の上縁は前頭骨，下縁は頬骨と上顎骨，内側壁は涙骨，篩骨が加わってできている．眼窩上縁内側に視神経管があり，視神経および眼動脈の通路である．眼窩後方に2つの互いに移行し合う裂隙があり，頭蓋腔と交通する上眼窩裂と翼口蓋窩と連絡を持つ下眼窩裂という．上眼窩裂は眼筋の支配神経，眼神経，上眼静脈が走行．下眼窩裂は眼窩下動・静脈，眼窩下神経，頬骨神経が通行する．涙骨に浅い溝状のくぼみがあり，涙嚢窩といい，鼻涙管を通り鼻腔に通じる．

❹　鼻腔（図6-11）

　前方から見た頭蓋の鼻は前方に開いている．この腔を鼻腔，前方に開いている口を梨状口といい，鼻骨と上顎骨とでできている．鼻骨は梨状口の上縁を作り，左右1対ある．左右

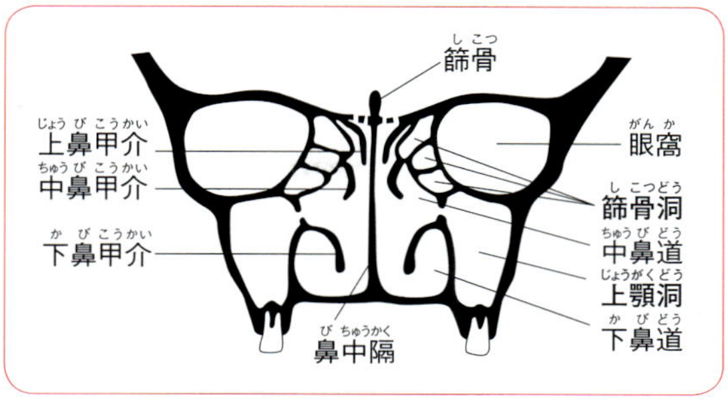

■ 図 6-12　副鼻腔

の鼻腔は正中に位置する**鼻中隔**で隔てられ，後方の**後鼻孔**でつながり咽頭へ通じている．

鼻腔の上壁は篩骨篩板からなる．篩板は多数の小孔があり頭蓋腔に通じる．鼻腔下壁は上顎骨と口蓋骨の水平板からなる．鼻腔内側壁は鼻中隔からなり，篩骨の垂直板と鋤骨からでき，その前縁は鼻中隔軟骨に連結する．鼻腔には外側壁から内下方に骨が垂れ下がるように突出し，上部から**上鼻甲介・中鼻甲介・下鼻甲介**という．

上・中鼻甲介は篩骨の突出で，下鼻甲介は独立した骨からなる．各鼻甲介の下方は前後に走る鼻道となり，上・中鼻甲介の間の鼻道は**上鼻道**，中・下鼻甲介の鼻道は**中鼻道**，下鼻甲介の下方は**下鼻道**という．３つの鼻甲介の内側端は鼻中隔に達しない．

❺ 副鼻腔（図 6-11，12）

鼻腔を取り囲む前頭骨・篩骨・蝶形骨・上顎骨は内部に空洞を持つ（**含気骨**）．これらの腔は鼻腔に連なり開口するため，副鼻腔といわれ４つ存在する．

ⅰ）前頭洞：左右一対で前頭骨の内部にある．中鼻道の前方上部にある半月裂孔と通じている．

ⅱ）上顎洞：上顎骨の内部にあり，副鼻腔の中で最も大きい．中鼻道に開く．

ⅲ）蝶形骨洞：蝶形骨の内部にあり，上鼻道の後方に開く．

ⅳ）篩骨洞：篩骨の内部にあり，多数の小腔（篩骨蜂巣）からなり，前・中・後の３部に分かれる．中鼻道と上鼻道に開口する．

❻ 下顎骨（図 6-13）

ⅰ）**下顎骨**は**下顎体**と**下顎枝**に分けられ，発生学的に左右がそれぞれ骨形成を生じ，生後１～２年で融合して１つの骨となる．下顎体の上部には歯の歯根を入れる深い凹みがあり，歯槽という．

ⅱ）下顎体前面正中部は三角状に突出しており，**オトガイ三角**といい，オトガイ隆起とその下方両側にオトガイ結節からなる．下顎体外面にはオトガイ孔があり，オトガイ神経が走行する．

ⅲ）下顎骨の内面にあるオトガイ棘はオトガイ舌筋・オトガイ舌骨筋が付着する．

ⅳ）下顎枝の上部には２つの筋突起と関節突起がある．筋突起は側頭筋が付着し，関節突起は顎関節を形成する．

ⅴ）下顎枝の内面に下顎孔があり，この孔は下顎骨の内部を前下方に走る下顎管と連なりオトガイ孔に開く．このオトガイ孔は三叉神経の枝から起こるオトガイ神経が走行する．

❼ 舌骨（図 6-14）

下顎骨の下方，舌根と喉頭との間にある骨．体・大角・小角と区別ができる．靭帯や筋などで側頭骨の茎状突起・下顎骨・喉頭の甲状軟骨・胸骨・肩甲骨などと結合や連結されて

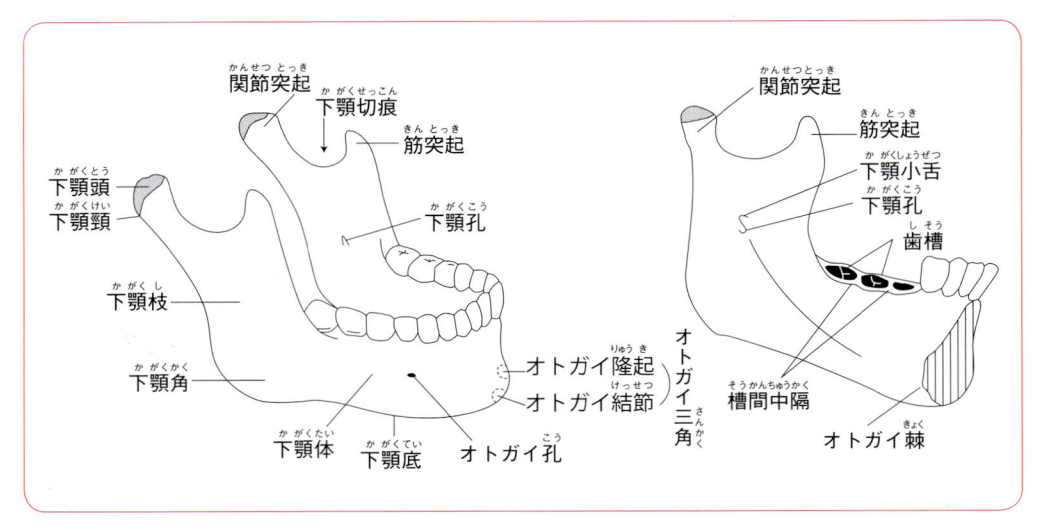

■ **図 6-13　下顎骨と下顎関節**

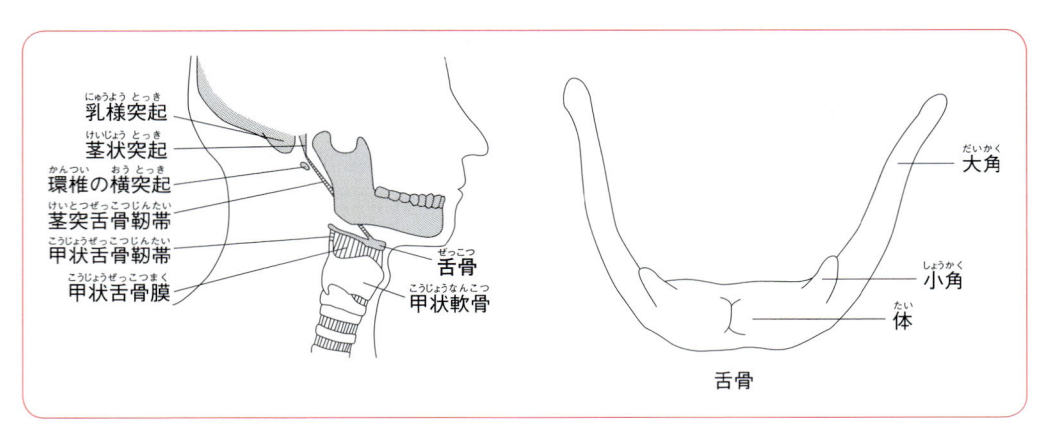

■ **図 6-14　舌骨**

いる.

B. 頭頸部の筋

1）頭部

❶　頭頂部の筋（図 6-15）

ⅰ）後頭筋：外後頭隆起から起こる．前方へと広い扁平な帽状腱膜と連なる．

ⅱ）前頭筋：帽状腱膜から前方へと広がり再び筋となる．眉を引き上げ，額に皺を寄せる．

ⅲ）側頭頭頂筋：耳介の上方から起こり帽状腱膜につき.

3 筋ともに顔面神経支配.

❷　顔面筋

通常，筋は骨と骨につき関節を動かす（骨格筋）．顔面筋は骨と皮膚につき，皮筋という．その収縮によって顔面の皮膚を動かし表情を作り表情筋とも言われる．表情筋の全て，顔面神経支配.

ⅰ）眼輪筋：眼を輪状に取り囲む筋．眼を閉じる作用．涙の流入を助ける作用.

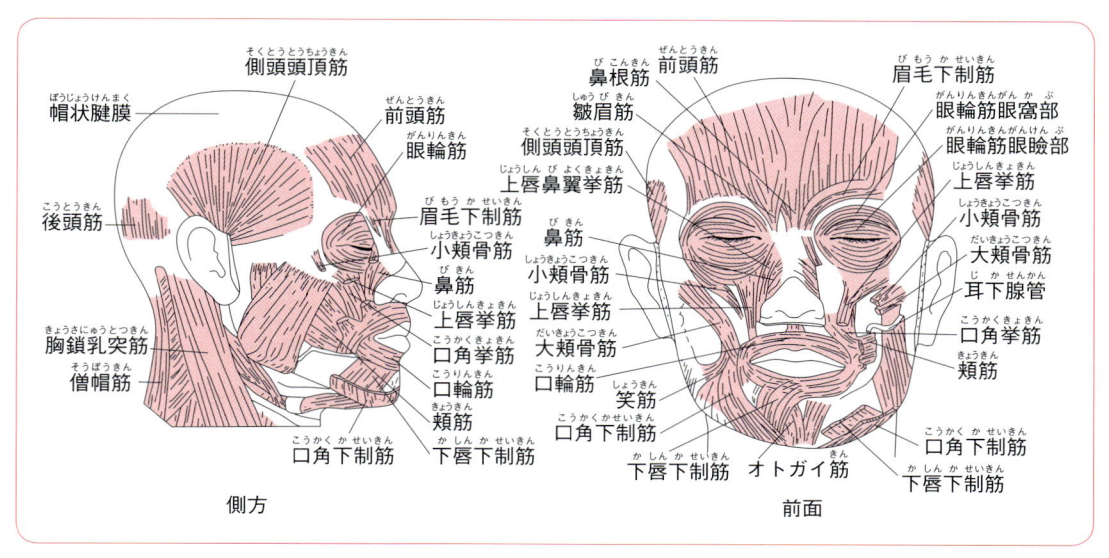

■ 図 6-15　頭部，顔面筋

ⅱ）皺眉筋：眉間から起こり外上方に走行し，眉の皮膚につく．眉の間に皺をよせる．

ⅲ）鼻根筋：鼻骨から眉間の皮膚につく．鼻根部に横皺をつくる．

ⅳ）鼻筋：上顎骨から起こり鼻に至る筋．横部と鼻翼部に分けられ，横部は鼻を低くし鼻孔を狭くする作用を持ち，鼻翼部は鼻孔を広げる作用を持つ．

ⅴ）口輪筋：口を輪状に取り囲み，上下の唇をつくる．口を閉じる作用がある．

ⅵ）上唇挙筋：眼窩下縁の下方から起こり上唇につく．

ⅶ）小頬骨筋・大頬骨筋：頬骨から起こり上唇・口角につく．

ⅷ）口角挙筋：上顎骨から起こり，口角につく．

＊上唇挙筋・小頬骨筋・大頬骨筋・口角挙筋の作用は，上方から上唇・口角につき外上方に引き上げる．口角を上げる．

ⅸ）笑筋：頬の皮膚から起こり，口角の皮膚につき，口角を外方にひく作用を持つ．

ⅹ）口角下制筋：下顎体下縁から口角につく扁平な筋．口角を内下方に引き下げる作用．

ⅺ）下唇下制筋：下顎体から下唇につく．下唇を外下方にひく．

ⅻ）オトガイ筋：下顎体前面からオトガイの皮膚につく．下唇を前方に突き出す．

ⅻⅰ）頬筋：深部にあり，頬部に広く扁平な筋．頬を緊張させ頬の粘膜が歯に噛まれないようにする作用がある．また口角を外後方にひく作用があり，咀嚼時に重要な作用を果たす．さらに息を強く吐くときに作用．

❸　咀嚼筋

4つの筋からなり，頭蓋側面から起こり下顎骨につく．三叉神経運動枝の支配を受ける．

ⅰ）咬筋：咀嚼筋の中では浅層にあり，頬骨弓と頬骨から起こり下顎角の外面につく．浅部と深部に分けられる．作用は下顎骨を引き上げて，歯をかみ合わせる．

ⅱ）側頭筋：側頭骨・頭頂骨の側面から起こり，下顎骨の筋突起につく．作用は下顎骨を引き上げる．

ⅲ）外側翼突筋：蝶形骨の翼状突起外側板の外側面と大翼下面から起こり下顎頸につく．作用は下顎頭を前方に出す．一側の筋のみの作用は下顎骨を反対側に動かす．

　iv）内側翼突筋：側頭下窩の深層にある筋．蝶形骨の翼状突起外側板の内側面から起こり，下顎角の外側につく．咬筋と同じ走行．作用は咬筋と同様で下顎骨を引き上げる．

2）頸筋（図6-16）

　i）広頸筋：前頸部にある皮筋．下顎骨下縁から頸部を下方に走行し，鎖骨を超えて胸部の上部の皮膚につく．作用は口角・下唇を下方にひく．顔面神経支配．

　ii）胸鎖乳突筋：胸骨柄と鎖骨内側1／3部から起こり，乳様突起につく．作用は頭の側屈と反対側への回旋．右胸鎖乳突筋が作用すると，顎を左上方に向ける動き．両側の筋が作用すると，頭を後屈する．鎖骨を挙上することで呼吸補助筋でもある．副神経と第2頸神経支配．

　iii）顎二腹筋：舌骨につく中間腱により前腹と後腹に分けられる．後腹は乳様突起から，前腹は下顎体から起こり，舌骨の中間腱で結合している．中間腱は舌骨外側面についており，その作用は下顎が固定されるときは舌骨を引き上げる．後腹は顔面神経，前腹は下顎神経支配．

　iv）顎舌骨筋：下顎体から起こり，内下方に走行する板状の筋で舌骨につく．舌骨を前上方にひく．顎舌骨筋神経．

　v）茎突舌骨筋：茎状突起から起こり，舌骨につく．舌骨を後上方に引き上げる．顔面神経支配．

　vi）オトガイ舌骨筋：顎舌骨筋のすぐ上にある筋．オトガイ棘から起こり，舌骨につく．作用は舌骨を前上方にひく．舌下神経支配．

　vii）胸骨舌骨筋：胸骨柄から起こり，舌骨体につく．

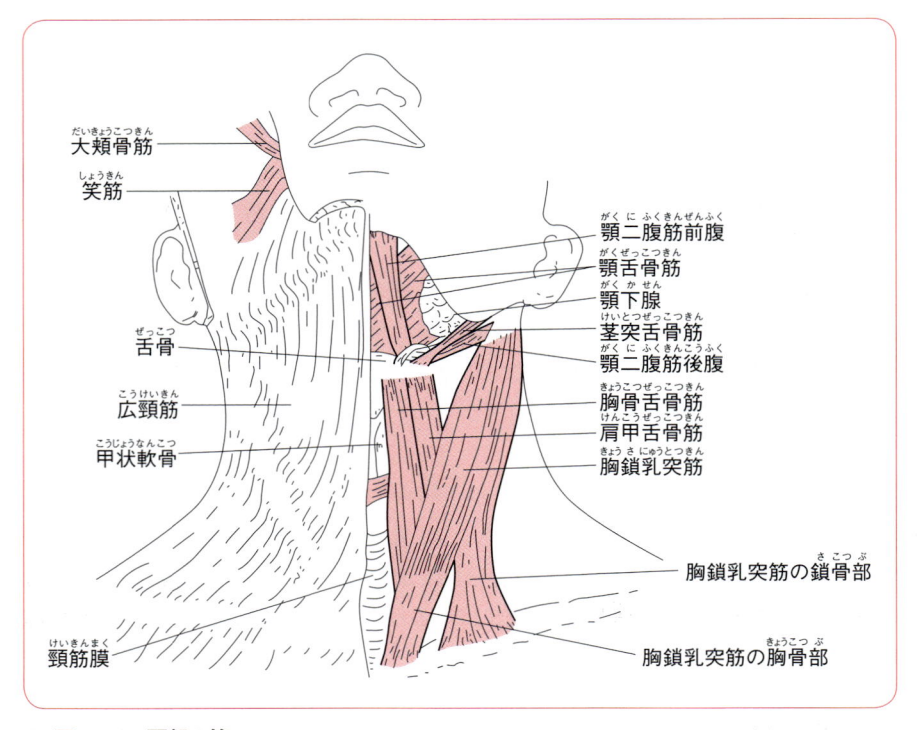

■ 図6-16　頸部の筋

　viii）肩甲舌骨筋：上腹と下腹からなる．肩骨上縁から下腹が起こり中間腱となり，そこから上腹となり舌骨につく．

　ix）胸骨甲状筋：胸骨柄から起こり，甲状軟骨につく．

　x）甲状舌骨筋：甲状軟骨から起こり，舌骨につく．

　＊上記の 4 筋，胸骨舌骨筋・肩甲舌骨筋・胸骨甲状筋・甲状舌骨筋の作用は舌骨を下方に引くことで，頸神経ワナ（第 1 頸髄神経〜第 4 頸髄神経）からの神経によって支配される．

---

❷ 脊椎・胸郭

　脊椎は，椎体が上下に連なり合わさってできた骨格で，頸椎・胸椎・腰椎・仙椎・尾椎からなる．頸椎・胸椎・腰椎は椎体がそれぞれ 1 つの骨からなる．一方，仙椎と尾椎は椎骨が癒合して 1 つの骨となっている．

1）椎骨の基本構造（図 6-17）

　椎骨には，椎体・椎弓・棘突起・横突起・上関節突起・下関節突起がある．椎体は上下の椎体で連なり，体の軸となる骨格となる．椎弓は環状の骨からなり椎孔を作る．上下に連なった椎孔は脊柱管を作り，脊髄が通る．椎弓の付け根と椎体の間に切り込み（切根）があり，上椎切根と下椎切根を持つ．上下に連なった切根は椎間孔をつくり，脊髄神経が通る．上・下関節突起は上・下の椎骨と関節を作る．

2）脊柱

　脊柱は頸椎から仙椎にかけて前弯と後弯を繰り返し，弯曲している（生理的弯曲）．脊柱は，屈曲・伸展・側屈・回旋方向に動く．

❶ 頸椎

　7 つの椎骨からなり，Cervical（頸）から頭文字の C で略される．頸椎の中でも特殊な機能と形態から第 1 頸椎（C1）を環椎，第 2 頸椎（C2）を軸椎，第 7 頸椎（C7）を隆椎と呼ぶ．頸椎は前方に弯曲（前弯）している．

　・環椎（C1）：椎体がなく，全体として環状を呈する．後結節は棘突起の痕跡である．上関節窩には後頭骨がのり，頭を支える．

　・軸椎（C2）：椎体の上方に歯突起が突き出ている．歯突起は第 1 頸椎の歯突起窩にはまる．第 1 頸椎はこの軸椎の歯突起を軸に回旋することで，頭を回旋することができる．

　・その他の頸椎（C3 〜 7）：横突起には横突孔があり椎骨動脈・静脈が走行する．C7 は棘突物が大きく，触知しやすい．

❷ 胸椎

　12 つの椎骨からなり Thoracic の頭文字の T あるいは Th と略される．椎骨の基本的な構造を持ち，棘突起は長く下方に突き出す．椎体は下位になるにつれて大きくなる．胸椎は後方に弯曲（後弯）．

❸ 腰椎

　5 つの椎骨からなり Lumber の頭文字の L と略される．椎体が大きく厚い．腰椎の大き

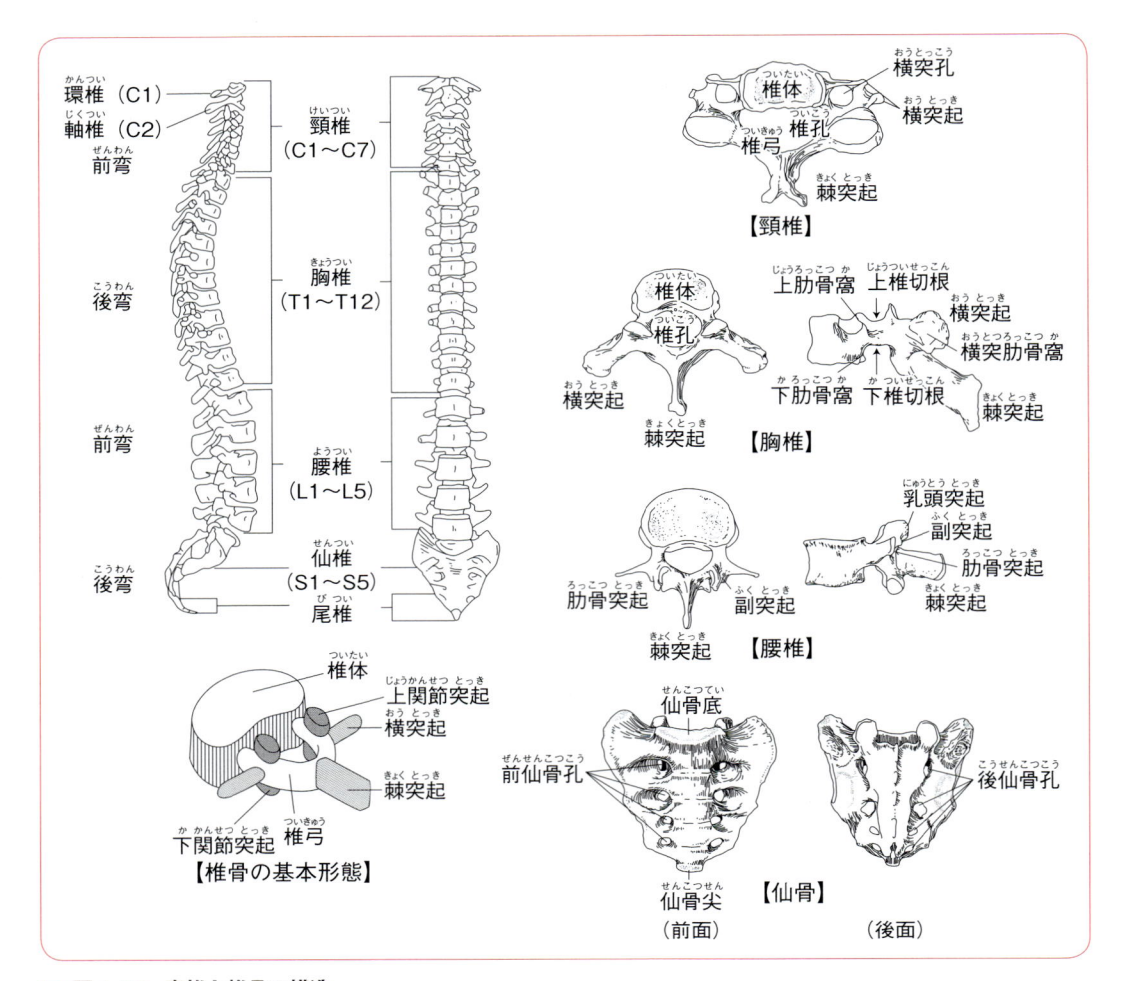

■ **図6-17　脊椎と椎骨の構造**

な特徴は側方に大きく長い突起を持つことで，肋骨の名残である肋骨突起がある．横突起に
当たるものはその後方にある副突起と乳頭突起と言われる．腰椎の棘突起は水平に後方に突
出するので，上下の棘突起の間から髄腔中に針を穿刺することができる（腰椎穿刺）．腰椎は
前弯している．

❹　仙骨

　５つの仙椎が癒合して１つの仙骨となった．Sacral の頭文字 S と略される．上端を
仙骨底，下端を仙骨尖という．仙骨は後弯している．

❺　尾骨

　３～５つの尾椎が癒合してできた骨．

3）椎間円板と靭帯（図6-18）

❶　椎間円板

　椎間円板は上下の椎体の間にあり，両椎体をつなぎ合わせる働きもある．中心に髄核があ
り，周囲の線維輪からなる．髄核はコンドロイチン硫酸を主成分とするゼリー状の柔らかい
組織で，線維輪の中に埋まっている．線維輪は線維軟骨からなり，力学的に抵抗性が高い．

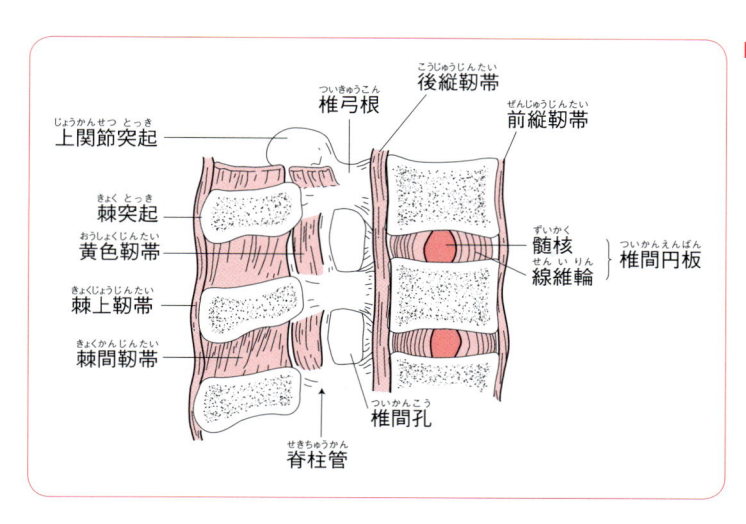

■ 図6-18　椎間円板と靭帯

＊椎間板ヘルニアは線維輪が裂けて，中の髄核が外に飛び出してしまう．背側に突出した髄核によって脊髄や脊髄根が圧迫され痛みや痺れが生じる．

❷　靭帯

椎体と椎間円板は靭帯により強く結合されている．
・前 縦 靭帯：椎体の前方を縦走する．椎間円板とは結合していない．
・後 縦 靭帯：椎体の後方を縦走する．椎間円板を強く結合している．
・黄 色 靭帯：上下の椎弓間にある靭帯．
・棘 間靭帯：棘突起間にある靭帯．
・棘 上 靭帯：棘突起の後方に上下に縦走する靭帯．
・横突間靭帯：横突起の間にある靭帯．

4）脊柱の筋（図6-19）

〔固有背筋〕

固有背筋は頭部，体幹の支持や運動，姿勢の維持を行う筋肉．脊髄神経の後枝に支配される．

❶　板 状 筋

主に棘 突起と横突起に付く筋群．頭部を後方に反らせる．一側の作用では側屈と回旋が生じる．頸・頭部に分けられる．

❷　脊 柱 起立筋

腸 肋筋・最 長 筋・棘 筋からなり，主に横突起間や棘突起間に付く筋群．3つの筋群が共同して働き，脊柱を伸展し姿勢を保つ．一側のみが働くと，側屈と回旋が生じる．

❸　横突起筋

半 棘 筋・多裂筋・回旋筋は背筋の中間層にある．横突起から斜め上方の棘突起につく．このほかに棘間筋や横突間筋もあり，それぞれ脊柱の伸展や側屈に作用する．

❹　後頭下筋（図6-19）

後頭の深部にある筋．第1・2頸椎から起こり，後頭骨につく．大後頭 直 筋・小 後頭 直筋・上 頭斜筋・下頭斜筋からなる．4つの筋の作用は，頭のみを動かす．頭の伸展し，直立

6

運動器系（筋骨系）

■ 図6-19　脊柱の筋

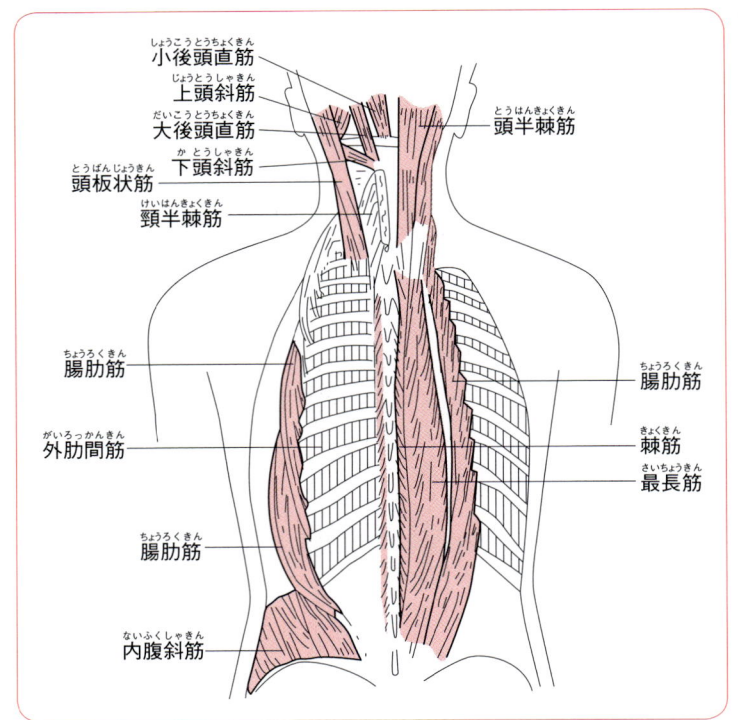

小後頭直筋
上頭斜筋
大後頭直筋
下頭斜筋
頭板状筋
頸半棘筋
頭半棘筋
腸肋筋
腸肋筋
外肋間筋
棘筋
最長筋
腸肋筋
内腹斜筋

位を保持する．一側のみが働くと側屈と回旋が生じる.

5）胸郭（図6-20）

❶ 胸骨

胸郭の前部にある扁平な骨で，**胸骨柄**と**胸骨体**，**剣状突起**からなる．胸骨柄は鎖骨と関節を作る鎖骨切痕がある．胸骨柄および胸骨体の外側には肋骨と関節をつくる肋骨切痕がある．胸骨柄と胸骨体の結合部は**胸骨角**といい，**骨隆起**がある.

❷ 肋骨

12対からなり，骨でできた**肋硬骨**と軟骨でできた**肋軟骨**からなる．第1〜7肋骨は直接胸骨についており真肋と言われ，第8〜12肋骨は直接胸骨につかないので仮肋と呼ぶ．第7〜10肋軟骨は連なり弓状であることから**肋骨弓**と呼ぶ．第11，12肋骨は胸骨につかず遊離している.

6）胸郭の筋（図6-21）

❶ 外肋間筋

肋骨を広げ，努力性の吸息筋として作用する．肋間神経.

❷ 内肋間筋

外肋間筋の深部にあり，その線維方向は外肋間筋と直交する．下位の肋骨上縁から上位肋骨下縁に走る．作用：肋骨の下制（呼息筋）．肋間神経.

❸ 胸横筋

剣状突起の内面と胸骨体から第2〜6肋軟骨下縁につく．作用：呼息筋．肋間神経.

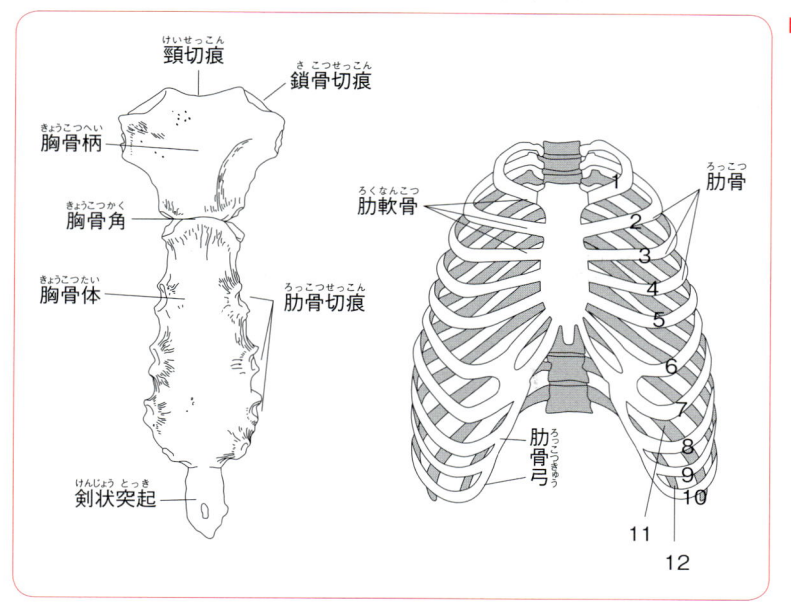

■ 図6-20　胸骨と肋骨

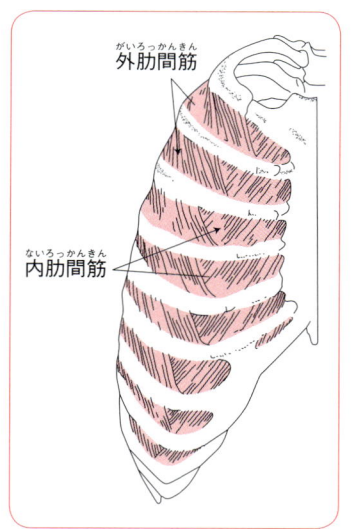

■ 図6-21　胸郭の筋

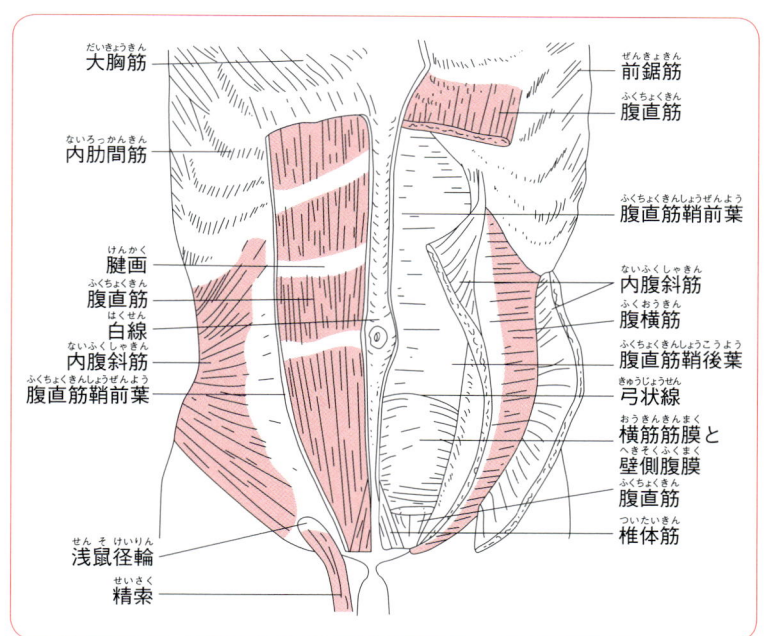

■ 図6-22　腹部の筋

7）腹部の筋（図6-22）

❶　外腹斜筋

　　第5〜12肋骨外面から起こり，前鋸筋と広背筋の筋尖と噛み合っており，前下方に斜走し腱膜となって，剣状突起・白線・腸骨稜・恥骨結節につく．作用：体幹屈曲，腹圧を高める．肋間神経（Th5〜Th11），肋下神経（Th12, L1）

❷　内腹斜筋

　　外腹斜筋の深層にあり，胸腰筋膜・腸骨稜前面・鼠径靭帯から起こり，第10〜12肋

骨の軟骨および腹直筋鞘を介して白線につく．作用：胸郭を下げる．体幹の前屈・同側の側屈・回旋．肋間神経，肋下神経，腸骨下腹神経

❸　腹横筋

　内腹斜筋の深層にある第 7 ～ 12 肋軟骨・腰椎肋骨突起・腸骨稜・鼠径靭帯から起こり，剣状突起・白線・恥骨結合に停止する．作用：第 6 ～ 12 肋骨を引き下げる．肋間神経，肋下神経，腸骨下腹神経

❹　腹直筋

　恥骨結合から起こり，剣状突起，第 5 ～ 7 肋軟骨につく．作用：体幹の前屈．腹圧を高める．肋間神経，肋下神経，腸骨下腹神経

❸　上肢

　上肢の骨は，鎖骨・肩甲骨からなる上肢帯と，その他の自由上肢骨に分けられる．上肢帯は自由上肢を体幹につなぎ合わせる役割がある．

1）上肢の骨・関節

❶　上肢帯（図 6-23）

　ⅰ）鎖骨：胸郭の上にある細長くＳ状の弯曲を呈する．胸骨と胸鎖関節を作り，肩甲骨の肩峰と肩鎖関節を作る．

　ⅱ）肩甲骨：胸郭の背上部に位置し，逆三角形の扁平な骨である．脊柱に近い方が内側縁で反対側を外側縁で，その延長線上に下角がある．また内側縁の上方が終わる点を上角という．上部 1 ／ 3 に斜め上に走る骨突隆があり，肩甲棘という．肩甲棘の外側は大きな突出

■ 図 6-23　鎖骨と肩甲骨

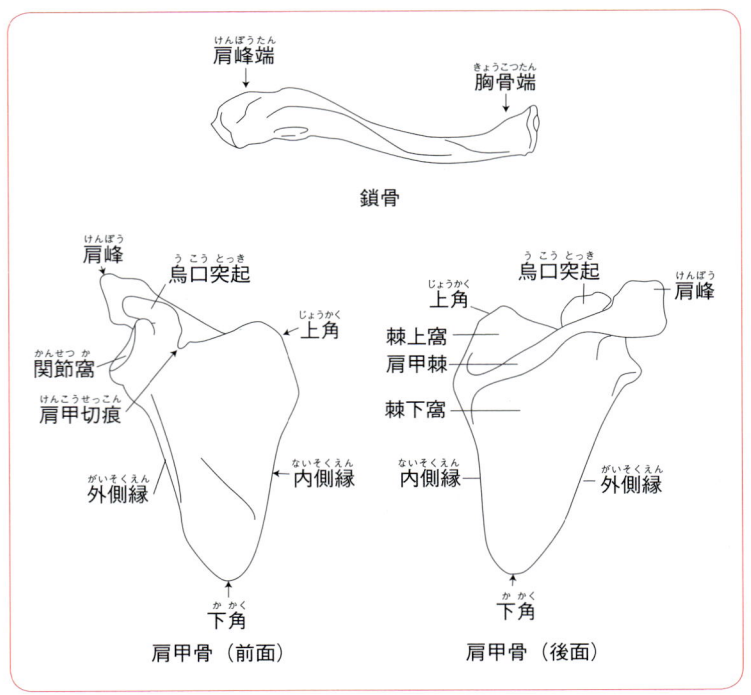

鎖骨

肩甲骨（前面）　　　肩甲骨（後面）

があり肩峰という. 上角の外側には前方へ鉤（鉤）状に突出した骨があり, 烏口突起という. その外側は上腕骨と関節を作る関節窩がある.

❷ 自由上肢（図6-24 ～ 26)

ⅰ）上腕骨：上部には球状の上腕骨頭があり, 肩甲骨の関節窩と関節を形成する. 上腕骨頭の反対側には小結節および大結節, その間に結節間溝がある. 上腕骨の下部は内外側に広がり突出した部位を外側上顆・内側上顆という.

ⅱ）尺骨：上腕骨と腕尺関節を作る. 上端には肘頭と鉤（鉤）状突起という大きな突起があり, その間には滑車切痕という大きなくぼみがある. 上腕骨滑車に尺骨の滑車切痕がは

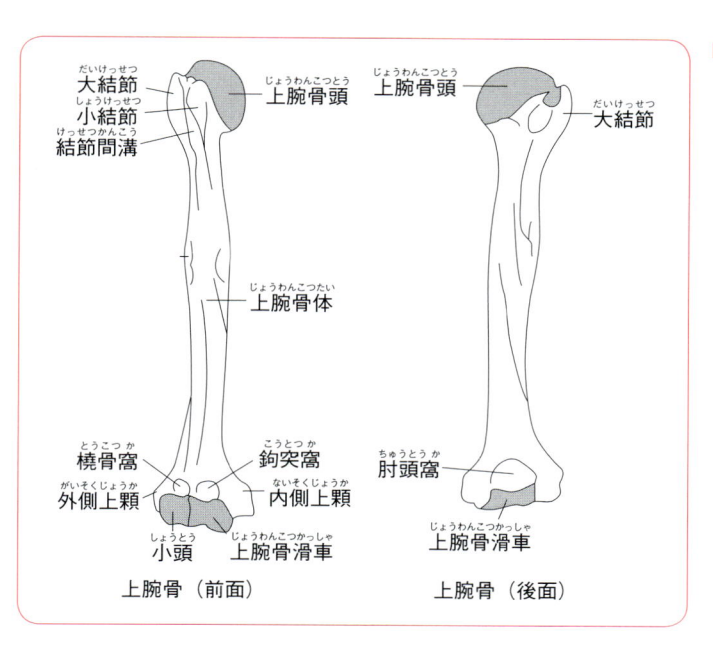

■ 図 6-24　上腕骨

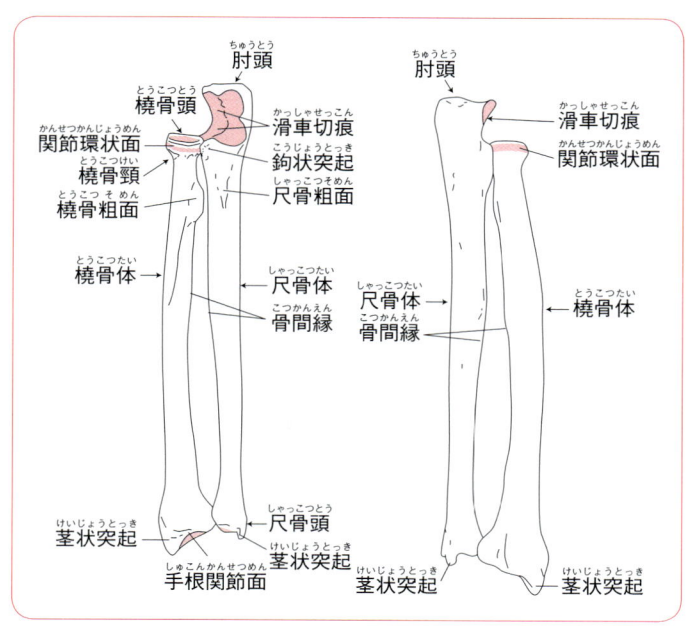

■ 図 6-25　橈骨と尺骨

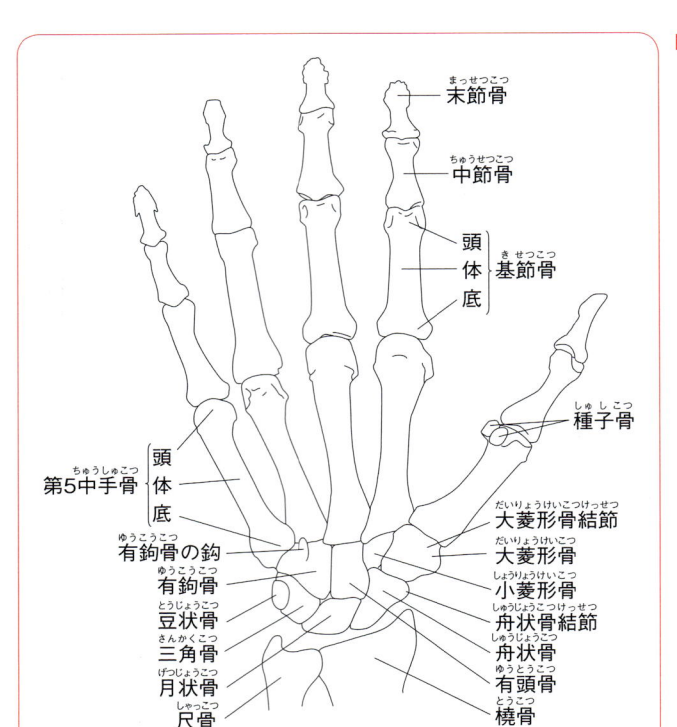

■ 図 6-26　手の骨

　まることで関節となる．また茎状突起と呼ばれる突起がある．
　　iii）橈骨：上端には円盤状を呈する橈骨頭があり，上腕骨の小頭と尺骨の橈骨切痕の関節面を作り，関節環状面と呼ばれる．下端には尺骨頭が入り込む尺骨切痕があり，茎状突起が突出する．また下端下面は手根骨と関節を形成する関節面を持つ．
手の骨：手根骨と中手骨，および指骨に分けられる．
　　iv）手根骨：8つの小さい骨からなる．4つずつ2列に並んでいる．近位列の小指の方から，豆状骨・三角骨・月状骨・舟状骨．遠位にいき小指に戻るようにいくと，大菱形骨・小菱形骨・有頭骨・有鈎骨．近位端と橈骨とが手関節を形成する．また遠位端の手根骨はそれぞれの中手骨と関節をつくるが，第4，5指の2つの中手骨は有鈎骨と関節を作る．
　　v）中手骨：手根と手の間にある細長い骨．母指側から小指側へ第1〜5中手骨という．
　　vi）指骨：指を作る小さな骨で，母指では2個，他の指では3個の指節骨からなる．指節骨は近位から基節骨・中節骨・末節骨といい，母指は中節骨がない．

❸　関節と運動（図 6-27 〜 30）

　　i）胸鎖関節：鎖骨の内側端と胸骨の鎖骨切痕により形成．胸鎖靭帯・鎖骨間靭帯・肋鎖靭帯により補強される．鎖骨は肋鎖靭帯を支点に前後・上下方向に動く．
　　ii）肩鎖関節：鎖骨の外側端と肩甲骨の肩峰との間にできる平面関節．肩鎖靭帯・烏口鎖骨靭帯により補強される．平面関節で運動は極めて少ない．
　　iii）肩関節：肩甲骨の関節窩と上腕骨頭からなる球関節の肩甲上腕関節と肩甲骨と胸郭からなる肩甲胸郭関節からなる．肩甲上腕関節の関節窩は，上腕骨頭と比較してくぼみは浅く小さいため，線維軟骨でできた関節唇によって補われる．骨性での連結が少なく安定性

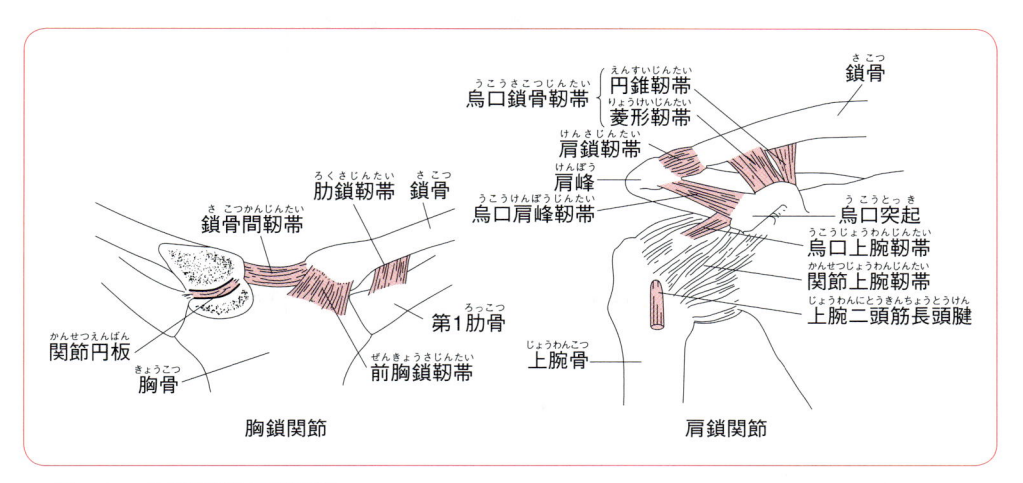

■ 図 6-27　胸鎖関節と肩鎖関節

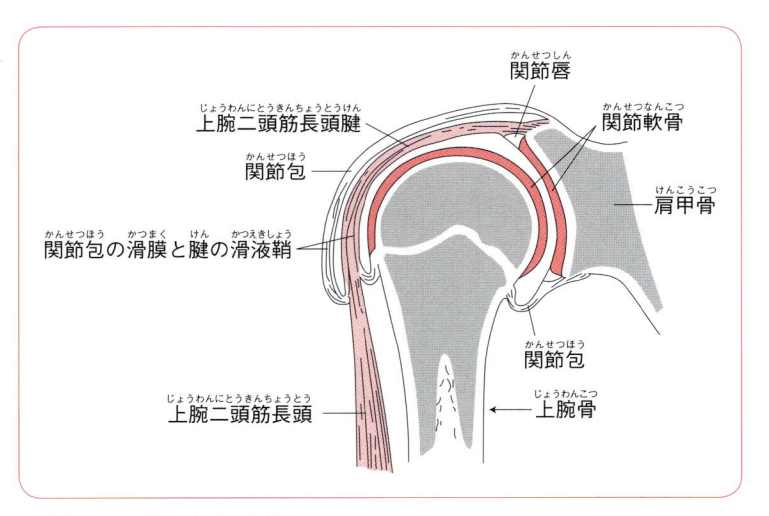

■ 図 6-28　肩関節（断面図）

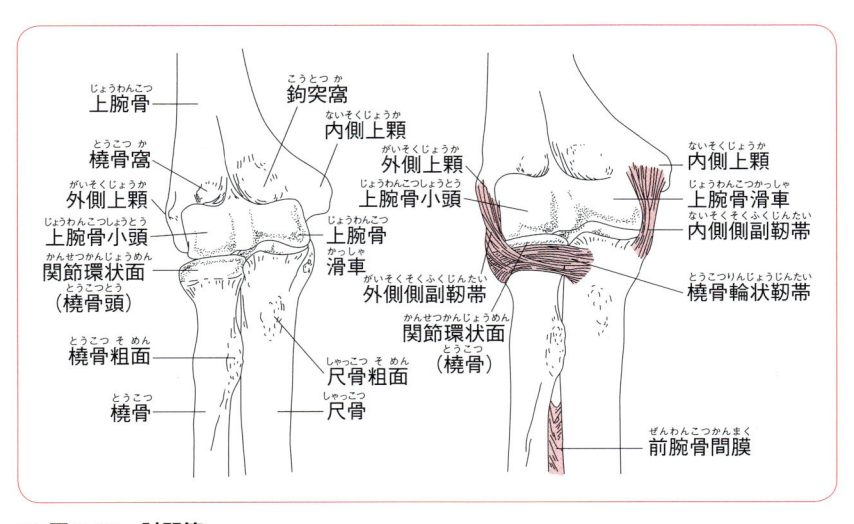

■ 図 6-29　肘関節

■ 図 6-30　手の関節

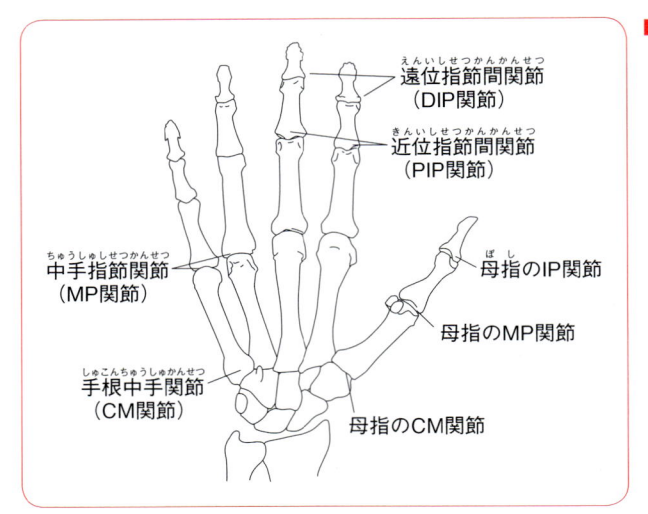

に欠ける一方で，可動性は大きい．運動の方向として，屈曲・伸展・内転・外転・内旋・外旋がある．また肩甲上腕関節と肩甲胸郭関節は連動して動き，肩甲上腕リズムと呼ばれる．特に外転は，30 度までは肩甲上腕関節だけの動きで，それ以上になると肩の外転 3 度ごとに 2 度は肩甲上腕関節，1 度は肩甲胸郭関節の回旋により行われる．

　iv）肘関節：上腕と前腕との関節で，上腕骨と尺骨の滑車関節の腕尺関節，上腕骨小頭と橈骨頭の腕橈関節，橈骨と尺骨間の車軸関節である上橈尺関節からなる．肘関節の運動は屈曲と伸展のみで，主に腕尺関節で行われる．

　v）手首の関節：橈骨手根関節と手根中央関節と手根間関節からなる．橈骨手根関節は橈骨下端と近位列の手根骨（舟状骨・月状骨・三角骨）との間の関節，手根中央関節と手根間関節は手根骨間の関節である．手首の動きは，橈骨手根関節と手根中央関節とでなされ，屈曲・伸展・内転・外転の動きがある．

　vi）手根中手関節：遠位列の手根骨と中手骨との間にできる関節で CM 関節（carpometacarpal joint）と呼ばれる．母指の CM 関節は鞍関節で，屈曲・伸展・外転・内転・対立の動きがあるが，他の指は手根の屈伸運動でその運動範囲は小さい．

　vii）中手指節関節：中手骨と指の基節骨との間にできる関節で MP 関節（metacarpophalangeal joint）と呼ばれる．屈曲・伸展・外転・内転の動きがある．

　viii）指節間関節：指節間関節は IP 関節（interphalangeal joint）という．基節骨と中節骨との間にある関節を近位指節間関節（PIP 関節，proximal interphalangeal joint）といい，中節骨と末節骨との間にある関節を遠位指節間関節（DIP 関節，distal interphalangeal joint）という．母指は 1 つしか指節間関節がない．この関節は蝶番関節で屈曲・伸展のみ行える．

2）上肢の筋

　上肢帯・上腕・前腕・手の筋にわけることができる．

❶　上肢帯の筋（図 6-31，32）

　i）僧帽筋：浅層にある大きく三角形の扁平な筋．後頭骨から第 12 胸椎棘突起から起

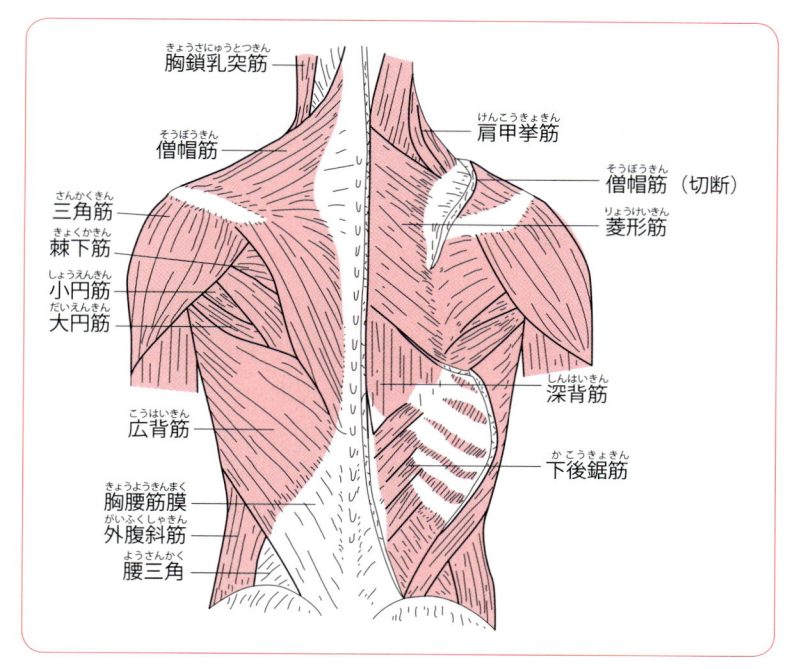

■ 図 6-31　上肢帯，背部の筋

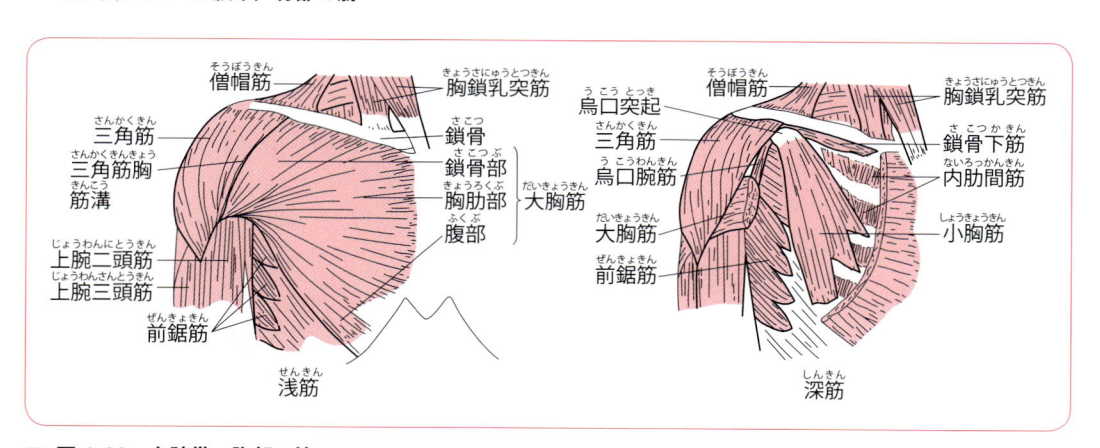

■ 図 6-32　上肢帯，胸部の筋

こり，鎖骨の外側 1／3，肩峰，肩甲棘につき，線維方向から上・中・下部線維からなる．
作用：上部線維は肩甲骨を上方に動かし肩をすくめ，中部線維は肩甲骨を後方に固定し，下
部線維は肩甲骨の関節窩を上方に向ける作用がある．いずれも肩甲骨を動かし，または固定
する作用．副神経と C2 〜 C4 頸神経

　　ⅱ）肩甲挙筋：第 1 〜 4 頸椎横突起から起こり，肩甲骨の上角につく．作用：肩甲骨の上
角を引き上げて肩甲骨を外旋させて，関節窩を下方に向ける．肩甲背神経（C4，5）

　　ⅲ）菱形筋：第 6，7 頸椎および第 1 〜 4 胸椎棘突起から起こり，肩甲骨内側縁につく．
頸椎から起こる筋を小菱形筋，胸椎から起こる筋を大菱形筋という．作用：肩甲骨を脊椎
方向に引き寄せる．肩甲背神経（C4，5）

　　ⅳ）前鋸筋：ノコギリ（鋸）の刃の様の筋で，第 1 〜 8 肋骨から起こり肩甲骨の内側縁に

つく．作用：肩甲骨を前外方（外転）に動かす．肩甲骨を胸郭に固定・保持する．前鋸筋の麻痺では翼状肩甲症が見られる．長胸神経（C5～7）

　v）小胸筋：大胸筋の深部，第3～5肋骨から起こり，烏口突起につく．作用：肩甲骨を下方に引き下ろす．胸筋神経（C6～8）

　vi）鎖骨下筋：第1肋骨から起こり，鎖骨下面に付着．作用：鎖骨を胸骨に引きつける．胸鎖関節の安定化．鎖骨下筋神経（C5, 6）

❷　**体幹→上肢帯→上腕の筋　（図6-31, 32）**
　i）大胸筋：鎖骨（鎖骨部）・胸骨，肋軟骨（胸肋部）・腹直筋鞘部（腹部）から上腕骨の大結節に停止する．腕を下に垂らした状態では大胸筋の停止部はねじれており，手を上に上げるとそのねじれがとれる．作用：肩関節の屈曲，内転，水平内転．胸筋神経（C5～T1）

　ii）広背筋：背部に広がる三角形の筋．第7胸椎から下位は仙骨までの棘突起と腸骨稜から始まり，肩甲骨の下角に付着して上腕骨の小結節に停止する．作用：肩関節の伸展，内転，内旋．胸背神経（C6～8）

❸　**上肢帯→上腕の筋　（図6-31～33）**
　i）三角筋：肩甲棘（肩甲棘部）・肩峰（肩峰部）・鎖骨外側1/3（鎖骨部）から起こり，肩関節を覆い上腕骨中央外側部にある三角筋粗面に停止する．作用：肩関節の外転．腋窩神経（C4-C6）

　ii）烏口腕筋：肩甲骨の烏口突起から起こり，上腕骨内側縁につく小さい筋．作用：肩関節の屈曲と内転．筋皮神経（C6, 7）

　iii）肩甲下筋：肩甲骨の肋骨面から起こり，肩関節の前面を通って上腕骨の小結節につく．

■ 図6-33　上肢帯と上腕の筋（後面）

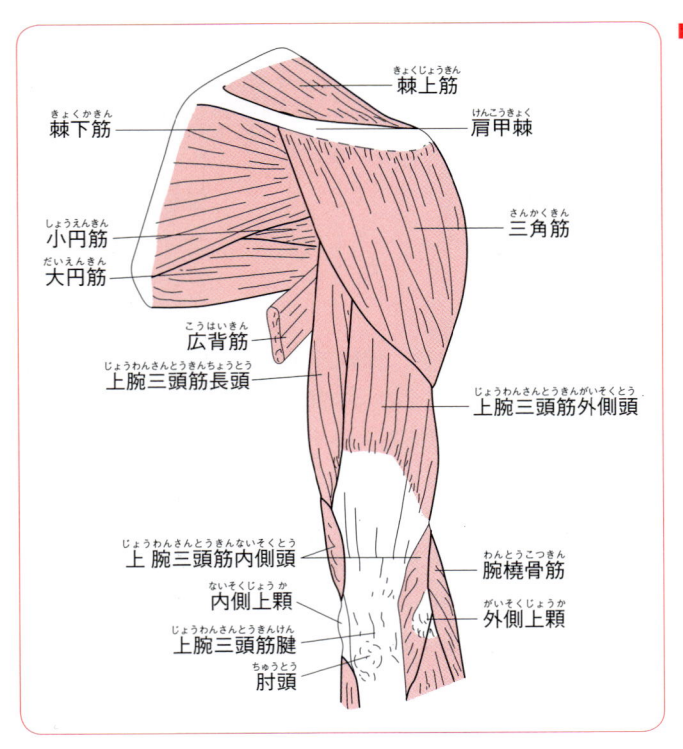

棘上筋
棘下筋
肩甲棘
小円筋
大円筋
三角筋
広背筋
上腕三頭筋長頭
上腕三頭筋外側頭
上腕三頭筋内側頭
腕橈骨筋
内側上顆
外側上顆
上腕三頭筋腱
肘頭

作用：肩関節内旋．肩甲下神経（C5 〜 8）

iv）棘上筋：肩甲骨の肩甲棘の上にある棘上窩から起こり，肩関節の上方を通り，上腕骨の大結節に停止する．作用：肩関節の外転と弱い外旋．肩甲上神経（C4 〜 6）

v）棘下筋：肩甲棘の下方にある棘下窩から起こり，上腕骨の大結節に停止する．作用：肩関節外旋．肩甲上神経（C4 〜 6）

vi）小円筋：棘下筋の下方に位置し，肩甲骨外側縁から起こり，上腕骨の大結節に停止する．作用：肩関節外旋．腋窩神経（C5，6）

vii）大円筋：小円筋の下方に位置し，肩甲骨の下角から起こり，上腕骨前方にまわり小結節に広背筋とともにつく．作用：肩関節内転，内旋．肩甲下神経（C6，7）

❹　上腕の筋（図 6-34）

i）上腕二頭筋：長頭と短頭の二頭からなり，長頭は肩甲骨の関節窩近くから起こる．長頭腱は肩関節内を走り結節間溝を下降する．短頭は一方，肩甲骨の烏口突起から起こる．二頭は合流して1つの筋となり橈骨粗面に付着する．作用：肘関節屈曲し回外する．筋皮神経（C5，6）

ii）上腕筋：上腕骨前下部から起こり，尺骨粗面に付着する．作用：肘関節屈曲．筋皮神経（C5，6）

iii）上腕三頭筋：長頭・外側頭・内側頭の三頭からなり，長頭は肩甲骨の関節窩近くから起こる．外側頭は上腕骨後面の橈骨神経溝外側上部から，内側頭は上腕骨後面の橈骨神経溝の下部からそれぞれ起こる．三頭は合流して1つの筋となり，尺骨の肘頭に付着する．作用：肘関節の伸展．橈骨神経（C6-8）

iv）肘筋：上腕骨外側上顆から起こり肘頭の外側面につく．作用：肘の伸展の際に関節

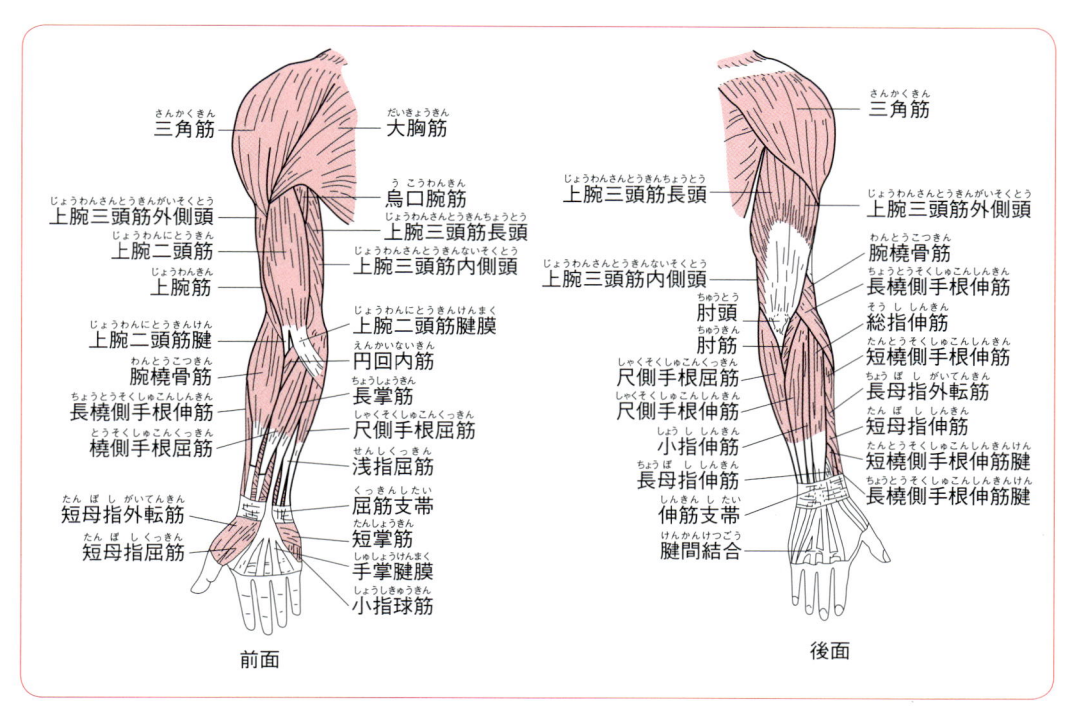

前面　　　　　　　　後面

■ 図6-34　上腕，前腕の筋

包を緊張させる．橈骨神経（C7，8）

❺　前腕の筋（図6-34）

〔前側の筋（屈筋）浅層→深層〕

　　ⅰ）円回内筋：上腕骨内側上顆と尺骨の鉤状突起から起こり，橈骨の外側面中央部につく．作用：前腕回内，肘関節屈曲．正中神経（C6，7）

　　ⅱ）橈側手根屈筋：上腕骨内側上顆から起こり，第2中手骨底掌側面につく．作用：手関節掌屈（屈曲）．正中神経（C6，7）

　　ⅲ）長掌筋：上腕骨内側上顆から起こり，手掌腱膜となってつく．作用：手関節掌屈．正中神経（C7-T1）

　　ⅳ）尺側手根屈筋：上腕骨内側上顆から起こり，豆状骨を経て第5中手骨につく．作用：手関節掌屈．尺骨神経（C7，8）

　　ⅴ）浅指屈筋：上腕骨内側上顆，尺骨の鉤状突起，橈骨前縁から起こり，手根に近づくと4本の腱となり，第2～5指中節骨体の両側に二分してつく．二分した付着腱の間を深指屈筋腱が走行する．作用：手関節の掌屈，指に中節の屈曲．正中神経（C7-T1）

　　ⅵ）深指屈筋：尺骨の掌側面と骨間膜の上方から起こり，4本の腱となり第2～5指の末節骨底に浅指屈筋の停止腱を貫通してつく．作用：手関節掌屈，中手・指関節の屈曲．正中神経（C6，7），尺側は尺骨神経（C7-T1）

　　ⅶ）長母指屈筋：橈骨の前面と骨間膜から起こり，母指の末節骨底につく．作用：母指の屈曲．正中神経（C7，8）

　　ⅷ）方形回内筋：尺骨掌側面下部1／4から起こり，橈骨側に向かって斜めに横走して橈骨掌側面下部につく．作用：前腕の回内．正中神経（C8，T1）

〔後側の筋（伸筋）浅層→深層〕（図6-34）

　　ⅰ）腕橈骨筋：上腕骨外側縁の下部から起こり，橈骨茎状突起の橈側面に終わる．作用：前腕を回内・回外中間位にする．肘関節の屈曲．橈骨神経（C5，6）

　　ⅱ）長橈側手根伸筋：上腕骨外側縁と外側上顆から起こり，第2中手骨底に終わる．作用：手関節背屈（伸展），手関節橈屈．橈骨神経（C6，7）

　　ⅲ）短橈側手根伸筋：上腕骨外側上顆，橈骨輪状靭帯から起こり，第3中手骨底に終わる．手関節背屈．橈骨神経（C7）

　　ⅳ）総指伸筋：上腕骨外側上顆，橈骨輪状靭帯，前腕筋膜から起こり4本の腱に分かれて第2～5指の基節骨底につく．腱は各指の背側で膜状に広がり指背腱膜となる．作用：第2～5指の伸展．橈骨神経（C6～8）

　　ⅴ）小指伸筋：総指伸筋とともに起こり，第5指の指背腱膜につく．作用：小指（第5指）の伸展．橈骨神経（C6～8）

　　ⅵ）尺側手根伸筋：上腕骨外側上顆から起こり，第5中手骨底につく．作用：手関節尺屈．手関節背屈．橈骨神経（C7，8）

　　ⅶ）回外筋：上腕骨外側上顆，橈骨輪状靭帯から起こり，橈骨粗面につく．作用：前腕の回外．橈骨神経（C5，6）

　　ⅷ）長母指外転筋：尺骨と橈骨の後面中央部，骨間膜から起こり，外下方にはしり，第1中手骨底に終わる．作用：母指の外転．橈骨神経（C6，7）

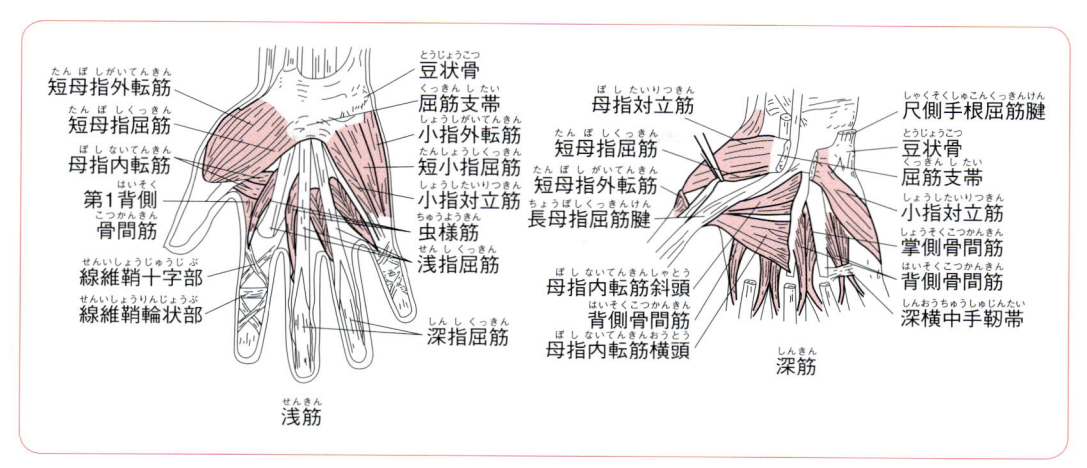

■ **図 6-35　手の筋**

ix）短母指伸筋：長母指外転筋の起始の下方から起こり，母指の基節骨底に付着する．母指の伸展と外転．橈骨神経（C7 〜 T1）

x）長母指伸筋：尺骨後面と骨間膜から起こり，長母指外転筋と短母指伸筋の内側を下降し，母指の末節骨底につく．作用：母指の伸展と外転．橈骨神経（C7, 8）

xi）示指伸筋：尺骨後面から起こり，腱となって第 2 指の指背腱膜に移行する．作用：第 2 指の伸展．橈骨神経（C6 〜 8）

❻ 手の筋　手掌浅筋，手掌母指深筋，深筋（図 6-35）

i）短母指外転筋：舟状骨と屈筋支帯から起こり，母指の基節骨底につく．作用：母指の外転．正中神経（C8, T1）

ii）母指対立筋：短母指外転筋の深層にあり，大菱形骨と屈筋支帯から起こり，第 1 中手骨の橈側縁につく．作用：母指の対立運動．正中神経（C6, 7）

iii）短母指屈筋：浅頭は屈筋支帯，深頭は大菱形骨・小菱形骨・有頭骨から起こり，母指の基節骨底につく．作用：母指の基節を屈曲．浅頭は正中神経，深頭は尺骨神経（C8, T1）

iv）小指外転筋：豆状骨と屈筋支帯から起こり，小指の基節骨底につく．作用：小指の外転．尺骨神経（C8, T1）

v）小指対立筋：有鉤骨と屈筋支帯から起こり，第 5 中手骨の尺側につく．作用：小指の対立運動．尺骨神経（C8, T1）

vi）短小指屈筋：屈筋支帯と有鉤骨から起こり，小指の基節骨底につく．作用：小指の中手指節関節（MP 関節）の屈曲．尺骨神経（C8, T1）

vii）虫様筋：深指屈筋の 4 本の腱から起こり，第 2 〜 5 指基節骨底の橈側から背側につく．指節間関節（IP 関節）は伸展．橈側の 2 個（第 1, 2 虫様筋）は正中神経，尺側の 2 つ（第 3, 4 虫様筋）は尺骨神経（C8, T1）

viii）母指内転筋：2 頭あり，横頭は第 3 中手骨から，斜頭は近隣の手根骨から起こり，それぞれ母指の基節骨底につく．作用：母指の内転．尺骨神経（C8, T1）

ix）掌側骨間筋：3 つの筋からなり，第 2 中手骨の尺側，第 4, 5 中手骨の橈側から起こり，第 2, 4, 5 指の基節骨の背側にまわり，指背腱膜に加わり中節骨と基節骨の底につく．

作用：各指を第3指に向かって近づける．指の内転．第2，3，5指の基節を屈曲し，中節・末節を伸展．尺骨神経（C8，T1）

　x）背側骨間筋：4つの筋からなり，それぞれ2頭持つ．第1〜5中手骨の相対する面から起こり，第2指の橈側，第3指の両側，第4指の尺側で基節骨底につき，さらに指背腱膜にも加わる．作用：第2，4指を第3指から遠ざける（指の外転）．第3指を内外両側に動かす．指の基節を屈曲し，中節・末節を伸展する．尺骨神経（C8，T1）

❹ 下肢

A. 骨・関節・靭帯

1）下肢帯

　左右の寛骨は腹側で恥骨と結合，背側で仙骨と結合し骨盤と呼ばれる．寛骨は発生段階では腸骨・恥骨・坐骨に分かれており，成人になるとそれぞれがY字に癒合して寛骨となる．寛骨の外側面には寛骨臼があり，大腿骨頭と股関節を形成する（**図6-36**）．

　i）腸骨：寛骨の上半分を占める骨．仙骨と関節面（仙腸関節）を作る耳状面がある．腸骨の上縁は肥厚しており腸骨稜と呼ぶ．腸骨稜の前後で突出し，前端の上方を上前腸骨棘，下方を下前腸骨棘，後端の上方を上後腸骨棘，下方を下後腸骨棘という．

　ii）坐骨：寛骨の後下部を占める．後縁の下端に大きな隆起があり坐骨結節といい，座位の場合は，この坐骨結節で体重を支える．

　iii）恥骨：寛骨の前下内側部を占める．左右の恥骨が前部で結合し恥骨結合をつくる．恥骨結合の前外側に小さな骨隆起があり恥骨結節という．

2）骨盤（図6-36〜38）

　寛骨・仙骨・尾骨でできる骨格．骨盤は分界線という境界を境に上方を大骨盤，下方を小骨盤に分けられる．この分界線は後方で仙骨上端の前縁（岬角）から側方に腸骨内面に続き，前方では恥骨に至る線である．小骨盤の上口を骨盤上口という．恥骨結合では左右の恥骨

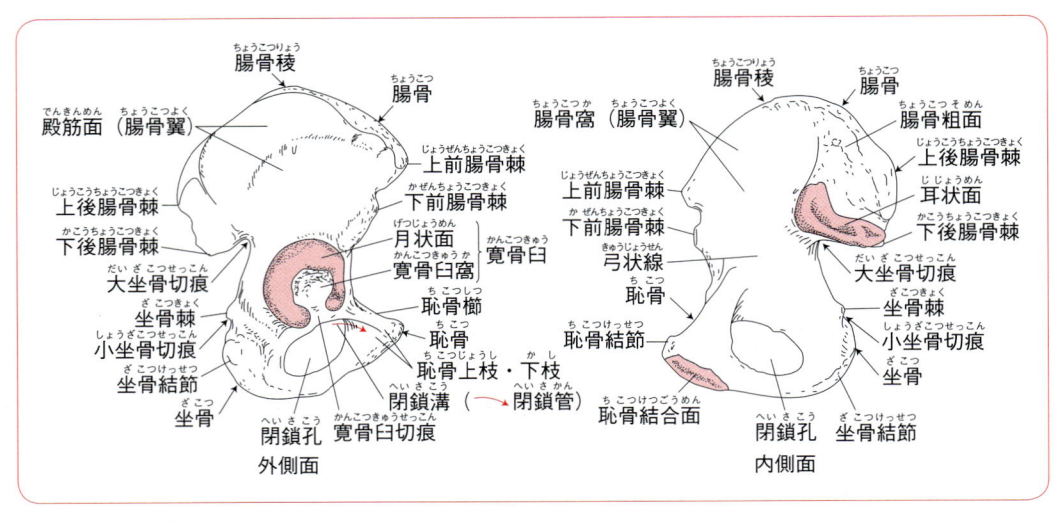

■ **図6-36　寛骨**

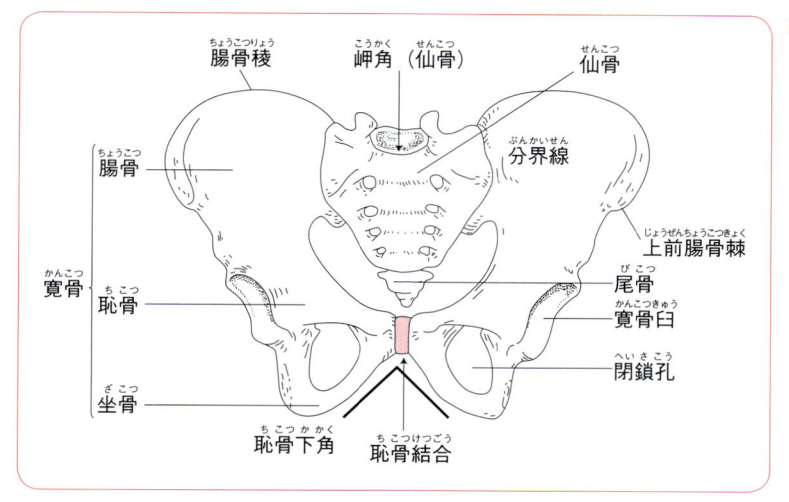

■ 図 6-37　骨盤

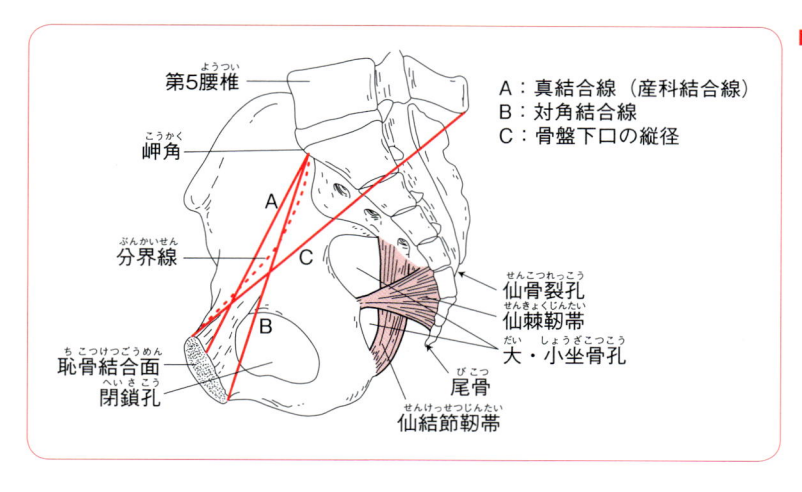

■ 図 6-38　骨盤の計測

A：真結合線（産科結合線）
B：対角結合線
C：骨盤下口の縦径

下枝が弓状を呈し，恥骨下角を作る．

❶　骨の連結

ⅰ）恥骨結合：左右の恥骨が正中線上で連結する．恥骨結合は上縁，下縁とも上恥骨靭帯と恥骨弓靭帯で強化される．

ⅱ）仙腸関節：仙骨と腸骨の耳状面にできる関節．体幹の重みや支持のために動きは著しく制限され，歩行時などの衝撃の緩衝作用を持つ．そのため，強靭な靭帯で補強される（前・後仙腸靭帯，骨間仙腸靭帯）．

ⅲ）仙骨と寛骨を結ぶ靭帯
・仙結節靭帯：仙骨外側縁から坐骨結節につく．
・仙棘靭帯：仙結節靭帯の前にあり，仙骨外側縁下部から坐骨棘につく．

❷　骨盤の位置

骨盤は直立位と座位で傾斜が異なる．直立位における位置を基準とし，解剖学的正位といい，骨盤上口は水平面との間に前方に傾斜し骨盤傾斜といわれ，50 ～ 60 度の角度をつくる．また骨盤上口・骨盤腔・骨盤下口の前後径の中点を重ねると弓状のカーブを描き，骨盤軸と呼ばれる．分娩時，胎児の頭はこの骨盤軸にそって産道を通過する．

❸　**骨盤の計測（図6-38）**

　小骨盤は分娩の際，児頭が通過する骨産道となるので，特に産科学で重要である．

ⅰ）骨盤上口

・解剖結合線：岬角の中央から恥骨結合上縁後面までの距離．約11 cm.
・産科結合線（真結合線）：岬角の中央と恥骨結合の後面との間の最短距離で骨産道における径．約10.7 cm.
・対角結合線：岬角の中央と恥骨結合下縁との距離で，産科で膣内から計測される．真結合線よりも1.8～2.0 cm長い．
・左右の腸骨内側間の最大距離．骨盤上口での最大径で約13.5 cm.
・仙腸関節面の上部から体側の腸恥隆起までの距離で約12 cm.
　　　　第1（右）斜径：右後方から左前方に至る斜径．
　　　　第2（左）斜径：左後方から右前方に至る斜径．

ⅱ）骨盤下口

・尾骨下端から恥骨結合下縁までの距離で約9.5 cm.
・左右の坐骨結節間の距離で約11 cm.

3）自由下肢骨とその連結（図6-39～42）

❶　**大腿骨**

　人体で最も長く大きな骨，身長にほぼ比例する．内上方は大腿骨頸と大腿骨体の角度で大腿頸体角といい，成人で約126～128度とされる．頸体角は大腿骨頭や大腿骨頸の疾患で変化する．頸体角が小さくなると内反股となり，歩行時に十分に股関節で荷重ができない．

　大腿骨頸を通る直線と内側・外側両顆を通過する直線の角度を前捻角といい，成人では約12度とされる．大腿骨頸は骨頭から細くなる部分で，特に骨折が起こりやすい．大腿骨

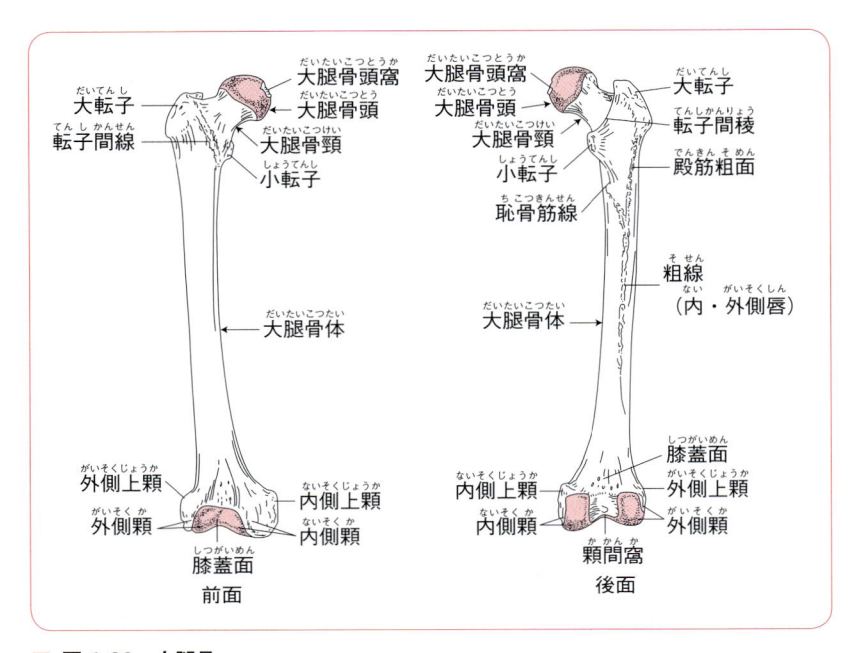

前面　　　　　　　　　　　　　　　　後面

■ 図6-39　大腿骨

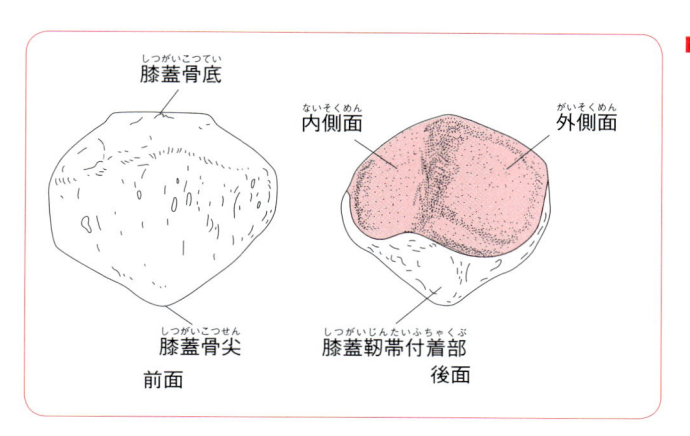

■ 図6-40　膝蓋骨

膝蓋骨底

内側面　　　外側面

膝蓋骨尖　　膝蓋靭帯付着部

前面　　　　　　後面

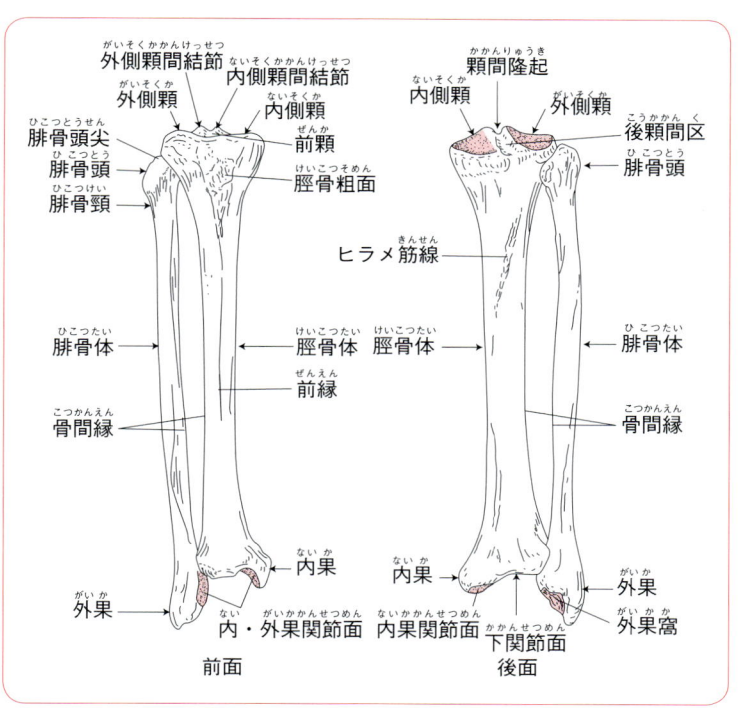

■ 図6-41　下腿骨

外側顆間結節　内側顆間結節
外側顆　　　内側顆
腓骨頭尖　　　　　前顆
腓骨頭　　　　　　　脛骨粗面
腓骨頸

顆間隆起
内側顆　　外側顆
後顆間区
腓骨頭

ヒラメ筋線

腓骨体　　脛骨体　　脛骨体　　腓骨体
前縁
骨間縁　　　　　　　　　　骨間縁

内果　　　　内果
外果　　　　　　　　　　　　　　外果
内・外果関節面　内果関節面　　外果窩
前面　　　下関節面
後面

の下端は内・外側で肥厚し，内側顆と外側顆という．どちらも平坦な関節面を持ち後方に突出している．その上部をそれぞれ内側上顆，外側上顆という．

❷　膝蓋骨

　三角形の扁平な骨（種子骨）．下方は尖っており膝蓋骨尖といい，上縁を膝蓋骨底という．膝蓋骨の後面は大腿骨下端の膝蓋面と関節を形成する．膝蓋骨は大腿四頭筋の腱が膝蓋骨底につき，膝蓋骨尖から膝蓋靭帯として脛骨に付着する．

❸　脛骨

　下腿の内側にある長い骨で，大腿骨についで長く大きい骨．上端は内側顆および外側顆という肥厚した骨隆起があり，大腿骨の内側顆と外側顆とで関節を形成する．その下方中央に骨隆起があり脛骨粗面といい，膝蓋靭帯がつくところである．下端は内側下方に向かって

骨が突出し，内果という．

❹　腓骨

下腿の外側にある細く長い骨．上端はやや肥厚し腓骨頭を有し，そこには脛骨と関節を形成する腓骨頭関節面がある．下端は外側部が突出し外果（外くるぶし）という．

❺　足の骨

ⅰ）足根骨：7つの骨からなり，近位列から踵骨・距骨・舟状骨・立方骨・内側楔状骨・中間楔状骨・外側楔状骨である．

ⅱ）中足骨：第1〜第5中足骨からなり，近位端を底，中央を体，遠位端を頭と区分する．

ⅲ）指骨：母指は2個，他の指は3個の指骨からなり，基節骨・中節骨・末節骨で，それぞれ，底・体・頭と区分する．

4）下肢骨の連結（図6-42〜44）

❶　股関節

関節面は寛骨臼の月状面と大腿骨頭からつくられる球関節で，体内で最大の関節．体重の支持や歩行などにあたるので，安定し強靭な構造を持つ．関節包は前方で肥厚し，大腿骨頭のみでなく大腿骨頸の大部分を包む．

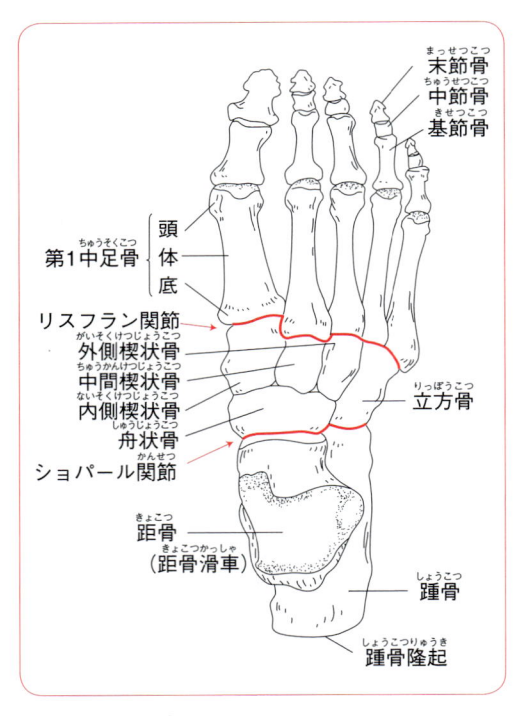

■ 図6-42　足部の骨

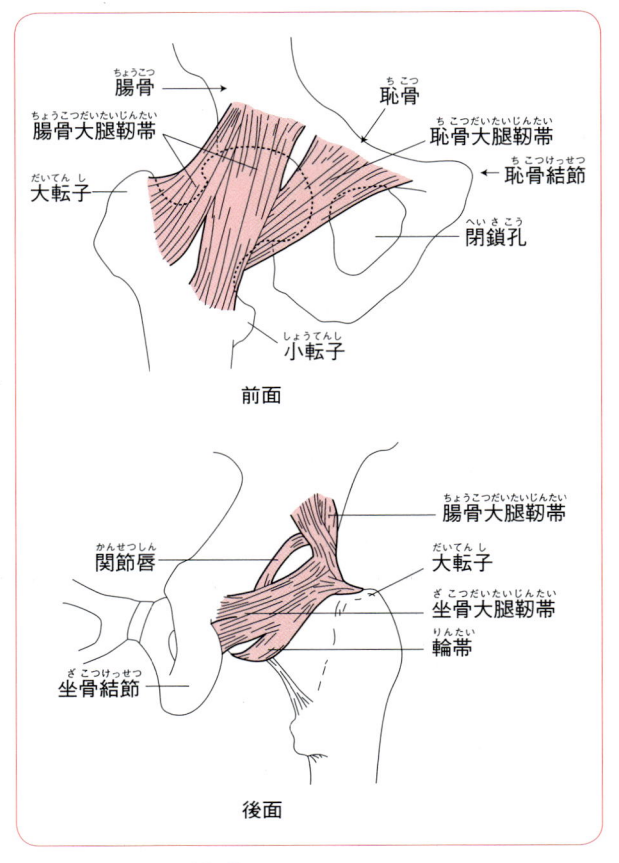

■ 図6-43　股関節靱帯

ⅰ）腸骨大腿靱帯：関節包の前方を補強する強靭な靱帯．逆Ｙ字を呈する．大腿骨の過伸展も防ぐ．

ⅱ）恥骨大腿靱帯：関節包の前下面を補強する．

ⅲ）坐骨大腿靱帯：関節包の後方を補強する．

ⅳ）大腿骨頭靱帯：関節内にあり，大腿骨窩から出て月状面の先端につく．

高齢者での大腿骨骨折では，頸部付近の骨折が多い．大腿骨頸部は関節包に覆われており，骨膜を欠くことから骨再生が困難となる．また大腿骨頭付近の血管支配は主要な血管が頸部を走行していることから，骨折とともに血管も損傷すると骨の再生が難しく，人工関節手術を施行される例が多い．

❷　膝関節

大腿骨下端の内側顆・外側顆と脛骨上端の内側顆・外側顆との間にでき，大腿骨の前側で膝蓋骨とも関節を作り，これらの関節が１つの関節包に包まれ，膝関節機能を発揮する．大腿骨と脛骨の関節面は，骨だけでは適合しておらず，輪状の線維軟骨の関節半月板（内側半月・外側半月）によって適合している．関節包は上方では大腿骨前面で関節面より１cm上方につき，下方では脛骨の関節面周縁につく．関節包は靱帯で補強される．

ⅰ）膝十字靱帯：大腿骨と脛骨との関節腔内にある強靭な靱帯で，前十字靱帯と後十字靱帯の２つからなる．前十字靱帯は脛骨の前方の内側顆と外側顆の間（顆間）から起こり，後外方に上行し，大腿骨外側顆内側面につく．後十字靱帯はその反対で脛骨の後方の顆間から起こり，前内方に向かって上行し，大腿骨内側顆外側面の前部につく．この靱帯は関節を前後にずれないように安定させる作用がある．

ⅱ）内側・外側側副靱帯：関節包の内側と外側を補強する．関節を伸展すると靱帯は緊張し，屈曲すると緩む．

ⅲ）膝蓋靱帯・膝蓋支帯：大腿四頭筋の腱の続きにあり，膝蓋骨の下方の関節包を補強する．外側広筋と大腿直筋の線維から外側膝蓋支帯が起こり，内側広筋の線維から内側膝蓋支帯は起こる．

ⅳ）膝蓋上包：大腿四頭筋と大腿骨との間に滑液包があり，膝蓋上包という．

❸　足関節

脛骨と腓骨の下端と，足根骨の距骨との間にできる距腿関節（蝶番関節）と，足根間関節を合わせたものを足関節という．関節包は前後面では緩く，内外側面では厚く，さらに靱帯で補強されている．

【距腿関節】

ⅰ）前後距腓靱帯：腓骨外果の先端から起こり，距骨につく強い靱帯．

ⅱ）踵腓靱帯：腓骨外果から起こり，後下方にはしり，踵骨につく靱帯．

ⅲ）三角靱帯：脛骨内果と舟状骨・踵骨・距骨との間に走る三角形の靱帯．

【足根間関節】

足根骨間にある関節で足根骨の運動は体重の支持・歩行など足全体の運動に関係する．このため，足の骨は強く連結するとともに円滑な可動性も必要である．また足が地面に接地するときの衝撃を緩和するために弾力的な構造を呈する．そこで足の骨格には全体として弓状の彎曲がみられ足弓（アーチ）という．足弓には前後方向の縦アーチ，横方向の横アーチがある．アーチの形成には骨・靱帯・筋のそれぞれの働きによって形成・維持される．

6

運動器系（筋骨系）

　ⅰ）ショパール関節：距骨と踵骨・舟状骨との間にできる関節（距踵舟関節）と踵骨と立方骨との間にできる関節（踵立方関節）とは横に並び協調して働くため，機能的には1つの関節とみなされ横足根関節（ショパール関節）という．

　ⅱ）リスフラン関節：足根中足関節のことで，遠位列の足根骨と中足骨底との間にできる関節でリスフラン関節という．

　上記2つの関節は，足部の前部または中部を切断する際に用いられる関節線となるため，重要である（**図6-42**）．

B.　筋
1）下肢帯の筋（図6-45）
　ⅰ）腸腰筋：腸骨筋と大腰筋からなる．腸骨筋は腸骨窩から起こり，大腰筋は第12胸椎と第1～4腰椎の側面から起こる．両者は合して下方にはしり，鼠径靭帯の下を通り，大腿骨小転子に停止する．作用：股関節屈曲．腰神経叢と大腿神経（大腰筋はL1～3，腸骨筋はL2～4）

　ⅱ）大殿筋：腸骨翼の後部から仙骨の外側縁にかけて起こり，大腿骨後面と腸脛靭帯につく．作用：股関節伸展．下殿神経（L5～S2）

　ⅲ）大腿筋膜張筋：腸骨の上前腸骨棘の後方で腸骨稜から起こり，垂直に下降して腸脛靭帯につく．作用：腸脛靭帯を緊張し，膝関節を固定する．上殿神経（L4，5）

　＊腸脛靭帯：大腿の筋全体を覆う筋膜．外側面で肥厚している．

■ **図6-44　膝関節靭帯**

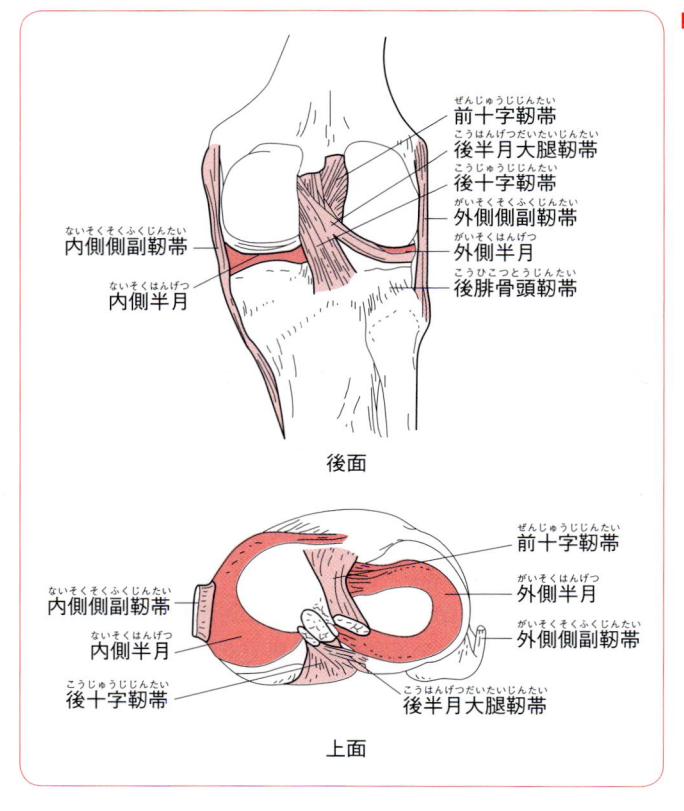

前十字靭帯
後半月大腿靭帯
後十字靭帯
外側側副靭帯
外側半月
後腓骨頭靭帯
内側側副靭帯
内側半月

後面

前十字靭帯
外側半月
外側側副靭帯
後半月大腿靭帯
後十字靭帯
内側半月
内側側副靭帯

上面

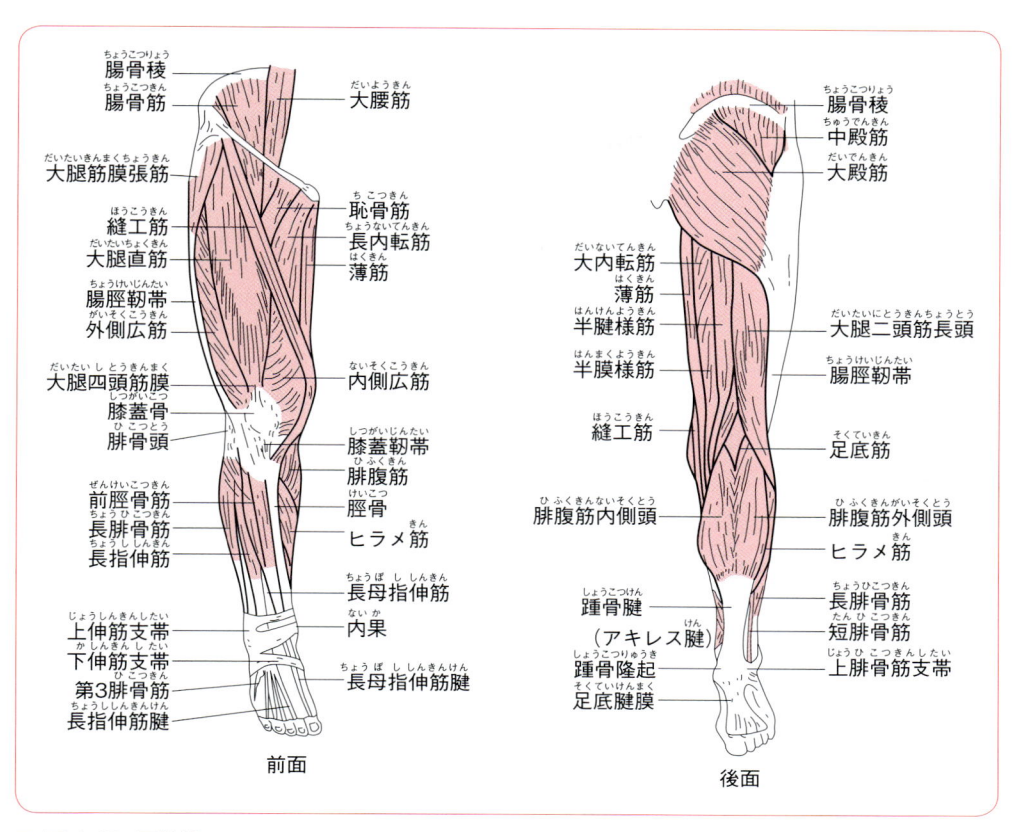

前面　　　　後面

6

運動器系（筋骨系）

■ **図 6-45　下肢筋**

iv）中殿筋：腸骨の外面で大殿筋よりも深層で前方から起こり，大腿骨大転子につく．

v）小殿筋：中殿筋の深層にあり，腸骨の外面下部から起こり，大腿骨大転子につく．作用：中殿筋と小殿筋の作用は同様．股関節の外転．上殿神経（L4，5，S1）

【回旋筋群】（図 6-46）

vi）梨状筋：仙骨前面の外側部から起こり，大坐骨孔を通り，大腿骨大転子につく．

vii）内閉鎖筋：寛骨閉鎖孔の閉鎖膜内面から起こり，坐骨棘の下で直角に屈曲し，大転子の内側（転子窩）につく．

viii）上双子筋・下双子筋：内閉鎖筋腱の上・下にある．上双子筋は坐骨棘から起こり，下双子筋は坐骨結節から起こり，内閉鎖筋とともに大腿骨転子窩につく．

ix）大腿方形筋：坐骨結節から起こり，転子間稜につく．

x）外閉鎖筋：最も深層にあり，大腿方形筋で覆われる．寛骨閉鎖膜の外面から起こり，大腿骨頸の後面を回って転子窩につく．

作用：上述 6 個の筋（vi ～ x）は全て股関節の外旋に作用する．仙骨神経叢（L5 ～ S2）

2）大腿の筋

【大腿前面の筋】（図 6-45）

i）縫工筋：大腿前面で最も表層にある細長い筋で，上前腸骨棘から起こり，脛骨粗面内側につく．作用：股関節の屈曲・外転・外旋と膝関節屈曲・内旋を同時に行う．大腿神経

（L1，2，3）
　ii）大腿四頭筋：大腿直筋，内側広筋，外側広筋，中間広筋からなる．
　・大腿直筋：下前腸骨棘と寛骨臼上縁から起こり，膝蓋骨の上縁につく．腱はさらに膝蓋靱帯となり脛骨粗面につく．作用：大腿直筋は股関節と膝関節をまたぐ2関節筋で股関節の屈曲と膝関節を伸展する．
　・内側広筋：大腿骨の内側から起こる．
　・外側広筋：大腿骨外側から起こる．
　・中間広筋：大腿骨の前面から起こる．

　外側広筋と内側広筋は大腿骨両側から囲み，中間広筋を覆っている．外側広筋と内側広筋は大腿直筋の腱の左右両側と膝蓋骨上縁につく．中間広筋は大腿直筋の腱の後面で合して膝蓋骨につく．作用：内側・中間・外側広筋は股関節をまたいでいないので，股関節への作用はない．3筋ともに大腿直筋に合し，膝関節を伸展させる．大腿神経（L2，3，4）
　【内転筋群】（図6-45）
　iii）薄筋：恥骨下枝から起こり，大腿骨内側縁を下行し，脛骨粗面内側部につく．
　iv）恥骨筋：恥骨櫛から起こり，大腿骨の上部につく．
　v）長内転筋：恥骨結合付近から起こり，大腿骨内側部の中央部につく．
　vi）短内転筋：恥骨下枝から起こり，大腿骨の上部につく．
　vii）大内転筋：深層にある三角形の筋．坐骨枝と坐骨結節から起こり，大腿骨の内側部のほぼ全長と内側上顆につく．
　＊作用：上記5筋は股関節の内転をする．また股関節内旋作用もある．閉鎖神経（L2，3，4），恥骨筋は大腿神経からも受ける．
　・大腿三角（スカルパ三角）：上部は鼠径靱帯，外側は縫工筋，内側は長内転筋で囲まれる三角形の領域のこと．この部には大腿動脈・大腿静脈・大腿神経が走行し，体表から触れることもできる．
　【大腿後面の筋】（図6-45）
　viii）大腿二頭筋：長頭と短頭の2頭があり，長頭は坐骨結節から起こり，短頭は大腿骨粗面から起こる．2頭は合して腓骨頭につく．
　ix）半腱様筋：大腿後面内側の表面にあり，坐骨結節から起こり，膝関節の内側を前方へ走行し脛骨粗面の内側部につく．
　x）半膜様筋：大腿後面内側で半腱様筋の深層にある．坐骨結節から起こり後面を下行し脛骨の内側顆につく．
　上部の3筋をまとめてハムストリングスという．作用：股関節と膝関節をまたぐ2関節筋．股関節の伸展．膝関節の屈曲．坐骨神経（L4〜S3）

3）下腿の筋
　【下腿前面】（図6-45，47）
　i）前脛骨筋：脛骨の外側面と下腿骨間膜から起こり，下行し，腱は足背の内側にいき，第1中足骨底と内側楔状骨の足底面につく．作用：足関節の背屈と内反（足の内側縁を挙げる）．
　ii）長指伸筋：腓骨前面から起こり，前脛骨筋の外側を下行し，足関節前面で4本の腱に

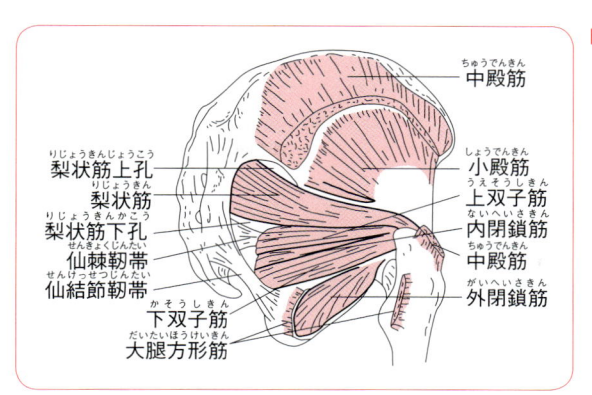

■ 図6-46　回旋筋群

中殿筋
梨状筋上孔
梨状筋
梨状筋下孔
仙棘靱帯
仙結節靱帯
下双子筋
大腿方形筋
小殿筋
上双子筋
内閉鎖筋
中殿筋
外閉鎖筋

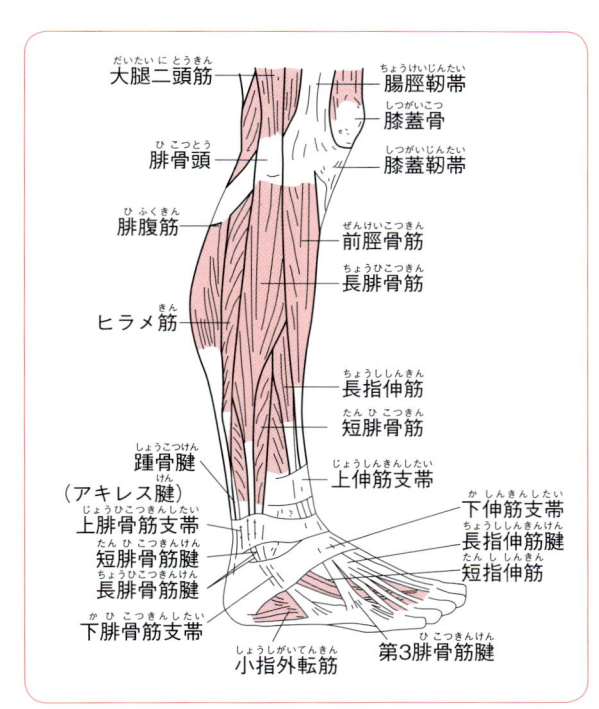

■ 図6-47　下腿（外側面）

大腿二頭筋
腓骨頭
腓腹筋
ヒラメ筋
踵骨腱（アキレス腱）
上腓骨筋支帯
短腓骨筋腱
長腓骨筋腱
下腓骨筋支帯
小指外転筋
腸脛靱帯
膝蓋骨
膝蓋靱帯
前脛骨筋
長腓骨筋
長指伸筋
短腓骨筋
上伸筋支帯
下伸筋支帯
長指伸筋腱
短指伸筋
第3腓骨筋腱

別れて指背腱膜となって中節骨と末節骨につく．作用：指の伸展．足関節の背屈．
　　iii）長母指伸筋：前脛骨筋の深層にあり，腓骨中央部と骨間膜から起こり，腱は足背で前脛骨筋腱の内側を走行し，母指の末節骨底につく．作用：母指の伸展．
　　上記の筋の支配神経：深腓骨神経（L4，5，S1）
　　iv）長腓骨筋：腓骨上部から起こり，腱は外果の後ろを通り，足底の深部に達する．第1中足骨底・内側楔状骨に停止する．
　　v）短腓骨筋：長腓骨筋の深部にあり，腓骨下部から起こる．腱は外果の後ろを周り第5中足骨底につく．
長・短腓骨筋の作用：足関節の外反，底屈．浅腓骨神経（L5，S1）
　【下腿後面】（図6-45，47，48）
　　vi）腓腹筋：2頭を持ち，大腿骨の内側上顆（内側頭）と外側上顆（外側頭）とから起こる．2頭は合し，アキレス腱となり踵骨につく．作用：膝関節と足関節の2関節筋．足

関節の底屈，膝関節屈曲．脛骨神経（L4 ～ S2）

　vii）ヒラメ筋：腓腹筋の深層にあり，扁平で幅広い魚の"ひらめ"に似ていることから名付けられた．脛骨と腓骨の後面から起こり，アキレス腱に合する．作用：足関節底屈．脛骨神経（L4 ～ S2）

　＊アキレス腱：腓腹筋とヒラメ筋との腱が合してできる腱．踵骨につく．

　viii）膝窩筋：膝関節後面の深層にある．大腿骨外側 上 顆から起こり，内下方に走行し脛骨後面の上部につく．作用：膝関節伸展位からの屈曲，脛骨の内旋．脛骨神経（L4 ～ S2）

　ix）長 母指屈筋：ヒラメ筋の深層にある．腓骨後面から起こり，腱は脛骨内果の後側をまわり足底にいき，母指の末節骨底につく．作用：母指の屈曲．脛骨神経（L5，S1，S2）

　x）長指屈筋：ヒラメ筋の深層で，脛骨後面から起こり，腱は脛骨内果の後ろをまわり，足底を斜めに走り，4本の腱に別れて第2 ～ 5指の末節骨につく．作用：足指の屈曲．脛骨神経（L5，S1，S2）

　xi）後脛骨筋：もっとも深層にある筋，長 母指屈筋と長 指屈筋との間にある．下腿骨間膜の後面とそれに接する脛骨・腓骨から起こり，腱は内果の後ろを走り，足底の内側部で舟状骨・楔状骨・第2 ～ 4中足骨底につく．作用：足関節の内反，底屈．脛骨神経（L5，S1，S2）

4）足部の筋（図 6-49）

　i）母指外転筋：踵 骨内側から起こり，母指の基節骨底につく．作用：母指の外転．内側足底神経（L5，S1）

　ii）短指屈筋：踵 骨の下部，足底腱膜の深側から起こり，第2 ～ 5中 節骨につく．作用：足指の屈曲．内側足底神経（L5，S1）

　iii）小 指外転筋：踵 骨外側から起こり，小 指の基節骨底につく．作用：小指の外転．外

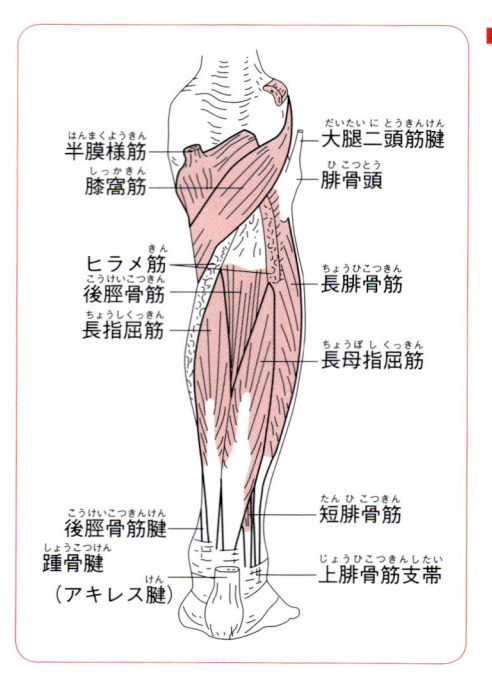

半膜様筋
膝窩筋
ヒラメ筋
後脛骨筋
長指屈筋
大腿二頭筋腱
腓骨頭
長腓骨筋
長母指屈筋
後脛骨筋腱
踵骨腱
（アキレス腱）
短腓骨筋
上腓骨筋支帯

■ 図 6-48　下腿（後面）

側足底神経（S1，2）

　　iv）足底方形筋：短指屈筋の深層にあり，踵骨から起こり，長指屈筋の腱につく．作用：長指屈筋の働きを助け，指の屈曲．外側足底神経（S1，2）

　　v）虫様筋：長指屈筋の腱から起こり，指背腱膜につく4個の筋．作用：第2〜5指の基節骨の屈曲，中節・末節骨を伸展．第1，2，3虫様筋は内側足底神経（L5，S1），第4虫様筋は外側足底神経（S1，2）

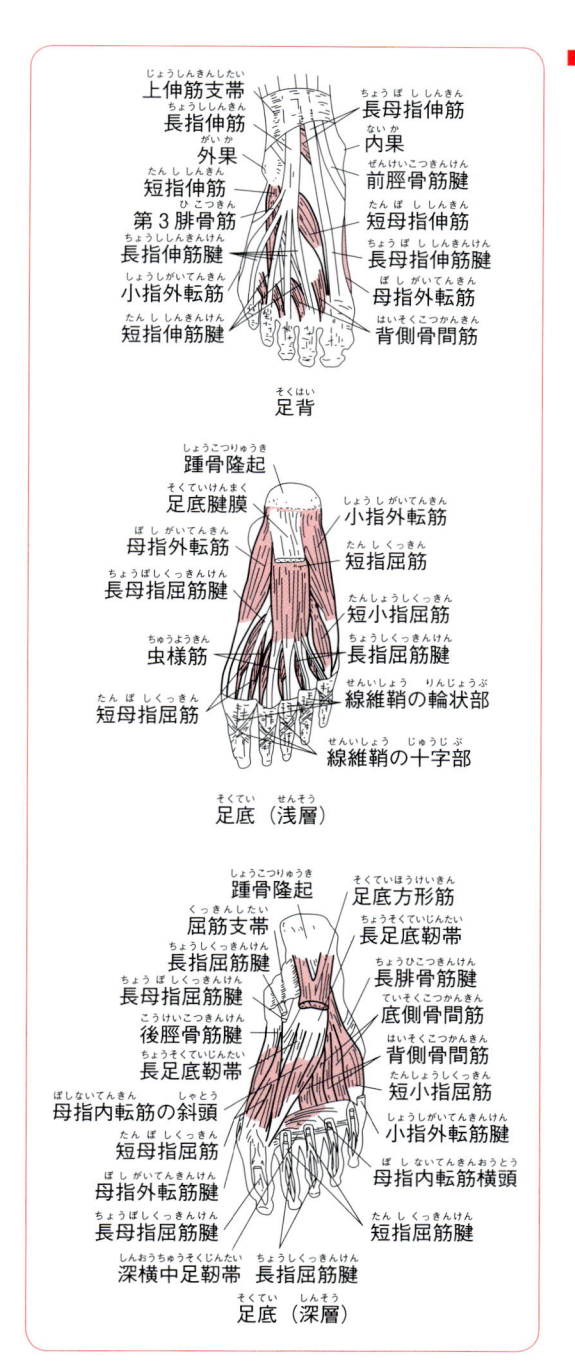

■ 図6-49　足部の筋

上伸筋支帯
長指伸筋
外果
短指伸筋
第3腓骨筋
長指伸筋腱
小指外転筋
短指伸筋腱

長母指伸筋
内果
前脛骨筋腱
短母指伸筋
長母指伸筋腱
母指外転筋
背側骨間筋

足背

踵骨隆起
足底腱膜
母指外転筋
長母指屈筋腱
虫様筋
短母指屈筋

小指外転筋
短指屈筋
短小指屈筋
長指屈筋腱
線維鞘の輪状部
線維鞘の十字部

足底（浅層）

踵骨隆起
屈筋支帯
長指屈筋腱
長母指屈筋腱
後脛骨筋腱
長足底靭帯
母指内転筋の斜頭
短母指屈筋
母指外転筋腱
長母指屈筋腱
深横中足靭帯　長指屈筋腱

足底方形筋
長足底靭帯
長腓骨筋腱
底側骨間筋
背側骨間筋
短小指屈筋
小指外転筋腱
母指内転筋横頭
短指屈筋腱

足底（深層）

　vi）短母指屈筋：内側頭と外側頭を持つ．立方骨の内側面，後脛骨筋の腱，内側楔状骨から起こり，２頭に分かれ母指基節骨の内側および外側部に停止する．作用：母指の屈曲．内側足底神経（L5，S1）

　vii）母指内転筋：横頭と斜頭を持つ．横頭は第２〜４中足指関節包から起こり，斜頭は第２〜４中足骨底から起こり，母指基節骨底につく．作用：母指の内転．外側足底神経（S1，2）

　viii）短小指屈筋：第５中足骨底から起こり，小指の基節骨につく．作用：小指の屈曲．外側足底神経（S1，2）

　ix）背側骨間筋：中足骨基底部から，第２指内側，第２〜４指外側基節骨底につく．作用：指を第２指から遠ざける（外転）．外側足底神経（S1，2）

　x）底側骨間筋：第３〜５中足骨から起こり，基節骨底につく．作用：指を第２指に近づける（内転）．外側足底神経（S1，2）

　xi）短指伸筋：踵骨，下伸筋支帯から起こり，３本の腱にわかれ第２〜４指の指背腱膜につく．作用：指の伸展．深腓骨神経（S1，2）

　xii）短母指伸筋：踵骨，下伸筋支帯から起こり，母指の指背腱膜につく．作用：母指の伸展．深腓骨神経（S1，2）

7章 呼吸の機構

　呼吸は空気中の酸素（O_2）を身体に取り込み，二酸化炭素（CO_2）を空気中に排出する運動である．呼吸運動に関与する筋肉は随意筋であるが，実際は無意識的に行われ正常では毎分 16 〜 20 回である．O_2 は生命を維持するためのエネルギーの産生に必要で，CO_2 はその代謝の過程で生じる物質である．また，肺胞と血液間の O_2 と CO_2 の移動を外呼吸，細胞内での O_2 の利用と CO_2 の産生を内呼吸という場合がある．

1 換気

　換気は肺で行われ，空気は鼻腔，咽頭，喉頭，気管，気管支を通り，肺に入る．鼻腔から肺までの空気の通路を気道という（図 7-1）．気道で空気は温められ，水蒸気によって加湿され，侵入した微生物や異物は粘液にとらえられ，気管粘膜の線毛運動により痰として排出される．

■ 図 7-1　気道

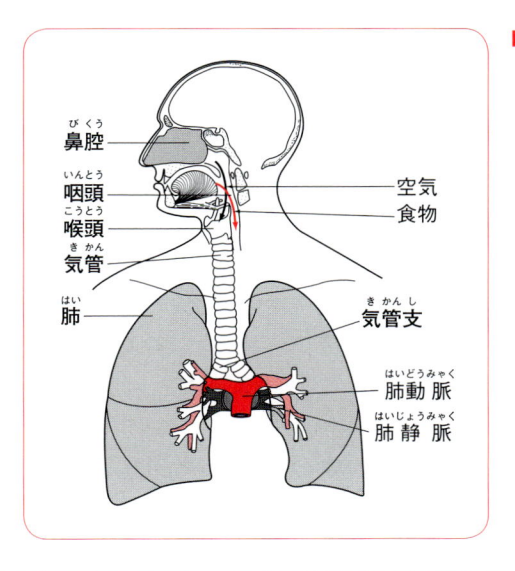

鼻腔
咽頭
喉頭
気管
肺

空気
食物

気管支
肺動脈
肺静脈

❶ 鼻腔の構造と機能

　空気は外鼻孔から鼻腔に入る．鼻腔は幾つかの顔面頭蓋からなり，鼻腔の上壁は篩骨篩板，鼻骨の一部，前頭骨の一部で，下壁は上顎骨の口蓋突起，口蓋骨の水平板からなる．鼻腔の

■ 図 7-2　鼻腔と咽頭

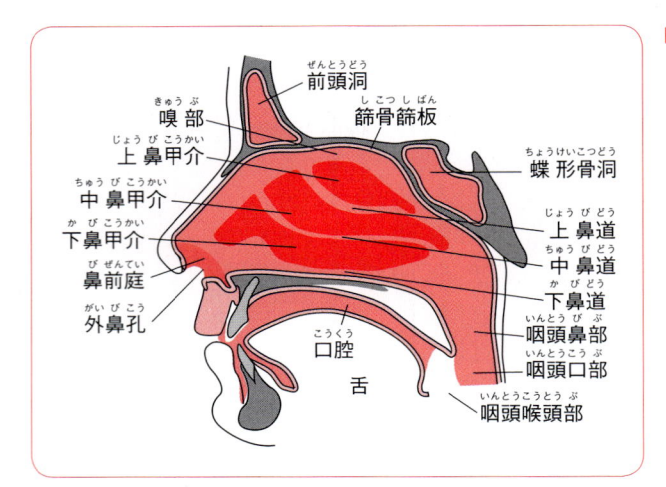

■ 図 7-3　副鼻腔と開口部

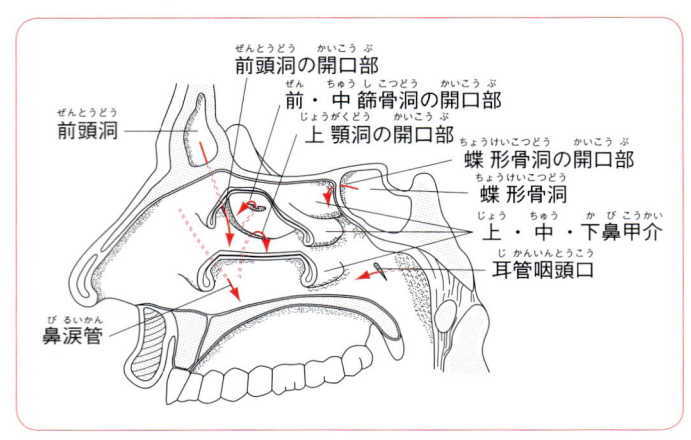

内側壁は鼻中隔で，外側壁は鼻骨，上顎骨，涙骨，篩骨の上鼻甲介，中鼻甲介，下鼻甲介，口蓋骨の垂直板，蝶形骨の翼状突起からなる．それぞれの鼻甲介の下の窪みは上鼻道，中鼻道，下鼻道と呼ばれる．上鼻道，中鼻道，下鼻道は鼻腔の下後方で合流し，総鼻道と呼ばれ，総鼻道はその後方の後鼻孔を経て咽頭につながる（図 7-2）．

　鼻腔は鼻前庭，呼吸部，嗅部に分けられ，その表面は粘膜で被われる．外鼻孔に続く鼻前庭の表面には鼻毛があり，比較的大きな空気中の粉塵の除去に役立つ．気管支の線毛上皮細胞や肺胞のマクロファージはさらに小さな空気中の粉塵や微生物を除去する働きがある．呼吸部は下鼻甲介，中鼻甲介の部位で，粘膜上皮は多列線毛上皮と杯細胞からなり，粘膜固有層には鼻腺，静脈叢，リンパ組織がある．静脈叢は空気に湿度と温度を与える．鼻からの出血は多くの場合，呼吸部（キーゼルバッハ部位）の静脈叢の出血である．嗅部は上鼻甲介，鼻中隔の上方 1/3 の部位にあり，粘膜上皮（嗅上皮）に嗅細胞があり，においを感じる．

　副鼻腔は頭蓋骨の内部にある空洞で，その表面を被う粘膜は鼻腔の粘膜につながる．そのために，鼻腔の炎症が副鼻腔に波及し，副鼻腔炎を起こす場合がある．副鼻腔には上顎洞（ハイモア洞），前頭洞，（前・中・後）篩骨洞，蝶形骨洞がある（図 7-3）．前頭洞，上顎洞，前・中篩骨洞は中鼻道に，後篩骨洞は上鼻道に，蝶形骨洞は蝶篩陥凹に開口する．また，鼻涙管は下鼻道につながる．

❷ 咽頭・喉頭の構造

咽頭は口腔および鼻腔の後方で頭蓋の底面に位置し，後鼻孔から喉頭口までの長さ約12 cmの管である（図7-2）．咽頭は咽頭鼻部（上咽頭），咽頭口部（中咽頭），咽頭喉頭部（下咽頭）に区別され，上咽頭には咽頭扁桃，耳管咽頭口がある．咽頭扁桃，耳管扁桃，口蓋扁桃，舌扁桃に囲まれる部分をワルダイエル咽頭輪という（図7-4）．咽頭は食物と空気の通路，発声の反響器として働く．鼻腔，咽頭，喉頭は上気道と呼ばれ，上気道炎とはいわゆる感冒のことである．

喉頭部は舌骨から輪状軟骨の上端で，第4〜6頸椎の高さに位置し，喉頭部の後ろに食道が通る．喉頭部には気道および発声器官としての役割がある．喉頭は喉頭蓋軟骨，甲状軟骨，輪状軟骨，披裂軟骨からなり．男性では左右の甲状軟骨が前方に突出している（いわゆる，喉仏）．輪状軟骨は甲状軟骨の下方にあり，その上縁に披裂軟骨がある．喉頭蓋軟骨は甲状軟骨の上端にある．これらの軟骨は輪状喉頭筋，後輪状披裂筋，外側輪状披裂筋，声帯筋，甲状披裂筋，斜披裂筋，横披裂筋，披裂喉頭蓋筋，靱帯でつながっている（図7-5）．また，この部分の筋の一部は迷走神経の枝の反回神経が支配している．

❸ 気管・肺の構造

1）気管の構造

気管は頸の体表から触れ，気管の後ろに食道が通る．気管は輪状軟骨の下端（第6頸椎）から気管の分岐部（第4〜5胸椎）までの長さ10〜12 cmの馬蹄形の管である．その横径は1.3〜2.2 cmで，前後径よりも大きい．気管の前・側壁は16〜20個の馬蹄形の気管軟骨からなり，それぞれの軟骨は輪状靱帯でつながる．気管の後壁は粘膜と平滑筋からなる（図7-6）．

❶ 気管支

1本の気管は第4〜5胸椎の高さで右主気管支と左主気管支に分岐する．気管の正中線となす角度は右主気管支では約20〜25度で，左主気管支では40〜45度である．そのために，異物を誤嚥した場合は右主気管支に入りやすい．右主気管支はその後，3本の葉気管支に，左主気管支は2本の葉気管支に分かれる．葉気管支は更に区域気管支→気管支枝→

7

呼吸の機構

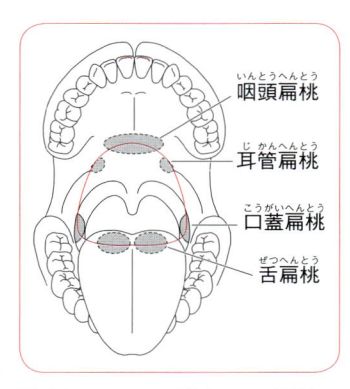

■ 図7-4 ワルダイエル咽頭輪

咽頭扁桃
耳管扁桃
口蓋扁桃
舌扁桃

喉頭蓋軟骨
靱帯
室ヒダ
声帯ヒダ
喉頭
甲状軟骨
輪状軟骨
輪状靱帯
気管軟骨
気管
(a)

甲状軟骨
披裂軟骨
(b)

甲状披裂筋
横披裂筋
斜披裂筋
後輪状披裂筋
(c)

■ 図7-5 咽頭の前面（a）と後面（b）の軟骨，咽頭の後面の筋（c）

■ 図7-6 気管と気管支

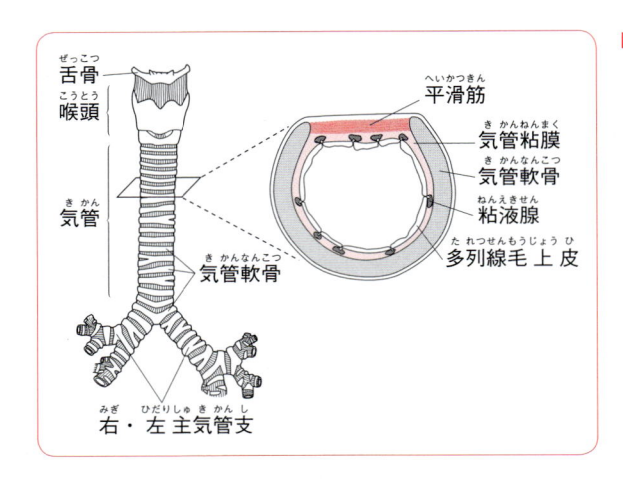

舌骨
喉頭
気管
気管軟骨
右・左主気管支

平滑筋
気管粘膜
気管軟骨
粘液腺
多列線毛上皮

小葉間細気管支→終末細気管支→呼吸細気管支というように20〜25回分岐して，最終的に肺胞管→肺胞嚢→肺胞になる（**図7-7**）．気管，主気管支，葉気管支，区域気管支，気管支枝の壁は外層，中層，内層からなり，外層は疎性結合組織，中層の軟骨性膜は気管軟骨と輪状靭帯，中層の膜性壁は結合組織と気管筋（平滑筋）からなる．気管筋の収縮は気管の内腔を約1/4狭くする．内層の粘膜には杯細胞と線毛上皮細胞がある．

　小葉間細気管支の壁は線毛円柱上皮細胞，平滑筋，硝子軟骨から，終末細気管支の壁は円柱上皮細胞と弾性線維から，肺胞管の壁は扁平上皮細胞からなる．異物は線毛円柱上皮細胞の線毛運動で口腔側に運ばれ，終末細気管支よりも細い気管支では肺胞マクロファージが異物を除去する．

❷　肺区域

　右主気管支（右肺）は上幹，中幹，下幹の葉気管支に分岐し，それぞれの葉気管支から10本の区域気管支が分岐する．右肺は1-10の肺区域に分けられる（**図7-8**）．

　上幹（上葉）は肺尖枝（B¹肺尖区），後上葉枝（B²後上葉区），前上葉枝（B³前上葉区）に分岐する．中幹（中葉）は外側中葉枝（B⁴外側中葉区），内側中葉枝（B⁵内側中葉区）に，下幹（下葉）は上–下葉枝（B⁶上–下葉区），内側肺底枝（B⁷内側肺底区），前肺底枝（B⁸前肺底区），外側肺底枝（B⁹外側肺底区），後肺底枝（B¹⁰後肺底区）に分岐する．

　左主気管支（左肺）は上幹，下幹に分岐し，それぞれの葉気管支から8本の区域気管支を分岐する．左肺は1-8本の肺区域に分けられる．上幹（上葉）は肺尖後枝（B¹⁺²肺尖後区），前上葉枝（B³前上葉区），上舌枝（B⁴上舌区），下舌枝（B⁵下舌区）を分岐する．下幹（下葉）は上–下葉枝（B⁶上–下葉区），前肺底枝（B⁸前肺底区），外側肺底枝（B⁹外側肺底区），後肺底枝（B¹⁰後肺底区）を分岐する．

2）肺の構造

　肺は胸膜で被われ，胸膜は肺門で反転する．肺門に気管支，気管支動脈，気管支静脈，肺動脈，肺静脈が出入りする．肺の上端部は肺尖と呼ばれ，肺尖は鎖骨の約2cm上方に突出する．肺の下端部は肺底と呼ばれ，肺底は横隔膜に接する（**図7-9**）．肺の縦隔面は心臓，縦隔に接し，肋骨面は肋骨に接する．肺は葉間裂で肺葉に分けられる．

　一般的に，右肺は後上方から前下方へ斜めに走る斜裂と，前方で水平に走る水平裂で，上

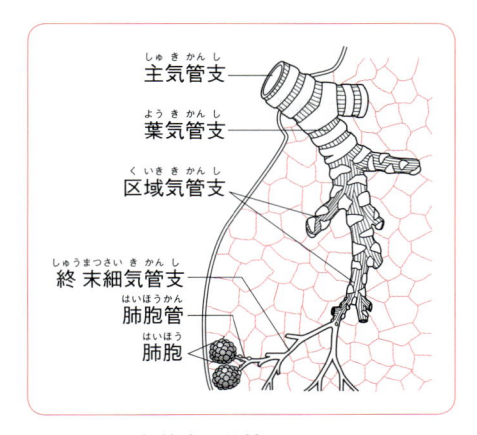

■ **図 7-7　気管支の分枝**

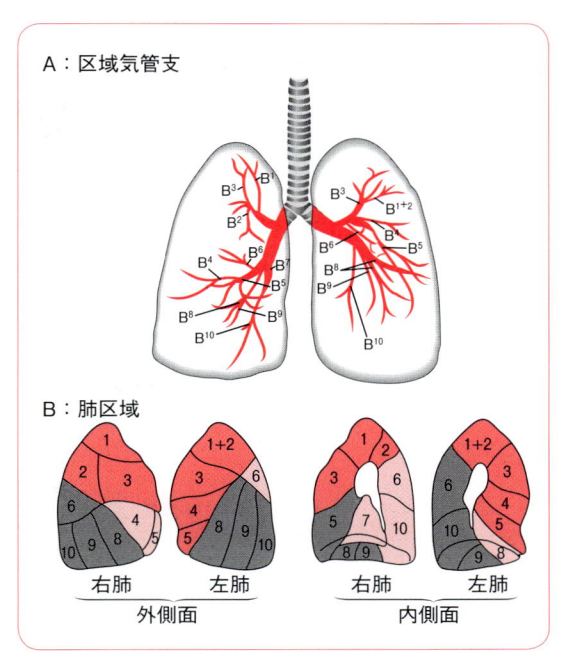

■ **図 7-8　区域気管支と肺区域**

葉，中葉，下葉の 3 葉に分けられる．左肺は後上方から前下方に走る斜裂で上葉と下葉の 2 葉に分けられる（**図 7-9**）．右肺は左肺より大きく，重量比は右肺：左肺では 8：7 〜 10：9 である．若年者の肺の表面はバラ色であるが，老人では肺表面は空気中の煤塵で，斑状，線状に灰青色に染まる．

　胸膜は肺門で反転し，臓側胸膜，胸膜腔，壁側胸膜からなる（**図 7-10**）．臓側胸膜と壁側胸膜は上皮細胞，線維層，リンパ管，血管からなる．臓側胸膜と壁側胸膜で囲まれた胸膜腔には数 mL の漿液が存在する．胸膜が炎症を起こすと，漿液はその量を増加し，蛋白質を含み，臓側胸膜と臓側胸膜を癒着させる働きを持つ．臓側胸膜は肺表面に緩く付着する．胸腔内圧は肺と臓側壁との間の内圧で大気圧よりも低く，−2 〜−6 mmHg になる．この陰圧は肺の拡張に必要不可欠で，強い吸息をすると，胸腔内圧は−30 mmHg まで下がる．

❶ 肺胞

　肺は 2 〜 7 億個の肺胞からなる．呼吸細気管支，肺胞管から袋状の肺胞が突出し，ブドウの房状になり肺胞を毛細血管が取り囲む（**図 7-11**）．1 個の肺胞の直径は 100 〜 200 μm で，すべての肺胞の表面積を合わせると 70 〜 100 m^2 にもなる．肺胞は広い表面積で効率的に，吸気と赤血球のヘモグロビンとで，O_2 と CO_2 を交換する．

　肺胞は内腔側から**表面活性物質（サーファクタント）**，**Ⅱ型細胞**（表面活性物質を分泌する細胞），**内張被膜液**，**Ⅰ型細胞**（扁平上皮細胞）からなる．肺胞にはその他に肺胞マクロファージ，肥満細胞が存在する．内張被膜液は表面張力を発生させ，肺胞の表面積を減少し，肺胞の周囲の弾性線維とともに肺胞を虚脱させる作用がある．反対にサーファクタントは表面張力を低下させ，肺胞が虚脱しないようにしている．

　肺胞のような球状体では，肺胞内圧（P），肺胞の張力（T），肺胞の直径（R）との間には P＝2T/R の関係があり（**ラプラス（Laplace）の法則**），呼気で R が小さくなり，T の値が

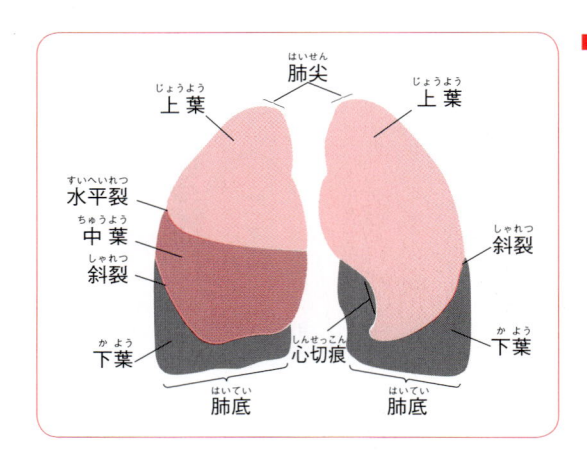

■ 図7-9　肺

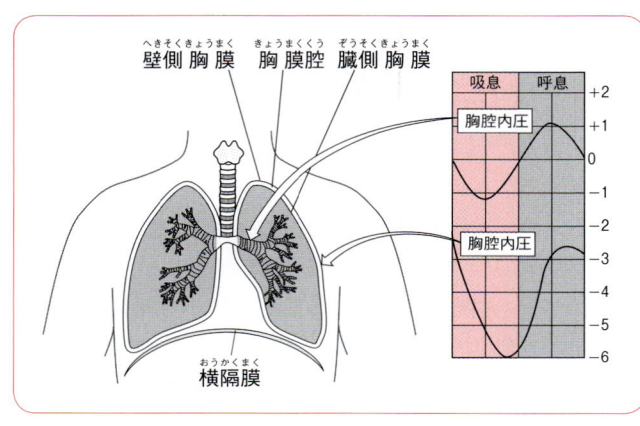

■ 図7-10　気管支，胸膜での呼気と吸気での胸腔内圧の変化

　小さくならないと，張力が内圧を上回り，肺胞が虚脱する．サーファクタントは，リン脂質，ジパルミトイルホスファチジルコリン，その他の脂質，蛋白質の混合物で両親媒性の性質を持ち，肺胞の張力を低下させる．また，肺胞が吸気で拡大すると，表面活性物質が離れ，その表面張力は増加する．肺胞が呼気で縮小すると，表面活性物質が近づき，その表面張力は減少する．喫煙者の肺では表面活性物質が減少する．

　ところで，胎児は肺呼吸をしていないので，肺は萎縮している．新生児が産声で数回強い呼吸運動をすることで，肺ははじめて膨張するのである．したがって，サーファクタントの欠乏は，新生児では肺が十分に膨らまない肺硝子膜症の原因になる．甲状腺ホルモンのサイロキシンは表面活性物質の生成に関係し，肺硝子膜症の新生児ではサイロキシンの血中濃度は低い．また，糖質コルチコイドホルモンも表面活性物質の分泌量を調節する．分娩が近づくと，胎児と母体は糖質コルチコイドの分泌を増加し，胎児の肺ではその受容体が増加する．

　肺胞の呼吸膜は厚さ0.5μmで，扁平上皮細胞，細胞間質，毛細血管の内皮細胞からなる．O_2とCO_2は呼吸膜をその濃度（分圧）の高い方から低い方に拡散する．したがって，呼吸膜の肥厚，肺胞の表面積の減少，O_2やCO_2の分圧差の減少は，肺胞－毛細血管間のO_2とCO_2のガス交換の効率を低下させる．

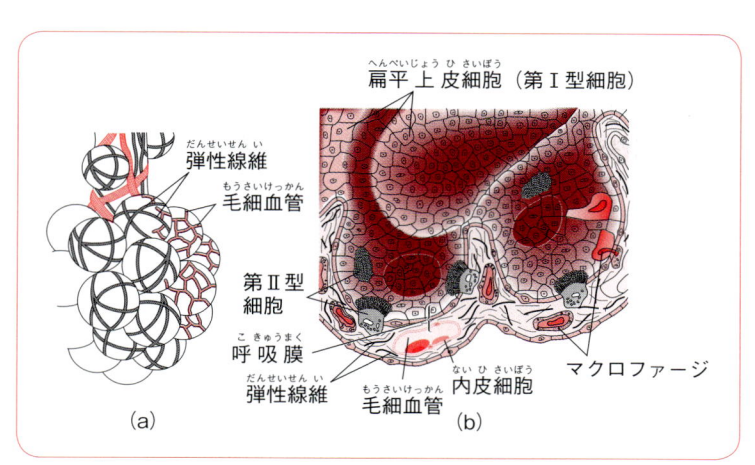

■ 図 7-11　肺胞（a）と呼吸膜（b）

4　呼吸運動

　肺胞は自ら拡張することはできない．呼吸運動は肋間筋（外肋間筋と内肋間筋）と横隔膜の収縮と弛緩で起こる受動的な胸郭の運動であり，吸息運動と呼息運動からなる．肋間筋で起こる呼吸は胸式呼吸，横隔膜で起こる呼吸は腹式呼吸と呼ばれる．

1）吸息運動

　吸息運動は外肋間筋と横隔膜の収縮による．外肋間筋は肋骨と肋骨の間を下前方から上後方に走る（図 7-12）．外肋間筋が収縮すると，肋骨は脊柱を軸とした回旋により肋骨が引き上げられ，胸郭の前後径と左右径が大きくなる（図 7-12b）．横隔膜の収縮はその天蓋を下降させ，胸腔が広がる．横隔膜の収縮の方が肋間筋の収縮より強い吸息が起こり，安静時の呼吸量の約 75％は主に横隔膜の収縮による．深呼吸時には，横隔膜は強く収縮し，その天蓋が約 7 cm 下がるので，肺気腫患者には腹式呼吸が適当である．起坐位は横隔膜を下げ，肺を広げ，呼吸困難を軽減させる．

2）呼息運動

　呼息運動は主に横隔膜と外肋間筋の弛緩により起こり，胸腔内圧の上昇（陰圧の減少）により肺が縮小する．強い呼気（努力性呼気）をする場合，内肋間筋が強く収縮する．内肋間筋は肋骨間を後下方に走り，その収縮は肋骨を引き下げて，胸郭を前に倒す（図 7-12c）．また，腹筋で腹圧を高めて，横隔膜を上昇させ，努力性呼気をする．バルサルバ（Valsalva）試験（操作）では呼息の状態で腹圧を高める．そのために，右心房に戻る内頸静脈の血液が停滞し，静脈還流の減少に伴い，1 回拍出量が減少する．

　肺疾患の患者では，気道の空気抵抗の増加や，肺と胸壁の粘性の増加などで，正常な人よりも呼吸に多くのエネルギーが使われる．そのために，呼吸で使うエネルギーを減らすために，肺疾患の患者では，重力を利用した体位変換が用いられる．立位では肺の上部よりも下部の方が換気量は大きく，一側の肺が罹患している患者では，健側の肺を下にする方が動脈血の酸素濃度を高めることができる．

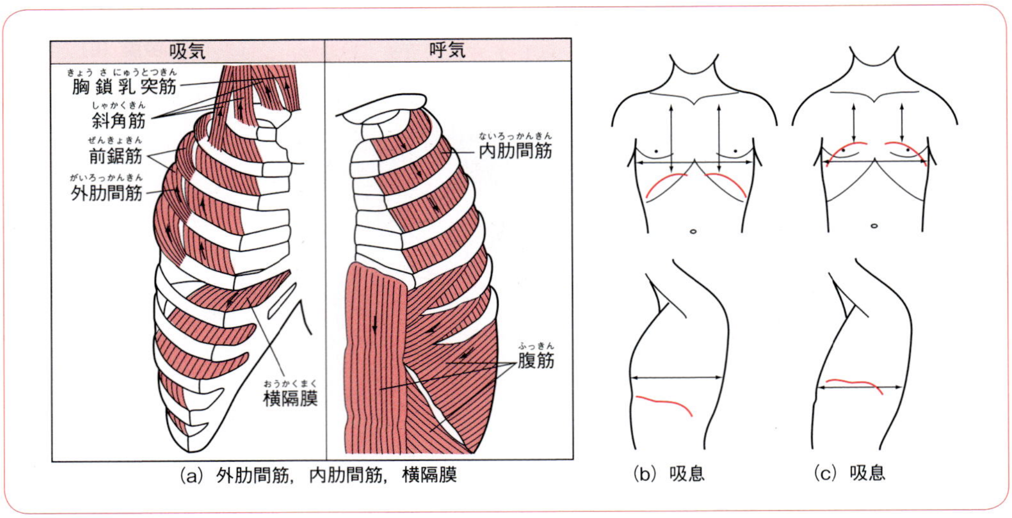

図中のラベル：

吸気　　呼気

胸鎖乳突筋（きょうさにゅうとつきん）
斜角筋（しゃくきん）
前鋸筋（ぜんきょきん）
外肋間筋（がいろっかんきん）
横隔膜（おうかくまく）
内肋間筋（ないろっかんきん）
腹筋（ふっきん）

(a) 外肋間筋, 内肋間筋, 横隔膜　　(b) 吸息　　(c) 吸息

■ 図7-12　外肋間筋, 内肋間筋, 横隔膜（a）と吸息（b）と呼息（c）での胸腔の変化

5　肺機能の測定

　肺の機能検査は肺疾患の診断, 治療, 経過観察をする上で重要であるばかりでなく, その病態を知る上でも有用である. 肺機能は**換気機能**と**ガス交換機能**に分けられ, 換気機能は主に**肺活量計（スパイロメーター）**で, ガス交換機能は動脈血の**ガス分析**で行われる.

1）肺気量分画

　肺の換気機能は肺活量計で計測される. 肺の換気機能は個人の年齢, 性別, 健康状態で変化するので, 以下の肺気量分画（はいきりょうぶんかく）は一般的な数値である. 1回換気量は安静時に1回の呼吸で呼出（こしゅつ）または吸入（きゅうにゅう）される空気量で約450 mLである. 深呼吸をすると**1回換気量**より約2,500 mL多い空気を吸入できる. これは**予備吸気量**（よびきゅうきりょう）と呼ばれ, 予備吸気量＋1回換気量＝**最大吸気量**（さいだいきゅうきりょう）で示される. 同様に安静時に呼出したあと, さらに努力して約1,000 mLの空気を吐き出すことができる. これは**予備呼気量**（よびこきりょう）と呼ばれる.

　しかし, 最大に努力してもすべての空気を肺から吐き出すことができない. これは**残気量**（ざんきりょう）と呼ばれ, 約1,100 mLである. **機能的残気量**（きのうてきざんきりょう）は予備呼気量＋残気量で示される. 機能的残気率は残気量／全肺気量の比率で示され, 健康な人で20〜35%である. 肺が過膨張（かぼうちょう）すると, 自分自身の呼気の力だけでは肺から空気を排出できなくなり, 機能的残気率の比率が増加する. **肺活量**（はいかつりょう）は予備吸気量＋1回換気量＋予備呼気量で示される. **全肺気量**は肺活量＋残気量で示され, 男性の全肺気量は女性のそれより20〜25%多い（**図7-13**）.

　肺活量は呼吸筋の強さや, 種々の肺疾患で変化するので, 臨床上では肺活量は肺機能の重要な指標となる. 最大に吸息したあと, できるだけ早く呼出した肺活量は**努力肺活量**と呼ばれる. 努力肺活量のうち, 始めの1秒間に呼出した量は1秒間の努力呼気肺活量（**1秒量**）と呼ばれる. 努力肺活量に対する努力呼気肺活量の比率は**1秒率**と呼ばれ, **換気障害**の診断上大変有用である.

　立位（りつい）は臥位（がい）より多くの空気を吸入できる. 結核, 肺気腫（はいきしゅ）, 気管支喘息, 気管支炎, 胸膜炎で

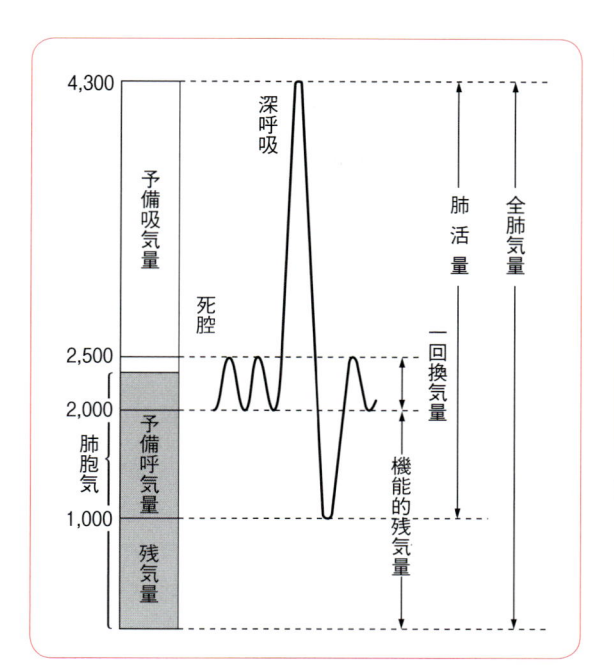

■ **図 7-13　呼吸気量**

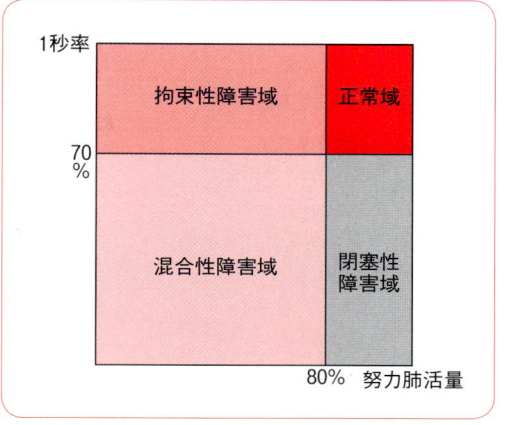

■ **図 7-14　換気障害**

は肺と胸郭の膨張性が阻害されるので，肺活量が低下する．また胸郭の運動不足，肥満，妊娠，腹水，肋骨骨折では肋間筋と横隔膜の収縮が阻害されるので，肺活量が低下する．肺線維症，胸膜癒着では肺の<u>伸展性</u>または<u>弾性力（コンプライアンス）</u>が低下して，<u>拘束性（換気）障害</u>を起こし，肺活量が低下する．一方，肺気腫，慢性気管支炎，気管支喘息では気道抵抗が上昇して，<u>閉塞性（換気）障害</u>を起こす．閉塞性障害では呼出に時間を要するので，1秒量・1秒率が低下する（**図 7-14**）．

2）肺胞換気量

　<u>肺胞換気量</u>は1回換気量－死腔量で示される．安静時の1回換気量は約450 mL で，空気は肺胞と気道にある．肺胞の空気量は約300 mL で<u>ガス交換</u>されるが，気道の空気量は約150 mL で，ガス交換に関与しない<u>死腔量</u>である．呼吸数，1回換気量，死腔量がわかれば，1分間の換気量（<u>分時換気量</u>）と1分間の<u>分時肺胞換気量</u>が計算できる．**表 7-1** に呼吸数と1回換気量が分時肺胞換気量に及ぼす影響を示す．ゆっくりと深い呼吸は分時肺胞換気量の効率が良いことがわかる．

　気道（鼻，口，咽頭，喉頭，気管，気管支，細気管支）でガス交換の行われない部位は死腔と呼ばれる．死腔には<u>解剖学的死腔</u>と<u>生理学的死腔</u>がある．呼気の連続ガス分析から，最初に出てくるガス交換のされない呼気量を測定して得られたものを解剖学的死腔と呼ぶ．呼気を全部集め，吸気，肺胞気，呼気のガス組成から，呼気のうちどれだけが機能的にガス交換に関係していないかを計算して得られた値を生理学的死腔と呼ぶ．健康な人では解剖学的死腔（気道の容積，約150 mL）と生理学的死腔（気道でガス交換されない約150 mL）は一致する．しかし，肺疾患で肺に異常があり，肺胞で十分なガス交換されない場合，解剖学的死腔は変化しないが生理学的死腔が増加し，解剖学的死腔より大きくなる．

7

呼吸の機構

■ 表7-1　呼吸数と呼吸の深さが肺胞換気量に及ぼす影響

呼吸数	30/1 分間	安静時　16/1 分間	8/1 分間
1 回換気量	240 mL	450 mL	900 mL
分時換気量 （1 回換気量×呼吸数）	7,200 mL	7,200 mL	7,200 mL
分時肺胞換気量 （1 回換気量－死腔量）×呼吸数	(240−150)×30＝ 2,700 mL	(450−150)×16＝ 4,800 mL	(900−150)×8＝ 6,000 mL

3）血液ガス分析

　動脈血ガス分析では P_{O_2}，P_{CO_2}，pH，HCO_3 の値が得られ，ガス交換障害だけではなく，酸塩基平衡障害も示し，診断に有用である．

❻ 声帯と発声

1）声門

　声帯は喉頭の一部にあり，声門を構成している．声門とは声を作り出す構造物，すなわち声門裂を取り囲む構造物の総称である．口腔から声門を見ると，上に室ヒダが，下に声帯ヒダがあり，室ヒダの前壁は喉頭蓋につながっている（図 7-5 と 7-15）．声門裂の前 2/3 は声帯ヒダで，後ろ 1/3 は披裂軟骨の声帯突起からなる．男子では，声門裂の長さは 2.0 ～ 2.4 cm，その左右の間隙は安静呼吸時には約 0.5 cm で，激しい呼吸時には約 1.4 cm に広がる．

2）発声

　肺からの呼気が勢いよく声門裂を通るときに，声帯ヒダが緊張し，呼気を振動させて，発声が起こる．披裂喉頭蓋筋と後輪状披裂筋の収縮は声帯ヒダを広げ，声門裂が開き，吸息させる．一方，外側輪状披裂筋と横披裂筋が収縮すると，披裂軟骨が内転する．さらに甲状披裂筋，斜披裂筋，横披裂筋が収縮すると，声門裂が閉鎖する（図 7-5）．

　声帯ヒダの内部には声帯筋があり，声帯筋は声帯ヒダの緊張を高める．声帯ヒダが緊張した状態で，呼気が声門裂を通過すると，呼気が振動する．

　声帯ヒダが強く緊張し，左右の声帯ヒダが近づき，声門裂が少し開いた状態では，声は高音になる．女子と子どもでは声帯ヒダは細くて，短いので振動数が多くなり，高い音になる．男子では声帯ヒダが太く，振動数が少なく，左右の声帯ヒダが離れ，声門裂が開いた状態であるので，低音になる．

　声帯ヒダの振動に合わせて，口，鼻，咽頭は発声の共鳴器として，口蓋帆，口唇，舌は発声の調音器として働き，個人の声が作り出される．喉頭で発声に関わる上記の筋は迷走神経の運動性神経の支配を受け，この運動性神経は反回神経とも呼ばれる．反回神経の麻痺，喉頭のポリープ，癌，声帯の浮腫，炎症では，声がかすれた嗄声になる．

　嚥下運動と嘔吐のときには，外側輪状披裂筋と横披裂筋は収縮して声門裂を閉じ，食物または嘔吐物が気管に入るのを防ぐ．無意識状態，麻酔状態では，声門裂の閉鎖が完全ではないので，時として，嘔吐物が気管に入り，誤嚥性肺炎を引き起こす．

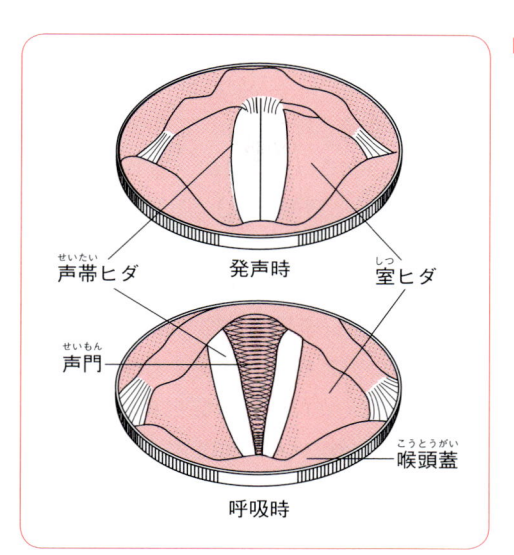

■ 図7-15　声門（口腔から咽頭を見る）

声帯ヒダ　発声時　室ヒダ

声門

喉頭蓋

呼吸時

2　ガス交換

　吸息した酸素ガスは肺内に残存するガスと混合し希釈されたのち肺胞に達する．正常な場合この混合が全肺胞に均等に行われ，すべての肺胞に等しい組成を有するガスが出入りする（均等肺胞換気）．しかし，気道の一部に狭窄があればその末梢の肺胞には吸気が十分入らず，ガス交換は障害され不均等な肺胞換気となる．

　肺胞でのガス交換が行われるためには，肺循環の血液が肺胞毛細血管に流れなければならず，血流のない肺胞ではガス交換が行われない（無効肺胞換気）．逆に，換気のない肺胞毛細血管の血液を無効肺血流という．また，肺胞膜の病変によりガス拡散が障害される場合を肺胞毛細血管ブロック症候群という．

❶ 外呼吸と内呼吸

　健康な人では呼吸数は 16 ～ 20 回/分で，1 回の呼吸量は約 450 mL で，7 ～ 9 L/分の空気が呼出される．呼吸によって，約 250 mL/分の O_2 が体内に入り，約 200 mL/分の CO_2 が体外に排泄される．特に，肺胞気と血液間の O_2 と CO_2 の移動を外呼吸と呼んで，内呼吸すなわち，細胞内での O_2 の利用と代謝産物としての CO_2 の産生と区別する場合がある．内呼吸は組織呼吸あるいは細胞呼吸とも呼ばれ，ミトコンドリア内の電子伝達系による酸化的リン酸化，すなわちブドウ糖（TCA 回路）や脂肪酸（β 酸化）を材料とした O_2 を利用した代謝による ATP の産生がその本体である．また，内呼吸は血液から組織液を介して細胞に O_2 を与え，細胞から CO_2 を毛細血管内に取り入れる，血液と各組織の細胞間の O_2 と CO_2 の移動も含んで呼ぶ場合がある．

　内呼吸にせよ外呼吸にせよ，O_2 や CO_2 などのガスがリン脂質二重層からなる細胞膜を自由に拡散できる性質であることが重要である．

❷ ガス分圧

O_2 と CO_2 のガス交換は肺胞気と混合静脈血の間で行われる．この過程はそれぞれのガス分圧（P）の差による拡散によって受動的に行われる（**図7-16**）．空気（吸気）のガス組成は，酸素（O_2）21%，二酸化炭素（CO_2）0.04%，窒素（N_2）78%などである．呼気中の O_2 は16%と約4.5%減少し，CO_2 は約4%増加するが N_2 は変化しない．**表7-2**に吸気（空気），肺胞，呼気のガス組成の割合と分圧を示す．

分圧とは混合気体で一つの気体が示す圧で，大気圧（全圧，760 mmHg）×（その気体の組成率）で示される．気体は分圧の高い方から低い方に拡散，移動する性質があり，やがては平衡に達する．肺胞気の酸素分圧（PA_{O_2}）は100 mmHg，二酸化炭素分圧（PA_{CO_2}）は40 mmHg であり，静脈血中の各々のガス分圧は Pv_{O_2} が40 mmHg，Pv_{CO_2} が45 mmHg であるので，O_2 は約60 mmHg の圧差で肺胞からサーファクタント層，肺胞上皮，血管内皮，赤血球膜を経て拡散し，赤血球内のヘモグロビン（Hb）と結合し酸化ヘモグロビン（HbO_2）となる．毛細血管の短絡路で，気管支動脈の一部が気管支静脈となって肺静脈に入るので，肺静脈の O_2 分圧は約95 mmHg となる（**表7-3**）．

一方，CO_2 は約5 mmHg の圧差で静脈血から肺胞気へ拡散する．なお，CO_2 の拡散能力は O_2 より約20倍大きいので，圧差が小さくても速やかに排出され，肺静脈の CO_2 分圧は40 mmHg になる．吸気と呼気でのそれぞれのガスの分圧の差（**表7-2**）が肺胞と血液間で移動した気体の量である．

酸素含量とは血液100 mL 中に含まれる酸素の占める容積をいい，動脈血では19 mL/100 mL（19vol%），静脈血では14 mL/100 mL（14vol%）である．酸素容量

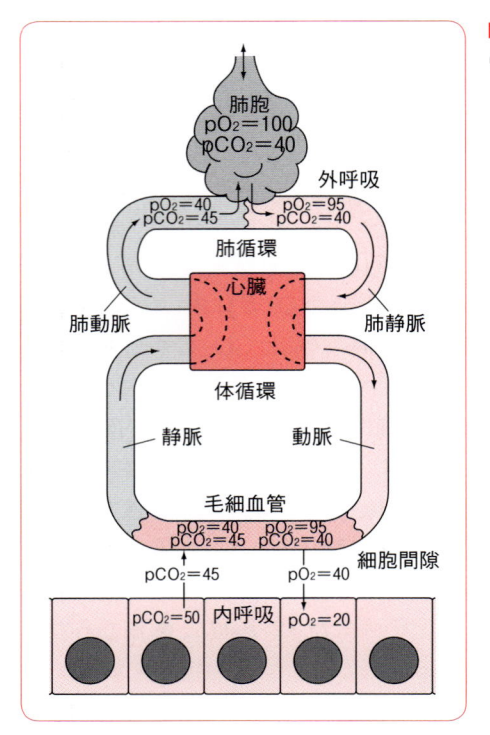

■ 図7-16　肺と毛細血管（外呼吸）と細胞と毛細血管（内呼吸）での酸素と二酸化炭素の移動

■ 表7-2　空気，呼気の組成

	空気中（吸気）		肺胞中（37℃）		呼気	
	分圧 (mmHg)	割合 (%)	分圧 (mmHg)	割合 (%)	分圧 (mmHg)	割合 (%)
窒素	596.0	78.42	573.0	75.40	565.0	74.34
酸素	158	20.79	100	13.16	116	15.26
二酸化炭素	0.3	0.04	40	5.3	32	4.2
水蒸気	5.7	0.75	47	6.2	47	6.2

■ 表7-3　肺動脈，肺胞，肺静脈，毛細血管，細胞での酵素分圧と二酸化炭素分圧

	酸素分圧（mmHg）	二酸化炭素分圧（mmHg）
肺動脈	40	45
肺胞	95 （血管の生理的短絡と気管支動脈 の一部が肺静脈に入るため）	40
動脈性毛細血管	95	40
細胞	23	45
静脈性毛細血管	40	45

とは血液 100 mL 中で，Hb がすべて HbO_2 となったときの酸素量をいう．1g の Hb は酸素 1.34 mL と結合するので，血液中の Hb が 15g/dL のときの酸素容量は 20vol％となる．**酸素飽和度**とは血液中の Hb のうち，HbO_2 の占める割合をいい，酸素含量／酸素容量の比（％）で表される．動脈血での酸素飽和度は 95〜97％である．

　臓器・組織では毛細血管の O_2 分圧は 95 mmHg で，臓器・組織の細胞の O_2 分圧は 20〜0 mmHg であるので，O_2 は毛細血管から組織液を経て細胞に拡散・移動する（**図7-16**）．一方，毛細血管の CO_2 分圧は 40 mmHg で，臓器・組織の細胞の CO_2 分圧は 40〜70 mmHg であるので，CO_2 は細胞から組織液を経て毛細血管に拡散・移動する．

3　ガスの運搬

　肺胞で毛細血管に移動した O_2 の 99％はヘモグロビンに結合し，1％は**血漿**に溶ける．CO_2 の 95％は一連の可逆反応で産生される化学的結合物として血漿に移動する（**図7-17**）．

1 酸素の運搬

❶　ヘモグロビン

　ヘモグロビンは特有の蛋白質で，その分子は 4 個の構成単位（サブユニット）からなり，各構成単位の**ヘム**と呼ばれる鉄を含んだ化学構造が蛋白質のポリペプチド鎖に結合している．ヘモグロビン（Hb）と酸素との反応は $Hb + O_2 \Leftrightarrow Hb \cdot O_2$ で示される．O_2 が 1 個のヘモグロビンのサブユニットに結合すると，他のサブユニットにも O_2 が次々と結合する．
　ヘモグロビンの酸素飽和度と O_2 分圧（Po_2）の関係を示す曲線はヘモグロビンの**酸素解**

<u>離曲線</u>と呼ばれる（図7-18）．酸素解離曲線はS字状を示し，この図をみるとわかるように，血液の酸素分圧が上がれば酸素と結合するヘモグロビンの量は増加し，逆に酸素分圧が下がれば酸素と結合するヘモグロビンの量は減少する．酸素分圧の高い肺胞では，動脈血への酸素供給に有利であり，酸素分圧が低い組織では，わずかな酸素分圧の低下で，ヘモグロビンは大量の酸素を解離することができる．

P_{O_2} が 100 mmHg ではヘモグロビンは約98%，O_2 で飽和され，P_{O_2} が 20 mmHg ではヘモグロビンは約33%しか O_2 と結合できない．組織液と血液が毛細血管壁を介して接触する部分では，酸素分圧が 40 mmHg 以下となり，ヘモグロビンの酸素解離曲線が急峻になっているから，わずかな酸素分圧の減少で大量の酸素がヘモグロビンから解離して組織液へと拡散できる．

❷　ヘモグロビンと酸素の結合に影響する因子

この他にも，ヘモグロビンには酸素を運搬する物質として都合のよい性質があり，酸素解離曲線は pH，体温，2,3-ジホスホグリセリン酸塩（DPG）で変化する．たとえば，血液の pH が低下するとこの曲線は右下方へ偏移し，血液の pH が上昇すると左上方へ偏移する（図7-18）．この曲線が右下方へ偏移するということは，同じ酸素分圧であっても血液の pH が下がると，ヘモグロビンの酸素親和性が減り，今まで結合していた酸素を解離することを意味する．

代謝の盛んな組織では pH が低下しているので，体組織を循環する血液中のヘモグロビンからは，その部位の酸素分圧の低下だけでなく，pH の低下によっても酸素は解離しやすく

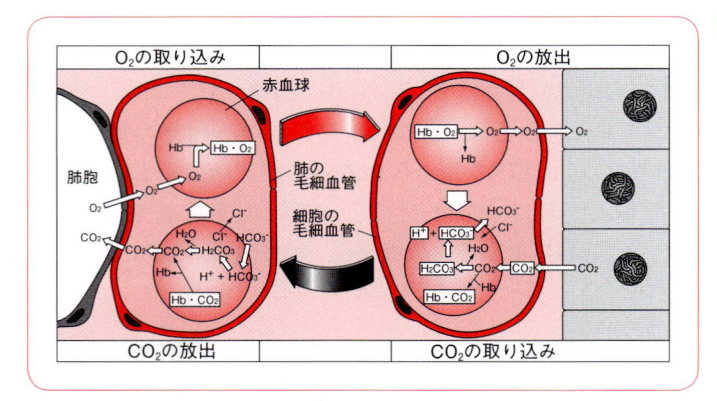

■ 図 7-17　酸素と二酸化炭素の血液での輸送

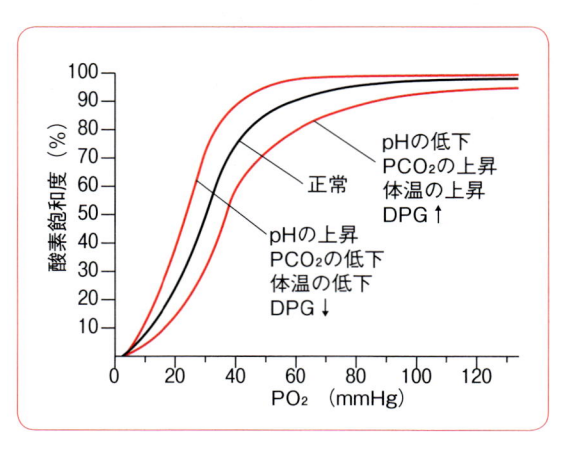

■ 図 7-18　ヘモグロビンの酸素解離曲線

なる（ボーア効果）．また，血液中の CO_2 が増加し，Pco_2 が上昇すると，血液の pH が低下するので，酸素解離曲線は右側に移動する．

また，血液の温度が変化した場合にもヘモグロビンの酸素解離曲線は偏移する．**図 7-18** にみられるように，温度が上がったときには曲線は右下方へ偏移するから，代謝が盛んで熱産生の著しい組織を流れる血液では，酸素がヘモグロビンから解離しやすいことになる．

DPG は赤血球に多く存在し，グルコースからピルビン酸への解糖過程の産物である 3-ホスホグリセルアルデヒドからできる．1 分子のデオキシヘモグロビンは，1 分子の DPG と結合する．

$$dHb \cdot O_2 + DPG \Leftrightarrow dHb - DPG + O_2$$

この平衡反応で DPG の濃度の上昇は上記の反応を右側に進める．即ち，ヘモグロビンが O_2 を遊離しやすくなる．アシドーシスは赤血球の解糖反応を抑制するので，DPG の濃度は低下する．反対に，高地に登ると，血液の pH は上昇し，赤血球の DPG 濃度は著しく上昇し，組織への酸素利用度が増加する．

以上をまとめると，O_2 は主としてヘモグロビンと結合して血液中を運ばれるが，ヘモグロビンと O_2 との結合は，O_2 分圧，水素イオン濃度（pH），温度，DPG によって左右される．これらの要因はいずれも，肺胞を流れる血液においてはヘモグロビンと O_2 の結合を促し，体組織を流れる血液においてはヘモグロビンから O_2 が解離するのを促す．すなわち，肺から体組織へ酸素を運搬するのに都合のよい仕組みとして働いている．

1g のヘモグロビンは約 1.34 mL の O_2 と結合するので，全身に保有できる O_2 量は 1.34 mL（15g/100 mL）×（5,000 mL/100 mL）で，約 1,000 mL と計算できる．身体は 1 分間に約 250 mL の酸素を使用するので，呼吸せずに生存できる時間はせいぜい約 4 分間である．脳は最も早く低酸素で損傷を受ける臓器で，無呼吸が 1 分以上続くと意識を失う．そのために呼吸していなければ，できるだけ早く人工呼吸などをして O_2 を脳に送らなければならない．

また，一酸化炭素（CO）は O_2 よりもヘモグロビンに結合しやすいので，少ない量の一酸化炭素で一酸化炭素中毒が起こりやすい．一方，シアン化合物はチトクローム酸化酵素の鉄と結合し，ミトコンドリア呼吸鎖を止めることで毒性を持つ．

❸　その他の酸素運搬にかかわる分子

胎児のヘモグロビン（ヘモグロビン F）は成人のヘモグロビン（ヘモグロビン A）よりも酸素親和性が高いので，母体から胎児への O_2 の移動を容易にする（**図 7-19A**）．これはヘモグロビン F がヘモグロビン A と比較して DPG との結合力が弱いためである．

ミオグロビンは骨格筋にある鉄を含む色素蛋白で，その 1 分子は $O_2$1 分子と結合する．酸素解離曲線は S 字状でなくて，直角双曲線である（**図 7-19B**）．ミオグロビンは Po_2 の比較的低い部位ではヘモグロビンから O_2 を取り込み，Po_2 の極めて低い部位で O_2 を放出する．運動中の骨格筋では血液の Po_2 はほとんど 0 に近いので，ミオグロビンは骨格筋に O_2 を供給することができる．

❷　二酸化炭素の運搬

安静状態では血液 100 mL 当たり，約 4 mL の CO_2 が組織・細胞から放出される．その

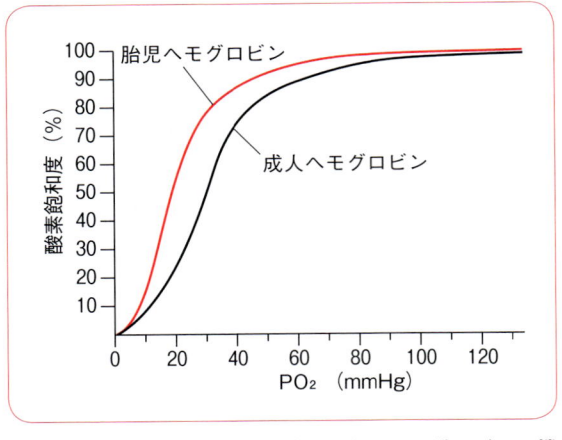

■ **図7-19A　成人ヘモグロビンと胎児ヘモグロビンの機能的比較**

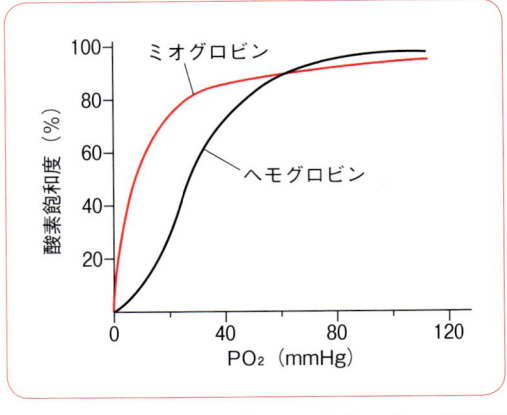

■ **図7-19B　ヘモグロビンとミオグロビンの酸素解離曲線**

場合，物理的に血漿に溶解して運ばれる量は酸素と同様ごくわずかである（約7%）．まず，血漿へ拡散した二酸化炭素（CO_2）は水（H_2O）と反応して炭酸（H_2CO_3）となり，炭酸はさらに水素イオン（H^+）と重炭酸イオン（HCO_3^-）に解離する．すなわち，

$$CO_2 + H_2O \rightarrow H_2CO_3 \Leftrightarrow H^+ + HCO_3^-$$

となる．しかし，この反応は，炭酸脱水酵素がない場合は極めてゆっくりとしか進まないので，炭酸脱水酵素を含まない血漿中では反応はそれほど進行しない．血漿中に拡散してきたCO_2は，さらに，赤血球内へと拡散していく．赤血球内には炭酸脱水酵素が豊富に存在しているので，この反応は赤血球内で急速に右へ進行して，大量のH^+とHCO_3^-が生成される．この反応で約70%のCO_2は赤血球内でHCO_3^-になる（**図7-17**）．大量に生成されたHCO_3^-は濃度勾配に従い，血漿から赤血球にはいるCl^-と交換（交換輸送または逆輸送）で赤血球から血漿へと出ていく．

　また，CO_2の一部は血漿蛋白や赤血球内のヘモグロビンのアミノ基と直接結合して**カルバミノ化合物**を形成し，赤血球・血漿で運ばれる（20%）．オキシヘモグロビン（HbO_2）が多くなると，ヘモグロビンのCO_2に対する親和性が減少して肺からCO_2が排出されやすくなる．また，組織では**デオキシヘモグロビン（デオキシHb）**が多くなり，CO_2との結合性が増加する．なお，赤血球内で生成したH^+はデオキシヘモグロビンで緩衝される．

　このように，CO_2の大部分（70%）は重炭酸イオンの形で，一部（20%）はカルバミノ化合物の形で，そして，ごく一部（7%）が直接的に血漿および赤血球の細胞内液中に溶解して血液中を運ばれる（**図7-17**）．O_2は大部分がヘモグロビンとの直接結合により血液中を運ばれるのに対し，CO_2は大部分が重炭酸イオンの形で運ばれる点を特徴とするが，この場合もヘモグロビンの緩衝作用に大きく依存しているから，ヘモグロビンはO_2の運搬にもCO_2の運搬にも大きな役割を果していることになる．以上に述べた反応はすべて可逆反応であるから，肺胞ではCO_2分圧が低下するため，反応は逆に進んで血液中のCO_2は肺胞気中へと移行する．

4　呼吸調節

　呼吸の周期を意識的に変えることはできるが，通常は無意識的に吸息と呼息を繰り返している．横隔膜や外肋間筋は自動能を持たない骨格筋であるから，これらの筋肉を支配する脊髄の運動ニューロンには，呼吸中枢からのインパルスが周期的にきていて，それにより周期的に興奮する．安静時の呼吸では吸息期が約1秒，呼息期が約1秒，休息期が約1.5秒で，呼吸数と呼吸の深さは神経系と液性因子で一定に調節されている．

1　呼吸中枢

　呼吸は呼吸筋を支配する頸髄から胸髄の前角にある運動ニューロンの活動で生じる．呼吸の吸息，呼息，休息のリズムは無意識的に，そして規則的に呼吸中枢で調節される．自律的な呼吸の調節系は橋と延髄の網様体（呼吸中枢）からのインパルスが脊髄の運動ニューロンに達して行われている．随意的な呼吸の調節系は，大脳皮質からのインパルスが皮質脊髄路を経て脊髄の運動ニューロンに達して行われている．

　呼吸の周期性形成に関与する中枢は延髄にある．この呼吸中枢には，呼吸筋を支配する運動ニューロンにインパルスを送り吸息時に興奮する吸息ニューロンと，呼息時に興奮する呼息ニューロンがある．吸息ニューロンには，自動的に周期的な興奮を繰り返す性質があり，呼吸の自動性および周期性をコントロールしている．しかし，この吸息ニューロンの活動はさらに上位の中枢や末梢の受容器からの信号により多くの修飾を受けている．延髄の直上部にあたる橋からは，この吸息ニューロンの自動的・周期的活動をさらに円滑にするような調節を受けている．

　すなわち，橋には呼吸調節中枢があり，延髄には狭義の呼吸中枢がある（**図7-20**）．**図7-20**に示すように，橋の上部を切断しても規則的な呼吸が続く（A）．橋の中央部（呼吸調節中枢）を切断すると，呼吸は遅くなり，1回換気量は増加する（B）．橋と延髄の間で切断すると，呼吸はやや不整であるが規則性を示す（C）．延髄（呼吸中枢）の下で脳幹を完全に

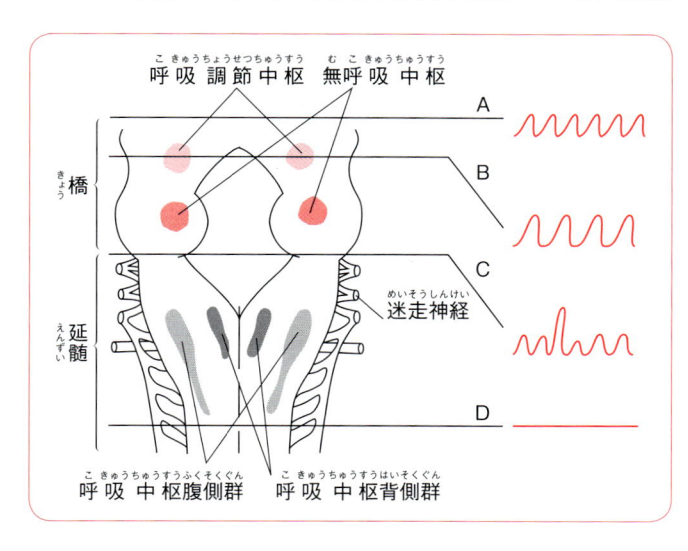

■ **図7-20　呼吸調節中枢，無呼吸中枢，呼吸中枢の障害と呼吸のリズムの変化**

切断すると，呼吸は停止する（D）．

2 呼吸に影響を与える因子

　呼吸運動は，通常，規則的な周期で起こる律動的運動であるが，その周期や深さは固定したものではない．呼吸中枢の活動はさらに上位の中枢や末梢の受容器からの信号により多くの修飾を受けている．

1）神経性調節
❶ 迷走神経
　吸息ニューロンの活動は，肺の伸展受容器から迷走神経を伝わってくる求心性インパルスによっても，抑制性の影響を受けている．迷走神経の知覚性神経線維は気管，喉頭の粘膜，気管支の平滑筋の伸展受容器に分布する．肺迷走神経反射（ヘリング・ブロイエル反射，Hering-Breuer 反射）では，気管支の平滑筋にある伸展受容器が吸息で拡張すると，その情報が迷走神経の求心性神経線維で延髄から呼吸中枢に伝達され，肺がそれ以上にふくらまないように抑制性のインパルスを吸息ニューロンに送って，吸息を呼息に切り換えさせる．したがって迷走神経を切断すると，呼吸の頻度が低下し，ゆっくりした深い呼吸をするようになる．

　咳反射では，喉頭と気管の粘膜が異物で刺激されると，その情報が迷走神経の求心性神経線維で延髄から呼吸中枢に伝達され，咳を引き起こす．咳をする場合，まず声門が閉じ，呼吸筋が強く収縮し，肺内圧が高まる．次に声門が急に開き，呼気が爆発的に出る．肺内部が有毒ガスで刺激されると，咳は浅くて速い呼気となり，気管支が収縮する．

❷ 三叉神経
　くしゃみ反射は鼻粘膜の刺激が三叉神経で呼吸中枢に伝達される．くしゃみをする場合，大きな吸息の後に，強い呼息になる．あくび反射は咬筋の伸展反射で，三叉神経でその興奮が呼吸中枢に伝達され，深い呼吸が起こる．

❸ その他の調節
　精神感情が強いと呼吸は促進され，疼痛や寒冷刺激時には呼吸が深くなる．また，嚥下時や気道粘膜の刺激時には呼吸は停止する．また，筋，関節，腱にある固有受容器が刺激されると，その情報が脊髄から呼吸中枢に伝達されて呼吸数が増加する．

2）液性調節
　血液で行われる呼吸の調節は液性調節と呼ばれ，呼吸は動脈血の $Paco_2$，H^+，Pao_2 の変化で調節されている．血液中の CO_2，H^+，O_2 を感知する化学受容器には中枢性化学受容器と末梢性化学受容器があり（図7-21），呼吸中枢にインパルスを送って換気量の調節に関与している．

❶ 中枢性化学受容器
　中枢性化学受容器は延髄の呼吸中枢の近傍に存在すると考えられている．中枢性化学受容器は脳脊髄液および脳組織液の pH を感知する．血液の pH が 7.1 の場合，換気速度は約4倍に増加し，pH7.6 の場合に，換気速度は約20％に減少する．CO_2 は血液で CO_2+

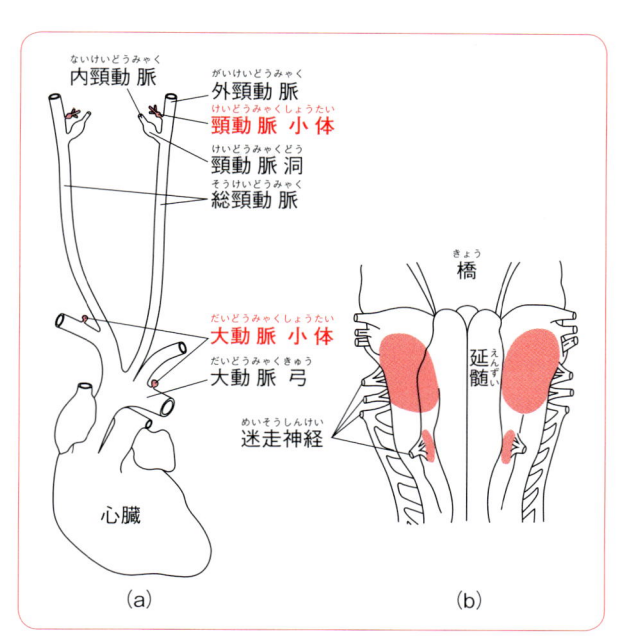

■ 図7-21　末梢性化学受容器の頸動脈小体と大動脈小体（a），中枢性化学受容器の受容野（b）

$H_2O \rightarrow H_2CO_3 \Leftrightarrow H^+ + HCO_3^-$ に解離するので，その結果として脳脊髄液の H^+ が上昇して呼吸中枢の近傍の神経細胞を直接的に刺激し，肺の換気速度を高める．したがって，中枢性化学受容器は間接的に CO_2 分圧の変化にも敏感な感受性を持つ．

❷　末梢性化学受容器

　末梢性化学受容器は内頸動脈と外頸動脈の分岐部にある頸動脈小体と大動脈弓の近傍にある大動脈小体である．頸動脈小体は動脈血の Po_2 の低下，pH の低下，Pco_2 の上昇に反応する．動脈血の O_2 分圧が低下すると，頸動脈小体からは舌咽神経，大動脈小体からは迷走神経を通って呼吸中枢へ向かうインパルスが増加する（図7-21）．このインパルスにより呼吸中枢が刺激されて，換気量が増加する．動脈血の Pco_2 は約 40 mmHg であるが，組織が代謝亢進して，Pco_2 が上昇すると，肺の換気が増大し，CO_2 の排泄が増加する．血液の pH の低下は肺の換気を増加する．

　このように頸動脈小体や大動脈小体は，動脈血の O_2 分圧の低下の他，CO_2 分圧の上昇や H^+ 濃度の上昇にも反応して興奮し，むしろ O_2 分圧の変化は，日常的な代謝量の変化に伴う換気量の変化に対しては，それほど大きな役割を果たしていない．実際，吸気の酸素含有量の低下は換気量を増加させるが，Po_2 が 60 mmHg に下がるまでは，吸気に対する刺激は弱く，Po_2 がさらに下がって初めて，呼吸は著明に促進される．このように換気量を代謝量に比例するように調整しているのは，むしろ Pco_2 である．

　原則的には，血液の Pco_2 が上昇すると，肺の換気は増大するが，吸気中の CO_2 の濃度が 7 % 以上になると，過換気にも関わらず，体内の CO_2 の濃度が上昇して，中枢神経系が抑制されて，錯乱，昏睡に陥る．これを CO_2 ナルコーシス（麻酔，昏睡）という．その結果として，呼吸中枢の活動も抑えられ死に至ることもある．

　胎児の CO_2 は胎盤で母親側の血液を介して排泄される．新生児が生まれ，胎盤が剥離すると，新生児の CO_2 は体内に蓄積するので，中枢性化学受容器，末梢性化学受容器，呼吸中枢が刺激されて，新生児が呼吸を始める．新生児の最初の呼吸が"おぎゃ"という声であり，

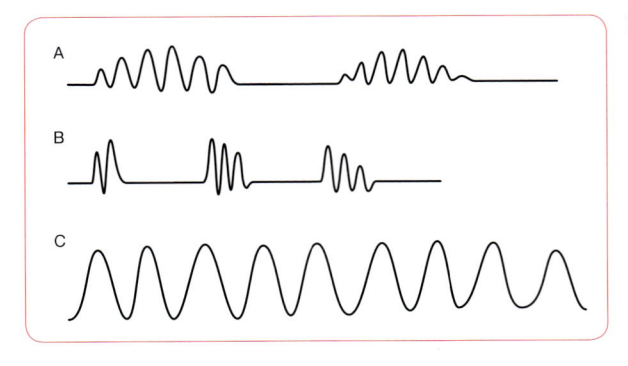

■ 図7-22　チェーン・ストークス呼吸（A），ビオー呼吸（B），クスマウル呼吸（C）

産声は新生児が自ら呼吸を始めた証拠である．

3）異常呼吸

❶ チェーン・ストークス（Cheyne-Stokes）呼吸

　数秒から10数秒間の無呼吸状態から呼吸が開始し，最初は小さいが次第に大きくなり，過呼吸の状態を経て小さくなり再び無呼吸となる周期性の呼吸型をチェーン・ストークス（Cheyne-Stokes）呼吸という（図7-22A）．呼吸中枢は血漿中の CO_2 に敏感に反応し，Pco_2 が増加すると，呼吸中枢が刺激されて過呼吸が起こる．過呼吸で CO_2 が排出され Pco_2 が低下すると，今度は呼吸中枢が抑制され，呼吸が停止する（数秒〜30秒）．呼吸が停止すると再び，Pco_2 が増加するので，再び，過呼吸をする．チェーン・ストークス呼吸はこれを繰り返す．この呼吸は心不全，尿毒症，脳疾患にみられるが，脳障害により呼吸中枢や中枢性化学受容器に対する上位制御（抑制）がはずれ，中枢化学受容器の CO_2 に対する感受性が敏感になっていて，呼吸中枢と化学受容器の機能のみで呼吸調節をしている状態である．小児や高齢者の睡眠時にもみられることがある．

❷ ビオー（Biot）呼吸

　無呼吸（10〜30秒）から数回の深い多呼吸に変化し，また無呼吸となり，この現象を周期的に繰り返す．間隔は不規則である．このような無呼吸状態から突然多呼吸となる状態を繰り返す周期性の呼吸をビオー（Biot）呼吸という（図7-22B）．この呼吸は脳外傷，脳炎，脳腫瘍など特に橋の障害の時にみられる．

❸ クスマウル（Kussmaul）呼吸

　クスマウル（Kussmaul）呼吸では，深くて遅い呼吸が持続的に起こる．呼吸は規則正しく，呼吸数は減少している（図7-22C）．腎不全や尿毒症，重症の糖尿病など代謝性アシドーシスの強いときにみられる代償性呼吸である．別名，糖尿病性昏睡性大呼吸とも呼ばれる．血液の pH の低下が呼吸中枢（特に中枢性化学受容器）を持続的に刺激し，呼吸を促進するためと考えられる．

8章 栄養摂取の機構

1 消化器系の概観

1 消化器系の基本的な構造と機能

　食物の中に多く含まれる高分子を細胞が取り入れることができる程度の小分子にまで分解する過程を消化といい，消化を行う器官群を消化器系と呼ぶ．消化器系は消化によって生じた小分子の吸収も行い，吸収されなかった不要物を便として排泄する役割も担っている．消化器系は口腔・咽頭・食道・胃・小腸（十二指腸・空腸・回腸）・大腸（盲腸・結腸・直腸）・肛門へと連続する1本の管である消化管と，歯・舌・唾液腺・肝臓・膵臓・胆嚢からなる付属消化器官から構成される（図8-1）.

　摂取した食物は口腔で細かく噛み砕かれる（咀嚼）．舌の運動で咽頭へと送られた食物は反射的に食道を経て胃へと移送される（嚥下）．胃・小腸では食物が小分子へと分解され（消化），小腸でその大部分が吸収される．大腸ではさらに水分や電解質の吸収が行われ，便が形

■ **図8-1　消化器系の概観**

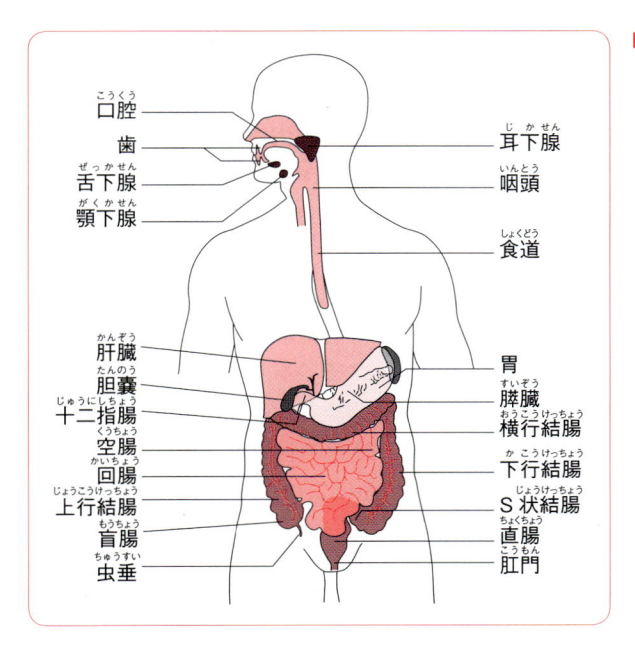

口腔
歯
舌下腺
顎下腺
肝臓
胆嚢
十二指腸
空腸
回腸
上行結腸
盲腸
虫垂
耳下腺
咽頭
食道
胃
膵臓
横行結腸
下行結腸
S状結腸
直腸
肛門

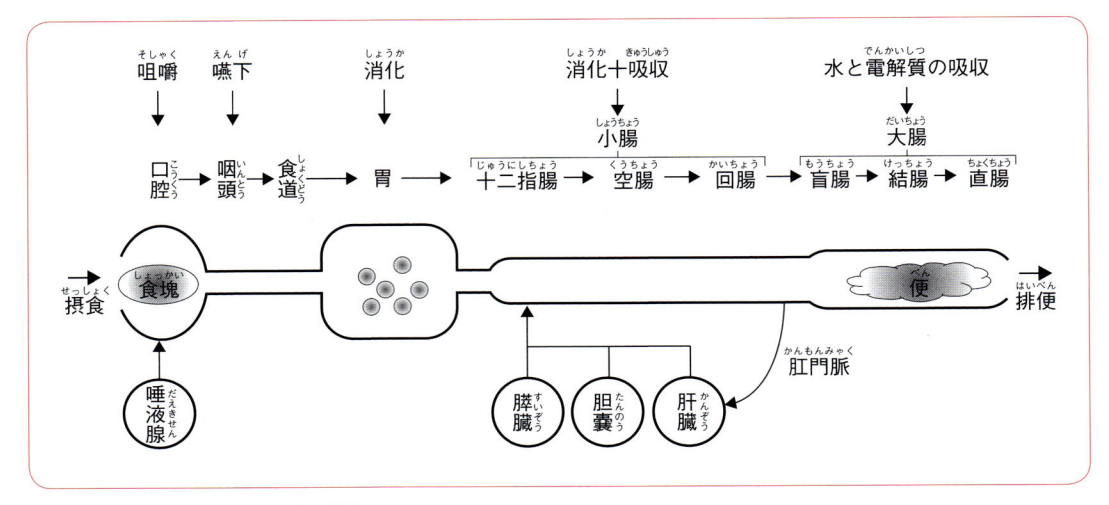

■ **図 8-2　消化器系の各器官の機能**

成される（**図 8-2**）．唾液腺・肝臓・膵臓・胆嚢では消化を助ける液が作られて消化管へと分泌される．吸収された栄養素の大部分は肝門脈を経て肝臓に送られる．

❷ 消化管の組織構造

　食道以降の消化管の組織構造は器官ごとに特徴はあるものの，基本的に同じである．最も内側には粘膜上皮と粘膜固有層からなる**粘膜**があり，粘膜筋板を挟んで**粘膜下組織**がその外側を覆っている．さらにその外側には，平滑筋で構成される**筋層**が位置している．筋層内側部には消化管を輪状に覆う平滑筋（輪走筋），筋層外側部には消化管の長軸に沿って走る平滑筋（縦走筋）がある．最も外側を覆うのが**漿膜**である．

　また，消化管にはその全長にわたって「内臓の脳」ともいえる腸管神経系があり，消化器系の機能を支配している．腸管神経系には 1 億以上の数のニューロンが存在し，消化管の運動や水・電解質の移動を，中枢神経系を介さずに自律的に制御できる．腸管神経系のニューロンは，粘膜下組織と輪走筋の間にある**粘膜下（マイスネル）神経叢**と，輪走筋と縦走筋の間にある**筋層間（アウエルバッハ）神経叢**に存在している（**図 8-3**）．

❸ 消化管の管壁と腹膜

　消化管の外側は漿膜で覆われるが，これは腹腔内面を覆っている**腹膜**が内側に陥入して形成されたもので，臓器と腹腔内面を覆う漿膜は連続している．臓器を覆っている腹膜を**臓側腹膜**，腹腔内面を覆う腹膜を**壁側腹膜**といい，臓側腹膜と壁側腹膜，または臓側腹膜間をつないでいる部分を**腸間膜**と呼ぶ（**図 8-4**）．人体で最大の腸間膜は胃を覆う臓側腹膜と横行結腸を覆う臓側腹膜を結んでいる**大網**で，腹腔前面にエプロンのように垂れ下がっている（**図 8-5**）．

　腹腔に存在する消化器系の臓器には，その全体を腹膜で覆われているものと前面のみが覆われているものがある．前者を**腹膜内器官**，後者を**腹膜後器官**といい，腹膜内器官としては

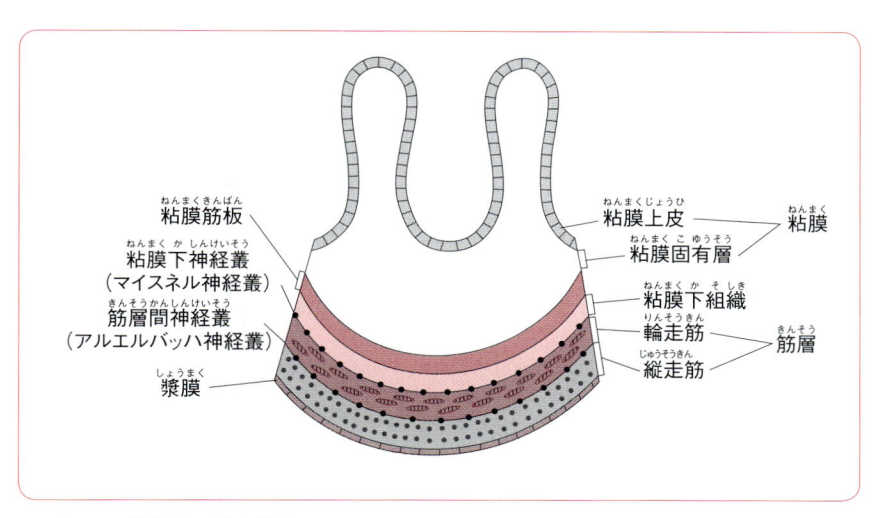

■ **図 8-3　消化管の基本構造**

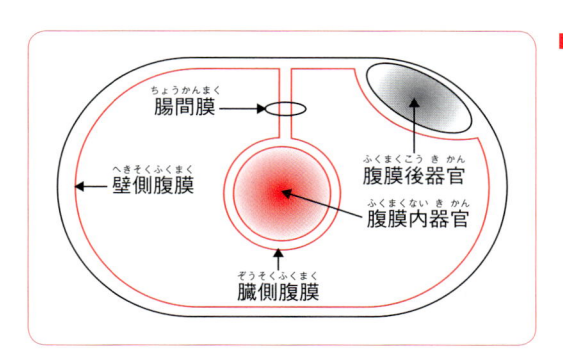

■ **図 8-4　腹膜と腹腔内の器官の位置関係**

胃，空腸，回腸，肝臓が，腹膜後器官としては十二指腸，上行結腸，下行結腸などが挙げられる．

2　口腔の構造と機能

口腔では付属消化器官として歯，舌，唾液腺，歯も参加して消化機能を行っている．

1　口腔

口腔は消化管の始まりの部分であり，食物を摂取し消化作用を開始するとともに，味覚器や発声の補助器官としての働きも併せ持つ．

口唇と歯列との間の空間を**口腔前庭**といい，歯列から咽頭までの空間を**固有口腔**という．固有口腔の天井である口蓋は，手前の部分で内部に上顎骨と口蓋骨の支えがある**硬口蓋**と，奥の部分で筋肉性の**軟口蓋**に分けられる．軟口蓋の後縁中央からは**口蓋垂**が垂れ下がっている．軟口蓋の筋は嚥下の際に収縮し，後鼻孔を閉じて飲食物の鼻腔への逆流を防いでいる．咽頭への開口部の後ろには**口蓋扁桃**というリンパ組織があり，ここに多数のリンパ球が集合して感染防御にあたっている（**図 8-6**）．

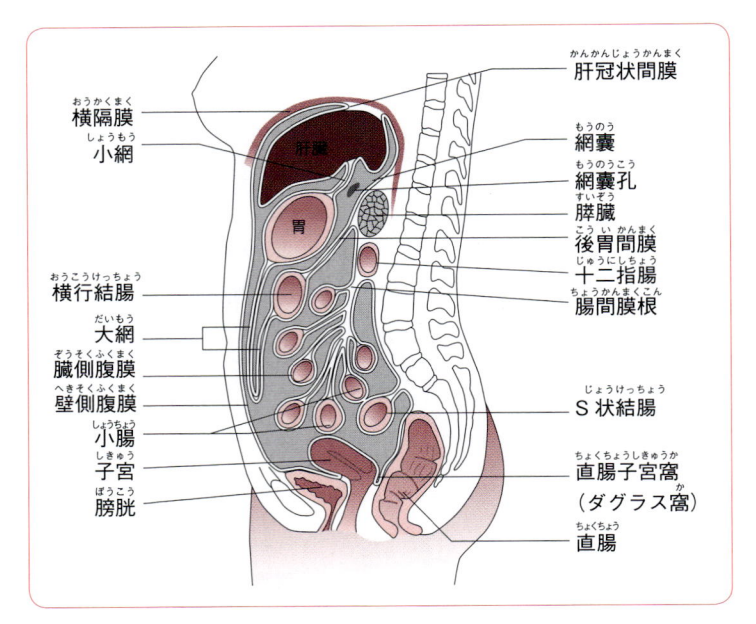

■ 図8-5　腹膜と腸間膜（女性）

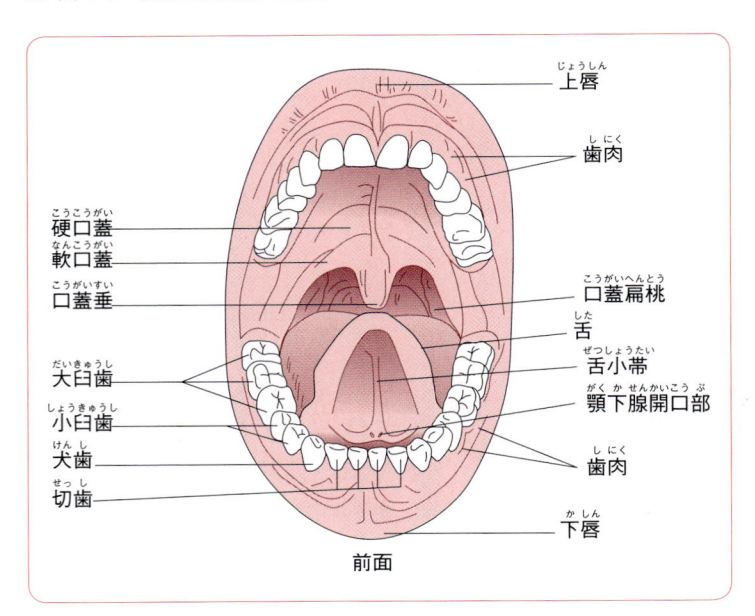

■ 図8-6　口腔

2 舌

　舌はその表層から粘膜，結合組織，骨格筋で構成される．舌の筋は，頭蓋骨，舌骨，下顎骨などに起始がある外舌筋と，舌の中を縦横前後に走行する内舌筋からなり，外舌筋は舌の位置を，内舌筋は舌の形を変える．舌の根元である舌根にはリンパ組織である舌扁桃がある．中央部の舌体と先端部の舌尖はV字型の分界溝で舌根と分けられる（図8-7）．

　舌の上面と外側面には無数の舌乳頭があるために，ざらついている．舌乳頭の作用の1

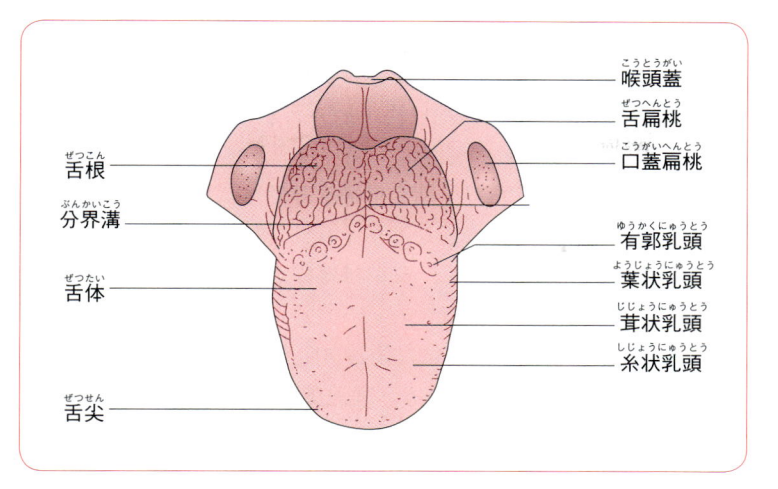

喉頭蓋
舌扁桃
舌根
口蓋扁桃
分界溝
有郭乳頭
葉状乳頭
舌体
茸状乳頭
糸状乳頭
舌尖

■ 図8-7 舌

つは舌と食物との摩擦を増し，食物の移動を容易にすることである．舌乳頭は角化した上皮に覆われた粘膜固有層の突起であり，その形状から4種類に分類される．白っぽい突起状の糸状乳頭は舌の前2/3に無数に存在し，その間に赤みを帯びた丸い茸状乳頭がある．ヒダ状の葉状乳頭は舌体の外側面に，乳首状の有郭乳頭は分界溝の前に並んで位置している．糸状乳頭は触覚に関与するが，他の3つの乳頭には味覚器である味蕾が存在している．舌の下面の真ん中には粘膜のヒダである舌小帯があり，舌の後方への移動を制限している．

舌の粘膜には舌腺があり，唾液や舌リパーゼを分泌している．舌リパーゼは胃の中の酸性環境下で活性化し，中性脂肪であるトリグリセリドを脂肪酸とジグリセリドにまで分解する．

舌の味蕾で感じる味覚は，舌の前3分の2では顔面神経が，後ろ3分の1では舌咽神経が伝えている．舌の触覚や温覚・痛覚を伝えているのは前3分の2で三叉神経，後ろ3分の1では味覚と同様に舌咽神経である．味覚は5種類の基本味（甘味，塩味，酸味，苦味，うま味）で構成される．従来は舌の場所によって感じる基本味が異なるとされていたが，現在では舌の場所によって感じる味覚の差はないことが明らかになっている．なお，いわゆる辛味は味覚ではなく，味覚を修飾する温覚・痛覚の一種であり，伝える神経は前述のとおり三叉神経と舌咽神経である．

3 唾液腺

唾液を分泌する唾液腺には，口腔と舌の粘膜にある小唾液腺と，口腔粘膜の深部にある3対の大唾液腺がある．小唾液腺に含まれるのは口腔腺，頬腺，口蓋腺および舌腺であり，大唾液腺には耳下腺，顎下腺，舌下腺が含まれる．

耳下腺は耳の下前方の皮下にある最も大きい唾液腺であり，その導管は歯列と頬粘膜の間である口腔前庭に開口している．顎下腺は下顎骨の内側，口腔底の皮下に，また舌下腺は口腔底の粘膜下に存在し，導管はともに口腔底の舌小帯付着部の両脇にある舌下小丘に開口する．

唾液腺の細胞には唾液アミラーゼ（プチアリン）という消化酵素に富んだ漿液を分泌する

漿液細胞とムチンという糖蛋白質を含んだ粘液を分泌する粘液細胞がある．耳下腺には漿液細胞のみが存在するのに対し，舌下腺には粘液細胞が多く含まれ，顎下腺には両細胞がほぼ同数存在している．唾液の分泌量は1日あたり約1～1.5 Lであり，そのうちの約25%が耳下腺から，約70%が顎下腺から，約5%が舌下腺から分泌されている．唾液腺からの唾液分泌は自律神経によって支配されており，副交感神経の働きにより漿液性の唾液分泌が促進される．交感神経は唾液の分泌量を減少させるが，ムチンなどの粘液成分の分泌は促進させる．緊張すると口の中が乾いて粘つくのは，交感神経の活性化により唾液量が減少し，粘り気成分（ムチンなど）が増すからである．

　唾液は99.5%の水と溶質からなり，溶質には唾液アミラーゼ，ムチン，リゾチーム，免疫グロブリンA（IgA），電解質などが含まれる．唾液アミラーゼは糖質の分解酵素であり，でんぷんなどの多糖類を麦芽糖（マルトース）などの二糖類にまで分解する．ムチンは唾液に粘り気を与え，食物を滑らかにして移動しやすい状態にすることで嚥下を助ける．リゾチームと免疫グロブリンAはともに感染防御に役立つ蛋白質である．リゾチームは殺菌作用のある酵素であり，抗体の一種である免疫グロブリンAは微生物が上皮細胞を通過するのを阻止し，管腔免疫を担う．

4 歯

　歯は上顎骨と下顎骨にある歯槽と呼ばれる穴に釘植と呼ばれる付着結合で植わっている．歯槽を覆う口腔粘膜を歯肉といい，歯肉から突き出た部分の歯を歯冠，歯槽内に埋め込まれた部分を歯根，歯冠と歯根の境界部を歯頸という．歯の本体は象牙質と呼ばれ，歯冠ではエナメル質が，歯根ではセメント質が象牙質を覆っている．エナメル質は人体の構成成分の中で最も硬い．歯槽の骨壁と歯根との間には結合組織でできた歯根膜があり，歯の固定と衝撃の吸収に役立っている．歯の芯の部分には歯髄腔があり，神経や血管，リンパ管を含む結合組織でできた歯髄で埋められている．歯髄腔から歯根を貫き，神経や血管，リンパ管の通り道となっているのが歯根管である（**図8-8**）．

　歯には切歯，犬歯，小臼歯，大臼歯がある．成人の歯列は上下左右に前から切歯2本，犬歯1本，小臼歯2本，大臼歯3本が並び，合計で32本の永久歯で構成される．最初に生える歯は乳歯と呼ばれ，2年半で上下左右に計20本が生え揃う．乳歯の切歯と犬歯の数は成人と同じだが，臼歯が上下左右に2本ずつしかない．6歳頃に永久歯である第1大臼歯が生えた後，乳歯は順次抜け落ち永久歯に生え変わる．

5 咀嚼

　口腔内では噛むこと，すなわち咀嚼によって機械的な消化が行われる．食物は歯で粉砕され，舌で動かされ，唾液と混合される．咀嚼の運動を引き起こすのは側頭筋，咬筋，外側翼突筋，内側翼突筋といった下顎骨を引き上げる咀嚼筋群である．側頭筋と咬筋は下顎骨の外側に停止し，外側翼突筋，内側翼突筋は下顎骨内側に停止する．食物は咀嚼されるとやわらかくなって形が変わり，飲み込みやすい食塊へと変化する．咀嚼筋群は三叉神経に支配される．

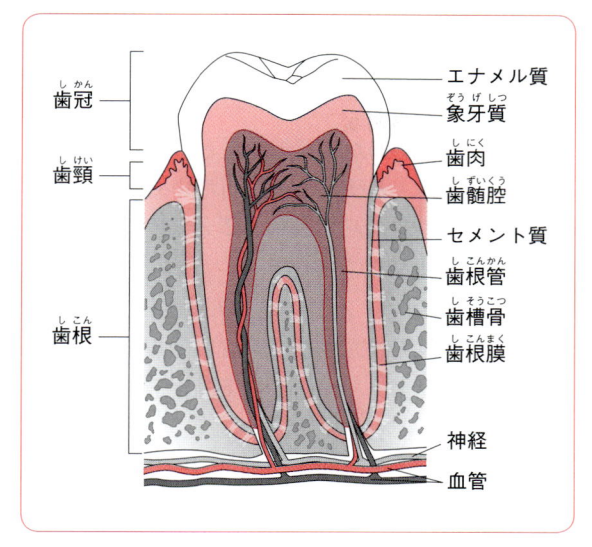

■ 図 8-8　歯

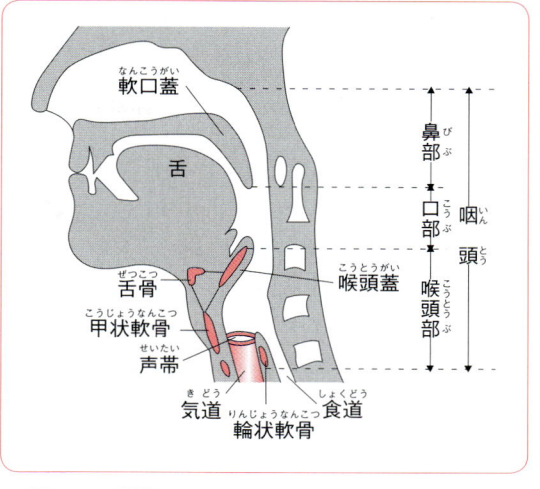

■ 図 8-9　咽頭

3　咽頭と食道の構造と機能

① 咽頭

　咽頭は口腔と鼻腔の後部にあり，後鼻孔から食道，喉頭にまで拡がる漏斗状の管であり，骨格筋とその内層を覆う粘膜から構成される．咽頭は口腔から食道への食物路と鼻腔から喉頭への呼吸路が交差する，消化器系と呼吸器系に共通した通路となっており，上から咽頭鼻部，咽頭口部，咽頭喉頭部の 3 つに区分される（**図 8-9**）．
　咽頭鼻部は軟口蓋よりも上の部分で，鼻腔につながる呼吸路となっている．軟口蓋より下で喉頭蓋よりも上が咽頭口部であり，口腔につながっている．喉頭蓋よりも下を咽頭喉頭部と呼び，前方は呼吸器系である喉頭に，下部は消化器系である食道へとつながっている．咽頭の骨格筋は横走筋である咽頭収縮筋と縦走筋である咽頭挙筋で構成されており，これらの筋の収縮で食物を食道に送り込む（嚥下）．
　咽頭鼻部には咽頭扁桃や耳管扁桃といったリンパ組織が存在する．これら扁桃は口腔の口蓋扁桃や舌扁桃とともに口腔，鼻腔，咽頭の境界部に環状に位置しており，ワルダイエル咽頭輪と呼ばれる扁桃群を構成して感染防御にはたらいている．

② 食道

　食道は，第 6 頸椎の高さで咽頭の下端から続き，第 10 胸椎の高さで横隔膜を貫き胃に移行するまでの，長さ約 25 cm，直径 1 〜 2 cm の管であり，喉頭および気管の後方に位置している．食道が気管の後方に位置しているため，鼻腔から喉頭，気管への呼吸路と口腔から食道への食物路は咽頭で交差することになる．
　食道の粘膜は丈夫な非角化型重層扁平上皮であり，その下層には粘膜下層組織と筋層が

8

栄養摂取の機構

存在し，消化管に共通した基本的な構造を示す．筋層は内側の輪走筋と外側の縦走筋で構成される．食道の上部 1/3 ではどちらの筋も骨格筋であり，下部 1/3 ではどちらも平滑筋で構成されるが，中間部 1/3 では骨格筋と平滑筋が混在している．

また，食道の上部で咽頭との境界部には上部食道括約筋が，下部で胃との境界部には下部食道括約筋があり，食物が逆流するのを防いでいる．上部食道括約筋が骨格筋性であるのに対し，下部食道括約筋は平滑筋性である．下部食道括約筋の収縮が不十分で胃の内容物が食道に逆流してしまうことが胃食道逆流症の原因の 1 つとなる．

食道には 3 か所狭くなっている部位（狭窄部）がある．1 つ目は食道の入口である咽頭—食道移行部であり，上部食道括約筋がある．2 つ目は気管が左右の気管支に分岐する気管分岐部，3 つ目は胃へと移行する部位である横隔膜貫通部であり，ここに下部食道括約筋が存在している．

❸ 嚥下

咀嚼した食塊を咽頭から食道へと送り込む（飲み込む）ことを嚥下という．嚥下の過程は口腔相（随意相），咽頭相，食道相の 3 相に区別される（図 8-10）．

1) 口腔相（随意相）

舌の運動によって咀嚼した食塊を咽頭へと移送する相であり，随意的な運動である．食物が咀嚼されると，食塊は舌体の表面に集められ，内舌筋の運動によって口蓋と舌が接触し，口腔前方を閉鎖させ，食塊を後方へと送る．

2) 咽頭相

食塊を咽頭から食道へと移送する相であり，反射による不随意的な運動である．食塊が咽

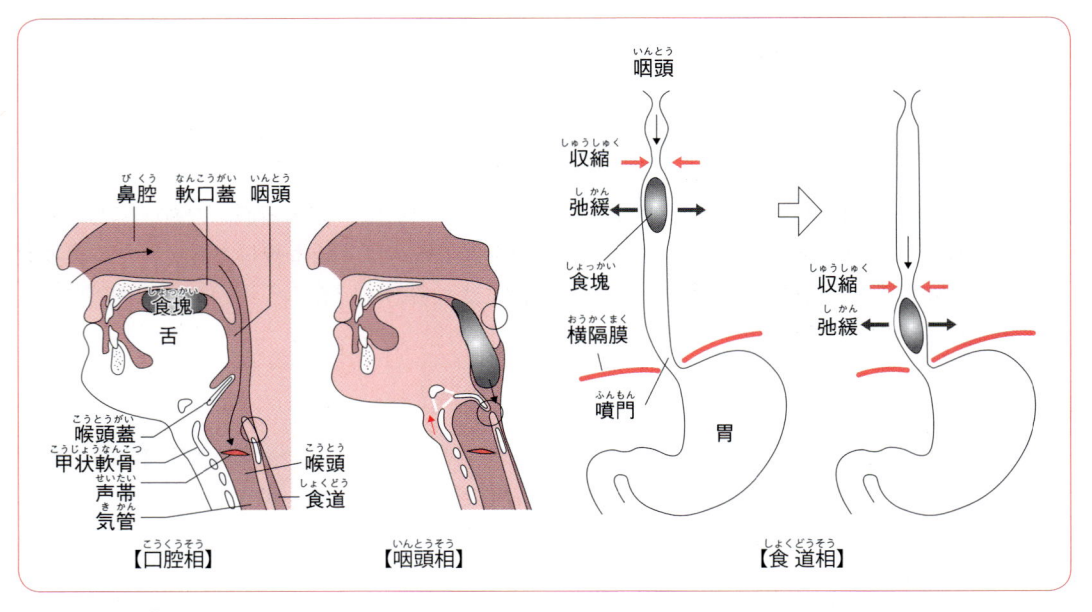

■ 図 8-10　嚥下

頭に触れると，延髄の嚥下中枢（えんげちゅうすう）が刺激され，反射的に軟口蓋が挙上して鼻腔への出口を閉鎖する．同時に，喉頭蓋が後方に傾き，喉頭口をふさぐ．喉頭が完全に閉じると咽頭収縮筋による蠕動運動（ぜんどううんどう）が起き，上部食道括約筋が弛緩することで食塊は食道へと送られる．

3）食道相

　食塊を食道から胃へと移送する相であり，不随意的な運動である．食塊が食道に入ると反射的に食道に蠕動運動（ぜんどううんどう）が起こる．蠕動運動とは，輪走筋の収縮によるくびれが前進することで，食塊を肛門側に移送する運動のことをいう．食道の蠕動運動は迷走神経の指令によって生じる神経原生の運動（神経の興奮によって生じる運動）であり，食道に来た食塊は 8 ～ 12 秒で胃へと送られる．食道の蠕動運動による移送速度は骨格筋からなる食道上部のほうが下部に比べて 10 倍も速い．最後に下部食道括約筋が弛緩することで食塊は胃へと移送される．

　飲み込もうとした飲食物が食道ではなく誤って気管に入ってしまうことを誤嚥（ごえん）と呼ぶ．これは，本来の飲食物でないものを誤って食道へと嚥下してしまう誤飲とは別の現象である．

4　胃の構造と機能

❶ 胃の構造

　胃（い）は食道から続く部分で，消化管の中で最も内腔が広い袋状の器官である．容量は個人差があり，平均 1,300 ～ 1,400 mL であるが，約 6.4 L までの大量の食物を入れられるほどの弾力性を持つ．胃はアルファベットの J の字の形に湾曲しており，湾曲部の上縁（右縁）を小彎（しょうわん），下縁（左縁）を大彎（だいわん）と呼ぶ．

　胃は噴門，胃底，胃体，幽門部，幽門という主要な部位に分けられる（**図 8-11**）．噴門（ふんもん）は胃の上部入口を取り囲む部位である．噴門より上で左にある丸い部分を胃底（いてい）と呼ぶ．解剖学用語では器官の太いほうの端を「底」と呼ぶことから，胃では胃底が上部にあることになる．胃底の下方の中心にある大きな部分が胃体（いたい）であり，狭くて最も下方にあるのが幽門部（ゆうもんぶ）である．十二指腸につながる胃の出口が幽門（ゆうもん）であり，ここには幽門括約筋（ゆうもんかつやくきん）が存在している．

　胃壁の組織構造は消化管の基本構造である粘膜（ねんまく），粘膜下組織（ねんまくかそしき），筋層（きんそう），漿膜（しょうまく）からなる（**図 8-12**）．粘膜上皮（ねんまくじょうひ）は単層円柱上皮（たんそうえんちゅうじょうひ）である．粘膜の上皮細胞は表層粘液細胞と呼ばれ，弱アルカリ性の粘液を分泌することで胃粘膜を胃酸やペプシンから保護している．上皮細胞のなかには胃腺（いせん）と呼ばれる胃液の構成成分を分泌する細胞が存在しており，胃腺の細胞群は落ち込んで胃小窩（いしょうか）という窪みを多数（約 100 個 /cm^2）形成する．胃小窩は胃腺の開口部となっており，ここから 1 日に約 1 ～ 2 L の胃液が分泌される．胃腺は胃小窩の出口に近いほうから腺頸（せんけい），腺体（せんたい），腺底（せんてい）に分けられる．胃小窩に存在する胃腺には胃の内腔に向かって分泌物を分泌する 3 種の外分泌細胞（壁細胞，主細胞，副細胞）が存在する．腺底に多い主細胞（しゅさいぼう）はペプシノゲン（蛋白質分解酵素ペプシンの前駆体）を分泌する．ペプシノゲンは胃酸にさらされると活性型のペプシンとなり，蛋白質をペプチドに分解し始める．腺体に多い壁細胞（へきさいぼう）は胃酸（いさん）と呼ばれる塩酸（HCl）を分泌する．壁細胞は塩酸を構成する水素イオン（H^+）と塩素イオン（Cl^-）を別個に分泌しており，このうちの水素イオンはプロトンポンプと呼ばれ

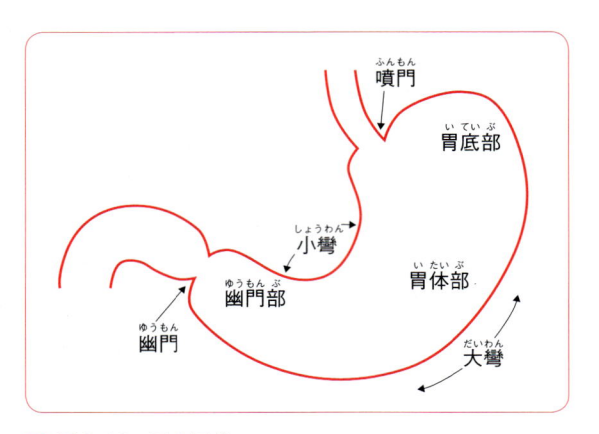

■ 図 8-11　胃の区分

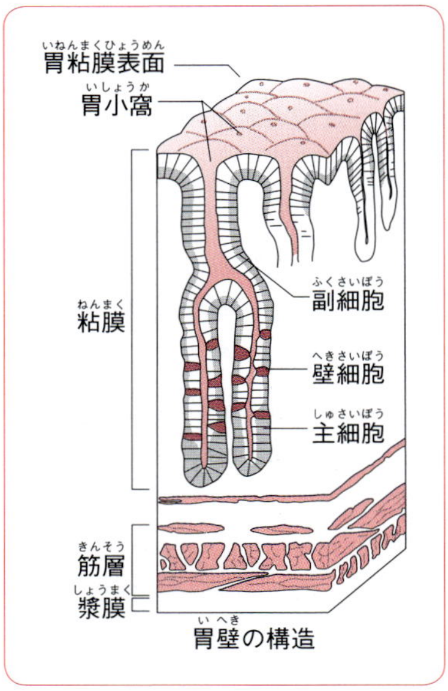

■ 図 8-12　胃壁の組織構造

■ 表 8-1　胃腺の細胞とその分泌物

細胞	分泌物	分泌物の作用
主細胞	ペプシノゲン	胃酸でペプシンに活性化され，蛋白質をアミノ酸に分解
壁細胞	胃酸（塩酸）	微生物の殺菌 消化酵素の活性化 鉄のイオン化
	内因子	ビタミン B_{12} と結合して吸収可能にする
副細胞	粘液	胃酸とペプシンから胃粘膜を保護
G 細胞 （幽門部）	ガストリン	胃液分泌と胃の運動の促進

る ATP のエネルギーを用いたポンプによって細胞外に排出されている．また，壁細胞は内因子と呼ばれるビタミン B_{12} の吸収に必要な因子も分泌している．ビタミン B_{12} は内因子と結合した形でないと小腸から吸収されない．腺頸に多い副細胞は頸部粘液細胞とも呼ばれ，表層粘液細胞と同様に胃粘膜を胃酸やペプシンから保護する弱アルカリ性の粘液を分泌している．幽門部粘膜の胃腺には第 4 の細胞である G 細胞が存在し，胃に食塊が移送されてくると消化管ホルモンであるガストリンを血中に分泌する．ガストリンは主に胃腺の壁細胞に作用し，胃酸の分泌を促進する．胃腺の細胞と分泌物については表 8-1 にまとめてある．

　胃壁の筋層は 3 層構造であり，内層が斜走筋，中層が輪走筋，外層が縦走筋である．輪走筋は幽門で特に発達し，幽門括約筋となる．

❷ 胃の機能

1）機械的消化

　胃は食物を貯留し，食物と胃液を混和して粥状にしたのちに十二指腸へと移送する．食物

と胃液が混ぜられた粘稠な粥状の液体を糜粥という．糜粥は胃の蠕動運動によって形成
される．胃では，食塊が入ってくると毎分3回ほどの蠕動運動が生じる．胃の蠕動運動は
筋原性の運動（神経の興奮ではなく平滑筋そのものの自発的な興奮によって始まる運動）
である．胃で形成された糜粥は，胃に入ってきたものが液体であれば約10分，固形物で
あれば3〜6時間で十二指腸へと排出される．固形物から形成された糜粥は，糖質を多
く含むものほど速く，脂質を多く含むものほど遅く排出される．

2）化学的消化

　胃では主に蛋白質の消化が行われる．主細胞から分泌されたペプシノゲンは，壁細胞か
ら分泌された胃酸によってペプシンへと活性化され，アミノ酸が多数つながってできた蛋
白質をペプチドにまで分解する．また，舌腺から分泌された舌リパーゼも胃の酸性環境下
で活性化され，中性脂肪であるトリグリセリド（グリセロール1分子＋脂肪酸3分子）を
脂肪酸1分子とジグリセリド（グリセロール1分子＋脂肪酸2分子）にまで分解する．

3）その他の機能

　胃では吸収はほとんど行われないが，アルコール，水分，イオン類，短鎖脂肪酸，アス
ピリンなどのある種の薬物はわずかに吸収される．胃酸には殺菌作用があるとともに，鉄
をイオン化する作用もある．胃酸は強い酸性（pH1〜2）を示し，ほとんどの細菌は存在
できないが，胃がんや胃潰瘍の原因となるピロリ菌はこの強酸性環境下でも定着できる．
壁細胞から分泌される内因子はビタミンB12と結合し，小腸からのビタミンB12の吸収を
可能にしている．幽門部から分泌される消化管ホルモンであるガストリンは胃に食塊が入
ると血液中に分泌され，胃腺に作用して胃液の分泌を促進している．

5　膵臓の構造と機能

1　膵臓の構造

　膵臓は肝臓に次ぐ大きな付属腺で，十二指腸から脾臓にまでのびる三角柱状の細長い器
官である（図8-13）．長さは約15〜16cmで，胃の後面にあり，C字型の十二指腸の曲
がった部分にはまりこんでいる．十二指腸に近いほうから，膵頭，膵体，膵尾の三部に区
分される．膵臓は十二指腸とともに後腹壁に癒着する腹膜後器官である．
　膵臓を包む結合組織性の被膜は実質内に入り，実質を多数の小葉に区分している．実質
は構造的にも機能的にも大きく異なる2つの部分，すなわち腺房（膵外分泌部）と膵島
（膵内分泌部）からなる．腺房は膵臓の98%を占めており，膵液を十二指腸に分泌する．
膵液を運ぶ膵管には，主膵管と副膵管があり，それぞれ十二指腸の大十二指腸乳頭と小
十二指腸乳頭に開口するが，副膵管の多くは膵体内で主膵管に合流している．
　膵島はランゲルハンス島とも呼ばれ，ホルモンを血管へと分泌している．膵島は3種類
の膵島細胞で構成されており，A細胞（α細胞）は血糖値を上げるグルカゴンを，B細
胞（β細胞）は血糖値を下げるインスリンを，D細胞（δ細胞）はソマトスタチンを分泌
している．

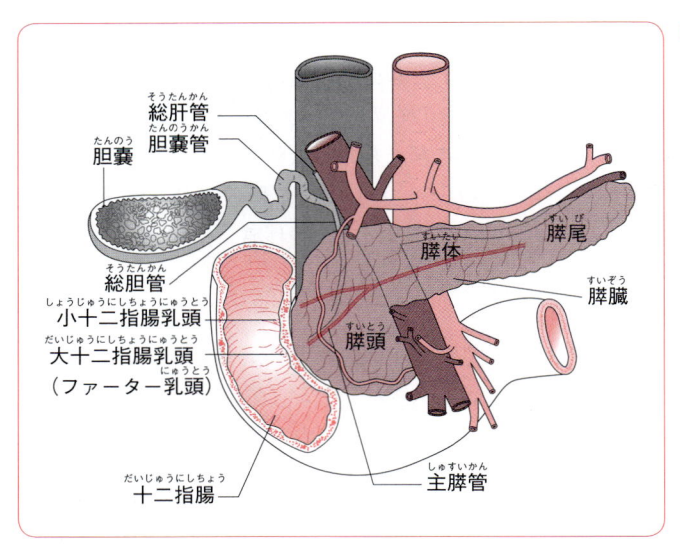

■ 図 8-13　膵臓と胆嚢

❷ 膵液とその分泌制御

　膵臓の腺房から膵管を通じて十二指腸へと分泌される**膵液**は，水，塩類，炭酸水素ナトリウム，消化酵素群を含む無色透明な液体で，炭酸水素イオンの作用により弱アルカリ性（pH 8.5）を呈している．同じく弱アルカリ性である十二指腸から分泌される粘液とともに胃から移送された酸性の糜粥を中和し，膵液に含まれる消化酵素が働ける至適 pH 環境を作っている．

　膵液に含まれる消化酵素には，①糖質を分解する酵素である**膵アミラーゼ（アミロプシン）**，②蛋白質を分解する酵素である**トリプシン，キモトリプシン，カルボキシペプチダーゼ**，③中性脂肪であるトリグリセリドを分解する酵素である**膵リパーゼ（ステアプシン）**，④核酸を分解する酵素であるリボヌクレアーゼ，デオキシリボヌクレアーゼなどが含まれる．

　膵液の分泌は，副交感神経が興奮するとその終末から放出されるアセチルコリンの作用によって促進される．また，胃から小腸に糜粥が入ってくると小腸粘膜から分泌される消化管ホルモンである**コレシストキニンやセクレチン**も膵液の分泌を促進している．

6　肝臓と胆嚢の構造と機能

❶ 肝臓の構造

　肝臓は右上腹部を占める大きな臓器であり，大きな**右葉**と小さな**左葉**に区分される．また，右葉下面ではさらに**尾状葉**と**方形葉**という小部分が区分される．肝臓の後下面で，尾状葉と方形葉の間から**固有肝動脈，肝門脈，総肝管**が肝臓に出入りしているが，この部位を**肝門**と呼ぶ（**図 8-14**）．

　肝臓の組織は，実質部分である**肝小葉**，肝小葉を区切る結合組織である**グリソン鞘**，および中心静脈からなる（**図 8-15**）．グリソン鞘は，固有肝動脈の枝（小葉間動脈），肝門脈の枝（小葉間静脈），および胆管の枝（小葉間胆管）を包んでおり，この 3 本の枝を**三つ組**と呼ぶ．

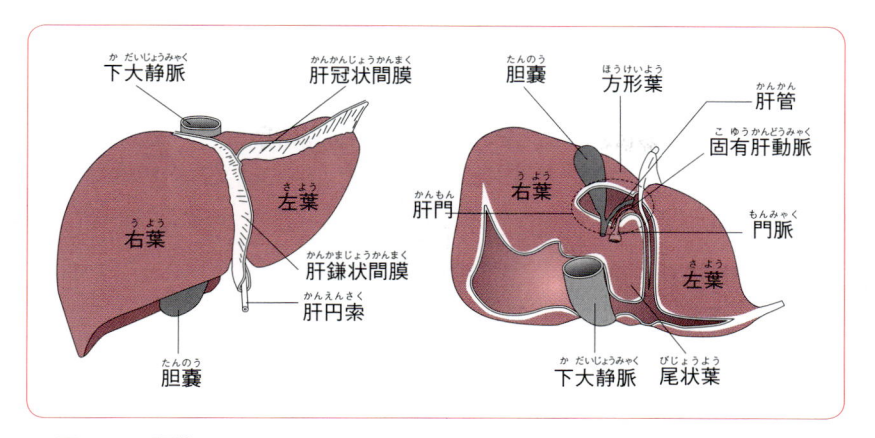

■ **図 8-14　肝臓**

■ **図 8-15　肝臓の組織構造**

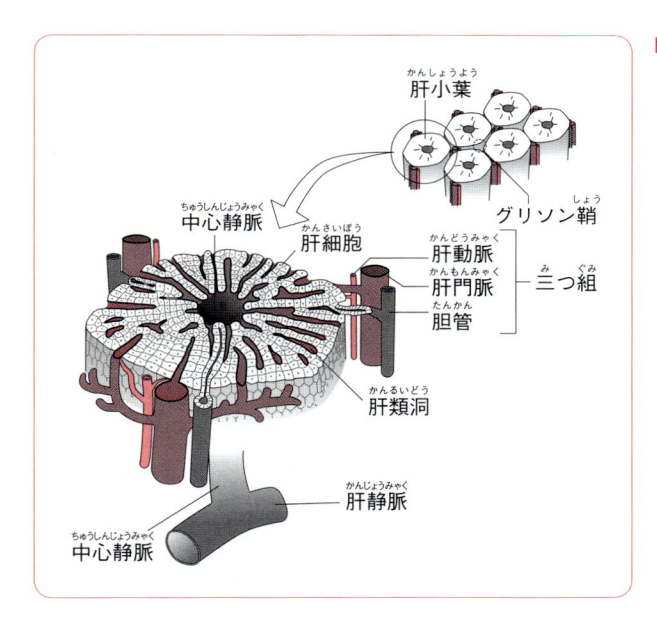

8

栄養摂取の機構

肝小葉は直径約 1 mm の多面体で，実質細胞である肝細胞，毛細血管である肝類洞，胆汁を運ぶ毛細胆管からなる．**肝細胞**は代謝や胆汁分泌を担う肝臓の主な細胞である．**肝類洞**は三つ組の動脈および門脈からの毛細血管であり，肝小葉の中心にある中心静脈に注いでいる．肝類洞には白血球の単球由来の細胞（マクロファージ）の 1 種である**クッパー細胞**が常在しており，異物の貪食や免疫応答を担っている．グリソン鞘にある固有肝動脈の枝および肝門脈の枝からの血液は類洞を通って肝小葉中央の中心静脈へと流れているのに対し，肝細胞から分泌される胆汁は毛細胆管を通ってグリソン鞘にある胆管の枝へと流れ込む．

❷ 肝門脈

　肝臓には自身に栄養を与える固有肝動脈に加えて，消化管で吸収された栄養素を含む胃，小腸，大腸などからの静脈血が集められた**肝門脈**も流れ込んでいる（**図 8-16**）．門脈とは一般に 2 箇所の毛細血管網をつなぐ血管のことをいい，肝門脈は消化管の毛細血管網と肝臓の

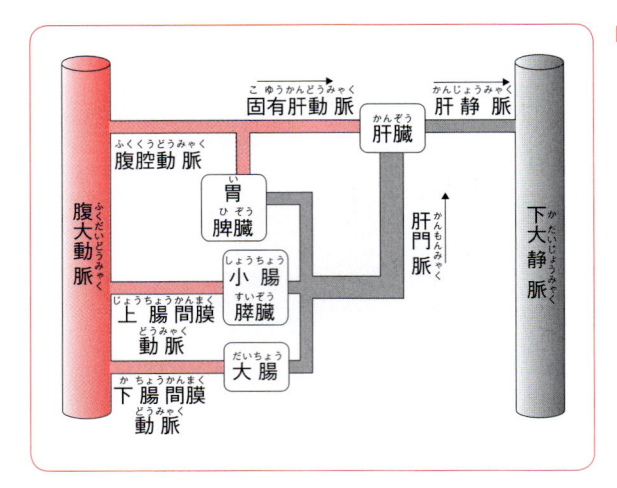

毛細血管網をつないでいる. 肝臓に流れ込む血液のうち, 固有肝動脈からの血液の占める割合は約20%に過ぎず, 残りの約80%は肝門脈からの血液である. 肝門脈からの栄養素を含んだ静脈血も肝小葉の類洞へと流れ込み, 中心静脈から回収されて肝静脈となって肝臓から出て行く.

❸ 肝臓の機能

　肝臓には以下にあげるような生命の維持に必要な機能が多数あり, その多くは代謝に関係する.

❶　胆汁の産生
　肝細胞は胆汁を産生し, 毛細胆管へと分泌する.

❷　糖質の代謝
　食後に血糖値が上昇した場合, 肝細胞は余分なグルコースをつなげてグリコーゲンを合成し, 貯蔵する. 肝臓は約125gのグリコーゲンを貯蔵できるが, それを上回る量のグルコースは中性脂肪であるトリグリセリドに変えられる. 血糖値が低くなると, グリコーゲンをグルコースに分解して血中へと放出するが, グリコーゲンが枯渇するとある種のアミノ酸や乳酸からもグルコースを合成する (糖新生). また, 小腸で吸収されたガラクトースやフルクトースなどのグルコース以外の単糖をグルコースに変換する.

❸　脂質の代謝
　肝細胞はいくらかのトリグリセリドを貯蔵する. コレステロールを合成し, コレステロールから胆汁酸を合成する. また, グルコースが不足している場合には脂肪酸を分解してアセチルCoAを産生し (β酸化), ATPを合成する. さらに, 肝臓と体細胞の間でコレステロールやトリグリセリドを運搬するリポ蛋白質を合成する.

❹　蛋白質の代謝
　肝細胞はアミノ酸から窒素を含むアミノ基 ($-NH_2$) を取り除くことで, ATPを産生したり, アミノ酸を糖質や脂質に変換したりする. 取り除いたアミノ基からは毒性の強いアンモニアができるが, このアンモニアを毒性の低い尿素に変えて尿中へと排泄する. また, 血漿蛋白質の多くを合成している.

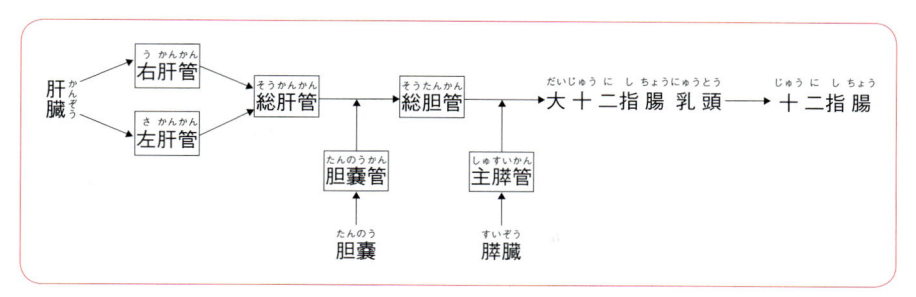

■ **図 8-17　胆汁と膵液の通路**

❺　解毒処理

　肝臓はアルコールなどの物質を代謝して解毒化する．また，多くの薬剤を胆汁へと排泄する．さらに，ステロイドホルモンの不活性化も行っている．

❻　ビリルビンの排泄

　老化した赤血球のヘモグロビンを構成する色素であるヘムはビリルビンへと変化するが，肝臓は血中のビリルビンを取り込んで胆汁へと排泄する．ビリルビンは黄色い色素であり，肝機能が低下すると血中ビリルビンが増加し，皮膚が黄色くなる黄疸と呼ばれる症状を引き起こす．

❼　ビタミンやミネラルの貯蔵

　肝臓は多くのビタミン（A，B_{12}，D，E，K）やミネラル（鉄，銅）を貯蔵し，体細胞がこれらのビタミンを必要としたときに放出する．またビタミン D の活性化にも関与する．

❹　胆嚢と胆道の構造

　胆嚢は肝臓が分泌した胆汁を一時的に貯蔵し濃縮するナスビ形の嚢状器官である（**図8-13**）．肝下面の胆嚢窩に位置し，その上面は肝臓と接着する．胆嚢は底部，体部，頸部の3部と胆嚢管とに区別される．

　胆道は肝臓の中と外で胆汁が流れる通路である．毛細胆管からの胆汁を集めた小葉間胆管は合流しながら次第に太くなり，左右2本の肝管となって肝臓を出る．左右の肝管が合流して総肝管となり，そこに胆嚢からの胆嚢管が合流すると総胆管となる．最後に膵臓からの主膵管と合流し，十二指腸の大十二指腸乳頭に開口する（**図8-17**）．主膵管と合流する部位には括約筋が発達しており，これを**オッディ括約筋**と呼ぶ．

❺　胆汁とその分泌制御

　胆汁は肝細胞で生成される黄褐色でアルカリ性の液体で，主な成分は胆汁酸，リン脂質，コレステロール，ビリルビン（胆汁色素）である．胆汁には消化酵素は含まれていない．胆汁酸はコレステロールから合成される両親媒性分子（親水性と疎水性を併せ持つ分子）であり，糜粥に含まれる脂質を包んで胆汁酸ミセルを形成することで脂質を水に馴染みやすくしている．この作用を**乳化**といい，胆汁酸は脂質を乳化することで脂質の消化を助けている．しかしながら，胆汁の主な役割は消化管内に身体に不要な物質を排出することにある．

胆嚢で貯蔵，濃縮された胆汁の分泌は，胆嚢が収縮しオッディ括約筋が弛緩することによって生じる．十二指腸に脂質が移送されてくると，小腸粘膜から消化管ホルモンであるコレシストキニンが分泌されるが，<u>コレシストキニン</u>は膵液の分泌のみならず胆嚢からの胆汁の分泌も促進している．胆汁の成分が析出して結石となったものが胆石である．

7　小腸の構造と機能

小腸は胃に続く管であり，胃に近いほうから十二指腸，空腸，回腸で形成される．小腸全体の長さは約3m，平均直径は約2.5cmである．

1　十二指腸の構造

十二指腸は小腸の最初の領域であり，全長が指の横幅のおよそ12本分であることから名付けられた．長さは約25cmと空腸や回腸と比べると短く，消化や吸収は限られる．C字型の形状を示し，胃の幽門に近いほうから上部，下行部，水平部，上行部に区分される．空腸との境界は十二指腸空腸曲であり，そこには<u>トライツの靭帯</u>がある（**図8-18**）．十二指腸も膵臓と同様に後腹壁に癒着した腹膜後器官である．

十二指腸壁の組織構造は後述の空腸，回腸の組織構造と同様であるが，十二指腸にしか見られない構造も存在する．下行部には<u>大十二指腸乳頭（ファーター乳頭）</u>があり，主膵管と総胆管が合流してここに開口する．膵臓からの膵液と肝臓・胆嚢からの胆汁はここから十二指腸に分泌される．これより約2cm上方に副膵管の開口部である<u>小十二指腸乳頭</u>が見られることがある．上部や下行部には<u>十二指腸腺（ブルンネル腺）</u>が多数存在し，腸腺と同様にアルカリ性の粘液を分泌することで，胃からの酸性の糜粥を中和している．

2　空腸と回腸の構造

十二指腸から続く部分であり，全長は約3mである．前半約2/5にあたる部分を<u>空腸</u>，後半約3/5にあたる部分を<u>回腸</u>と呼ぶが，両者の間に明確な境界は存在しない．空腸は遺体を解剖した際に中に内容物が認められなかった（空だった）ことから名付けられた．

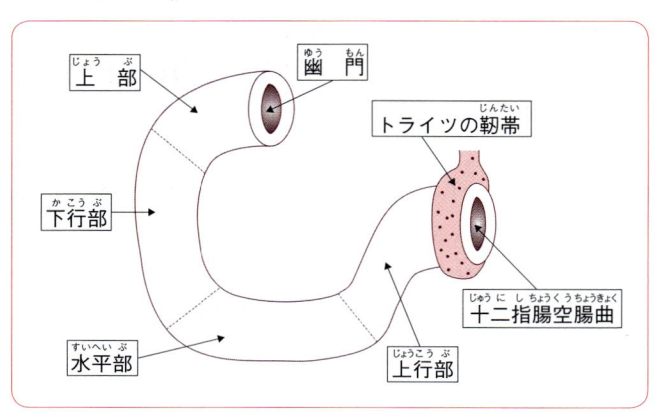

■ **図8-18　十二指腸**

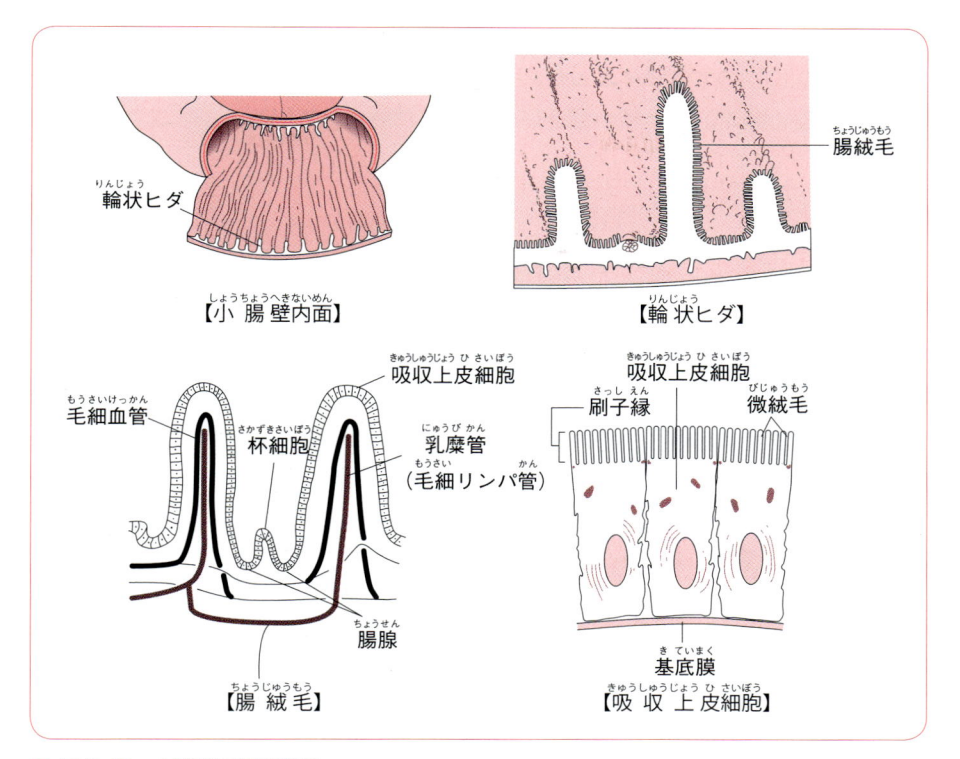

■ **図 8-19　小腸壁の組織構造**

　空腸・回腸壁の構造は十二指腸壁と同じく，粘膜，粘膜下組織，筋層，漿膜の４層構造からなるが，粘膜と粘膜下組織は消化と吸収の効率を上げるために特殊化した構造をしている（**図 8-19**）．小腸の粘膜は粘膜下組織が芯となって高さ約８mm の隆起状のヒダを形成しており，これを輪 状ヒダと呼ぶ．輪状ヒダの内表面には，高さ約 0.5 ～ 1.5 mm のさらに細かいヒダが存在し，これを腸 絨毛という．

　腸 絨毛の芯の粘膜下組織には細動 脈，細静 脈，毛細血管網や乳び管と呼ばれる毛細リンパ管が入り込んでおり，吸収された栄養素は毛細血管網や乳び管へと取り込まれる．腸絨毛の表層に存在する上皮細胞の内表面には，さらに細かい高さ約１ μm の小突起がある．この小突起を微 絨毛といい，微絨毛が形成されている領域を刷子縁と呼ぶ．これらのヒダや突起の３重構造により，小腸内腔の表面積は約 200 ～ 500 m², およそテニスコート１面分の広さにまで増大しており，消化と吸収の効率を可能な限り増加させている．

　小腸の粘膜上皮は単層円柱上皮で構成されており，ここには多くの種類の細胞が存在している．吸 収 上 皮細胞はその微絨毛に消化酵素があり，栄養素の最終的な分解を行ったうえでそれを吸収している．杯 細胞は粘液を分泌する細胞である．また，腸絨毛間の窪んだ部位にはさらに小管状に深く陥乳した腸 腺と呼ばれる領域があり，未分化な上皮細胞の集団とともに腸液や消化管ホルモンを分泌する細胞が存在している．腸腺はリーベルキューン腺または腸 陰窩とも呼ばれる．腸液は水と粘液を含む透明な黄色い液体で，１日に約３L 分泌され，弱アルカリ性（pH 7.6）を示す．腸腺の底部にはパネート細胞が存在し，リゾチームなどの抗菌作用のある物質を分泌することで病原体の侵入を防ぐ．粘膜上皮には消化管ホルモンであるコレシストキニンやセクレチンを分泌する内分泌細胞も存在する．

　空腸と回腸では粘膜下組織にリンパ装置である孤立リンパ小節がよく発達している．空腸下部から回腸にかけては**パイエル板**（ばん）と呼ばれる集団リンパ小節も認められる．平滑筋からなる筋層は内層の輪走筋と外層の縦走筋の2層で構成されている．

❸ 機械的消化

　小腸では機械的消化のために分節運動と蠕動運動という2種類の運動が行われている．**分節運動**（ぶんせつうんどう）は糜粥を混和するための運動で，同じ場所の輪走筋が交互に収縮と弛緩を繰り返すことで糜粥（びじゅく）を前後にかきまぜて消化液と混合する．この運動により糜粥中の粒子と粘膜との接触が増加し，吸収されやすくなる．糜粥からの栄養素の吸収が終わると分節運動も終了し，胃の後部から蠕動運動が始まる．**蠕動運動**（ぜんどううんどう）は輪走筋の収縮が肛門側へと移動する運動で，糜粥を前方の大腸方向に向かって移送する．糜粥が小腸内にとどまっている時間は約3～5時間である．これらの運動は胃の蠕動運動と同じく筋原生の運動（平滑筋そのものの自発的興奮から始まる運動）である．

❹ 化学的消化と吸収

　小腸に移送された糜粥には，部分的に分解された糖質や蛋白質が含まれているが，小腸に分泌される膵液，胆汁，腸液によって小腸内で完全に消化されて吸収される．膵液に含まれる消化酵素と胆汁が協力して小腸の管腔内で行っている消化を**管腔内消化**（かんくうないしょうか）といい，腸液に含まれる消化酵素によって小腸粘膜の吸収上皮細胞の微絨毛膜上で行われる消化を**膜消化**（まくしょうか）と呼ぶ．糖質や蛋白質は膜消化により吸収可能な大きさの分子にまで分解され，即座に吸収される．膜消化は最終的に分解された単糖やアミノ酸を腸内細菌に利用させない（横取りされない）ために進化したメカニズムだと考えられる．

1）糖質の化学的消化と吸収

　唾液腺からの**唾液アミラーゼ（プチアリン）**が糖質を二糖類にまで分解し始めるが，小腸に到達するまでに二糖類に分解されなかった糖質は，膵液に含まれる**膵アミラーゼ（アミロプシン）**（すい）によって小腸内で管腔内消化され，二糖類にまで分解される．二糖類にはマルトース（麦芽糖；グルコース＋グルコース），スクロース（ショ糖；グルコース＋フルクトース），ラクトース（乳糖；グルコース＋ガラクトース）がある．

　二糖類は最終的に吸収上皮細胞の膜表面にある3種類の酵素（マルターゼ，スクラーゼ，ラクターゼ）が行う膜消化によって単糖にまで分解される．**マルターゼ**はマルトースをグルコース2分子に，**スクラーゼ**はスクロースをグルコース1分子とフルクトース1分子に，**ラクターゼ**はラクトースをグルコース1分子とガラクトース1分子に分解する．最終分解産物である単糖は能動輸送や促進拡散によって吸収上皮細胞内に吸収されたのち，毛細血管内へと運搬され，肝門脈を経て肝臓へ移送される．

　すべての糖質は単糖にまで分解されないと吸収されない．ラクターゼが加齢などにより減少するとラクトースが分解，吸収できなくなり，糜粥内に残ったラクトースによって発生した浸透圧が水分を腸管内に引き込み，下痢を引き起こす．この症状を**乳糖不耐症**（にゅうとうふたいしょう）という．

2) 蛋白質の化学的消化と吸収

　胃から分泌されるペプシンによって始まる蛋白質の消化は，小腸の腸管内でも膵液に含まれるトリプシン，キモトリプシン，カルボキシペプチダーゼが行う管腔内消化によって引き続き行われる．切断されるアミノ酸間のペプチド結合はそれぞれの消化酵素によって異なっており，蛋白質をペプチドにまで分解する．ペプチドをアミノ酸 1 ～ 3 個のレベルにまで最終消化するのは，膵液に含まれるカルボキシペプチダーゼによる管腔内消化と，微絨毛膜上のアミノペプチダーゼによる膜消化である．

　蛋白質を構成するアミノ酸配列を途中で切断するのがペプシン，トリプシン，キモトリプシンであり，これらはエンドペプチダーゼと呼ばれる．これに対し，最終分解を行うカルボキシペプチダーゼはカルボキシ基末端のアミノ酸を 1 つずつ切断し，アミノペプチダーゼはアミノ基末端のアミノ酸を 1 ～ 2 個ずつ切断する．このようにアミノ酸配列の端から 1 つずつ順に切断する酵素をエキソペプチダーゼと呼ぶ．

　蛋白質を分解する酵素は分解能力がほとんどないプロ酵素として分泌されたあとで，分解能力のある酵素に活性化される．胃から分泌されたペプシノゲンは胃酸の働きでペプシンに，トリプシノーゲンは十二指腸粘膜にあるエンテロキナーゼによってトリプシンに活性化される．キモトリプシノーゲンおよびプロカルボキシペプチダーゼはトリプシンの作用によってキモトリプシンとカルボキシペプチダーゼにそれぞれ活性化される．

　蛋白質の最終分解産物はアミノ酸，ジペプチド（アミノ酸が 2 つ結合した化合物），トリペプチド（アミノ酸が 3 つ結合した化合物）であり，能動輸送によって吸収上皮細胞内に吸収されたのちに毛細血管内に運搬され，肝門脈を経て肝臓へと移送される．小腸で吸収されるアミノ酸の半分は，食物以外に含まれる蛋白質，すなわち消化液に含まれている蛋白質と粘膜の死細胞に含まれる蛋白質に由来している．

3) 脂質の化学的消化と吸収

　舌腺から分泌され胃で活性化する舌リパーゼも脂質の分解を始めるが，脂質の多くは小腸で分解される．中性脂肪であるトリグリセリドなどの脂質の大きな粒子は胆汁酸によるミセルの形成によって小さな粒子へと乳化され，分解酵素が反応しやすい形にされる．トリグリセリドはグリセロール 1 分子に脂肪酸が 3 分子結合したものであるが，膵液に含まれる膵リパーゼ（ステアプシン）による管腔内消化により，2 分子の脂肪酸が切り離され，残りはモノグリセリド（グリセロール 1 分子＋脂肪酸 1 分子）となる．

　分解された脂質はミセルから吸収上皮細胞内に単純拡散によって吸収され，吸収されたのちにリポ蛋白質に包まれて袋詰めにされる．分解された脂質がパッケージされた球状の粒子をキロミクロンといい，キロミクロンは毛細血管ではなく毛細リンパ管である乳糜管へと運搬される．キロミクロンを運ぶリンパ管は胸管を経て左鎖骨下静脈と左内頸静脈の合流点である左静脈角で静脈に合流する．

　糖質，蛋白質，脂質の消化酵素と吸収については表 8-2 にまとめてある．

4) 水・電解質・ビタミンの吸収

　腸管内には飲食物としての水（約 1.5 L/ 日）のほかに，消化液に含まれる水も存在する．

8

栄養摂取の機構

■ 表 8-2　栄養素を分解する消化酵素と分解産物の吸収先

栄養素	口腔 (唾液腺)	胃 (胃腺)	小腸		吸収先
			管腔内消化 (膵臓からの膵液)	膜消化 (腸腺)	
糖質	唾液アミラーゼ (プチアリン)		膵アミラーゼ (アミロプシン)	マルターゼ スクラーゼ ラクターゼ	毛細血管
蛋白質		ペプシン	トリプシン キモトリプシン カルボキシペプチダーゼ	アミノペプチダーゼ	毛細血管
脂質	舌リパーゼ (＊舌腺から)		膵リパーゼ (ステアプシン)		毛細リンパ管 (乳び管)

　唾液が 1 ～ 1.5 L/ 日，胃液が 1 ～ 2 L/ 日，膵液が 1 L/ 日，胆汁が 0.5 L/ 日，腸液が 2.5 L/ 日の量で分泌されるので，消化液に含まれる水分は約 6 ～ 7.5 L/ 日となる．これらをあわせた全水分（約 9 L）の約 90 %は小腸で吸収される．

　電解質であるイオンも，小腸でそのほとんどが吸収される．小腸で吸収されるイオンには，ナトリウム，カリウム，カルシウム，マグネシウム，鉄，塩素，リン酸，硝酸，ヨウ素の各イオンがある．

　ビタミンには脂溶性ビタミン（A，D，E，K）と水溶性ビタミン（B 群，C）があるが，脂溶性ビタミンは脂質とともに単純拡散によって吸収される．水溶性ビタミンは吸収上皮細胞へ促進拡散により吸収されるが，ビタミン B_{12} だけは胃から分泌される内因子と結合した形で受容体依存性エンドサイトーシスにより吸収上皮細胞内に吸収される．

8　大腸の構造と機能

　大腸は消化管の最終部であり，小腸に近いほうから，盲腸，結腸，直腸，肛門管で形成される（図 8-20）．盲腸には虫垂がぶら下がる．大腸の長さは約 1.5 m，平均直径は約 6.5 cm である．

1 盲腸と虫垂の構造

　盲腸は小腸の回腸から続く最初の部位であり，盲腸への開口部には回盲弁（バウヒン弁）があって内容物の小腸への逆流を防いでいる．盲腸は回盲弁から下部にある長さ 6 ～ 8 cm の袋状の部分であり，その左後ろからは鉛筆ほどの太さのコイル状の突起（長さ 2 ～ 20 cm）の虫垂が出ている（図 8-21）．虫垂にはリンパ小節が豊富で，大腸に侵入した細菌に対する免疫反応を行っている．そのため，細菌感染により虫垂炎と呼ばれる炎症を起こしやすい．虫垂炎の診断に用いられる圧痛点の 1 つにマックバーニー点があり，これは臍と右上前腸骨棘を結んだ線上で臍から 2/3 の位置にある部位のことをいう．虫垂炎ではマックバーニー点を押すと痛み（圧痛）を感じる．

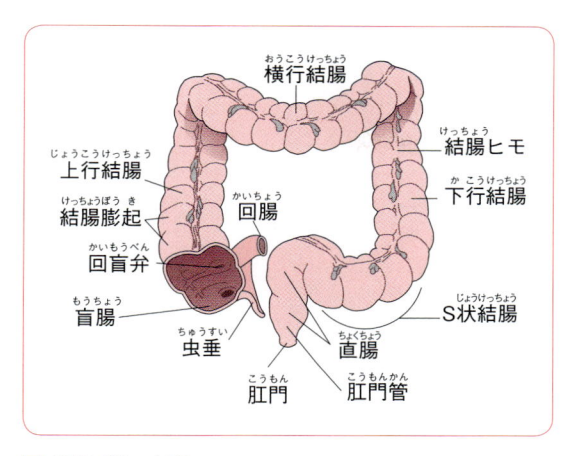

■ 図 8-20　大腸

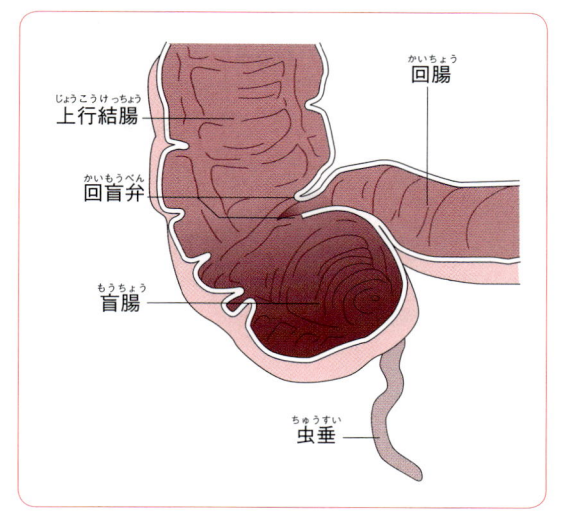

■ 図 8-21　盲腸・虫垂と回盲弁

2　結腸の構造

　結腸は盲腸の開口端につながる大腸の中で最も長い部分で，盲腸から上行結腸，横行結腸，下行結腸，S状結腸と続いて直腸に移行する．結腸は領域によって腹膜との位置関係が異なっており，横行結腸とS状結腸は腹膜内器官であるが，上行結腸と下行結腸は腹膜後器官である．

　結腸の表面には特徴的な構造が認められる（**図 8-22**）．結腸ヒモは結腸壁の外側の筋層にある縦走筋が3か所で肥厚して3本のヒモ状になったものであり，虫垂基部から大腸のほぼ全長にわたって走行している．結腸ヒモの作用で結腸壁の長さが短縮されると，内部に向かって半月状のヒダが形成される．このヒダを半月ヒダと呼ぶ．半月ヒダの間にある部分で外方に向かって隆起した袋状の構造を結腸膨起という．結腸ヒモには脂肪組織を含む小葉状の漿膜ヒダである腹膜垂がところどころで認められる．

3　直腸と肛門管の構造

　S状結腸は直腸につながる．直腸前半で内腔の広いところを直腸膨大部，直腸の末端2～3 cmで狭くなったところを肛門管という．直腸には横行するヒダが2～3本あり，特に肛門から約6 cm上の右側にある大きいヒダをコールラウシュヒダと呼ぶ．肛門管の開口部は肛門であるが，ここには平滑筋からなる不随意性の内肛門括約筋と，骨格筋からなる随意性の外肛門括約筋が存在する（**図 8-23**）．また，肛門で粘膜と皮膚の境目の領域には痔帯があり，直腸静脈叢が発達している．

4　大腸壁の組織構造

　大腸壁も消化管の他の部位と同様に，粘膜，粘膜下層，筋層，漿膜という4層構造で構成

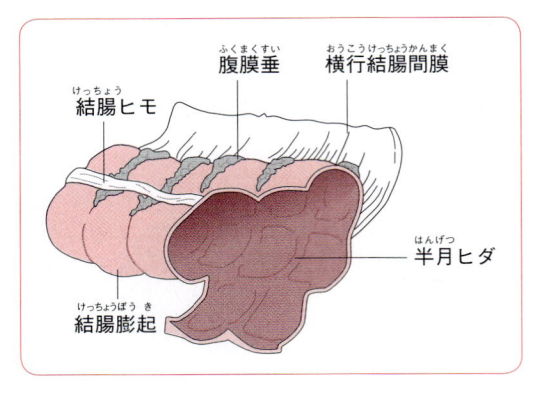

■ 図 8-22　結腸の構造

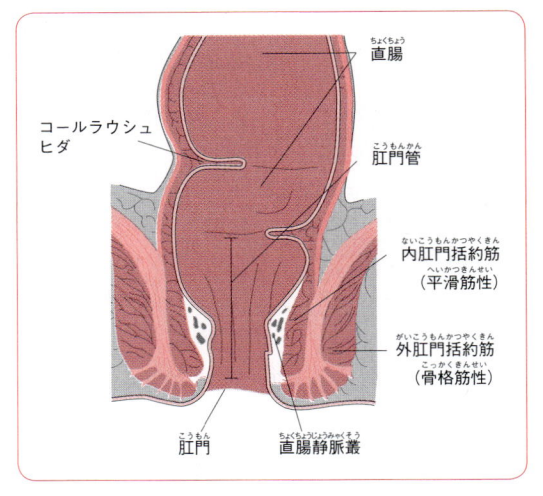

■ 図 8-23　直腸と肛門管

されている. 粘膜上皮は単層円柱上皮である. 粘膜上皮は主に吸収上皮細胞と杯細胞で構成されており, これらが管状に落ち込んで腸腺 (腸陰窩) を形成する. 微絨毛をもつ吸収上皮細胞は水や電解質を吸収し, 杯細胞は粘液を分泌する. 粘膜には孤立リンパ小節も認められる. 平滑筋からなる筋層は内層が輪走筋, 外層は縦走筋であるが, 結腸ヒモの部分以外の縦走筋の層は薄い.

5 機械的消化

回盲弁が小腸の回腸から大腸への糜粥の移送を調節しているが, 回盲弁がわずかに収縮している正常な場合には, 糜粥はゆっくりと大腸へ送られてくる. 大腸では蠕動運動と分節運動が起こっているが, 大腸の蠕動運動のペースは他の消化管よりはゆっくりとしている. しかしながら, 胃に食塊が入ってくると, 胃大腸反射と呼ばれる反射により, 横行結腸の中央部あたりから強い蠕動運動が生じる. この運動を総蠕動運動 (大蠕動) と呼び, 結腸の内容物を急激に直腸に送り出している. 食後に便意を感じることが多いのはこのためである.

6 吸収

大腸は小腸で吸収されなかった水, 電解質, ビタミン類を吸収している. 糜粥が大腸にとどまっているのは 3 〜 10 時間であり, この間に糜粥は水分などが吸収されて固形もしくは半固形状となって便が形成される. 大腸が吸収する能力は高く, その吸収能は肛門から挿入して薬剤を吸収させる坐薬にも利用されている.

7 腸内細菌叢

大腸には大腸菌や腸球菌, ビフィズス菌などの菌が 100 種類以上も常在しており, その数は大腸内容物 1 mL に 1000 億〜 1 兆個にもなる. 腸内細菌は小腸にも存在しているが,

　小腸に比べ大腸の腸内細菌の数は桁違いに多い．糞便の約80%は水分だが，残り20%のうち3分の1は腸内細菌とその死骸が占めている．このように大腸に常在している細菌群を腸内細菌叢（ちょうないさいきんそう）という．腸内細菌叢は我々が分解できない植物由来の食物繊維であるセルロースを短鎖脂肪酸に転換してくれており，短鎖脂肪酸は大腸粘膜から吸収される．

　また，残っている蛋白質のアミノ酸への分解やビリルビンの分解も行っている．さらに，腸内細菌叢はビタミンB群やビタミンKも産生しており，特にビタミンKは腸内細菌叢が産生する量だけで我々が1日に必要とする量をまかなえる．腸内細菌叢が産生したビタミンも大腸粘膜から吸収される．

8 排便のメカニズム

　肛門は普段は平滑筋性の内肛門括約筋と骨格筋性の外肛門括約筋の働きにより閉じている．総蠕動運動によって便が直腸に移送されると，直腸壁が便に押されて拡張し，直腸壁にある伸展受容器がこれを感知する．伸展受容器からの情報は副交感神経である骨盤内臓神経（こつばんないぞうしんけい）によって脊髄（せきずい）の仙髄（せんずい）へと伝えられ，これが大脳皮質にまで伝達されると便意を感じる．直腸の内容物を排出して空にすることを排便（はいべん）といい，その準備が整うと排便反射が生じて排便を引き起こす．

　排便反射（はいべんはんしゃ）では，まず副交感神経である骨盤内臓神経（こつばんないぞうしんけい）の作用によって直腸の平滑筋が収縮し，内肛門括約筋が弛緩する．外肛門括約筋は意識的に調節できる骨格筋であり，仙髄からの体性神経である陰部神経（いんぶしんけい）の指令によって自らの意思で外肛門括約筋を弛緩させると排便が生じる．外肛門括約筋を意識的に収縮させた場合は排便を遅らせることも可能である．

　便通の異常には下痢と便秘がある．下痢（げり）は水分が十分に吸収されないときに生じる症状であるが，小腸での水分の吸収が不十分で大腸で吸収できる水分量を超えてしまうことが主な原因である．乳糖不耐症の下痢は吸収できなかったラクトースにより小腸内に水分が浸透してしまうことで，コレラなどの細菌性の下痢は毒素排出のために腸管内に水の分泌が亢進することで，また神経性やアレルギー性の下痢は蠕動運動の亢進により水分が十分吸収されない状態で大腸へ糜粥が移送されることで生じる．これに対し，便秘（べんぴ）は腸の運動機能が低下することによって生じる症状であり，主な原因は大腸での蠕動運動の低下である．

9 消化の相

　消化機能は脳相（のうそう），胃相（いそう），腸相（ちょうそう）という3つの相によって引き起こされており，それぞれの相では神経や消化管ホルモン（しょうかかん）が重要な役割を果たしている．

1 脳相

　脳相（のうそう）は食べ物から感じられる味覚，嗅覚，視覚などの情報や食べ物を想像したりすることによって脳が活性化して生じる相であり，食物に対する口腔と胃の準備を行う．食べ物からの感覚情報は脳神経である顔面神経や舌咽神経を興奮させ，唾液腺からの唾液分泌を促進する．また，同じく脳神経である迷走神経を興奮させ，胃液の分泌を促進する．唾液や胃液の

■ 表8-3　消化管ホルモンの分泌とその作用

ホルモン	産生細胞	分泌刺激	作用
ガストリン	胃粘膜 （幽門部） G細胞	胃への食塊の移送 （胃の拡張，胃内のペプチド） カフェイン	胃液分泌の促進 胃の運動の亢進 幽門括約筋の弛緩
コレシストキニン	小腸粘膜 CCK細胞	小腸への糜粥の移送 （小腸内のアミノ酸や脂肪酸）	膵液分泌の促進 胆汁分泌の促進 胃からの糜粥排出の抑制
セクレチン	小腸粘膜 S細胞	小腸への糜粥の移送 （小腸内の酸性糜粥）	膵液分泌の促進

分泌に作用するのは上記の脳神経に含まれる副交感神経である．

② 胃相

　胃相は嚥下によって食塊が胃に入ることで始まる相である．胃に食べ物が移送されると幽門部の胃粘膜にあるG細胞から消化管ホルモンであるガストリンが分泌される．ガストリンは胃腺からの胃液分泌を促進し，胃の運動を活発化する．また，下部食道括約筋を収縮させて食道への糜粥の逆流を防ぐとともに，幽門括約筋を弛緩させて胃から十二指腸への糜粥の排出を促進する．

③ 腸相

　腸相は胃の糜粥が十二指腸に入ることで始まる相である．胃からの糜粥排出を遅らせて，十二指腸に送り込まれる糜粥の量を十二指腸が処理できる適正な範囲に維持する．また，小腸に到達した糜粥の消化と吸収を継続させる．

　腸相での消化機能を制御しているのはコレシストキニンとセクレチンという2つの消化管ホルモンである．この2つのホルモンは，糜粥が小腸に到達すると，小腸粘膜の腸腺から分泌される．コレシストキニンは小腸内の蛋白質と脂質の分解産物に反応して分泌され，消化酵素に富む膵液の分泌を促進する．また，胆嚢に作用して胆汁の分泌も促進する．さらに，胃の幽門括約筋を収縮させて胃からの糜粥の移送を抑制するとともに，脳の視床下部に働きかけて満腹感を生じさせる．セクレチンは胃から小腸に移送された酸性の糜粥に反応して分泌され，酸性を中和できる炭酸水素イオンに富む膵液の分泌を促進する．

　代表的な消化管ホルモンの産生部位とその作用については**表8-3**にまとめてある．

9章　排泄の機構（泌尿器系）

　泌尿器系は体液の恒常性を保つ機関として存在する．腎臓・尿管・膀胱・尿道のうち腎臓では<u>水と電解質の調節</u>とそのホルモン調節，<u>酸塩基平衡</u>，蛋白質の代謝産物の排泄，ホルモン分泌による血圧・体液量・赤血球の調節があげられる．尿管・膀胱・尿道では腎臓で作られた尿を運び出し，ためて腹腔外に排泄する．前者の複雑な構造と機能に比して後者は単純な機能であるが，最近の高齢者ではそれが破綻して尿失禁という病態になる頻度が年齢とともに高くなっている．この病態は突然に社会での活動を著しく制限する原因となることから重要な問題になってきている（**図 9-1**）．

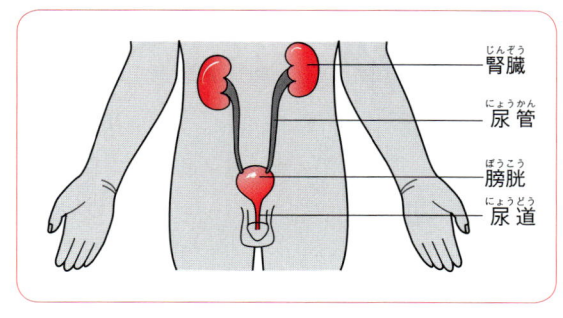

■ **図 9-1　泌尿器系**

1　腎臓の構造と機能

　腎臓は後腹膜で脊椎腹側に左右に一対存在する（**図 9-2**）．下部胸椎から上部腰椎（T11～L3）の高さにあり，右が左よりやや低い．腎臓は三層の被膜に被われており，内側表面は線維被膜，その外側が脂肪被膜，最外側は腎筋膜（Gerota 筋膜）が被う．この最外側の筋膜は腹横筋膜の一部で腎臓のほかに副腎も共通に被っている．左右それぞれに 1 つずつ動脈，静脈，尿管があり，これらは腹大動脈側にある<u>腎門</u>より流入出する．ここでは腹側より，静脈・動脈・尿管の順に並んでいる．

　<u>腎動脈</u>本幹は前枝と後枝になり，前枝はさらに 4 本の枝に分れる．これら動脈は終末動脈であり，末梢での交通がない．葉間動脈は腎錐体間の腎柱を縦走し，数本に分岐し，弓状動脈が皮質と髄質の間を横走し，そこから小葉間動脈が皮質に向かって，直細動脈が髄質に向かって分岐する（**図 9-3**）．

　腎の主な構成はその微細構造から，前述の血管系以外に，糸球体・尿細管・集合管とい

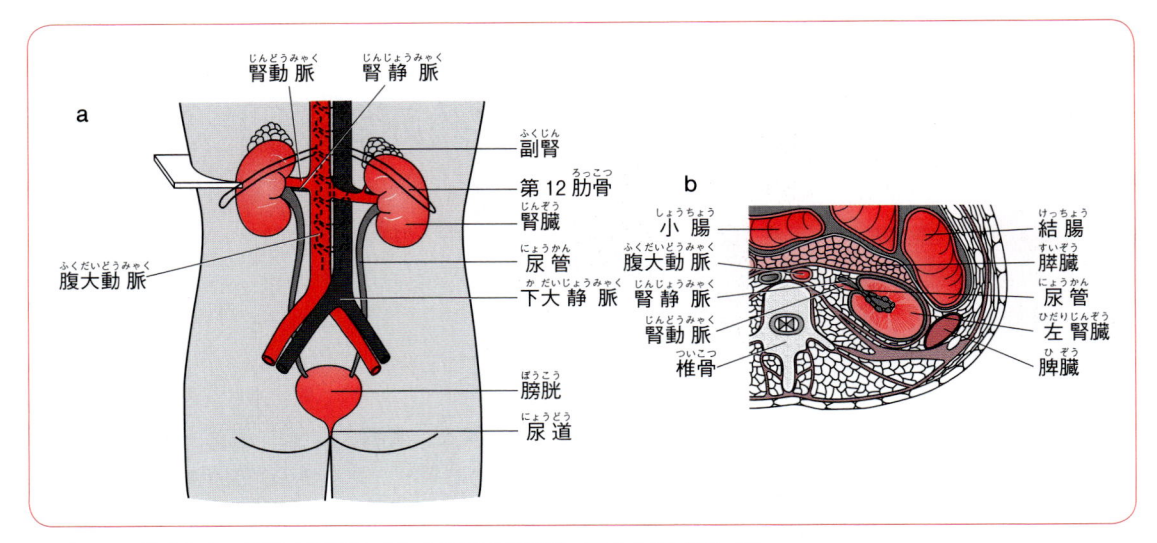

■ **図 9-2　背中からの腎臓の投影像（a）と腎臓の横断像（下方より見る）（b）**

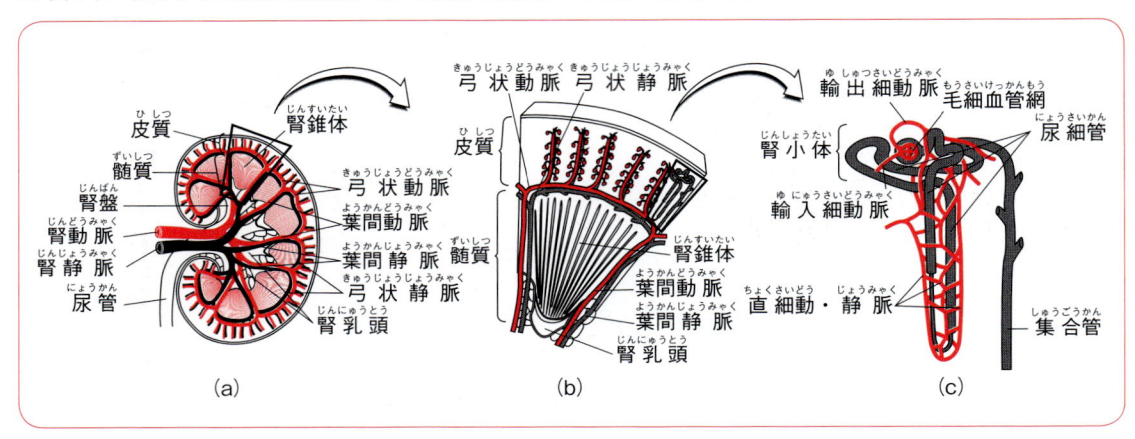

■ **図 9-3　腎臓の内部構造と腎臓の血管系**

う尿生成のためのものがあり，これらはネフロンと呼ばれる．また，内分泌器官として，レニン・アンギオテンシン，エリスロポエチンの産生なども行われる．

2　尿の生成

体液のバランスを維持する目的で，水分摂取量，発汗量に応じて，尿量は制御されるが，塩分や尿素などの代謝産物は尿量とは関係なく排泄していく必要がある．したがって腎臓は尿を産生した後に，濃縮と希釈を適切に実施し，尿は尿管から膀胱に送られる．

❶ 糸球体

尿の生成は細動脈からできている糸球体で，血管の基底膜を通して血液から血球成分と蛋白質などの高分子物質を血管内にとどめ，水と低分子量物質を分離して濾過することで行われる．糸球体は腎臓の皮質に存在する直径200μmのもので左右それぞれに100万個程

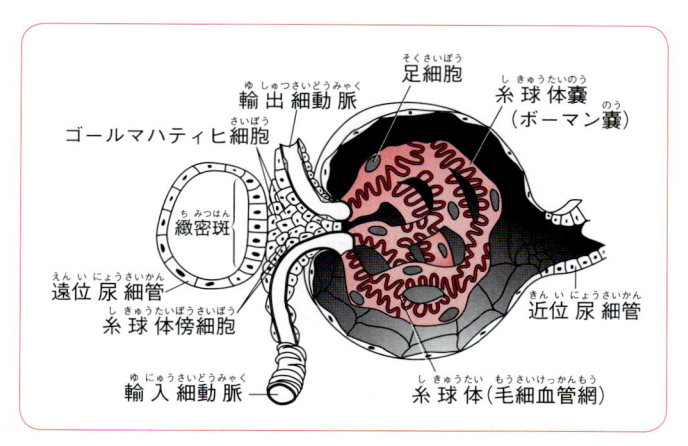

■ 図 9-4　腎小体付近の構造を示す模式図

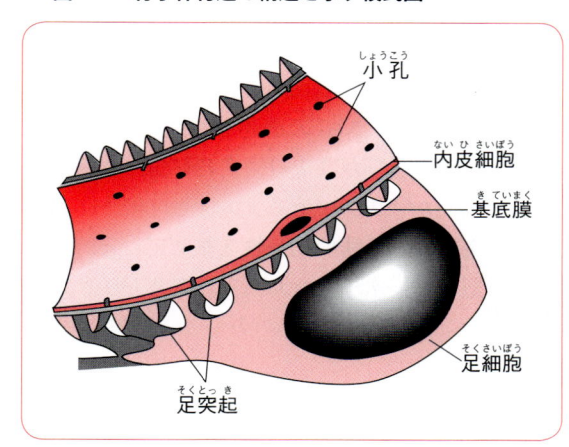

■ 図 9-5　糸球体濾過膜

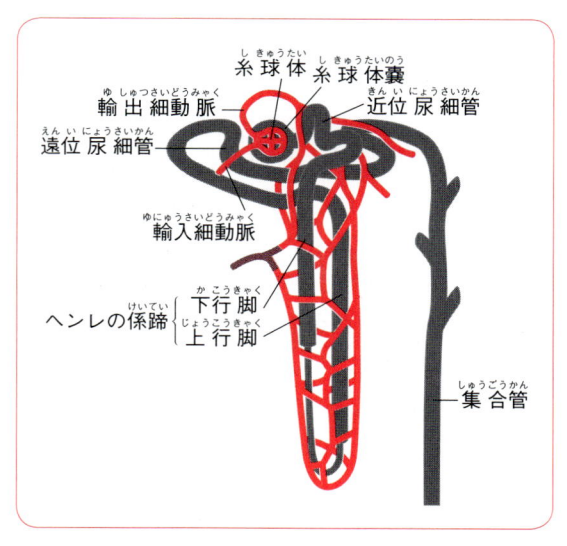

■ 図 9-6　尿細管と集合管

度ある（**図 9-4**）．輸入細動脈と輸出細動脈につながっている．この血管からボーマン囊への内外の圧差が尿の濾過を生むことになる．

［濾過圧 ＝ 毛細血管内圧 − 血漿膠質浸透圧 − ボーマン囊圧］

糸球体濾過膜といわれるこの血管の膜は電子顕微鏡で観察すると，内皮細胞・基底膜・足細胞からできている．内皮細胞には直径 50 ～ 100 nm の小孔があいている（**図 9-5**）．一般にこの糸球体濾過膜は分子量 7 ～ 8 万以上の蛋白質は通過できない．時として限外濾過と呼ばれるのは分子量に応じて濾過されることをいっている．この限外濾過液は 150 ～ 160 L で，原尿と呼ばれている．

2　尿細管（図 9-6）

腎臓皮質のある糸球体からボーマン囊に続く尿細管は彎曲して皮質から髄質に向かう．この部位を近位尿細管という．髄質に入ったこれは細くまっすぐに腎盂に向かい U 字状

に隣接して皮質に向かう．これをヘンレ係蹄といい，前者が下行脚，後者が上行脚である．上行脚は途中から太さを増し，皮質に入ると遠位尿細管となり，原尿を作り出した糸球体に接触するように近づく．その後，遠位尿細管は集合管と呼ばれる皮質から髄質に向かう管につながる．したがって，集合管はいくつもの遠位尿細管がつながり，さらにいくつかの遠位尿細管が集まって，髄質にある腎乳頭に開口する．

　原尿はボーマン囊から尿細管に移行し，各尿細管でそれぞれの物質・イオンに対して特徴的な作用を受ける．その結果，水は99%が再吸収され1〜2Lが尿として排泄されている．ブドウ糖・アミノ酸・重炭酸イオンはすべて再吸収され，尿中には排泄されない．イオンは再吸収や排泄が行われる．

　近位尿細管では濾過された原尿中のイオン，アミノ酸，ブドウ糖の再吸収が行われる．Na^+イオンはNa^+，K^+-ATPaseによって一次輸送されるだけでなく，アミノ酸やブドウ糖との共輸送（co-transport）される（二次輸送）．水は近位尿細管ではNa^+イオンや物質の再吸収に伴って移動する．

　尿の濃縮・希釈はヘンレ係蹄・遠位尿細管・集合管で行われる．ヘンレ係蹄の下行脚ではNa^+の透過性が低く，水の透過性がよい．一方，上行脚ではNa^+の透過性が高く，水の透過性が悪い．これを利用して皮質から髄質に向かい組織浸透圧が高まり，ここに尿が濃縮される．さらに，バソプレシン（別名，抗利尿ホルモン）（antidiuretic hormone：ADH）は遠位尿細管および集合管で水の透過性を増大させ，集合管での尿の高張性を高めている．このバソプレシンの作用は，水を選択的に透過させるために，水チャネル（アクアポリン）を使って行われる．

3 ホルモン

1）レニン－アンギオテンシン－アルドステロン

　糸球体の入り口の輸入細動脈にある傍糸球体細胞は腎動脈血圧の低下によりレニンを産生する．レニンは血液のαグロブリン分画にあるアンギオテンシノーゲンに作用しアンギオテンシンⅠというペプチドを作る．血液を介して肺上皮細胞にある変換酵素によりアンギオテンシンⅡとなる（図9-7）．このアンギオテンシンⅡは強力な血管収縮作用があり，血圧を上昇させ，また，副腎皮質に作用しアルドステロンの分泌を促進する．アルドステロンは腎集合管の主細胞の受容体に結合し，Na^+チャネルの透過性を増してNa^+イオン再吸収を増

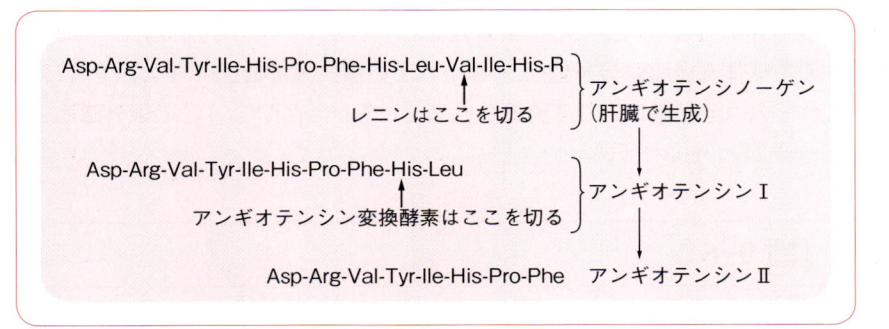

■ 図9-7　アンギオテンシノーゲン，アンギオテンシンⅠ，アンギオテンシンⅡの構造

大させる.

2) バソプレシン

　下垂体後葉ホルモンのバソプレシンは集合管基底膜にあるバソプレシン受容体に作用し，水チャネル（アクアポリン）の活性化による水透過性亢進が起こり，尿細管からの再吸収が促進される.

3) エリスロポエチン

　貧血になると組織の酸素欠乏が起こり，これが刺激となって腎臓尿細管周囲血管床間質細胞でエリスロポエチン産生が促進され，骨髄の幹細胞に作用して赤血球の分化を促進する.

3　上部尿路と下部尿路

1　上部尿路

　腎盂・腎杯・尿管を称して上部尿路と呼ぶ. 腎髄質の中にある腎乳頭が杯状の囊状の部分が腎杯で，これが集まって扇状になったものが腎盂である. 腎盂の扇状の先は漏斗状となり尿管につながる. この上皮細胞はすべて移行上皮細胞である. 尿管は長さ約30 cm，太さ6 mmの管が腎臓の腎門より腸腰筋の前方を膀胱に向かう. 総腸骨動脈の前方を横切り骨盤腔に入り，膀胱に入る.

　腎から膀胱への尿の移動は，尿管の蠕動運動で運ばれる. 腎杯に自発的律動性収縮が起こりこれが蠕動運動を作る. したがって，尿管では尿は滴状になって膀胱に移動する. 男性の尿管は精囊の下方から精管内側より膀胱に入る.

2　下部尿路

　膀胱と尿道を称して下部尿路と呼ぶ. 膀胱は尿をためておく臓器で腹膜が頂部を被い，後壁は男性では直腸が，女性では子宮が接している. 尿道は体外に尿を排泄する部分で男性では約20 cm，女性は約3 cmである.

　膀胱は膀胱頂部など尿のたまりに応じて広がる排尿平滑筋と，三角部という尿の蓄積で拡張しない部位からなる. 後者は両側尿管口・尿管間靭帯・頸部で作られ，三角形になっている. いずれの部位も尿の接する内面は移行上皮細胞からなる粘膜層とその外側に平滑筋が存在する. 平滑筋層には膠原線維が入りこみ膀胱の伸展に耐えられるようにしている. 尿管は膀胱三角部に入るところで斜めにここを通過し，排尿時の尿の尿管への逆流を妨げている.

4　蓄尿と排尿，および陰茎

1　蓄尿と排尿

　膀胱と尿道は腎臓から尿管を伝ってきた尿を蓄え，準備されつくした状態でのみ大脳の指

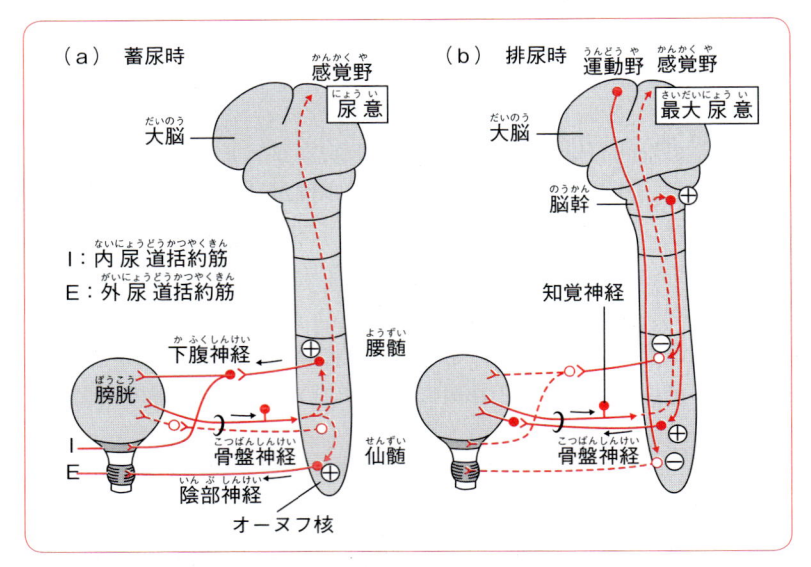

■ 図9-8　排尿時と蓄尿時の神経機構

示で排尿を実行する．膀胱平滑筋と尿道括約筋が相互作用して，蓄尿と排尿という機能を司る．膀胱平滑筋（排尿筋）が弛緩し，尿道括約筋が持続的に収縮することで，蓄尿が維持される．また，脳の橋部にある排尿中枢が興奮すると，尿道括約筋の弛緩と排尿筋収縮が生じて，排尿が実施されるため，膀胱の中に尿が残ることなく排出される．

　この2つの状態を維持するのは副交感神経（骨盤神経），交感神経（下腹神経）と体性神経（陰部神経）の3つの神経が関与する．膀胱平滑筋（排尿筋）は骨盤神経が支配し，膀胱三角部にある平滑筋と内尿道括約筋は下腹神経が，尿道を取り巻く様に存在する骨格筋の外尿道括約筋は陰部神経が支配をしている．排尿筋はコリン作動性のムスカリン性アセチルコリン受容体が促進的に作用し，ノルアドレナリン作動性のβ受容体が抑制性の作用する．膀胱三角部と内尿道括約筋はα受容体を介して促進的に作用する（**図9-8**）．

　蓄尿により，膀胱に尿が充満するという情報は，膀胱平滑筋に存在する伸展受容器（Piezo 1および2）と膀胱上皮細胞からのATPなどの放出によって骨盤神経の求心性神経終末が興奮し，仙髄から脊髄と上行し中脳中心灰白質を経て，大脳皮質に伝わり，尿意として認識される．中脳中心灰白質からは橋にある排尿中枢に信号が送られるが，通常では大脳からの強い抑制機構により排尿中枢が興奮することはない．膀胱伸展の信号は仙髄から胸腰部交感神経を刺激し，下腹神経を経て膀胱と内尿道括約筋に伝わり，排尿筋はβ受容体により弛緩し，内尿道括約筋はα受容体により収縮して，蓄尿を維持する．さらに，仙髄では運動神経特殊核であるオヌフ核（Onuf nucleus）が興奮することにより，陰部神経を介して外尿道括約筋が収縮し，蓄尿を維持する．

　排尿は，橋排尿中枢には蓄尿時から膀胱充満の信号が伝わっているので，大脳から橋排尿中枢への抑制を意識的になくすことによって開始される．この橋排尿中枢の興奮は仙髄副交感神経節前ニューロンを興奮させ，骨盤神経を経て，排尿筋を収縮させる．この橋排尿中枢の興奮は腰部交感神経と仙部 Onuf 核を抑制し，排尿する際にその出口で抵抗がないようにする（**表9-1**）．

■ 表9-1　膀胱の神経支配

	副交感神経	交感神経	体性神経
神経名	骨盤神経	下腹神経	陰部神経
膀胱排尿筋	収縮	弛緩	なし
内尿道括約筋	なし	収縮	なし
外尿道括約筋	なし	なし	収縮
脊髄	S2-S4	L1-L4	S1-S3（Onuf's N）
末梢神経節	骨盤神経節	下腹神経節	なし
節前終末	アセチルコリン	アセチルコリン	アセチルコリン
節後終末	アセチルコリン	ノルアドレナリン	

2 陰茎

　男性の排尿機能と交接器としての機能を行う．勃起現象は性的刺激を受けて，仙部副交感神経の勃起中枢（S2〜S4）が興奮し，骨盤神経に伝わり海綿体内のらせん動脈を拡張させる．海綿体内に血液を充満させて白膜を圧迫し，静脈からの血流を抑え，海綿体に血液がたまって勃起が完成する．

　形態的には背側の2本の陰茎海綿体，腹側の1本の尿道海綿体の3本の海綿体から構成される．また，海綿体は膠原線維と白膜という少量の弾性線維となる．左右の陰茎海綿体は亀頭に近づくにつれて細くなり亀頭につながる．

10章 性と生殖に関する機構

1 男性の生殖器

① 精巣と精巣上体

1）精巣と精巣上体

　精巣は陰嚢内にある左右一対の楕円形の器官で，精巣の上後面に精巣上体が付いており，その尾部は次第に細くなって精管となる．精巣は精子を作る器官であり，精巣上体と精管はそれを運ぶ管系である（**図 10-1**）．精巣自体は，厚い結合組織性の膜（白膜）に包まれ，白膜から入り込んでいる精巣中隔という結合組織によって，多数の小葉に分けられる．これら

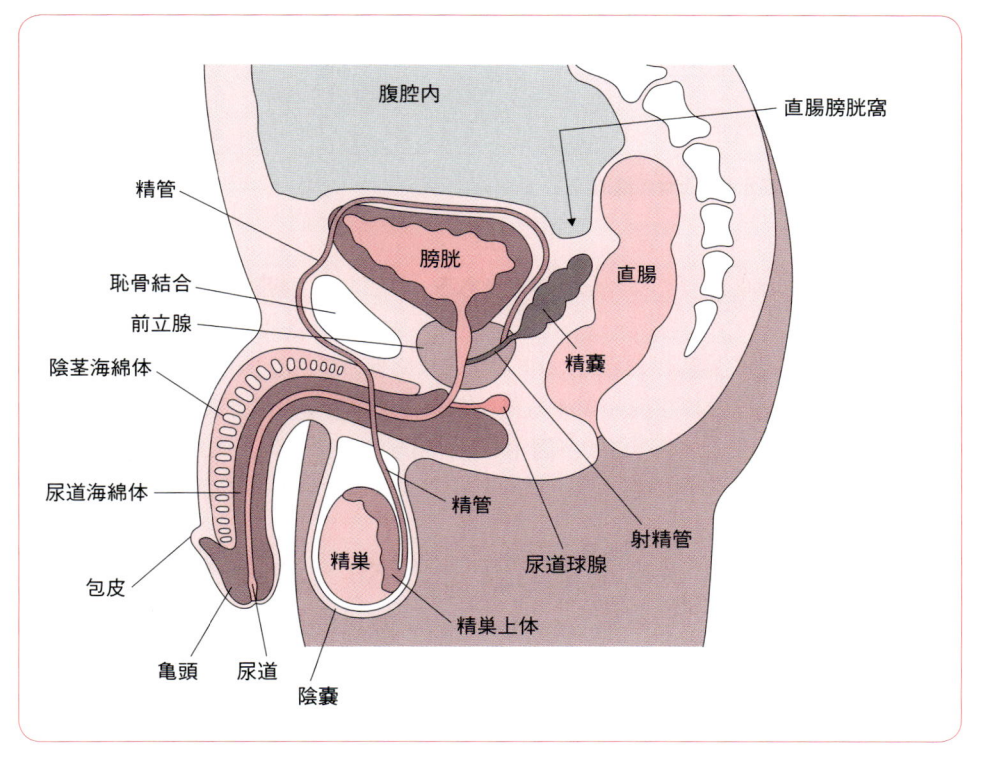

■ 図 10-1 　男性の骨盤の正中断

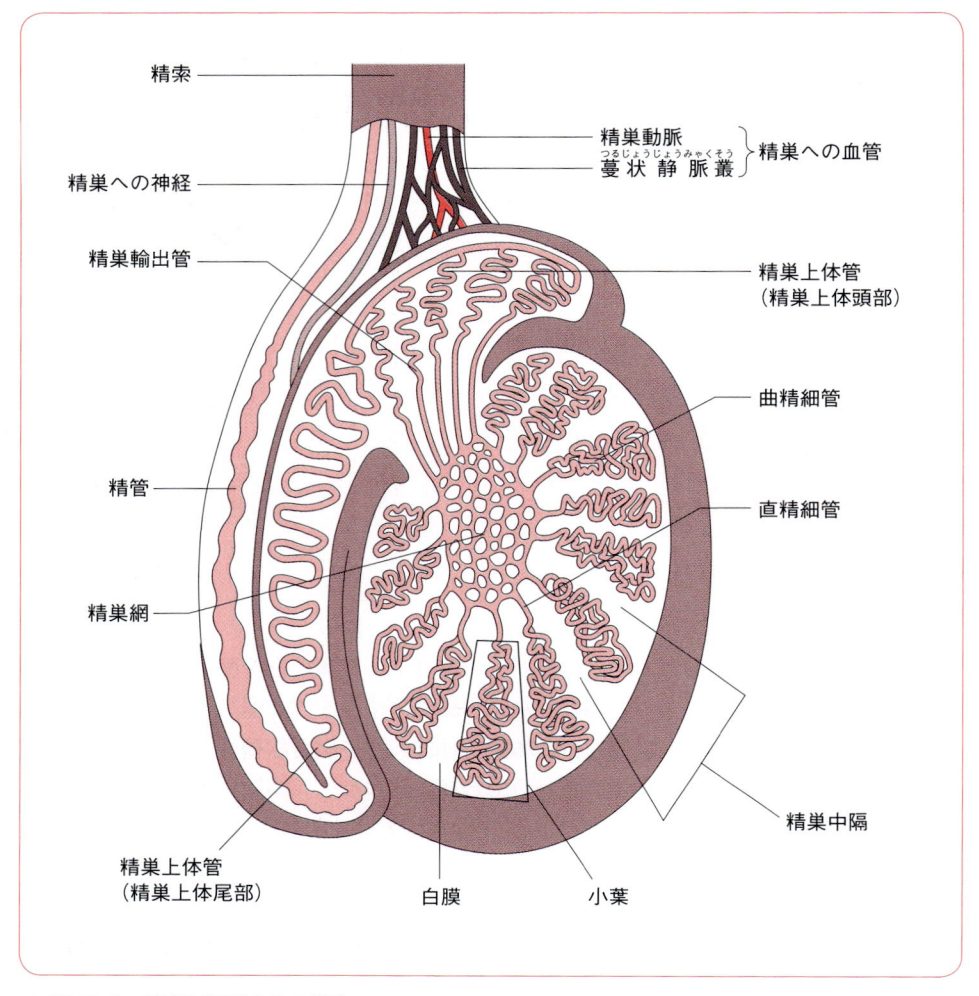

精索
精巣への神経
精巣輸出管
精管
精巣網
精巣上体管
（精巣上体尾部）
白膜
小葉
精巣動脈
蔓状静脈叢（つるじょうじょうみゃくそう）
精巣への血管
精巣上体管
（精巣上体頭部）
曲精細管
直精細管
精巣中隔

■ **図 10-2　精巣と精巣上体の構造**

の小葉の中には曲がりくねった精細管（せいさいかん）がある．ここで思春期以降は，絶え間なく精子が産生される．

　精細管は 1 個の精巣に約 500 本あり，各精細管の長さは 30 〜 60cm で，全ての精細管をつなぐとその全長は 250m にもなる．各精細管は精巣の後上部に集まり，精巣網，精巣輸出管を経て，精巣上体管へ注ぐ（**図 10-2**）．精細管の壁である精上皮には，精子のもとになる精祖細胞から，精母細胞，精子細胞を経て成熟した精子までの各段階の細胞が存在する（**図 10-3**）．

　またこれらの細胞を支持し保育するセルトリ細胞も存在する．精巣の間質には間細胞が集団をなして存在し，男性ホルモンのテストステロンを分泌している．精上皮で産生された精子は未熟で受精能も運動能も持たないが，精巣上体管を通過中に機能的に成熟し，受精能と運動能を持つようになる．

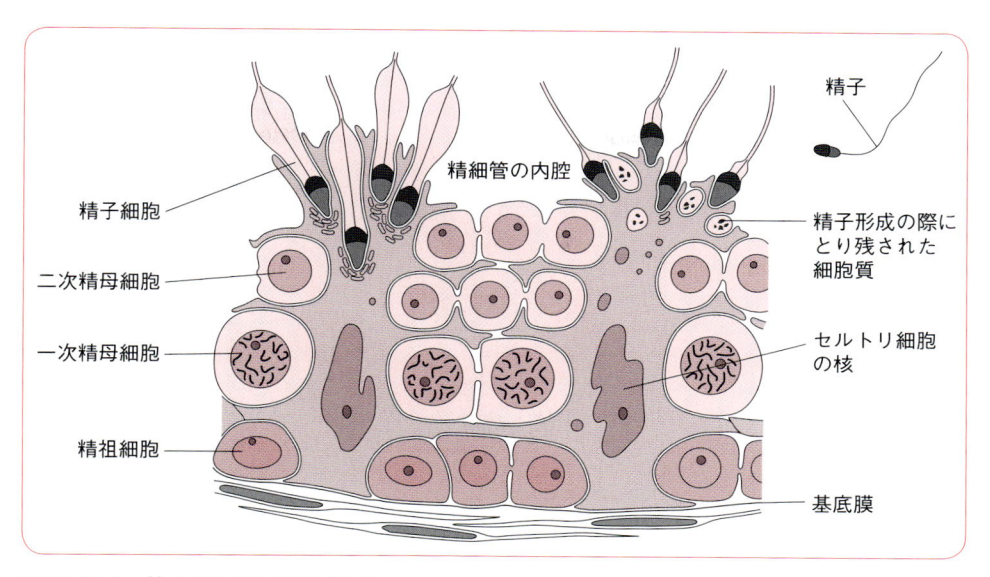

■ **図10-3 精上皮における精子形成**

2）精子形成

精細管の精上皮では，基底膜から表層に向かって順に，精祖細胞・精母細胞・精子細胞・精子が積み重なり，重層上皮のように並んでいる（**図10-3**）．精祖細胞は，精細管の最外側に並び，細胞分裂によって一次精母細胞になるとともに，精細管の内腔に向かって押し上げられる．一次精母細胞から二次精母細胞，さらに精子細胞になる際に，減数分裂が2回行われる．

その結果，一つの精祖細胞（染色体数46個）から，4つの精子細胞（染色体数23個）が作られる．最後に，精子細胞が精子に変化し，精細管の内腔に押し出される．精子は，核のみで細胞質をほとんど持たない極めて特殊な形態となる．

3）精巣下降

精巣も女性の卵巣も胎生期に後腹壁に発生するが，男性では胎生8週ごろから精巣が栄養血管を伴って腹膜腔から遊走をはじめる．精巣は，出生までに<ruby>鼡径管<rt>そけいかん</rt></ruby>を通って腹壁の外へ出て陰嚢のなかに収まる（**図10-4**）．精巣がこのように下降して腹腔外へ出ていく理由は，精子形成には体温よりも約2℃低い温度が適当であるからといわれている．

出生後も精巣が陰嚢内に降りてこず，腹腔内または鼡径管の中に残っていることがある（停留睾丸）．この場合，早期に陰嚢内へ移動させる手術をすれば，精子形成機能の回復することがある．

❷ 精管

<ruby>精巣上体管<rt>せいそうじょうたいかん</rt></ruby>は精巣上体の尾部で<ruby>精管<rt>せいかん</rt></ruby>に続く．精管の壁には何層もの平滑筋層がある．精管は陰嚢の中を上行し，鼡径管を通って，腹壁を斜めに貫き，骨盤の壁の内面を下行した後，膀胱の後ろで前立腺を貫いて，左右別々に尿道へ開口する（**図10-1**）．前立腺を貫通する部

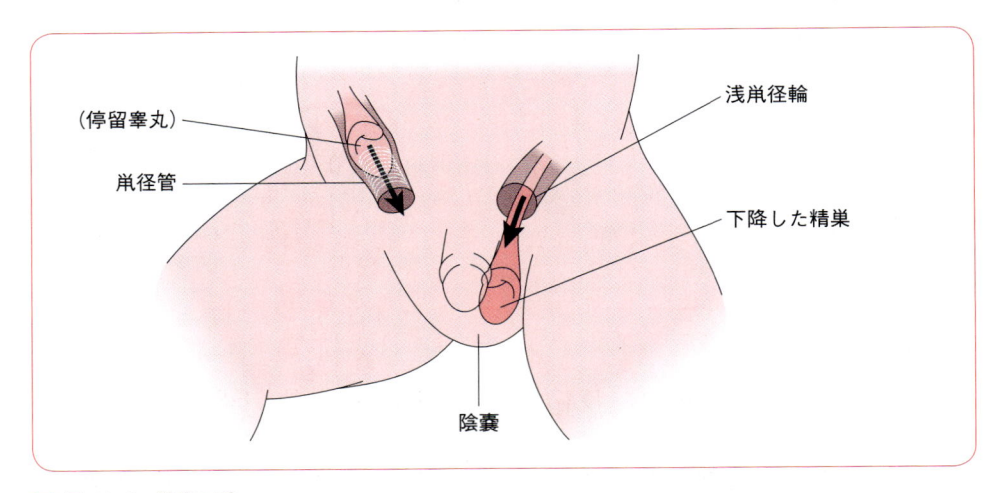

■ 図 10-4　精巣下降

分を射精管（しゃせいかん）と呼ぶ．精巣で作られた精子は，精巣網と精巣上体管に蓄えられているが，性的興奮が頂点に達すると，壁の平滑筋層が収縮し，その内容を射精管から尿道へ，そして体外へ放出する．これを射精という．

❸ 付属腺

付属腺には，精囊・前立腺・尿道球腺がある（**図 10-1**）．

1）精囊と前立腺

精囊は膀胱の後下方で射精管に開く1対の細長い袋状の腺で，黄色粘調の分泌物を産生する．分泌物はアルカリ性で果糖とプロスタグランディンを含む．果糖は精子の運動のためのエネルギー源となり，プロスタグランディンは女性内生殖器の収縮力を高め，精子の移動を助ける．前立腺は，膀胱のすぐ下にある栗の実の形をした腺で，20 本程の導管が尿道に注ぎ，乳白色の分泌物を産生する．栗の花のような独特の匂いをもつ分泌物は，アルカリ性で，クエン酸・亜鉛・産生フォスファターゼを含み，精子の運動を助ける働きがある．

2）尿道球腺

尿道球腺は前立腺の下方に左右一対あるエンドウ豆大の粘液腺で，尿道に開口する．性的興奮の際は，射精に先だって透明粘調の粘液を分泌し，亀頭や尿道内を潤す．

❹ 精液と精子

精液は精巣上体に蓄えられた精子の他，精囊・前立腺・尿道球腺からの分泌液が加わった白色粘調の液体で，独特の匂いを発する．性的興奮が高まると，この精液が尿道から射出される（射精）．1回の射精で排出される精液の量は 2 〜 4mL で，精液 1mL 中には 6 千万〜1 億個の精子が含まれている．精巣網と精巣上体管の中に蓄えられている精子は，射精の時

に，精嚢や前立腺からのアルカリ性の分泌物に接することで尾を振る運動を開始する．

　女性の膣の中は強い酸性であるが，精子はアルカリ性の粘液に守られて子宮に侵入する．精子は，身軽になるために細胞質をほとんど持たない特殊な形をしている．その核が頭をなし，1倍体の染色体を含んでいる．そこから伸びる鞭毛が尾をなし，精子の運動の推進力を生みだしている．尾の付け根部分には，ミトコンドリアがらせん状に巻き付いており，精子の推進運動に必要なエネルギーを産生している．受精時には核のみが卵子に侵入する．

⑤ 外生殖器

　陰茎は，**陰茎亀頭**・**陰茎体**・陰茎根の3部に分かれる．陰茎亀頭の先端に尿道が開口しており，陰茎亀頭と陰茎体の間には深いくびれがある（**図 10-1**）．陰茎体を覆う皮膚は亀頭への移行部でたるみ，**包皮**と呼ばれる皮膚のひだをなす．包皮は，小児では亀頭を包んでいるが，思春期になると次第に包皮が後退して亀頭が露出する．露出しない場合を包茎という．

　亀頭には知覚神経が豊富に分布している．また包皮腺という脂腺からの白い分泌物は恥垢の主成分である．陰茎体の中には，背側にある一対の**陰茎海綿体**とその下で尿道を包む**尿道海綿体**があり，尿道海綿体の先端は膨大して陰茎亀頭を作っている．陰茎の海綿体は白膜という厚い結合組織の板で包まれており（**図 10-5**），その内部には特殊な静脈洞が網状，迷路状に集まっている（**海綿体洞**）．

　ここに注ぐ小動脈はらせん状に走っており（**らせん動脈**），性的刺激によって脳が興奮すると，らせん動脈の壁の平滑筋が弛緩して大量の血液が海綿体洞に流入する．流入した血液によって海綿体が急激に膨張し，さらに，膨張した海綿体と引き伸ばされた白膜によって流出静脈が圧迫されると，陰茎は大きく硬くなる．これが勃起である．

　陰嚢は，精巣・精巣上体を入れる袋状の皮膚で，皮下には脂肪組織がなく，特殊な平滑筋層を持ち，**肉様膜**と呼ばれている．外気温が低いと平滑筋が収縮して肉様膜が縮み熱放散を防ぐ．反対に，外気温が高いと肉様膜が弛緩して熱放散を促す．またこの皮膚は特に汗腺に富んでいる．陰嚢はこのようにして，精巣の温度を精子形成に最適な温度に調節している．

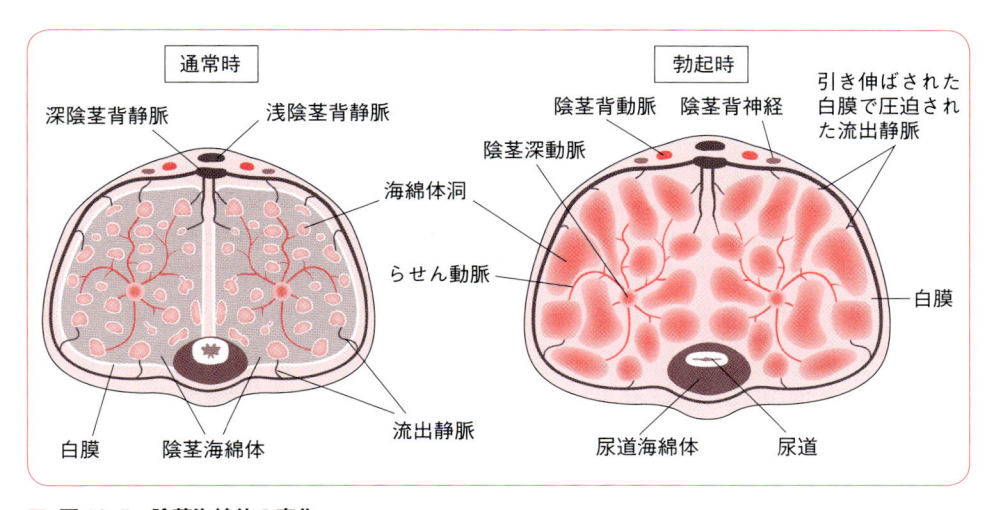

■ 図 10-5　陰茎海綿体の変化

2 女性の生殖器

1 卵巣

1）卵巣

　卵巣は，左右一対ずつ子宮の両側に位置するアーモンド形の器官である．表面は白色の被膜で覆われており，子宮とは<u>固有卵巣索</u>により，腹壁とは<u>卵巣堤索</u>により繋ぎ止められている（**図10-6**，**図10-7**）．出生時の卵巣には，両側で約40万個の原始卵胞が存在する．原始卵胞は卵子のもとになる卵母細胞とそれを保育する単層扁平の卵胞上皮細胞から成る．

2）卵巣周期

　思春期になると，約一か月間隔（28日周期）で，15〜20個の<u>原始卵胞</u>が活性化し，卵胞上皮細胞が単層立方の一次卵胞に変化して発育を開始する（**図10-8**，**図10-9**）．この卵胞の発育は，下垂体前葉ホルモンである卵胞刺激ホルモン（FSH）の作用である．一次卵胞は卵胞上皮細胞が多層となる二次卵胞を経て，袋状の胞状卵胞となる．二次卵胞や胞状卵胞は，卵胞ホルモン（エストロゲン）を分泌し子宮内膜を増殖させる．胞状卵胞のうち一つのみが完全に成熟した<u>グラーフ卵胞（成熟卵胞）</u>となることができる．

　グラーフ卵胞は直径2〜3mmにも達し，卵巣表面に隆起する．この部分が破れ，卵子が腹腔内に放出されることを排卵という．排卵は，下垂体前葉ホルモンである黄体化ホルモン（LH）の一次的な急上昇によって誘発される．破れたグラーフ卵胞は，黄色い脂質を含む細胞集団に埋められ黄体となる．黄体はやがて退化して白体となり最終的には結合組織に置き換えられてしまう．ただし，放出された卵子が受精して妊娠が成立すれば，黄体はさらに大きくなり数か月間退化しない妊娠黄体となる．

　黄体からは，妊娠を継続させるために必要な黄体ホルモン（プロゲステロン）が分泌される．月経前症候群の症状が妊娠初期のマイナートラブルと類似しているのは，このためである．出生時〜思春期の卵巣に存在する原始卵胞のうち，グラーフ卵胞にまで発育して排卵に至るのは，生涯を通じて400個ほどに過ぎず，あとはみな発育途中で退化して<u>閉鎖卵胞</u>となり，消失してしまう．

2 卵管

　卵管は左右一対あり，排卵によって卵巣から腹腔内に放出された卵子を取り込み，子宮へ運ぶ長さ11cm程の管である．卵管の外側端は，漏斗状（<u>卵管采</u>）となり腹腔内に開口し，不完全ながら卵巣を包み込んでいるため，卵巣から放出された卵子を上手く受止めることができる（**図10-6**，**図10-7**）．

　女性の腹膜腔は，卵管・子宮・膣を介して外界に通じている点で，男性と大きく異なる．卵管の外側2/3は広くなっており（<u>卵管膨大部</u>），ここで卵子は卵管を遡ってきた精子と出会い，受精する．卵子は主に卵管壁の蠕動運動によって子宮に到達する．卵管上皮の繊毛も，弱いながら子宮への液流を作っているとされる．

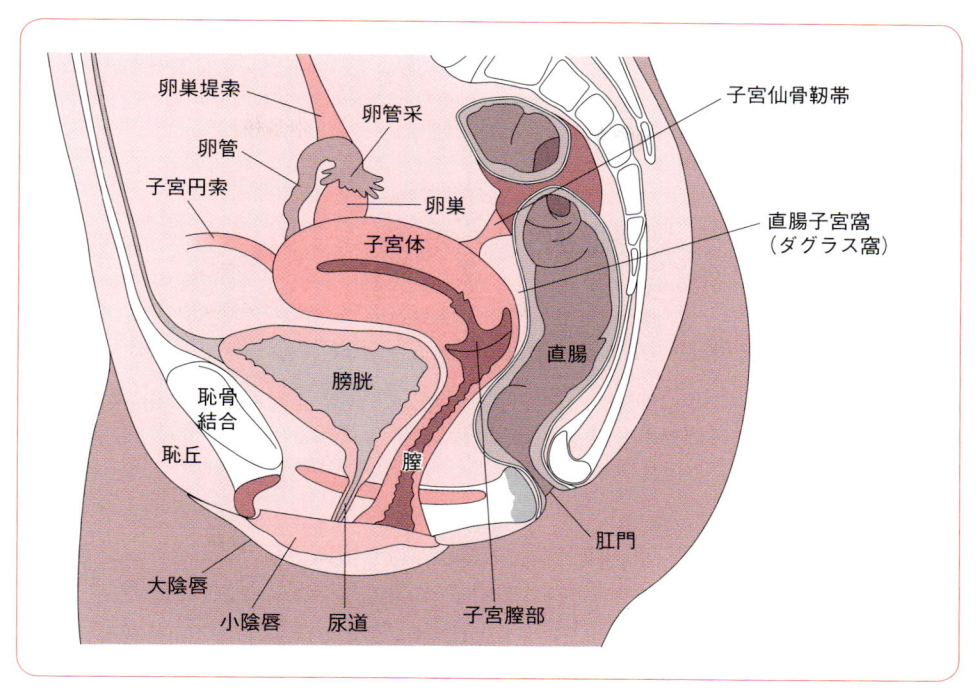

■ 図 10-6　女性の骨盤の正中断

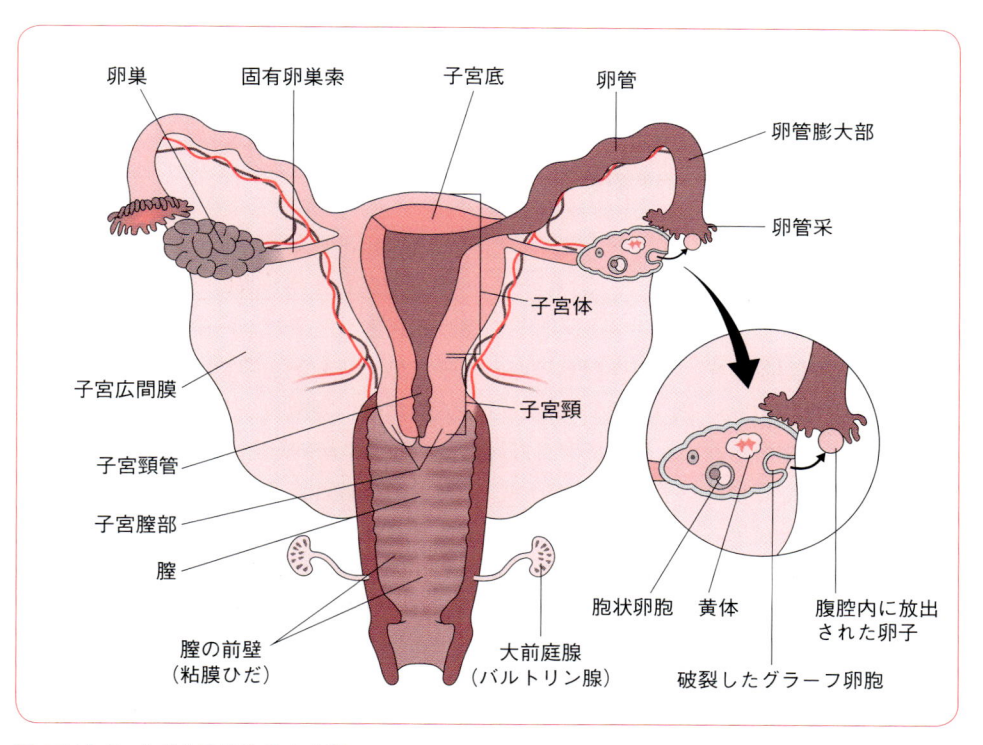

■ 図 10-7　女性生殖器とその内部

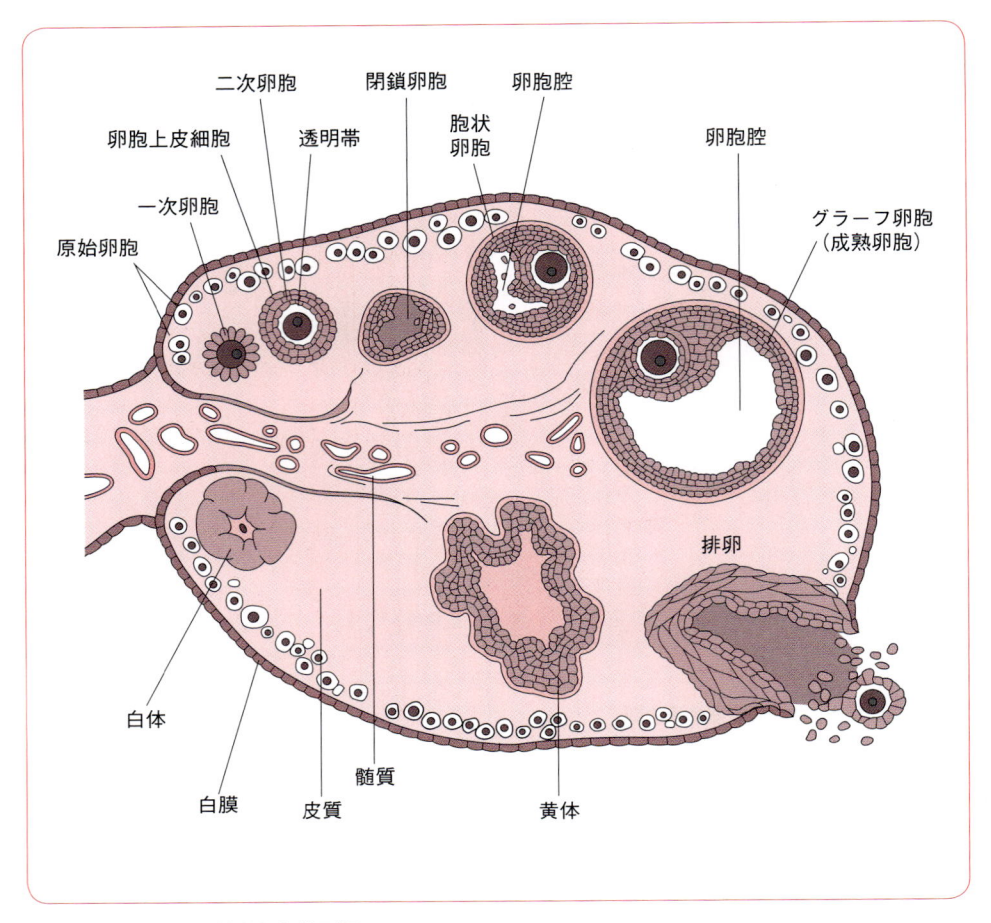

二次卵胞
閉鎖卵胞
卵胞腔
卵胞上皮細胞
透明帯
胞状卵胞
卵胞腔
一次卵胞
グラーフ卵胞（成熟卵胞）
原始卵胞
排卵
白体
髄質
白膜
皮質
黄体

■ 図 10-8　卵巣の断面と卵巣周期

3 子宮

1）子宮

　子宮は洋梨の形をした中空器官である．子宮の上壁を底（てい）と呼び，その両側端に卵管が開口している（**図 10-6**，**図 10-7**）．子宮の上 2/3 は大きく膨らんだ**子宮体**（しきゅうたい）といい，妊娠中は胎児を育てる場所となる．子宮の下 1/3 は，細く円柱状で**子宮頸**（しきゅうけい）といい，子宮体と子宮頸の境界部はややくびれ，子宮峡部という．子宮頸の下端はまるく膣の中に突出し，**子宮膣部**と呼ばれる．子宮全体は，子宮円索，基靱帯，子宮仙骨靱帯に支えられている．子宮の内腔は，子宮体では卵管開口部を底角とする三角形の空間となっており，子宮頸の内腔は，ひだに囲まれた管で**子宮頸管**（しきゅうけいかん）という．

　子宮の壁は，粘膜・筋層・外膜の 3 層からなる．粘膜は子宮内膜と呼ばれ，卵巣からのエストロゲンとプロゲステロンの分泌量に応じて著しく厚さを変える．子宮の筋層は，子宮の壁のうち最も厚い層で，錯綜する平滑筋でできている．妊娠すると著しく増大し，分娩の際には，筋層は大きな力で収縮し胎児を娩出する．この際，平滑筋の反復する収縮は強い痛みを伴う．これが陣痛である．

　子宮・卵管・卵巣は**子宮広間膜**（しきゅうこうかんまく）と呼ばれる共通の大きな間膜を持つ．直腸と子宮の間

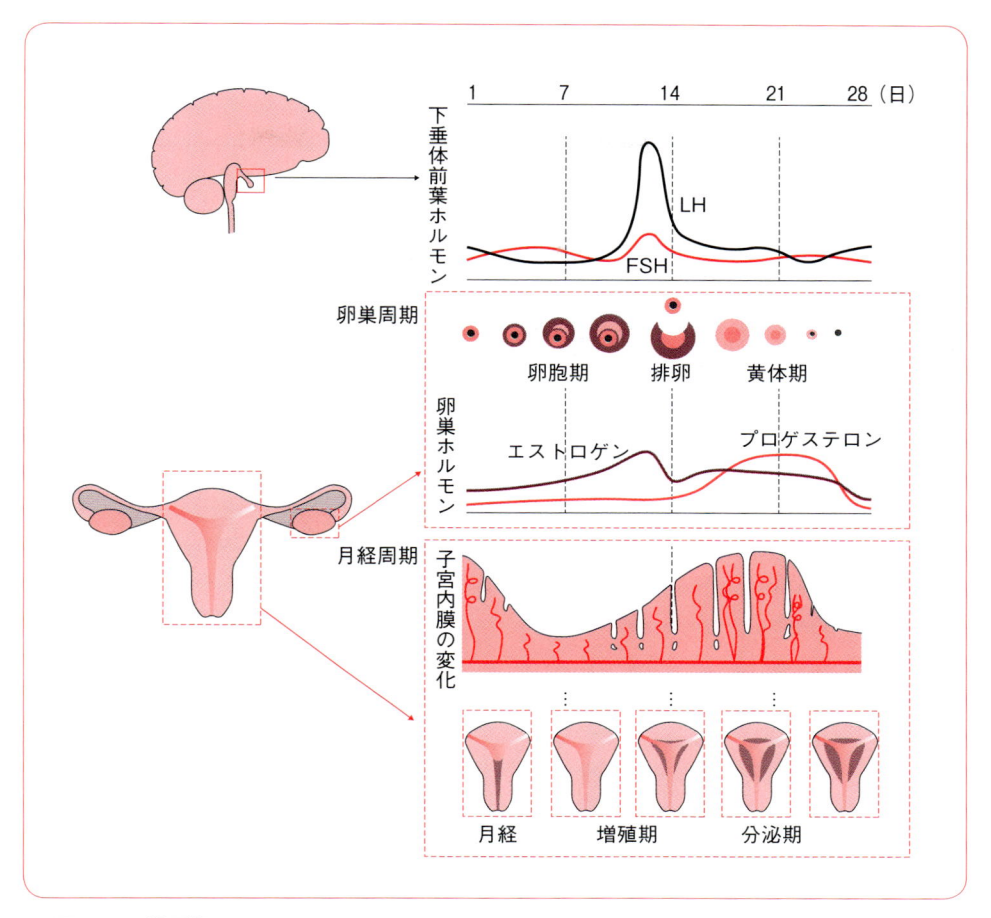

下垂体前葉ホルモン

卵巣周期

卵胞期　　排卵　　黄体期

卵巣ホルモン

エストロゲン　　プロゲステロン

月経周期

子宮内膜の変化

月経　　増殖期　　分泌期

■ **図 10-9　性周期**

（男性では直腸と膀胱のあいだ）は腹膜腔が深くくぼみ，女性では<ruby>直<rt>ちょく</rt></ruby><ruby>腸<rt>ちょう</rt></ruby><ruby>子<rt>し</rt></ruby><ruby>宮<rt>きゅう</rt></ruby><ruby>窩<rt>か</rt></ruby>，男性では<ruby>直<rt>ちょく</rt></ruby><ruby>腸<rt>ちょう</rt></ruby><ruby>膀<rt>ぼう</rt></ruby><ruby>胱<rt>こう</rt></ruby><ruby>窩<rt>か</rt></ruby>と呼ばれる（**図 10-1**）．これらはダグラス窩とも呼ばれ，ヒトが立位でも仰臥位でも，腹膜腔の最も低い位置になるため，腹腔内の滲出液はこの部位に最も貯留しやすい．

2）子宮内膜の周期的変化

　卵巣でグラーフ卵胞が成熟してくると，そこから分泌されるエストロゲン（卵胞ホルモン）が，子宮内膜を厚く成長させる（**図 10-9**）．排卵が起こりグラーフ卵胞が黄体化すると，そこから分泌されるプロゲステロン（黄体ホルモン）が，子宮内膜の肥厚の仕上げを行う．このように受精卵を育てるための子宮内膜の準備が整うが，受精卵の着床がなければ（後述），黄体の退化・消失に伴って，肥厚した子宮内膜は萎縮・変性して剥がれ落ち，膣外へ排出される．これが月経である．

　一方，排卵後，卵子が卵管膨大部で精子と出会い受精卵となると，受精卵は子宮へ運ばれていくあいだに細胞分裂によって中空のボール状になる（<ruby>胞胚<rt>ほうはい</rt></ruby>）．この状態で子宮内膜の表面に付着すると，卵子を包む栄養細胞が，その突起を子宮内膜に根のように下ろし，そこから栄養と酸素を吸収し発育を始める．これを「<ruby>着床<rt>ちゃくしょう</rt></ruby>」と呼ぶ．こうして，着床から妊娠が成

立すると，黄体は妊娠黄体として維持され，子宮内膜はさらに肥厚し，胎盤の形成にもあずかることになる.

４ 胎盤

1）受精と着床

　約一か月間隔（28日周期）で排卵が起こり，この時期に性交が行われ，精子が腟→子宮→卵管と泳いでくると，卵管膨大で卵子と出会い受精が起こる可能性がある（**図 10-10**）．精子は，自身の持つ融解酵素で卵子の膜を溶かし，卵子の細胞質に侵入する．侵入できるのは１個の精子だけである．こうして，受精が起こると，卵子の核では減数分裂の最後の段階が終了して，半数（n ＝ 23 個）の染色体が現れてくる.

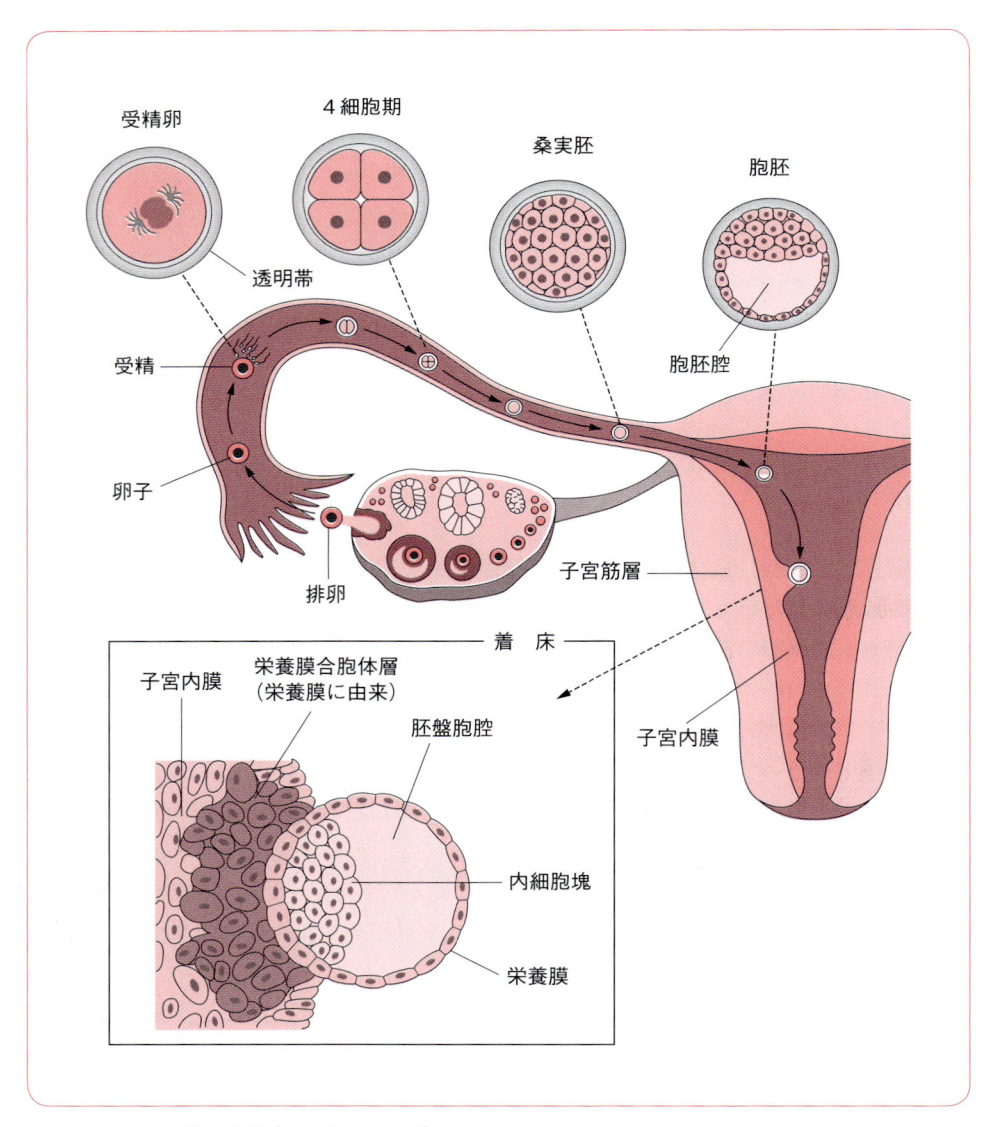

■ 図 10-10　受精から着床までの胚の発達経過

　一方，精子の頭は卵子の中でほぐれ，同じく半数（n＝23個）の染色体が現れる．これらの精子と卵子の核（前核）が融合して，2n（＝46個）の受精卵ができる．受精卵は，分裂を繰り返し，2個，4個，8個と細胞の数を増やしていく．この時期の細胞分裂は，細胞が大きくなることなく，すぐに次の分裂を開始するため，分裂ごとに細胞が小さくなっていく．このような分裂を普通の細胞分裂と区別して「卵割」と呼ぶ．

　卵割がすすむと受精後第3日で，細胞16個ぐらいの桑実胚となり，子宮腔に到達する．子宮腔で桑実胚の卵割はさらにすすみ，内部に胞胚腔と呼ばれる腔所が形成され，袋状の胞胚となる．胞胚の一極に内細胞塊という細胞の塊があり，外周は栄養膜という一層の細胞層で囲まれる．内細胞塊は将来全身のあらゆる細胞に分化しうる多能性幹細胞である．受精後5〜7日で，胞胚は内細胞塊の側で子宮内膜に付着し，栄養膜は子宮内膜を溶解し，胞胚が子宮内膜の中に入り込む．これが「着床」であり，妊娠の始まりである．

　栄養膜細胞層のランゲルハンス細胞は細胞分裂して栄養膜合胞体層を大きくしていく．栄養膜合胞体層は子宮内膜への浸食力が強く，胎盤形成に重要な役割を果たしている．内細胞塊からは，のちに胎児の本体となる3つの胚葉が形成される．外胚葉は神経系と表皮，内胚葉は粘膜と腺上皮，中胚葉はその他の組織に分化していく．

2）胎盤形成

　着床後，栄養膜の細胞は盛んに細胞増殖し，周囲の栄養膜合胞体層に向かって絨毛という小突起を伸ばす（図10-11）．絨毛は特殊な酵素によって子宮内膜を溶かして成長していくため，子宮内膜には動脈と静脈が開口した「血の海」が作られる．絨毛は，その中（絨毛間腔）に浮かぶようにして増殖していく．絨毛を出す栄養膜と絨毛をあわせて絨毛膜といい，絨毛膜は絨毛によって絨毛間腔から栄養を吸収し，その一部から胎盤を形成する．一方，子宮内膜は，絨毛膜の底の部分で厚くなり脱落膜を形成する．

10

性と生殖に関する機構

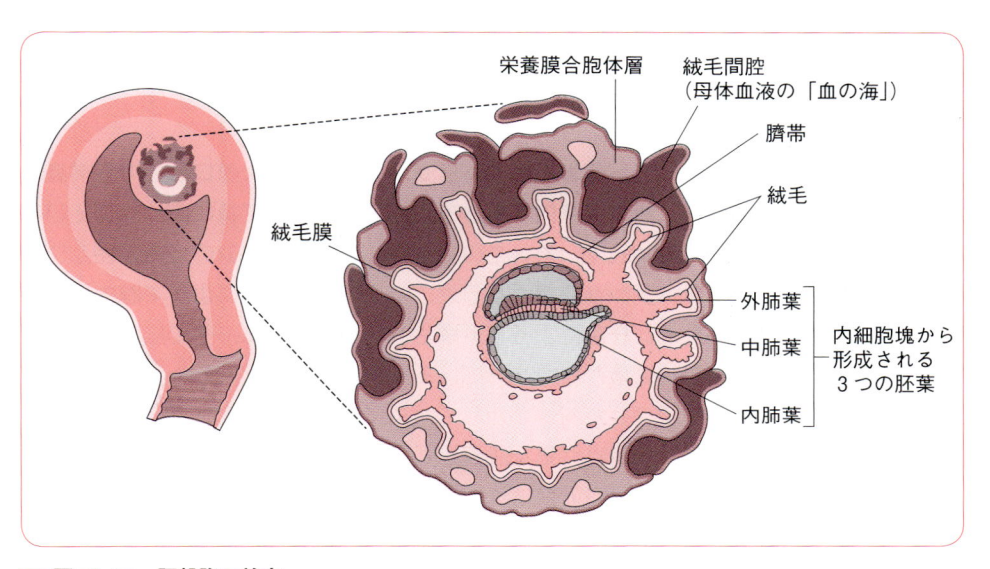

■ 図10-11　胚盤胞の着床

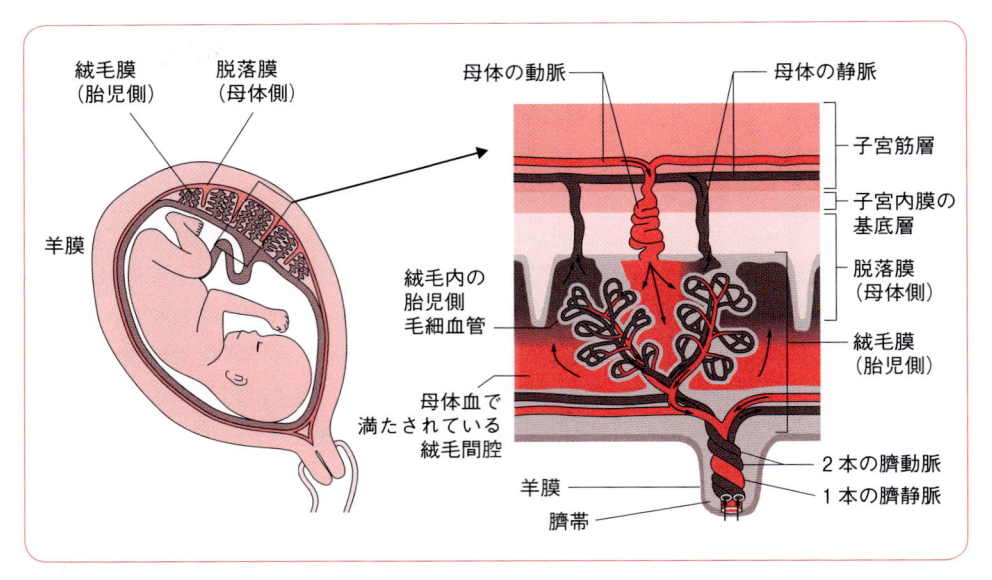

■ 図 10-12　胎盤の構造

3）胎盤の構造と機能

　胎盤は，胎児が母体（子宮内膜）から栄養と酸素を得るための器官である．絨毛膜（胎児側）と脱落膜（母体側）からなり，これに胎児を包む羊膜が加わっている．胎児の血液は，<u>臍動脈</u>（臍帯を走る2本の血管）を通って胎盤に達し，絨毛の中で毛細血管のループをなし，<u>臍静脈</u>（臍帯を走る1本の血管）となって胎児に帰る（**図 10-12**）．

　絨毛の毛細血管内を流れる胎児血液は，絨毛上皮を介して，絨毛間腔を満たす母体血から酸素と栄養を取り込み，二酸化炭素と老廃物を捨てる．絨毛間腔の母体血液と絨毛内の胎児血液は，その間を隔てる組織層が存在するため交じり合わない．これを<u>胎盤関門</u>という．しかしながら，若干のウィルス（風疹など）や薬物，毒物がこの関門を通過して母体から胎児に移行することもあり，注意が必要である．

5 　膣と外陰部

　膣は，子宮の下に続く扁平な管で，尿道と直腸の間にあり，膣口として<u>膣前庭</u>に開く．膣の上部は子宮膣部を取り囲んで<u>膣円蓋</u>を作る．膣円蓋は後方で特に深く伸びている．膣の粘膜は，重層扁平上皮で覆われている．この上皮は，エストロゲンの分泌が盛んになると厚くなり，細胞内にグリコーゲンが蓄積される．これが細胞の剥離によって膣内に出ると，膣内に常在する<u>デーデルライン杆菌</u>によって分解され乳酸を生じる．その結果，膣の内部は強い酸性を呈し，感染を防ぐ環境が維持されている．

　膣の開口部には，粘膜のひだが伸びだして中央に小さい膣口を残す処女膜があり，あるいは性交などの外力で裂けた残り（処女膜痕）がみられる．膣口の前方には，尿道が外尿道口として開口している．外尿道口の前方に，<u>陰核</u>が突出し，前方から<u>陰核包皮</u>がかぶさっている．陰核は発生学的に男性の陰茎にあたり，内部に陰核海綿体を持ち，知覚神経に富む亀頭を持つことも陰茎と同じであり，性的な刺激で勃起する．陰核から後方へ一対の<u>小陰唇</u>が開

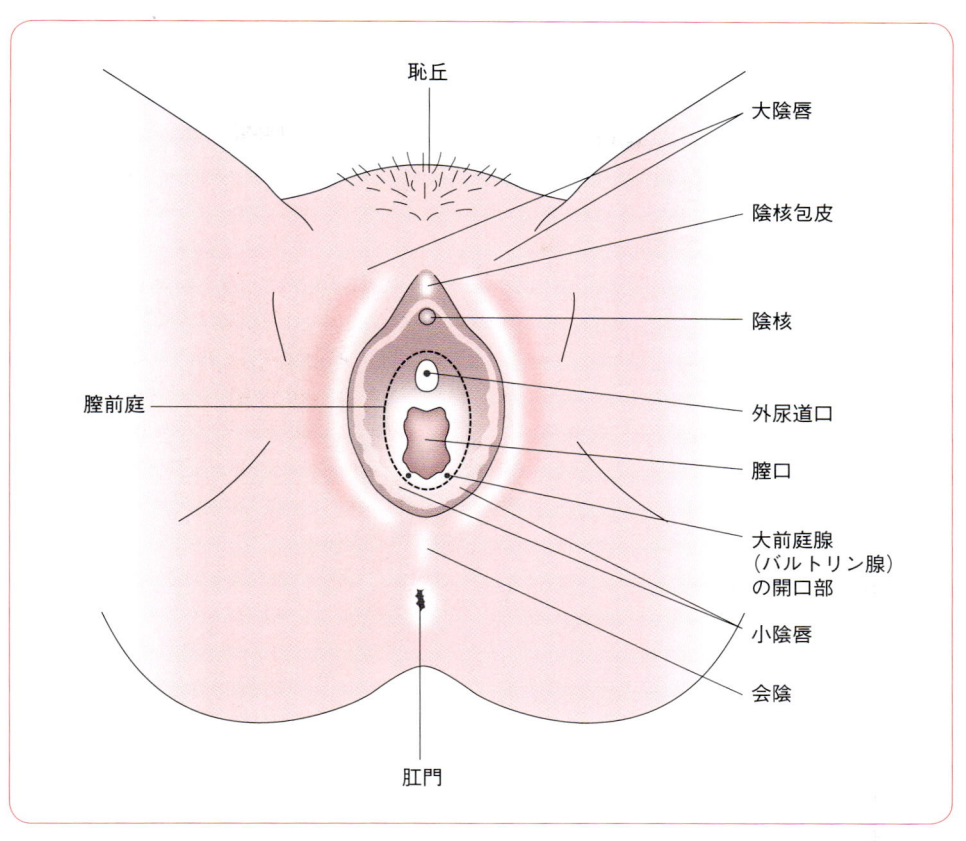

恥丘

大陰唇

陰核包皮

陰核

膣前庭

外尿道口

膣口

大前庭腺
（バルトリン腺）
の開口部

小陰唇

会陰

肛門

■ **図 10-13　女性外生殖器**

10

き，膣の後縁で閉じる．左右の小陰唇に囲まれた部分を**膣前庭**といい，膣前庭には外尿道口，膣口が開いている．

　膣前庭と小陰唇の内側は，粘膜に似た皮膚で覆われ，毛も皮下脂肪もない．膣前庭の両側には，男性の尿道海綿体に相当する前庭球という海綿体が存在する．前庭球の後端には，**大前庭腺**（バルトリン腺）があり膣前庭に開口している．大前庭腺は男性の尿道球腺にあたり，性的興奮によって粘液を分泌し，膣前庭を潤す．小陰唇の外側には**大陰唇**がある．大陰唇は男性の陰嚢に相当し，小陰唇とは異なり，陰毛が生え，皮下脂肪に富んでいる．左右の大陰唇は恥骨結合の前で合し，**恥丘**をつくる．恥丘もまた，皮下脂肪が発達し，陰毛が生える（**図 10-13**）．

6　乳腺と乳房

　乳腺は 10 ～ 20 個の**乳腺葉**からなる皮膚腺である（**図 10-14**）．乳腺葉はさらに小さな乳腺小葉からなる．各乳腺葉は，それぞれ 1 本の導管（**乳管**）を持ち，乳頭に開口する．乳腺そのものは生下時から存在するが，女性では思春期になると女性ホルモンの影響を受けて発達する．非妊娠時の乳腺は休眠状態だが，妊娠すると乳腺は大きく発達してその先に終末部ができ，出産後は乳汁を分泌するようになる．乳腺の分泌部の周りには，上皮性の平滑筋

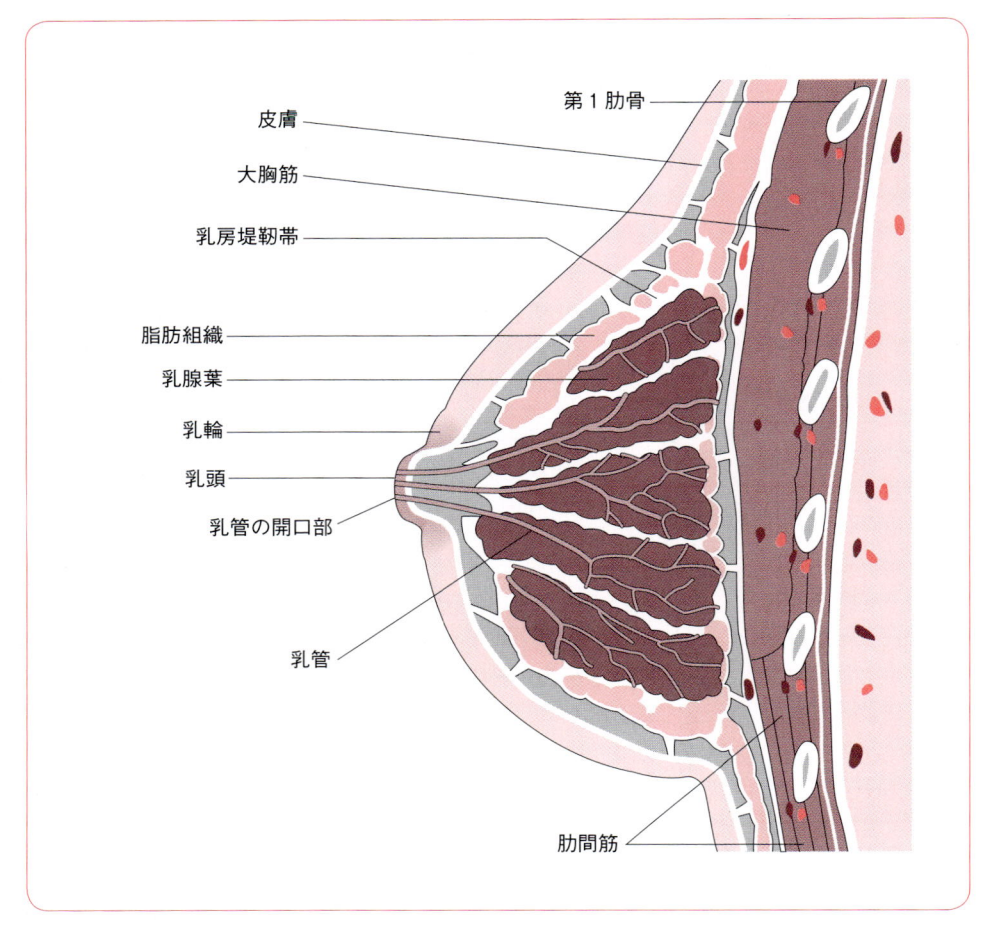

第1肋骨

皮膚

大胸筋

乳房堤靭帯

脂肪組織

乳腺葉

乳輪

乳頭

乳管の開口部

乳管

肋間筋

■ 図 10-14　乳房の構造

　が絡んでおり，乳児が乳頭を吸う刺激によって，下垂体後葉からオキシトシンが放出され，この平滑筋がオキシトシンの作用で収縮することで，乳汁が分泌される．

　乳房は，乳腺とその隙間を埋める多量の脂肪組織でできており，結合組織（乳 房提靭帯／<ruby>乳房提靭帯<rt>にゅうぼうていじんたい</rt></ruby>クーパー靭帯）で支えられている．乳房の先端は，乳頭として突出し，その周りを乳輪が囲んでいる．乳輪の周辺には特殊なアポクリン腺（乳輪腺）が散在し，ここからの分泌物と母乳によって，母親独特の匂いが生じる．この匂いは乳児の哺乳意欲を刺激する作用があるといわれている．

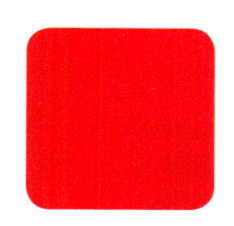

人体の解剖生理学
索　引

人体の解剖生理学

2010 年 2 月 1 日	第 1 版第 1 刷
2016 年 3 月 15 日	第 1 版第 4 刷
2017 年 4 月 1 日	第 2 版第 1 刷
2023 年 2 月 25 日	第 2 版第 3 刷
2025 年 3 月 10 日	第 3 版第 1 刷 ⓒ

編　集	木山博資	KIYAMA, Hiroshi
	遠山正彌	TOHYAMA, Masaya
発行者	宇山閑文	
発行所	株式会社金芳堂	

〒 606-8425 京都市左京区鹿ケ谷西寺ノ前町 34 番地

振替　01030-1-15605

電話　075-751-1111(代)

https://www.kinpodo-pub.co.jp/

印刷・製本　亜細亜印刷株式会社

落丁・乱丁本は直接小社へお送りください．お取替え致します．

Printed in Japan
ISBN978-4-7653-2030-6